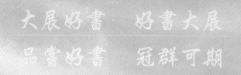

大展好書　好書大展
品嘗好書　冠群可期

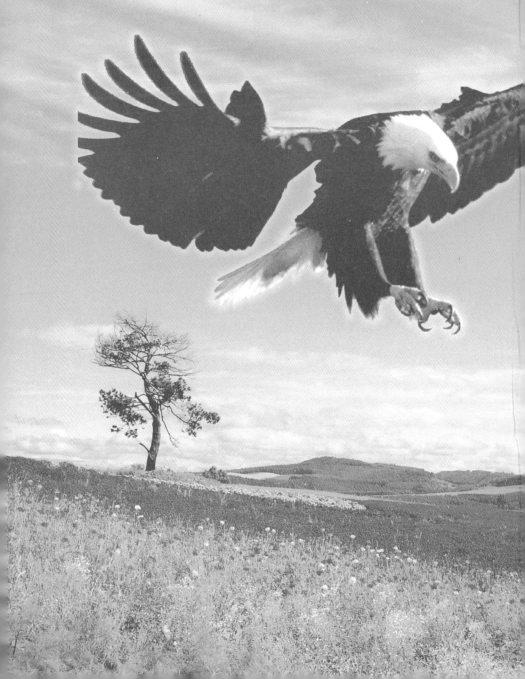

大展好書　好書大展

品嘗好書　冠群可期

中醫保健站：77

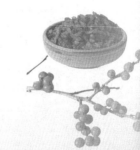

偏方功效解秘

主　　編：譚同來　　袁曉紅

策　　畫：趙志春

副 主 編：尹躍兵

編　　委：尹躍兵　許衛平　張詠梅　袁　桂
　　　　　袁曉紅　譚同來　譚笑麗　顏進取

學術秘書：許衛平　趙彥琴

大展出版社有限公司

國家圖書館出版品預行編目資料

偏方功效解秘 / 譚同來、袁曉紅著
——初版，——臺北市：大展，2017 [民 106.01]
面；21公分—（中醫保健站；77）
ISBN　978-986-346-143-2（平裝）
1. 偏方
414.65　　　　　　　　　　　　　　105021085

偏方功效解秘

主　　編 / 譚同來、袁曉紅
責任編輯 / 趙 志 春
發 行 人 / 蔡 森 明
出 版 者 / 大展出版社有限公司
社　　址 / 臺北市北投區（石牌）致遠一路 2 段 12 巷 1 號
電　　話 / （02）28236031，28236033，28233123
傳　　真 / （02）28272069
郵政劃撥 / 01669551
網　　址 / www.dah-jaan.com.tw
E-mail / service@dah-jaan.com.tw
登 記 證 / 局版臺業字第 2171 號
承 印 者 / 傳興印刷有限公司
裝　　訂 / 眾友企業公司
排 版 者 / 菩薩蠻數位文化有限公司
授 權 者 / 山西科學技術出版社
初版 1 刷 / 2017 年（民 106 年）1 月　　　　定價 / 600元

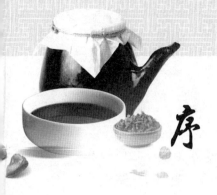

序

　　偏方，它以藥簡易得，使用便捷，療效顯著，在我國傳統的醫學寶庫中綻放異彩。數千年來，這些燦若星河的偏方不僅治療常見病、多發病療效確切，對疑難雜症、危重急症也頗有奇效。

　　余研習方藥三十餘載，先後出版過《醫方集解註釋》《名方釋義》《頭面美容良方》《實用家庭驗方》《家庭泡腳秘方大全》《方藥臨證備要》《常用中藥配對與禁忌》《毒性中藥的配伍與應用》《蟲類中藥的配伍與應用》《中藥配伍十法》《中藥藥名史話》等十餘部。

　　2013 年 8 月，遠在山西科學技術出版社的編審趙志春來函告誡「寫作是一種生活，也是一種境界，不安於小成，然後足以成大器；不誘於小利，然後可以建遠功。今將《偏方功效解秘》一書的編輯授予您，希望重視民間醫藥的挖掘、整理，總結提高，推廣利用。」

　　余忖思，寫作對於我來說，行政工作之餘，只不過充實生活罷了。然而要編寫一本大眾讀物《偏方功效解秘》，一是在精選偏方方面，本著「簡、便、效、廉」原則，去偽存真，去粗存精，擇善而輯；二是革其弊端，闡析機理，在解秘之處下工夫。由是謀劃體例，邀

請校友加盟，歷經半年，兩易其稿，編撰了《偏方功效解秘》這本書。

　　偏方能治大病，毋庸置疑。但偏方治病，「只知其然，不知其所以然」，這是偏方推廣的「硬傷」。雖然我們在編寫《偏方功效解秘》時，力求揭示偏方鮮為人知的奧秘和治病的神奇功效，但囿於資料有限，學習水準不高，肯定存在許多紕漏，錯誤在所難免。敬請廣大讀者朋友研習時，批評指正！

譚同來

癸已季冬於神農塔下

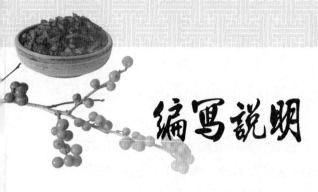

編寫說明

　　偏方源於民間，由來已久，對一些常見病、多發病和疑難雜症療效獨特，具有挖掘潛力和開發價值，是中醫藥自主創新的一個重要領域。我們本著「古今並蓄，整理總結，求全致用，造福民眾」的原則，編寫了《偏方功效解秘》一書。

　　一、全書分內科、婦科、兒科、外科、皮膚科、骨傷、眼科、耳鼻喉科、口腔科、腫瘤科等十章編寫，選擇病證170個，以病類方，精選偏方2114個。

　　二、概述每個病時，包括概念、病因、症狀、病機、中西病名等作扼要介紹，使讀者對疾病的基本情況有所瞭解，按照疾病的證型歸類，偏方以阿拉伯數字排序，然後對每個偏方以【方名】、【來源】、【組成】、【用法】、【解秘】等項進行論述。

　　三、方名，收集偏方有名時照搬；沒有命名的，根據偏方組成，按照藥的味數、劑型、功效或藥物加功效進行命名；來源分述出自何書，以備讀者查考。

　　四、組成：食藥混用，藥味不超過10味；用法：介紹藥物的特殊炮製加工，藥引、服藥的時間、量的要求。

　　五、解秘，這是本書的特色，闡述適用什麼證型（用藥指徵），什麼情況不能用（禁忌證）、除病因析其理，切病

機決其要，釋功效解其妙，或以古代名醫對組成藥的功效進行闡析，或以現代藥理揭示它的神奇。

六、本書內科章節由研究員譚同來執筆；婦科、兒科章節由湖南中醫藥高等專科學校方藥教研室副教授袁曉紅編寫；外科、皮膚、骨傷章節由醫療系教授尹躍兵編寫；眼科、耳鼻喉科、口腔科、腫瘤科章節由教務處主治醫師許衛平編寫。高級政工師張詠梅協助主編對全書進行了統稿審稿。

斯書集成，在編寫過程中參閱了大量的文獻資料。在此謹向有關文獻的作者及出版社表示誠摯的謝意，向每一個秘方的原創者致以崇高的敬意。

編者

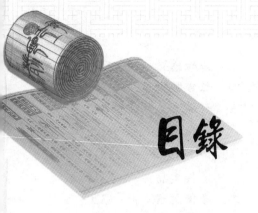

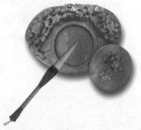

第一章　內科病證

第一節·肺系病證

一、感　冒

感冒是感受觸冒風邪，邪犯衛表而導致的常見外感疾病，臨床表現以鼻塞、流涕、噴嚏、咳嗽、頭痛、惡寒、發熱、全身不適、脈浮為其特徵。基本病機為六淫、時行病毒，侵襲肺衛，以致衛表不和，肺失宣肅而為病。

常可見於現代醫學的普通感冒、流行性感冒以及上呼吸道感染而表現感冒特徵者。

方 01

【方名】薑糖飲

【來源】《新編偏方秘方大全》

【組成】生薑 3 片，紅糖 15 克。

【用法】將生薑洗淨切絲，放在瓷杯內，以沸水沖泡，蓋上蓋溫浸 5 分鐘。再調入紅糖，趁熱頓飲，服後睡臥蓋被取汗。

【解秘】生薑味辛性溫，發汗解表，祛風散寒；紅糖味甘性溫，溫中散寒。生薑與紅糖配伍，驅寒解表的功效倍增。適用於風寒感冒。

然方中生薑味辛性溫，有助火傷陰之弊，風熱感冒及陰虛感冒忌用。

方 02

【方名】白胡椒熱湯麵

【來源】《中華偏方大全》

【組成】蔥白、白胡椒末適量。

【用法】煮熱湯麵一碗，加入蔥白及胡椒麵後拌勻。趁熱吃下，蓋被汗出即癒。

【解秘】蔥白味辛性溫，發汗解表；白胡椒味辛性熱，能溫中散寒止痛。二藥配用，

辛溫解表，散寒止痛作用增強。適用於風寒襲表引起的感冒。

方03

【方名】荊防湯（龔志賢醫師方）

【來源】《名醫偏方秘方大全》

【組成】荊芥 10 克，防風 10 克，蘇梗 10 克，桔梗 10 克，生薑 10 克。

【用法】水煎服，每天 1 劑。

【解秘】荊芥、防風、生薑均具疏風解表的作用；蘇梗寬胸利膈；桔梗開宣肺氣，祛痰利氣。諸藥配伍，共奏解表散寒，利肺化痰止咳之功。適用於外感風寒型感冒。然方中桔梗藥性升散，對口腔、咽喉部位、胃黏膜有直接刺激作用，凡氣機上逆、嘔吐、眩暈、陰虛火旺者不宜用，胃、十二指腸潰瘍者慎用。

方04

【方名】蘿蔔甘蔗湯

【來源】《中華偏方大全》

【組成】金銀花 10 克，蘿蔔、甘蔗各 500 克，竹葉 5 克，白糖適量。

【用法】蘿蔔與甘蔗切成小塊，加水混合在砂鍋內，再放入金銀花、竹葉共煮，飲服時加白糖。可茶飲，每天數次不限。

【解秘】金銀花甘寒，芳香疏散，透熱達表；蘿蔔辛平，潤肺生津，下氣除痰；甘蔗、白糖生津養陰；竹葉甘寒，清熱利尿，瀉火除煩。諸藥配伍，共奏清熱生津，利濕解毒之功。

適用於風熱感冒，症見咽喉疼痛、發熱及鼻乾等。

方05

【方名】銀翹合劑（陳樹森醫師方）

【來源】《名醫偏方秘方大全》

【組成】板藍根 30 克，金銀花 30 克，連翹 30 克，荊芥（後下）10 克。

【用法】煎成 50%濃液，每服 30～50 毫升，每天 3 次，服藥後多飲水。

【解秘】板藍根、金銀花、連翹，三藥相須為用，清熱解毒，疏散風熱之功倍增；荊芥質輕透散，為袪風解表平和之品。

四味配伍，適用於風熱感冒，咽紅喉痛，目赤發熱或咳嗽痰黃者。然方中板藍根、金銀花、連翹皆苦寒之品，苦寒有傷脾敗胃之弊，脾胃虛寒者慎用。

方 06

【方名】桑菊沖劑

【來源】《新編偏方秘方大全》

【組成】桑葉、菊花各 6 克，淡竹葉、白茅根各 30 克，薄荷 3 克。

【用法】上述各藥用沸水沖泡 10 分鐘，頻頻飲，或放冷作飲料大量飲，連服 2～3 天。

【解秘】桑葉甘寒質輕，配辛散芳香的薄荷、菊花疏散風熱之功增強；淡竹葉、白茅根甘淡，清熱利尿。

五藥配伍，上散風熱，下利濕熱。適用於外感風熱所致的感冒。然方中散利之品居多，津液耗傷，故體虛多汗者不宜使用。

方 07

【方名】藿香生薑湯

【來源】《新編偏方秘方大全》

【組成】藿香 10 克，生薑 5 克，紅糖適量。

【用法】前 2 味水煎取汁，調入紅糖。每天 1 劑，分 2～3 次飲。

【解秘】藿香、生薑味辛性溫，二藥相須為用，既能化暑濕，又能和中止嘔；紅糖味甘性溫，溫中散寒。

三藥配伍，化濕和中，解表散寒。適用於感受暑濕之邪，但以濕為主的感冒。然方中藥性辛溫而燥烈，陰虛感冒者忌用。

方08

【方名】三物香薷飲

【來源】《新編偏方秘方大全》

【組成】香薷 10 克，厚朴 5 克（用剪刀剪碎），白扁豆 5 克（炒黃搗碎）。

【用法】將上述各藥放入保溫杯中，以沸水沖泡，蓋嚴溫浸 1 小時，代茶頻飲，每天 2 次。

【解秘】香薷、厚朴同入肺、脾、胃經，相須為用，外解風寒，內化濕濁；白扁豆補氣健脾，兼能化濕。

三藥配伍，解暑化濕和胃。適用於暑濕感冒。然本方辛溫發汗之力強，表虛有熱及暑熱證當忌用。

方09

【方名】除濕湯

【來源】《中華偏方大全》

【組成】藁本 10 克，羌活 15 克，柴胡 10 克，升麻 10 克，防風 10 克，蒼朮 10 克。

【用法】水煎服，每天 1 劑。

【解秘】藁本、羌活、防風、蒼朮辛溫燥烈，解表散寒，祛風勝濕；柴胡、升麻辛散苦洩，解表退熱，升舉陽氣。諸藥配伍，祛風除濕，升陽解暑。適用於暑濕感冒。

方10

【方名】陰虛感冒方

【來源】《新編偏方秘方大全》

【組成】板藍根、生地各 50 克，麥冬、知母、桑葉各 20 克，桔梗、蟬蛻各 15 克。

【用法】水煎服，每天 1 劑，每天服 3 次。

【解秘】生地、麥冬、知母均能養陰清熱；桑葉、蟬蛻疏散風熱；板藍根配桔梗解毒利咽。諸藥配伍，散風熱，養肺陰，利咽喉。適用於陰虛外感者。

然方中，甘寒滋膩之品居多，有礙脾胃消化及留邪之弊，故脾虛濕滯及風熱感冒者

忌用。

方11

【方名】酒煮荔枝肉

【來源】《中華偏方大全》

【組成】黃酒適量，荔枝肉30克。

【用法】用酒煮荔枝肉後趁熱頓服。

【解秘】荔枝味甘、酸、性溫，入心、脾、肝經，果肉具有補脾益肝、理氣補血、溫中止痛、補心安神之功；黃酒通經活絡，活血祛寒。黃酒煮荔枝肉，健脾益氣，發散風寒。適用於氣虛感冒。

方12

【方名】絲瓜根湯

【來源】《偏方驗方大全》

【組成】絲瓜根（俗名天蘿根）120克。

【用法】水煎服，不拘時飲。

【解秘】《重慶草藥》載絲瓜根：「通經絡，行血，消腫脹，下乳。」現代中醫認為絲瓜根味甘、性涼，入肝、胃經，有袪風清暑，通經絡，抗病毒等功效。絲瓜根水煎服，適用於產後感冒。

方13

【方名】麻甘利咽湯

【來源】《新編偏方秘方大全》

【組成】麻黃3克，甘草2克，胖大海3個。

【用法】將以上各藥用開水沖泡，取汁，每天服2次。

【解秘】麻黃配甘草，辛散苦洩與甘緩同施，發汗解表，化痰止咳；胖大海味甘性寒，清肺化痰，利咽開音。

三藥沖泡，適用於感冒失音。

方14

【方名】流感湯（王庚賢醫師方）

【來源】《名醫偏方秘方大全》

【組成】荊芥10克，大青葉15克，金銀花20克，板藍根15克。

【用法】水煎服，每天1

劑。

【解秘】荊芥辛散氣香，長於發表散風；大青葉、金銀花、板藍根味苦性寒，善於清熱解毒，抗病毒。

諸藥配伍，適用於熱型流行性感冒，高熱不退，咽痛，鼻塞，全身不適。

方 15

【方名】一馬煎（汪濟美醫師方）

【來源】《名醫偏方秘方大全》

【組成】一枝黃花 50 克，馬鞭草 50 克。

【用法】兩藥用鮮品，切碎後，水煎服，每天 1 劑。

【解秘】《湖南藥物誌》載一枝黃花：「疏風解毒，退熱行血，消腫止痛。」馬鞭草清熱解毒，活血散瘀，利水消腫。二藥鮮品切碎，水煎服，具有疏風清熱，解毒消腫，散瘀利尿之功。

適用於流行性感冒、上呼吸道感染。

方 16

【方名】鴨跖二青湯（葉景華醫師方）

【來源】《名醫偏方秘方大全》

【組成】荊芥 10 克，紫蘇 15 克，鴨跖草 30 克，四季青 30 克，大青葉 30 克。

【用法】1 劑煎 2 汁，先將藥用冷水浸半小時，煎開後文火煎 20 分鐘即可。發熱高者 1 天 2 劑，每 3 小時服 1 次，藥後可多飲開水，一般藥後得汗發熱漸退。

【解秘】荊芥、紫蘇發散風寒；鴨跖草、四季青、大青葉清熱解毒。五藥配伍，發散風寒，解毒清熱。

適用於流感、上呼吸道感染，外感表證，發熱，咽痛，舌紅，脈浮數者。

方 17

【方名】白菜根白糖湯

【來源】《中華偏方大全》

【組成】白菜根 1 個，白糖少許。

【用法】將白菜根洗淨後切片，加水一碗煎好，然後加入白糖。每天服 2 次。

【解秘】白菜根味甘性微寒，具有清熱利水、解表散寒、養胃止渴之功；白糖和中緩急，潤燥止咳。二藥配伍，解表利濕，潤燥止咳。適用於流行性感冒，發熱惡寒。

二、咳　嗽

咳嗽是指肺失宣降，肺氣上逆作聲，咯吐痰液而言，為肺系疾病的主要證候之一。分別言之，有聲無痰為之咳，有痰無聲為之嗽，一般多為痰聲並見，難以截然分開，故以咳嗽並稱。基本病機為六淫外邪侵襲肺系（外感）、臟腑功能失調、內邪干肺（內傷）引起肺失宣肅，肺氣上逆作咳。

常可見於現代醫學的急、慢性支氣管炎、部分支氣管擴張症、慢性咽炎等疾病。

方 01

【方名】橘紅生薑湯

【來源】《新編偏方秘方大全》

【組成】橘紅 60 克，生薑 30 克，蜂蜜 250 克。

【用法】先將橘紅、生薑 2 味用水煎煮，15 分鐘取煎液 1 次，加水再煎，共取煎液 3 次，合併煎液，以小火煎熬濃縮，至稠黏時，兌入蜂蜜，至沸停火，裝瓶備用。每天服 3 次，每次 3 湯匙。

【解秘】橘紅理氣寬中，燥濕化痰；生薑解表散寒，溫肺化飲；蜂蜜既能補氣益肺，又能潤肺止咳。水煎橘紅、生薑後，兌入蜂蜜，共奏散寒溫肺、化痰止咳之功。

適用於風寒咳嗽。

方 02

【方名】芫荽飴糖方

【來源】《百病偏方新解》

【組成】芫荽、飴糖各 15 克。

【用法】上藥加米湯少許，待飴糖化後服之。

【解秘】芫荽辛溫，發散

風寒；飴糖味甘，潤肺止咳；米湯補虛扶正。三藥配伍，發散風寒，扶正潤肺。

適用於風寒咳嗽。

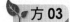 **方03**

【方名】紫蘇杏仁生薑飲

【來源】《新編偏方秘方大全》

【組成】紫蘇、杏仁、生薑、紅糖各10克。

【用法】將紫蘇與杏仁搗成泥，生薑切片共煎，取汁去渣，調入紅糖再稍煮片刻，令其溶化，每天分2～3次飲用。

【解秘】紫蘇、杏仁配生薑散風寒，止咳嗽，調入紅糖健脾暖胃、益氣，既能促進藥物的吸收，又能鼓邪外出。

四藥配伍，適用於外感風寒引起的咳嗽。

方04

【方名】五嗽丸

【來源】《中華偏方大全》

【組成】乾薑15克，炙皂莢15克，桂心15克。

【用法】上藥研細末後混勻，煉蜜為丸，約梧桐子大小，每次服用3丸，每天3次。

【解秘】乾薑味辛性熱，入肺經，能溫肺化飲；炙皂莢味辛能通利肺氣，性鹹能軟化膠結之痰；桂心辛散溫通，行氣通絡，散寒止痛。三藥配伍，共奏溫肺化痰止咳之功。

適用於受涼咳嗽、多飲咳嗽、感暑濕咳嗽等。

方05

【方名】銀花薄荷飲

【來源】《新編偏方秘方大全》

【組成】金銀花20克，薄荷5克，蜜糖少許。

【用法】先煎金銀花，取汁約2小碗，再下薄荷約煎3分鐘，濾液貯瓶內，分次與蜜糖沖勻飲用。

【解秘】金銀花甘寒能散肺經熱邪，透熱達表；與清輕涼散的薄荷配伍，疏散風熱之功倍增。二藥煎汁後，與蜂蜜沖飲，既能疏散風熱，又能潤

肺止咳。

適用於風熱所致的咳嗽。

方 06

【方名】蒲公英豬心藥膳

【來源】《百病偏方新解》

【組成】蒲公英 100 克，豬心 150 克。

【用法】加水，煮熟食之。

【解秘】蒲公英性寒，具有清熱解毒之功；豬心能補心強心，促進血液運行，自古即有「以臟補臟」「以心補心」之說；「血行則氣行」，氣血運行則有助於藥效吸收，同時也使痰液消散，痰消則咳停。

二藥配伍，共奏清肺化痰之功。適用於熱咳。

方 07

【方名】杏仁蘿蔔籽丸

【來源】《中華偏方大全》

【組成】炒蘿蔔籽 30 克，杏仁 30 克。

【用法】上藥共研細末混勻，粥糊丸至梧桐子大小。每次服用 50 丸，以白湯服下。

【解秘】炒蘿蔔籽味辛行散，降氣化痰，止咳平喘；杏仁質潤多脂，為止咳平喘的要藥。

二藥配伍，行氣化痰，潤肺止咳。適用於痰濕咳嗽。

方 08

【方名】古橘甘散

【來源】《中華偏方大全》

【組成】炙甘草 30 克，橘皮（去白）120 克。

【用法】上藥研細末後混勻。每次服用 6 克，白湯調勻後服下，每天服用 3 次。

【解秘】炙甘草溫中健脾，脾健則運化水濕，杜生痰之源；橘皮行氣化痰，痰化則咳嗽除。

二藥為末，標本兼治，白湯調下，適用於痰濕咳嗽。

方 09

【方名】截咳驗方（姜春華醫師方）

【來源】《名醫偏方秘方大全》

【組成】百部 9 克，天漿殼 3 只，南天竹子 6 克，馬勃

3克。

【用法】水煎服，每天1劑。

【解秘】百部、南天竹子潤肺止咳；馬勃味辛質輕，既能宣散肺經風熱，又能清瀉肺經實火，長於解毒利咽；《飲片新參》載天漿殼：「軟堅，化痰，清肺。治肺風痰喘，定驚癇。」四藥配伍，祛邪寧肺，化痰止咳。適用於咳嗽。

方10

【方名】宣痺加貝湯（孟澍江醫師方）

【來源】《名醫偏方秘方大全》

【組成】枇杷葉9克，鬱金8克，豆豉6克，射干5克，通草3克，川貝4克。

【用法】先將上藥用水浸泡30分鐘，再在火上煎煮30分鐘，每劑煎2次，將2次藥液混合。每天1劑，分2次溫服。

【解秘】枇杷葉、川貝清肺止咳；鬱金、豆豉宣發鬱熱而除煩；射干善清肺火，降氣消痰；通草引熱下降而利小便。諸藥配伍，行氣化痰，清熱止咳。

適用於風邪內伏，咳嗽不暢，咳甚則氣急面紅，咳勢陣作的頓咳，痰少胸悶者。

方11

【方名】紫菀二仁丸（余瀛鰲醫師方）

【來源】《名醫偏方秘方大全》

【組成】紫菀40克，杏仁（去皮尖）、胡桃仁各80克。

【用法】上藥共研細末，煉蜜為丸，丸重10克。每服1丸，每天2～3次，溫開水送服。

【解秘】紫菀甘潤苦洩，潤肺化痰止咳；杏仁配胡桃仁，補肺腎，定喘咳，潤腸通便。三藥配伍，化痰納氣，降濁潤腸。

適用於慢性支氣管炎，症見咳喘多痰，大便偏於燥結。

方 12

【方名】竹瀝粥

【來源】《中華偏方大全》

【組成】粳米 100 克，竹瀝 15 克。

【用法】先煮粳米做粥，臨熟時加入竹瀝，攪拌均勻。任意時間食用。

【解秘】竹瀝性寒滑利，善滌痰洩熱；《別錄》載粳米：「主益氣，止煩，止洩。」二藥配伍，補瀉並施，培土生金，清熱豁痰。

適用於肺熱咳嗽，風熱痰火、痰多色黃者。然竹瀝性寒且滑，寒痰及便溏者忌用。

方 13

【方名】玄參麥冬飲

【來源】《新編偏方秘方大全》

【組成】玄參、麥冬各 60 克，烏梅 24 克，桔梗 30 克，甘草 15 克。

【用法】上藥揀去雜質，共研碎，混勻，分裝，每袋 18 克，開水沖泡，代茶飲。每服 1 袋，每天 2 次。

【解秘】玄參、麥冬甘寒質潤，清肺熱，養肺陰；烏梅味酸而澀，斂肺氣，止咳嗽；桔梗、甘草宣肺祛痰止咳。組方散斂結合，清養並施，共奏清肺化痰、祛痰止咳之功。

適用於燥咳痰少。

方 14

【方名】百合枇杷飲

【來源】《新編偏方秘方大全》

【組成】百合（鮮者良）、枇杷（去核）、鮮藕（洗淨，切片）各 30 克。

【用法】將百合、枇杷和藕片合煮汁，調入適量白糖，若冰糖更好，代茶頻頻飲。

【解秘】百合配枇杷葉，清肺止咳；藕片味甘性寒，清熱生津，調入白糖或冰糖，增加口感且能生津潤燥。四藥配伍，清燥潤肺，止咳化痰。

適用於燥熱傷肺的咳嗽。

方 15

【方名】久咳丸（朱良春

醫師方）

【來源】《名醫偏方秘方大全》

【組成】杏仁 15 克，枯礬 6 克，罌粟殼 12 克，五味子 10 克。

【用法】共研細末，蜜丸梧桐子大，每晚服 20 丸。

【解秘】杏仁味苦降洩，肅降兼宣發肺氣而能止咳平喘；枯礬味酸性寒，消痰燥濕；罌粟殼、五味子味酸澀，斂肺止咳。組方宣降結合，以降為主；散斂並施，以斂居多。共奏定咳寧嗽之功。

適用於久咳不已。

方 16

【方名】訶子飲

【來源】《中華偏方大全》

【組成】生薑 20 克，訶子仁 60 克，燈心草 15 克。

【用法】上藥研細末混勻，每次用 15 克，加水 200 毫升，煎取 50 毫升，空腹時隨意服用。

【解秘】訶子酸澀而苦，既能斂肺止咳，又能清肺利咽開音，為治失音之要藥；生薑辛溫發散，溫肺散寒，化痰止咳；燈心草味淡微寒，利尿洩熱以引火下行。諸藥配伍，降火斂肺止咳。

適用於久咳不出語聲者。新感咳嗽忌用。

方 17

【方名】瀉肝補肺湯

【來源】《新編偏方秘方大全》

【組成】山梔子 9 克，杏仁 10 克，桑白皮 12 克，豬肺 200 克。

【用法】先將豬肺切成片狀，用水洗去豬肺氣管中的泡沫，與山梔子、杏仁、桑白皮一起放入瓦煲內加水煲煮，飲湯食肺。

【解秘】山梔子苦寒清降，善利肝膽濕熱而瀉肝火；配桑白皮瀉火作用加強；杏仁味苦降洩，止咳平喘；豬肺味甘性寒，清熱潤肺。四藥配伍，清肝火，補肺陰。

適用於肝火犯肺之咳嗽。

方 18

【方名】燕窩白梨養肺湯

【來源】《中華偏方大全》

【組成】白梨 2 個，燕窩 5 克（水浸泡），冰糖 5 克，川貝母 10 克。

【用法】白梨挖去核心，將其他 3 味藥共放梨空核內，蓋好紮緊放碗中，隔水燉熟。即可服食。

【解秘】燕窩、冰糖養陰潤燥，益氣補中；白梨、川貝清熱潤肺，止咳化痰；四藥配伍，益氣生津，化痰止咳。適用於氣短乏力、多年痰咳。

方 19

【方名】花生沙參湯

【來源】《中華偏方大全》

【組成】白果、花生米、北沙參、百合各 25 克，冰糖適量。

【用法】上藥加水煎煮取其汁，加入冰糖後飲用。每天服用 1 劑。

【解秘】白果性澀而收，斂肺定喘且化痰；花生米潤肺化痰，清咽止咳；北沙參、百合、冰糖養陰生津。

諸藥配伍，斂肺化痰，養陰生津。適用於氣短咽乾，久咳痰少。

方 20

【方名】榛子炙甘草湯

【來源】《百病偏方新解》

【組成】榛子 10 克，炙甘草 15 克。

【用法】水煎服，每天 1 劑。

【解秘】中醫認為，榛子有明目健腎、補脾胃、益氣力的功效，對腎咳、消渴、盜汗、夜尿多等肺腎不足之證頗有好處；炙甘草歸十二經，止咳化痰。二藥配伍，共奏補腎止咳之功。適用於腎咳。

方 21

【方名】二仁冰糖蜜

【來源】《百病偏方新解》

【組成】核桃仁 25 克，杏仁 25 克，冰糖 25 克，蜂蜜 25 克。

【用法】上 4 藥混合搗爛，每晚臥時服 15 克，溫開水送下。

【解秘】核桃仁補腎溫腎；杏仁為潤肺止咳第一要藥；冰糖、蜂蜜，二藥均能潤肺止咳。四藥混合搗爛，溫開水送下，溫腎潤肺以止咳嗽，適用於腎咳。

三、哮 病

哮病是一種發作性的痰鳴氣喘疾患。發時喉中有哮鳴聲，呼吸氣促困難，甚至喘息不能平臥。基本病機為痰伏於肺，每因外邪侵襲、飲食不當、情志刺激、體虛勞倦等誘因引動而觸發，以致痰壅氣道，肺氣宣降功能失常。常可見於現代醫學的支氣管哮喘、喘息性支氣管炎、嗜酸性粒細胞增多症（或其他急性肺部過敏性疾患）引起的哮喘。

方 01

【方名】杏仁冰糖湯

【來源】《百病偏方新解》

【組成】杏仁 50 克，冰糖 50 克。

【用法】水煎服，每天 1 劑。

【解秘】杏仁辛苦性溫，潤肺肅降，止咳平喘；冰糖味甘性溫，補虛潤肺。二藥均能溫肺化痰，止咳平喘。

適用於哮證的急性發作。

方 02

【方名】鮮艾蒿汁

【來源】《百病偏方新解》

【組成】鮮艾蒿 200 克。

【用法】和水搗爛，絞汁服。

【解秘】鮮艾蒿溫經活血，散肺寒以化痰飲。西醫認為鮮艾蒿具有抗過敏作用，艾葉油能直接鬆弛豚鼠氣管平滑肌，也能對抗乙醯膽鹼、氯化鋇和組胺引起的氣管收縮現象，並增加肺灌流量。和水搗爛，絞汁服，適用於寒哮的發作期。

方 03

【方名】桑葉飲

【來源】《百病偏方新解》

【組成】霜桑葉 50 克。

【用法】煎湯代茶飲。

【解秘】霜桑葉清肺熱，兼能潤肺燥。煎湯代茶飲，適用於肺熱煉津成痰，痰熱壅阻於肺，肺失清肅的熱哮證。

方 04

【方名】過敏性哮喘方（陳伯衡醫師方）

【來源】《名醫偏方秘方大全》

【組成】佛手 10 克，蜂蜜 30 克。

【用法】燉服，每晚服 1 次，連服 10 天，得效，改為 3～7 天 1 服。

【解秘】佛手芳香醒脾，苦溫燥濕而善健脾化痰，辛行苦洩又能疏肝理氣；蜂蜜味甘性平，既能補氣益肺，又能潤肺止咳。

二藥燉服，理氣止喘。適用於過敏性哮喘。

方 05

【方名】龜血飲

【來源】《中華偏方大全》

【組成】白糖、龜血各適量。

【用法】將龜血與白糖混合均勻，開水沖服。每次 3 湯匙，每天 1 次。

【解秘】白糖味甘色白，擅養肺陰；龜血性寒，養陰清熱。二藥配伍，共奏滋陰潤肺之功。適用於慢性支氣管炎、哮喘、乾咳。

方 06

【方名】蝗蟲湯

【來源】《中華偏方大全》

【組成】蝗蟲 6 隻，黃酒少許。

【用法】蝗蟲除去足、翅，用水煎煮去渣，加入黃酒少許，每天溫服 2 次。

【解秘】蝗蟲止咳降逆，補虛平喘；黃酒通經絡，養脾扶肝；二藥溫服，補肺虛，降肺逆，平哮喘。

適用於哮喘、百日咳。

方 07

【方名】冬龍湯（郭士魁

醫師方）

【來源】《名醫偏方秘方大全》

【組成】冬蟲夏草 10 克，廣地龍 12 克，蟬蛻 10 克，防風 10 克，連翹 12 克，金銀花 12 克。

【用法】水煎服，每天 1 劑。

【解秘】冬蟲夏草味甘性溫，補腎益肺，止咳平喘；廣地龍性寒降洩，長於清肺平喘；蟬蛻、防風質輕上浮，長於疏散肺經風熱；連翹、金銀花性寒，善散肺經熱邪，透熱解表。諸藥配伍，祛風清熱，解痙平喘。

適用於過敏性哮喘。

方 08

【方名】定哮平喘湯（郭振球醫師方）

【來源】《名醫偏方秘方大全》

【組成】苦丁茶 10 克，蜜麻黃 3 克，白果 10 克，杏仁 10 克，款冬花 10 克，桑白皮 10 克，半夏 10 克，甘草 3 克，蘇子霜 10 克

【用法】水煎，分 3 次溫服。

【解秘】苦丁茶散風熱、清頭目、除煩渴；本方實為定喘湯去黃芩加苦丁茶，其功效易宣肺平喘降氣，清熱化痰為清熱平喘，利肺豁痰。

適用於慢性支氣管炎、支氣管哮喘，外束風寒、內蘊痰熱者。

方 09

【方名】蠲哮湯（洪廣祥醫師方）

【來源】《名醫偏方秘方大全》

【組成】葶藶子 10 克，青皮 10 克，陳皮 10 克，檳榔 10 克，生薑 10 克，大黃 10 克，牡荊子 15 克，鬼箭羽 15 克。

【用法】水煎，每天 1 劑，每劑煎 3 次，分上、下午及睡前服用。

【解秘】葶藶子、牡荊子

味苦，化濕祛痰，止咳平喘；青皮、陳皮、檳榔辛行溫通，消積化滯；生薑溫肺化飲；大黃、鬼箭羽活血逐瘀通經；(《藥性論》載鬼箭羽：「破陳血，落胎。主中惡腰腹痛。」) 諸藥配伍，滌痰化瘀，利氣平喘。適用於支氣管哮喘、喘息性支氣管炎急性發作期，凡哮喘痰鳴漉漉，或喘咳胸滿，痰多不利等肺氣壅實為主要表現者。

方 10

【方名】止哮定喘湯（錢今陽醫師方）

【來源】《名醫偏方秘方大全》

【組成】蜜炙麻黃 10 克，蜜炙紫菀 10 克，大貝母 10 克，苦杏仁 10 克，南沙參 15 克，京玄參 15 克。

【用法】先將上藥用水浸泡 30 分鐘，再煎煮 30 分鐘，每劑煎 2 次，將 2 次煎出的藥液混合。每天 1 劑，早、晚分服。

【解秘】蜜炙麻黃宣肺平喘；紫菀、大貝母、苦杏仁潤肺化痰止咳；南沙參、京玄參養陰清肺化痰。諸藥配伍，清潤並施，宣肺化痰，止哮定喘。

適用於支氣管哮喘，症見呼吸氣促，喉中痰鳴，胸悶氣粗，不得平臥，口渴，舌偏紅，脈弦細。

方 11

【方名】蘿蔔飴糖飲

【來源】《百病偏方新解》

【組成】新生蘿蔔汁 400 克，飴糖 50 克。

【用法】上 2 藥共燉化，候溫，每天 2 次，溫服。

【解秘】新鮮蘿蔔汁化痰行氣，養陰潤肺；飴糖潤養肺臟。二藥溫服，適用於哮證的緩解期。

方 12

【方名】黑芝麻生薑糊

【來源】《百病偏方新解》

【組成】黑芝麻 250 克，生薑 200 克，白蜜 200 克，冰糖 200 克。

【用法】將黑芝麻炒後，攤涼；生薑搗汁去渣，與黑芝麻再炒，再攤涼；拌白蜜（蒸熟）、冰糖，收貯，早晚服 1 茶匙。

【解秘】黑芝麻補腎；生薑溫肺化痰；白蜜、冰糖能潤肺定喘，健脾扶虛。「脾為生痰之源」，「肺為貯痰之器」，四藥配伍，肺、脾、腎同調，溫補結合。肺得溫則痰濕可消，腎得補則攝納有權，脾得助則痰濕不生，本方以補虛為主，適用於哮證的緩解期。

四、喘　證

喘即氣喘、喘息。臨床表現以呼吸困難，甚至張口抬肩，鼻翼翕動，不能平臥為特徵者謂之喘證。喘證的症狀輕重不一，輕者僅表現為呼吸困難，不能平臥；重者稍動則喘息不已，甚則張口抬肩，鼻翼翕動；嚴重者，喘促持續不解，煩躁不安，面青唇紫，肢冷，汗出如珠，脈浮大無根，甚至發為喘脫。基本病機為六淫外邪侵襲肺系（外感），飲食不當、情志失調、勞欲久病等（內傷）導致肺氣上逆，宣降失職，或氣無所主，腎失攝納而成。

常可見於現代醫學的肺炎、喘息性支氣管炎、肺氣腫、肺源性心臟病、心源性哮喘、肺結核、矽肺以及癔病等發生呼吸困難的疾病。

方 01

【方名】寒痰咳喘方（董建華醫師方）

【來源】《名醫偏方秘方大全》

【組成】麻黃 9～15 克，白果 9 克，五味子 9～15 克，附子 9～12 克。

【用法】水煎服，每天 1 劑。

【解秘】麻黃配附子溫肺散寒；白果配五味子斂肺定喘。四藥配伍，適用於寒喘。症見形寒肢冷，背部發涼，痰多且清稀色白，喜熱飲，小便

清長，舌淡胖，苔白膩，脈浮緊。

方02

【方名】杏仁二花粥

【來源】《新編偏方秘方大全》

【組成】杏仁、旋覆花（包）、款冬花各 10 克，粳米 50 克。

【用法】前 3 藥煎水去渣，入米煮粥，空腹食。

【解秘】杏仁、旋覆花、款冬花味辛性溫，止咳化痰平喘；粳米味甘淡，健脾和胃。四藥煮粥，適用於咳喘偏寒者。然組方中辛溫之品居多，陰虛勞嗽，津傷燥咳者忌用。

方03

【方名】核桃杏仁丸

【來源】《中華偏方大全》

【組成】苦杏仁 50 克，核桃肉 50 克，生薑 50 克，蜂蜜適量。

【用法】核桃肉、苦杏仁用水浸泡，去皮。生薑清洗乾淨切成細末。共同搗爛，加蜂蜜為丸，捏成小丸粒。睡前服用，分 10 次服完。

【解秘】苦杏仁質潤多脂，苦降而洩，止咳平喘兼潤肺；生薑辛溫發散，溫肺止咳；核桃肉味甘性溫，長於補肺腎，定喘咳；蜂蜜既能補氣益肺，又能潤肺止咳。方中潤肺與溫肺同用，清補並施，共奏清熱化痰，止咳平喘之功。

適用於肺熱咳喘。吐痰不利者。

方04

【方名】梔子胡椒二仁膏

【來源】《百病偏方新解》

【組成】梔子 2 粒，桃仁 2 粒，白胡椒 7 粒，杏仁 7 粒

【用法】上藥共研細末，同雞蛋調成膏，貼在足心。藥變乾後及時更換，間斷使用。

【解秘】梔子、桃仁、白胡椒、杏仁四藥相配具有化痰潤肺，宣降肺氣，活血化瘀的作用。雞蛋作為賦形劑，調和成膏，貼在足心，引上逆之氣下降，以達鎮定喘息的作用。

對實喘有效。

方 05

【方名】梨藕膏

【來源】《百病偏方新解》

【組成】大梨、蓮藕、萊
菔子各 250 克，橘紅 6 克，白
蜜 500 克，核桃仁 200 克。

【用法】大梨、蓮藕、萊
菔子、橘紅共煎膏，入白蜜、
核桃仁調勻。臨臥時，服 1～
2 茶匙。

【解秘】大梨、蓮藕，均
能生津潤燥；萊菔子、橘紅，
均能化痰降氣；白蜜、核桃
仁，均能潤肺補腎。

六藥配伍，共奏化痰平
喘，益肺補腎之功，並且可以
鼓邪外出，故本方適用於實喘
及虛實夾雜之喘證。

方 06

【方名】三黃平喘湯（沈
祖法醫師方）

【來源】《名醫偏方秘方
大全》

【組成】一支黃花 40 克，
製大黃 5 克，炙麻黃 8 克，生

甘草 3 克，生石膏（先煎）30
克，鴨跖草 30 克，枳實 10
克，製膽南星 15 克，生赭石
（先煎）30 克。

【用法】水煎服，每天 1
劑。

【解秘】一枝黃花、製大
黃、鴨跖草清實熱，降濕濁，
常用於老痰壅塞，喘逆不得平
臥；炙麻黃、生甘草、生石
膏、膽南生星清熱祛痰平喘；
枳實破氣行滯以化痰；赭石重
鎮降逆而平喘。組方降中寓
宣，以降為主；既清且行，共
奏祛痰平喘之功。

適用於喘息性支氣管炎急
性發作，症見咳嗽，氣喘，痰
鳴，咯吐黏、膿、濁痰，苔黃
膩，脈弦滑或弦數。

方 07

【方名】地龍桑白皮方

【來源】《新編偏方秘方
大全》

【組成】蚯蚓 100 克，桑
白皮 150 克。

【用法】將蚯蚓炒成焦黃

色，與桑白皮共研細末，每服5克，每天2次，忌食辛辣食物。

【解秘】蚯蚓（即地龍）性寒降洩，清熱瀉肺平喘，適用於邪熱壅肺，肺失肅降之喘息不止；桑白皮味甘性寒降，能清瀉肺火兼瀉肺中水氣而半喘。二藥相須為用，瀉肺平喘功效倍增。適用於痰黃而黏的哮喘者。

方08

【方名】喘寧湯（郭誠杰醫師方）

【來源】《名醫偏方秘方大全》

【組成】麻黃10克，杏仁10克，厚朴10克，老湖茶10克。

【用法】水煎服，每天1劑。

【解秘】宋代趙佶《大觀茶論》茶：「祛襟滌滯，致清導和。」明代許決紓《茶疏》「常飲則心肺清涼，煩鬱頓釋。」與麻黃、杏仁、厚朴宣肺化痰平喘配伍，共奏寬胸利氣定喘之功。適用於實喘。

方09

【方名】二仁粥

【來源】《新編偏方秘方大全》

【組成】薏苡仁30克，杏仁10克，冰糖少許。

【用法】將薏苡仁煮粥，待半熟時，加入杏仁，文火煮至熟，加冰糖，早晚食用。

【解秘】薏苡仁淡滲甘補，入脾經，滲濕健脾，能杜絕生痰之源，且能清肺腸之熱；杏仁味苦降洩，入肺經，止咳平喘；冰糖潤肺止咳，清痰、去火。三藥配伍，止咳化痰平喘。

適用於咳嗽痰多之喘症。

方10

【方名】豬肺藥膳

【來源】《百病偏方新解》

【組成】豬肺1具，白及50克，紅糖200克

【用法】上3藥加水，共煮，食肺。忌辛辣。

【解秘】豬肺「以肺補肺」；白及收澀潤肺，納氣平喘；紅糖溫通經脈。三藥配伍，補、斂、行結合，用紅糖而方不顯滋膩；用豬肺、白及則重在補肺潤肺。故本方適用於虛喘。

方11

【方名】核桃大棗蜜

【來源】《百病偏方新解》

【組成】核桃仁20個，大棗去核20個，蜂蜜100克

【用法】核桃與大棗共搗，加入蜂蜜煮之，每服3匙，黃酒沖服。

【解秘】核桃仁補腎溫肺，納氣平喘，潤腸通便。

主治腎陽虛衰，不能納氣所致的虛喘，腰痛腳軟，小便頻數等；大棗、蜂蜜安五臟諸不足，益氣補中，和百藥；黃酒行氣溫中，以防補益藥滋膩太過。

本方適用於腎虛氣喘，水氣，浮腫，短氣難續等虛喘證。

方12

【方名】小米羊胎粥

【來源】《中華偏方大全》

【組成】羊胎1個，小米50克。

【用法】先煮羊胎至半熟，然後加入小米熬成粥。粥肉一起食用，每天用2次。

【解秘】據《本草綱目》載：「羊胎，性味甘溫，具有益氣補虛，溫中暖下，調補腎虛、羸瘦之功效……」。用羊胎與大米熬粥，具有補腎強腰，納氣定喘之功。

適用於腰膝無力，久咳氣喘，動則氣喘更劇烈。

方13

【方名】白果蜜

【來源】《中華偏方大全》

【組成】白果（銀杏）20克，蜂蜜適量。

【用法】將白果炒去殼，取其仁加水後煮熟，撈出放入碗內，加蜂蜜調勻，服食即可。

【解秘】白果性澀而收，

能斂肺定喘；蜂蜜甘平，既能補氣益肺，又能潤肺止咳。二藥配伍，其奏補氣斂肺，止咳定喘之功。

適用於老人體虛氣喘。

方14

【方名】人參核桃湯

【來源】《中華偏方大全》

【組成】人參、核桃仁各6克。

【用法】上藥以水煎煮。飲用其湯，每天飲用2～3次。

【解秘】人參味甘性平，為補肺要藥，可改善短氣喘促，懶言聲微等肺氣虛衰症狀；核桃仁味甘性溫，長於補肺腎，定喘咳。二藥配伍，補肺腎，定喘咳功效倍增。

適用於肺腎功能不足而致氣喘、久嗽等。

五、肺　癰

肺癰是肺葉生瘡，形成膿腫的一種病證，屬內癰之一。臨床以咳嗽、胸痛、發熱、咯吐腥臭濁痰。甚則膿血相兼為主要特徵。

基本病機為感受外邪，內犯於肺，或因痰熱素盛，蒸灼肺臟，以致熱壅血瘀，醞釀成癰，血敗肉腐化膿。

常可見於現代醫學的肺膿腫、化膿性肺炎、肺壞疽及支氣管擴張、支氣管囊腫、肺結核空洞等伴化膿感染而表現肺癰證候者。

方01

【方名】蒜頭醋

【來源】《百病偏方新解》

【組成】大蒜、醋適量。

【用法】大蒜置瓶中，放入醋，泡10個月。隨量啜服。

【解秘】久年蒜頭醋，辛酸，能散邪、清肺、解毒、寬胸。適用於肺癰初期。

方02

【方名】萊菔子湯

【來源】《百病偏方新解》

【組成】萊菔子30克。

【用法】研粗末，水煎服，每天1劑。

【解秘】萊菔子下氣寬胸，袪除膿痰。研細末，水煎服，適用於肺癰成癰期，症見上氣，痰多，胸悶等。

方 03

【方名】魚腥草雞蛋方（沈六吉醫師方）

【來源】《名醫偏方秘方大全》

【組成】魚腥草 30 克，雞蛋 1 個。

【用法】魚腥草加水一碗浸泡 1 小時，煎沸即可（不可復煎），濾去藥渣，雞蛋入內，攪和。每天 1～2 次，細細嚥下，連服 15～20 天。

【解秘】魚腥草味辛性寒，寒能洩降，辛以散結，主入肺經，以清解肺熱見長，又具消癰排膿之效，為治肺癰之要藥；雞蛋味甘性平，養血、滋陰、潤燥。二藥配伍，清補結合，甘寒生津，共奏清熱養陰，消癰排膿之功。

適用於肺膿腫、肺壞疽。

方 04

【方名】鮮梨貝母方

【來源】《中華偏方大全》

【組成】貝母末 6 克，鮮梨 500 克，白糖 30 克。

【用法】將梨去皮後剖開，去核，把貝母末及白糖填入空核內，合起放在碗內蒸熟。早晚分食各 1 次。

【解秘】貝母苦洩，清熱解毒，化痰散結消癰；白糖味甘，潤肺生津止咳；鮮梨生津潤燥，止咳化痰。把貝母、白糖填入空核的梨中蒸食，有清熱解毒，化痰散結消癰之功。

適用於咳嗽或肺癰，症見胸痛、咳嗽、寒戰、口乾、發熱、痰黃腥臭、咽燥或膿血痰等。

方 05

【方名】四順湯

【來源】《中華偏方大全》

【組成】紫菀 30 克，貝母 30 克，炙甘草 15 克，炒桔梗 30 克。

【用法】上藥混合後共研

為細末。每次取用 9 克，以水
50 毫升，煎煮 5～7 沸，去
渣，不拘時，稍冷服。

【解秘】紫菀配貝母，潤
肺化痰止咳；桔梗配甘草，利
肺氣以排壅肺之膿痰。四藥配
伍，共奏潤肺化痰，散結排膿
之功。適用於肺癰吐膿。

方 06

【方名】肺癰穿潰方

【來源】《中華偏方大全》

【組成】白及 30 克，多
年老鴨 1 隻。

【用法】老鴨去毛及內
臟，將白及納入腹內，蒸至極
熟，連湯食用。

【解秘】白及寒涼苦洩，
能消散血熱之癰腫；味澀質
黏，能斂瘡生肌。老鴨大補虛
勞、滋五臟之陰、清虛勞之
熱、補血行水，生津止咳。白
及納入鴨腹內蒸熟食用，能化
瘀消腫，養陰益氣。

適用於肺癰潰膿期。

方 07

【方名】腥芙桔梗湯（吳

廣基醫師方）

【來源】《名醫偏方秘方
大全》

【組成】芙蓉花 15 克，
魚腥草 15 克，桔梗 9 克，葦
根 15 克，黃芩 9 克，冬瓜仁
18 克，苡米 30 克，金銀花
15 克，連翹 15 克。

【用法】水煎服，每天 1
劑。

【解秘】金銀花、黃芩、
葦根、連翹、芙蓉花、魚腥草
清肺解毒消癰；苡米、冬瓜
仁、桔梗化濁行瘀散結。諸藥
配伍，清熱解毒，化瘀消癰。
適用於肺癰成癰期。

方 08

【方名】肺膿腫合劑（金
如壽醫師方）

【來源】《名醫偏方秘方
大全》

【組成】半枝蓮 15 克，
金銀花 15 克，魚腥草 15～20
克，虎杖 12 克，黃芩 12 克，
桔梗 12 克。

【用法】水煎服，每天 1

劑。

【解秘】半枝蓮、金銀花、虎杖、黃芩清熱解毒;魚腥草、桔梗消癰排膿。諸藥配伍,清熱解毒,化瘀排膿。

適用於急性肺膿腫。

方09

【方名】敗醬川貝紅棗湯。

【來源】《百病偏方新解》

【組成】敗醬草(苦菜)150 克,川貝 3 粒,紅棗 5 枚。

【用法】上藥加水 600 毫升,煎取 200 毫升,早、中、晚 3 次分服。

【解秘】敗醬草清肺散邪解毒;川貝清化熱痰,滋陰潤燥;紅棗溫補氣血。三藥配伍。適用於肺癰胸痛,咳痰腥臭為主證的肺癰潰膿期。

方10

【方名】複方魚橘湯(葉景華醫師方)

【來源】《名醫偏方秘方大全》

【組成】魚腥草 30 克,桔梗 15 克,黃連 6 克,黃芩 15 克,金銀花 30 克,甘草 4 克,桃仁 10 克,生苡仁 15 克,冬瓜仁 30 克,象貝母 10 克。

【用法】水煎服,每天 1 劑。

【解秘】魚腥草、黃連、黃芩、金銀花、甘草清熱解毒消癰;桃仁、生苡仁、冬瓜仁、象貝母化濁行瘀散結。諸藥配伍,清熱解毒,祛痰排膿。適用於肺癰成膿潰破期,症見壯熱,咳嗽胸痛咯大量膿痰。

方11

【方名】排膿散

【來源】《中華偏方大全》

【組成】川白芷 60 克,黃蓍 60 克,炒北五味子 60 克,人參 60 克。

【用法】上藥混合後共研為細末。每次服 6 克,飯後以蜜湯送服。

【解秘】川白芷辛散溫

通，散結消腫，配黃蓍、人參、五味子益氣生津藥，共奏托毒排膿之功。

適用於肺癰吐膿後。

方12

【方名】豬肺蘿蔔飲

【來源】《百病偏方新解》

【組成】豬肺1具（去氣管），青蘿蔔2個。

【用法】水煮之，連飲其水。

【解秘】豬肺、青蘿蔔，二藥均能潤肺化痰，益氣養陰。

適用於肺癰後期肺臟虛損，氣短體弱，乏力虛熱者。

六、肺　癆

肺癆是具有傳染性慢性虛弱疾患，以咳嗽、咯血、潮熱、盜汗及身體逐漸消瘦為主要臨床特徵。

基本病機為外因癆蟲傳染、內因正氣虛弱，癆蟲蝕肺，耗損肺陰，進而演變發展，可致陰虛火旺，或導致氣

陰兩虛、甚則陰損及陽。常見於現代醫學的肺結核疾病。

方01

【方名】二根蔥葉湯

【來源】《新編偏方秘方大全》

【組成】白茅根、蒿草根各10克，大蔥、側柏葉各6克。

【用法】各藥燒灰，研極細細末，用紙包好放地上，過一夜，去火毒，用時將白藕汁或蘿蔔搗汁調服15克。

【解秘】白茅根、蒿草根、側柏葉性寒涼血止血；大蔥性溫散結通絡。四藥配伍，寒溫同用，涼血止血不留瘀。

適用於肺結核咯血。

方02

【方名】卞蘿蔔膏

【來源】《中華偏方大全》

【組成】明礬10克，卞蘿蔔（紅皮白心圓蘿蔔）1000克，蜂蜜100克。

【用法】先將明礬以水溶化，備用。把卞蘿蔔洗淨，切碎搗為泥，以紗布擠壓取汁。

把卜蘿蔔汁放入鍋內煮沸後，改用微火煎沸至黏稠時加入明礬水，調勻，再下入蜂蜜煮沸，晾涼，裝入瓶內即成。每次飲用 1 湯匙，每天服 3 次，空腹時飲用。

【解秘】明礬性酸，止血化痰；卜蘿蔔、蜂蜜養陰潤肺。三藥製膏，潤燥止血。

適用於肺結核之咯血。

 方 03

【方名】韭白湯

【來源】《百病偏方新解》

【組成】韭白 1 把，白糖適量。

【用法】將韭白搗爛取汁，每服韭汁 10 滴，加白糖若干，開水調服。

【解秘】韭白功效同薤白，能殺蟲寬胸，治療咳嗽胸痛，心中急痛如錐刺，不得俯仰，自汗出，或痛徹背上等；白糖能滋陰補虛。

韭白搗爛取汁，加滋陰白糖若干，調服，適用於肺癆之陰虛咳嗽初期，咳嗽咯血，潮熱，自汗盜汗，肌肉消瘦，疲乏無力。

方 04

【方名】四汁貝母丸

【來源】《百病偏方新解》

【組成】大梨汁、生藕汁、白蘿蔔汁、鮮薑汁、蜂蜜、香油、飛羅麵各 200 克，川貝母 18 克。

【用法】將川貝母研細粉和其他 7 味攪勻後蒸熟，做丸如紅棗大小，每次 3 丸，每天 3 次（飯後服），小兒減半，如有噁心、不欲食者，減小香油量。

【解秘】大梨汁、生藕汁、白蘿蔔汁、鮮薑汁、香油，五藥能滋陰潤肺，益氣補虛。蜂蜜除了具有潤肺補虛外，還能益氣降火；飛羅麵益氣補虛；川貝母養陰潤肺止咳，是治療肺癆的要藥。

八藥配伍，適用於肺癆氣陰兩虛的咳嗽、陰虛潮熱、五心煩熱等。

方 05

【方名】五倍子辰砂糊

【來源】《新編偏方秘方大全》

【組成】五倍子粉 2～3 克，飛辰砂 1～1.5 克。

【用法】將上藥加水調成糊狀，塗在塑料薄膜上敷於臍窩，用膠布固定，24 小時為 1 次。

【解秘】五倍子酸澀且寒，既能清肺降火，又能斂肺止汗；辰砂（即硃砂）味甘微寒，清熱解毒。二藥調成糊狀，敷於臍窩，清熱瀉火，收斂止汗。適用於肺結核盜汗。

方 06

【方名】沙鶴治肺湯（郎革成醫師方）

【來源】《名醫偏方秘方大全》

【組成】北沙參、南沙參、仙鶴草、牡蠣粉、白及、百合、陳皮、甘草（各藥用量隨病情及年齡、體質而定）。

【用法】水煎服，每天 1 劑。

【解秘】北沙參、南沙參、百合養陰潤肺止咳；仙鶴草、牡蠣粉、白及補肺生肌止血；陳皮、甘草理氣化痰。諸藥配伍，滋陰潤肺，化痰止咳。適用於肺結核咳嗽潮熱等。

方 07

【方名】南瓜藤湯

【來源】《中華偏方大全》

【組成】南瓜藤 100 克，白糖少許。

【用法】將上藥混合加水共煎成濃汁，每次服用 60 克，每天服用 2 次。

【解秘】南瓜藤清肺，通絡，和胃；白糖養陰補虛。二藥煎成濃汁服用。適用於肺結核引起的潮熱。

方 08

【方名】保肺丸（朱良春醫師方）

【來源】《名醫偏方秘方大全》

【組成】蒸百部 300 克，

炙殭蠶 300 克，白及 450 克，制首烏 450 克，地鱉蟲 150 克，紫河車 150 克，生地榆 450 克，葎草 450 克，黃精 450 克。

【用法】前 6 藥共研細末，後 3 藥煎取濃汁泛丸如綠豆大。每服 6 克，1 天 3 次，食前服。

【解秘】蒸百部、白及補肺止咳，抗癆殺蟲；炙殭蠶、地鱉蟲、葎草化瘀散結；製首烏、紫河車、黃精滋腎水以潤肺燥；生地榆配白及，涼血止血。諸藥配伍，養陰補肺，洩熱止血，化瘀散結。

適用於慢性纖維空洞型肺結核。（中醫辨證為肺脾氣陰兩虛，瘀熱壅肺型）

方 09

【方名】肺結核方（姜春華醫師方）

【來源】《名醫偏方秘方大全》

【組成】仙鶴草 15 克，柴胡 9 克，黃芩 9 克，桃仁 9 克，野百合 15 克，白芍 9 克，鱉甲 15 克，烏梅 9 克，百部 9 克

【用法】水煎服，每天 1 劑。

【解秘】仙鶴草補虛止血；烏梅、百部抗癆殺蟲；柴胡、黃芩、野百合清熱潤肺止咳；白芍、桃仁養血活血，可防收斂止血留瘀之弊。諸藥配伍，清熱潤肺，殺蟲止嗽。

適用於肺結核，症見潮熱咳嗽，痰中帶血。

方 10

【方名】鮮蠶豆莢

【來源】《中華偏方大全》

【組成】鮮蠶豆莢 250 克。

【用法】將上藥以水煎煮，每天 1 劑。

【解秘】鮮蠶豆莢清熱止血。水煎服，適用於肺結核之尿血、咯血。

七、肺　脹

肺脹是多種慢性肺系疾患

反覆發作，遷延不癒，導致肺氣脹滿，不能斂降的一種病證。臨床表現為胸部膨滿，憋悶如塞，喘息上氣，咳嗽痰多，煩躁，心悸，面色晦暗，或唇甲紫紺，脘腹脹滿，肢體浮腫等。其病程纏綿，時輕時重，經久難癒，嚴重者可出現神昏、痙厥、出血、喘脫等危重證候。基本病機為久病肺虛，痰濁潴留，而致肺不斂降，氣還肺間，肺氣脹滿。

常見於現代醫學的慢性支氣管炎合併肺氣腫、肺源性心臟病、肺性腦病等疾病。

方 01

【方名】炙肝散

【來源】《中華偏方大全》

【組成】五倍子 15 克，白礬 15 克

【用法】上藥混合後共研細末，用生豬肝火上炙熟蘸藥，食後，臨臥服用。

【解秘】五倍子性寒清降，既能斂肺止咳，又能清肺降火；白礬酸苦湧洩能祛除風痰；炙豬肝補肝養血。熟豬肝蘸食二藥，祛邪與扶正並用，清肺止咳，降氣化痰。

適用於喘並痰嗽，肺脹。

方 02

【方名】神祕方

【來源】《中華偏方大全》

【組成】陳皮 6 克，人參 4 克，紫蘇 6 克，桔梗 6 克，五味子 15 粒。

【用法】上藥混合後加水煎煮服用，每天 1 劑。

【解秘】陳皮、紫蘇、桔梗，行氣寬中，止咳化痰；人參、五味子益肺生津；五藥配伍，行氣化痰，補肺止咳。適用於喘急不得臥。

方 03

【方名】三子人參湯

【來源】《新編偏方秘方大全》

【組成】蘇子 10 克，白芥子 9 克，萊菔子 10 克，山藥 60 克，人參 30 克。

【用法】水煎服，每天 1 劑，每天服 2 次。

【解秘】人參、山藥扶正祛邪；蘇子、白芥子、萊菔子降氣化痰。諸藥煎服，適用於肺氣腫的痰涎壅盛型。

方04

【方名】五靈丸

【來源】《中華偏方大全》

【組成】木香15克，五靈脂75克，炒葶藶子3克，馬兜鈴3克。

【用法】上藥混合後共研細末，以棗肉為丸，如梧桐子大小。每次服用20丸，以生薑湯送下，每天3次。

【解秘】木香、五靈脂，苦洩溫通，行氣化瘀；葶藶子、馬兜鈴苦降辛散，清肺熱，降肺氣，化痰平喘。四藥配伍，行氣化痰，止咳平喘。適用於肺喘久而息賁。

方05

【方名】黃芩瓜蔞膽星湯

【來源】《新編偏方秘方大全》

【組成】黃芩、瓜蔞仁、半夏、膽星、橘皮、杏仁泥、枳實、薑竹茹各9克。

【用法】水煎服，1天1劑，早晚服。

【解秘】黃芩、瓜蔞仁、杏仁、枳實、竹茹清熱化痰利膈；半夏、膽星、橘皮滌痰熄風。諸藥配伍，滌痰熄風，清肺平喘。適用於肺氣腫的痰熱壅盛型。

方06

【方名】核桃萊菔糖塊

【來源】《新編偏方秘方大全》

【組成】核桃仁50克，蘿蔔子（研粉）、冰糖各10克。

【用法】將冰糖先熬化，再加入上藥拌勻，製成糖塊，每天時時含化。

【解秘】核桃仁味甘性溫，長於補肺腎，定喘咳；蘿蔔子（即萊菔子）味辛甘性平，既能消食化積，又能降氣化痰，止咳平喘；冰糖味甘性平，潤肺止咳且清痰。三藥配伍，補肺納腎，降氣平喘。適

用於肺氣腫的腎虛久喘型，

症見咳喘日久，短氣息促而難以接續，動則大甚，伴有腰膝痠軟者。

方07

【方名】黃蓍白朮茯苓方

【來源】《新編偏方秘方大全》

【組成】黃蓍30克，白朮20克，茯苓30克，乳鴿1隻。

【用法】將乳鴿（未換毛的幼鴿）浸入水中淹死，去毛和內臟，放入燉盅內，加適量水，再入黃蓍、白朮、茯苓（洗淨），置於蒸鍋內，隔水燉熟，加少許食鹽，味精。在正餐時食用。

【解秘】黃蓍配白朮補脾肺之氣，益衛固表；白朮配茯苓健脾利水，燥濕痰；乳鴿滋補肝腎，清肺順氣。諸藥配伍，補肺納腎，益肺平喘。

適用於肺氣腫的肺虛型，症見喘促，氣短不足以息，語氣乏力者。

方08

【方名】虛喘散（洪廣祥醫師方）

【來源】《名醫偏方秘方大全》

【組成】生曬參6～10克，蛤蚧10克，沉香末3克，五味子10克，炒椒目10克，丹參15克。

【用法】研細末，每天2～3次，每次3～6克，淡鹽水送服。

【解秘】曬參、蛤蚧、沉香末補肺益腎，納氣平喘；五味子味酸收斂，甘溫而潤，上斂肺氣，下滋腎陰，為治久咳虛喘之要藥；椒目祛痰平喘，利水消腫；丹參活血化瘀。諸藥配伍，補益肺腎，行瘀平喘。適用於肺氣腫、肺心病表現有肺腎兩虛，腎不納氣，心肺瘀阻所致的「動則氣喘」的虛喘證。

方09

【方名】雙寶心喘定方（施邊鎮醫師方）

【來源】《名醫偏方秘方大全》

【組成】葶藶子 10 克，北五加皮 10 克，全瓜蔞 10 克，桔梗 10 克，生黃蓍 10 克，何首烏 10 克，五味子 10 克，麻黃 8 克。

【用法】水煎服，每天 1 劑，飯後溫服，早、晚各 1 煎。

【解秘】葶藶子、五加皮、麻黃利水消腫而平喘；瓜蔞配桔梗宣肺氣，清肺熱而祛痰；黃蓍、何首烏、五味子補肺氣，滋腎精，益氣生津。諸藥配伍，瀉肺滌痰，扶正祛邪。適用於阻塞性肺氣腫、肺心病，症見咳嗽，氣短，浮腫，咳痰量多等。

八、肺 痿

肺痿，是指肺葉痿弱不用，臨床以咳吐濁唾涎沫為主症，為肺臟的慢性虛損性疾患。基本病機為久病損肺或誤治津傷導致肺虛津氣失於濡養。

常見於現代醫學的某些慢性肺實質性病變如肺纖維化、肺硬變、肺不張等疾病。

方 01

【方名】生薑黨參大棗湯

【來源】《百病偏方新解》

【組成】生薑 250 克，黨參 100 克，大棗 12 枚。

【用法】加水 3 杯，煮取半杯。

【解秘】生薑、黨參、大棗，三藥溫肺益脾，促使氣能化津，水穀歸於正化，則唾沫自止。適用於肺痿虛寒證之咳嗽，吐涎沫，口乾氣短者。

方 02

【方名】甘草乾薑湯

【來源】《中華偏方大全》

【組成】炙甘草 12 克，炮乾薑 6 克。

【用法】上藥混合以水 600 毫升，煮取 300 毫升，過濾去渣，分 2 次溫服。

【解秘】炙甘草、炮乾薑溫肺脾，益氣化津，肺得津養，則不枯萎。

適用於肺痿，不咳不渴，吐涎沫，目眩，伴遺尿。

方 03

【方名】肺痿方

【來源】《中華偏方大全》

【組成】飴糖 500 克，天門冬汁 30 毫升，酒 60 毫升，紫菀 16 克。

【用法】先將紫菀研為末，混合四藥置於銅器中，至火上煎煮為丸，如杏仁大小。每次服用 1 丸，每天 3 次。忌食鯉魚。

【解秘】飴糖、天門冬汁、紫菀潤肺止咳；酒祛風散寒，溫通經絡，助進藥物的吸收。諸藥配伍，潤肺生津，止咳化痰。

適用於肺痿，涎沫多。

方 04

【方名】絲瓜根連藤汁

【來源】《百病偏方新解》

【組成】鮮絲瓜根連藤一條。

【用法】將絲瓜根連藤浸泡清水中一整天，榨汁內服。

【解秘】《本草綱目》載鮮絲瓜根連藤能涼血解毒，通經絡，行血脈，除熱利腸。「肺和大腸相表裏」，大腸一通，則肺之虛火得解，津液才能上承濡潤，肺之嬌臟得養，則肺痿之咳嗽，胸痛，咳垂涎沫等症得以緩解。

本方適用於肺痿虛熱證。

方 05

【方名】鯽魚川貝葡萄乾雞蛋方

【來源】《百病偏方新解》

【組成】鯽魚 1 條，川貝末 10 克，黃酒酌量，葡萄乾 30 粒，雞蛋 2 個。

【用法】將鯽魚去內臟，川貝末置於魚腹內，加入黃酒燉煮，連魚帶湯食用；同時每天早晚吃葡萄乾 10 餘粒，煮雞蛋 1 個。

【解秘】鯽魚、雞蛋，二藥均為高精蛋白，具有補虛強壯之功；葡萄乾亦為補虛之佳品；川貝滋陰潤肺，清熱止咳；黃酒溫經通絡，使本方久

服而無滋膩之弊。

本方適用於肺癆日久，咳嗽喘息，體弱消瘦者。

方06

【方名】滋腎丸

【來源】《中華偏方大全》

【組成】知母（酒浸炒）60克，黃柏（酒炒）60克。

【用法】上藥混合後共同研為細末，煉蜜以為丸，如梧桐子大小。每次服用50丸，空腹服下。

【解秘】知母性寒質潤，瀉肺熱，潤肺燥，配黃柏，煉蜜為丸，既清熱瀉火功能加強，又能潤肺止咳。適用於肺癆聲嘶，咯血，喉痺，煩躁。

方07

【方名】肺癆咯血方

【來源】《中華偏方大全》

【組成】葶藶子20克，防己20克。

【用法】上藥混合後研為細末。每次服用3克，以米湯調下。

【解秘】葶藶子、防己二藥味苦性寒，歸肺經，均能瀉肺中水飲及痰火而止咳止血，用米湯調下，一則可防葶藶子、防己苦寒傷胃之弊，二則可益胃以「培土生金」。適用於肺癆咯血。

第二節・心系病證

一、心 悸

心悸是指病人自覺心中悸動，驚惕不安，甚則不能自主的一種病證，臨床一般多呈發作性，每因情志波動或勞累過度而發作，且常伴胸悶、氣短、失眠、健忘、眩暈、耳鳴等症。其中病情較輕者為驚悸，病情較重者為怔忡，可呈持續性。基本病機為多因體質虛弱、飲食勞倦、七情所傷、感受外邪及藥食不當等，導致氣血陰陽虧損，心神失養，心主不安，或痰、飲、火、瘀阻滯心脈，擾亂心神。

常見於現代醫學各種原因引起的心律失常，如心動過

速、心動過緩、期前收縮、心房顫動或撲動、房室傳導阻滯、病態竇房結綜合徵、預激綜合徵以及心功能不全、心肌炎、部分神經官能症等疾病。

方01

【方名】蛋黃油方

【來源】《百病偏方新解》

【組成】蛋黃油 0.5～5 克。

【用法】每次用蛋黃油 0.5～5 克，裝入膠囊，食後吞服。

【解秘】蛋黃油具有補虛扶正、養心安神之功。適用於氣血不足所致的心臟衰弱、心悸、怔忡、脈歇止等。

方02

【方名】五參飲（徐克明醫師方）

【來源】《名醫偏方秘方大全》

【組成】苦參 15～30 克，丹參 15～30 克，黨參 15～30 克，北沙參 15～30 克，玄參 15～30 克。

【用法】水煎服，每天 1 劑。

【解秘】現代藥理研究：苦參含有苦參鹼、苦參黃酮，對心臟有明顯的抑制作用，可抗心律失常；丹參能通行血脈，祛瘀止痛；黨參既能補氣，又能補血；北沙參、玄參滋陰清熱。五藥配伍益氣活血，養陰寧心。適用於冠心病竇性早搏者。

方03

【方名】舒滯癒痺湯（李冬青醫師方）

【來源】《名醫偏方秘方大全》

【組成】黨參、白朮、當歸、山藥、紫丹參、薤白各 15～20 克。

【用法】水煎服，每天 1 劑。

【解秘】黨參、白朮、山藥補脾益氣，脾健則氣血生化有源；當歸、丹參補血養心；薤白通陽散結，行氣導滯。諸藥配伍，益氣補血，活血養心。適用於心律失常，症見胸

悶，氣短，或胸痛，或胸部有緊縮感。或見心悸，或自覺心臟停搏。

方04

【方名】朱雀丸

【來源】《中華偏方大全》

【組成】沉香15克，茯神（去皮）60克。

【用法】上藥共研為細末，煉蜜為丸，如小豆大小。每次服用30丸，飯後以人參湯送下。

【解秘】《本草經疏》：「沉香溫而不燥，行而不洩，扶脾而運行不倦，達腎而導火歸元，有降氣之功，無破氣之害，洵為良品。」茯神益心脾而寧心安神。蜂蜜作為賦形劑，有益脾氣之功。諸藥配伍，益脾生血，導火歸元，寧心安神。適用於心悸怔忡，心腎不交，健忘。

方05

【方名】三參穩律湯（周雲霄醫師方）

【來源】《名醫偏方秘方大全》

【組成】紅參6克，丹參30克，苦參15～30克，當歸30克，麥冬12克，五味子12克，薤白9克，茯苓15克，炒棗仁30克，琥珀3克（碾碎，1天分2次沖服，每晚再加服3克）。

【用法】水煎服，每天1劑。

【解秘】紅參、丹參、苦參、當歸益氣活血復脈；麥冬、五味子養心陰，清心熱且除煩安神；薤白通陽散結；棗仁養心安神；茯苓、琥珀利尿安神。諸藥配伍，益氣養陰復脈，活血鎮靜安神。

適用於早搏。以冠心病引起者療效較高，病毒性心肌炎所致者療效較差。

方06

【方名】夜交藤湯（趙琛醫師方）

【來源】《名醫偏方秘方大全》

【組成】夜交藤30克，

硃砂（吞服）3 克，琥珀（吞服）3 克。

【用法】水煎服，每天 1 劑。

【解秘】夜交藤味甘性平，補養陰血，養心安神；硃砂甘寒質重，既可鎮驚安神，又能清心安神；琥珀甘平質重，鎮驚安神且能散瘀消積。三藥配伍，養中寓清，散補結合，共奏鎮心清熱，化瘀安神之功。適用於心動過速。

方 07

【方名】參花三香湯（張永祥醫師方）

【來源】《名醫偏方秘方大全》

【組成】紫丹參 50 克，紅花 5 克，雲木香 10 克，檀香 3 克，降真香 30 克。

【用法】水煎服，每天 1 劑。

【解秘】丹參、紅花活血化瘀；木香、檀香、降真香行氣通脈止痛。五藥配伍，活血祛瘀，通絡理氣。

適用於完全性右束支傳導阻滯，症見常感心前區不適，胸悶，呼吸氣促，汗出（中醫屬瘀阻心脈證）。

方 08

【方名】清心丸

【來源】《中華偏方大全》

【組成】黃芩 6 克，黃連 9 克，鬱金 4.5 克，牛黃 1.5 克。

【用法】上藥混合後以豬心血為丸，如黍米大小，以硃砂為衣。三歲兒每次服用 30 丸，以燈芯湯送下。

【解秘】黃芩、黃連苦寒瀉火；鬱金辛散苦洩，解鬱開竅且能清心熱；牛黃甘涼，清心祛痰，開竅醒神。四藥配伍，清熱化痰，寧心安神。

適用於痰火擾心的驚悸不寧，心熱神昏。

方 09

【方名】硃砂豬心湯

【來源】《百病偏方新解》

【組成】豬心 1 個，硃砂 1 克。

【用法】將豬心剖開，帶血，加硃砂燉湯 3～4 小時。吃豬心，喝湯。

【解秘】豬心「以心補心」；硃砂清心火，安心神。適用於心血不足、心火熾盛所致的心失所養、心神不安等證，並且對於痰火擾心所致的心跳、心慌而不能自制者亦有效。

方 10

【方名】活寶丸（趙忠印醫師方）

【來源】《名醫偏方秘方大全》

【組成】炙麻黃 10 克，仙茅 10 克，仙靈脾 10 克，丹參 30 克，黨參 5 克，黃蓍 15 克。

【用法】將上 6 藥共研細末，煉蜜為丸，每丸重 12 克，每服 1～2 丸，每天服 2～3 次。

【解秘】炙麻黃散寒通滯；仙茅、仙靈脾補腎壯陽，祛寒除濕；丹參、黨參、黃蓍益氣活血化瘀。諸藥配伍，益氣溫陽，活血化瘀。

適用於病態竇房結綜合徵，症見頭暈乏力，心悸失眠，畏寒昏厥。

方 11

【方名】怔忡飲

【來源】《中華偏方大全》

【組成】茯苓 30 克，半夏 30 克，人參 30 克。

【用法】上藥混合後以水煎煮服用。

【解秘】茯苓滲濕健脾而寧心安神；半夏化痰散結而消心下痞滿；人參健脾益氣助陽。三藥配伍，健脾行水，寧心安神。適用於痰飲內停凌心之心悸者。

方 12

【方名】參歸腰子飲

【來源】《中華偏方大全》

【組成】當歸 3 克，人參 1.5 克，豬腰 1 個。

【用法】上藥各自切細，入藥同煎，飲其藥汁，食豬腰子。

【解秘】人參益氣健脾，以資氣血生化之源；當歸補養心血；豬腰鹹平，補腎、強腰、益氣。三藥配伍，補血養心，益氣固表。適用於心悸兼自汗。

二、胸　痺

胸痺是指以胸部悶痛，甚則胸痛及背，喘息不得臥為主症的一種疾病，輕者僅感胸悶如窒，呼吸欠暢，重者則有胸痛，嚴重者心痛徹背，背痛徹心。基本病機為寒邪內侵、飲食失調、情志失節、勞倦內傷、年邁體虛導致寒凝、血瘀、氣滯、痰濁，痺阻胸陽、阻滯心脈；或為氣虛、陰傷、陽衰，肺、脾、肝、腎虧虛，心脈失養。

常見於現代醫學的冠狀動脈粥樣硬化性心臟痛（心絞痛、心肌梗塞），或心包炎、二尖瓣脫垂綜合徵、病毒性心肌炎、心肌病、慢性阻塞性肺氣腫、慢性胃炎等疾病。

方 01

【方名】韭菜飲

【來源】《百病偏方新解》

【組成】韭菜 2500 克。

【用法】將韭菜搗爛榨汁，飲之。

【解秘】韭菜味辛，性溫，歸肺經，具有溫中，行氣，通陽，散瘀之功；氣行、寒散、血行，則痰邪自消，胸痛自止。故無論是寒阻痰凝，或是氣滯血瘀所致的胸痛，均為適宜。

方 02

【方名】寒痛散（朱曾柏醫師方）

【來源】《名醫偏方秘方大全》

【組成】細辛 60 克，羌活 100 克，丹參 300 克，冰片 6 克。

【用法】上藥碾極細末，每次用可口飲料或米湯送服 3 克，1 天 3～4 次。

【解秘】細辛、羌活味辛性溫，散寒止痛；丹參活血化

瘀；冰片味辛氣香，開竅通閉，辟穢化濁；四藥配伍，散寒、活血、止痛。

適用於冠心病心絞痛，寒性胃痛，以及下肢寒濕疼痛和婦女寒性痛經。孕婦禁用。

方03

【方名】三味延胡散

【來源】《中華偏方大全》

【組成】肉桂 30 克，延胡索 30 克，木香 6 克。

【用法】上藥混合共研細末，每次取用 6 克，以薑湯或酒調服。

【解秘】肉桂辛甘大熱，補火助陽，溫經通脈，散寒止痛；延胡索、木香辛行苦洩，活血、行氣、止痛。三藥配伍，溫陽散寒，行氣止痛。

適用於冷心痛

方04

【方名】二參湯（史方奇醫師方）

【來源】《名醫偏方秘方大全》

【組成】黨參 20 克，丹參 20 克。

【用法】先將 2 藥用水浸泡 30 分鐘，再放火上煎 20～30 分鐘，每劑煎 2 次，將 2 次煎出的藥液混合。每天 1 劑，上、下午分服。

【解秘】黨參益氣活血；丹參化瘀通絡。二藥煎服，適用於冠心病的氣虛血瘀型，症見胸痛，胸悶，心悸，心慌，知有瘀點或瘀斑，脈細或澀等。

方05

【方名】玫瑰花人參湯（蕭琪醫師方）

【來源】《名醫偏方秘方大全》

【組成】人參 9 克，紫玫瑰花（含包未放者）10 朵。

【用法】人參濃煎成 200 毫升，趁熱用人參液沏泡紫玫瑰花。代茶頻服，或分 3～4 次溫服。

【解秘】玫瑰花疏肝解鬱，活血散瘀以止痛；人參大補元氣。人參濃煎沏泡玫瑰花

代茶頻服，適用於心氣虛憊兼有肝鬱氣滯的胸痹、心痛，肝胃氣痛，搖頭風等。

方06

【方名】丁香止痛散

【來源】《中華偏方大全》

【組成】炒茴香45克，高良薑150克，丁香15克，甘草45克。

【用法】上藥混合後共研為末。每次服用6克，開水沖服。

【解秘】炒茴香、高良薑、丁香味辛性溫，散寒止痛；甘草味甘性平，緩急止痛。四藥配伍，辛溫散寒，緩急止痛。適用於心窩刺痛。

方07

【方名】荔香散

【來源】《中華偏方大全》

【組成】木香24克，炒荔枝核36克。

【用法】上藥混合共研為細末。每次服用6克，以米湯、開水或酒送下。

【解秘】木香、炒荔枝核辛行苦洩溫通，行氣散結，散寒止痛。適用於心痛。

方08

【方名】理冠通痹湯（程萬里醫師方）

【來源】《名醫偏方秘方大全》

【組成】桂枝6克，黨參12克，當歸12克，製首烏12克，丹參12克，紅花9克，川芎6克，瓜蔞18克，薤白12克，鬱金9克。

【用法】水煎服，每天1劑。

【解秘】桂枝、黨參、當歸、製首烏，強心陽，益心氣，養心血以培本；丹參、紅花、川芎活血祛瘀；瓜蔞、薤白、鬱金豁痰理氣以治標。

諸藥配伍，適用於冠心病，症見陣發性胸疼痛。

方09

【方名】菖蒲丸

【來源】《中華偏方大全》

【組成】高良薑15克，石菖蒲30克。

【用法】上藥混合後研為細末，以水糊為丸，若綠豆大小。每次服用 20 克，以菖蒲湯下。

【解秘】高良薑辛散溫通，散寒止痛；石菖蒲芳香走竄，開心竅，化濕、豁痰、辟穢。二藥配伍，散寒止痛，豁痰宣痺。適用於猝發心痛。

方10

【方名】靈脂厚朴散

【來源】《中華偏方大全》

【組成】高良薑 15 克，五靈脂 15 克，厚朴 15 克。

【用法】用薑汁炒厚朴，三藥共研為細末。每次服用 3 克，以醋湯調下。

【解秘】高良薑辛散溫通，散寒止痛；五靈脂苦洩溫通，活血化瘀止痛；薑制厚朴苦燥辛散，下氣寬胸以除脹。三藥配伍，各展其長。

適用於心頭痛。

三、不寐

不寐是以經常不能獲得正常睡眠為特徵的一類病證，主要表現為睡眠時間、深度的不足，輕者入睡困難，或寐而不酣，時寐時醒，或醒後不能再寐，重則徹夜不寐，常影響人們的正常工作、生活、學習和健康。基本病機為飲食不節，情志失常，勞倦、思慮過度及病後、年邁體虛等導致心神不安，神不守舍，不能由動轉靜而致不寐。

常見於現代醫學的神經官能症、更年期綜合徵、慢性消化不良、貧血、動脈粥樣硬化症等疾病。

方01

【方名】酸棗乳香餅

【來源】《新編偏方秘方大全》

【組成】酸棗仁 75 克，乳香 90 克，峰蜜 60 毫升，牛黃 0.5 克，糯米 50 克，硃砂 15 克。

【用法】將藥研為細末和勻，用酒 5 毫升和蜜混一處，慢火煎如稀餅。不計時，以溫酒下 15 克許。

【解秘】酸棗仁酸澀，養心陰，益肝血而有安神之效，為養心安神要藥；乳香辛散走竄，味苦通洩，既入血分，又入氣分，活血行氣止痛；牛黃性涼，氣芳香，清心、涼肝；蜂蜜調味；糯米健脾和胃補虛；硃砂為鎮心、清火、安神定志之藥。諸藥煎餅，補肝血而益膽，涼肝熱而實膽，健脾胃而安神。適用於膽虛不眠。

方02

【方名】茯神雞子黃方

【來源】《百病偏方新解》

【組成】茯神 15 克，雞子黃 1 枚。

【用法】將茯神用 1 杯半水煎取 1 杯，稍停，兌入雞子黃 1 枚，攪勻備用，睡前先以溫水洗足 10 分鐘左右，然後將上液趁熱服下。

【解秘】茯神、雞子黃，二藥均能清心瀉火，補益氣血，養心安神。睡前溫水洗足，有助於精神放鬆，氣血運行。藥物治療與攝生調護有機結合，是治療失眠虛實皆用的有效方法。

方03

【方名】半夏秫米粥

【來源】《新編偏方秘方大全》

【組成】半夏 15 克，秫米 50 克。

【用法】用河中長流水，澄清；取清液煮秫米、半夏為粥樣，但吃時去渣，只吃其汁 1 小杯。1 天 3 次，連服 3 天，以見效為止。

【解秘】半夏性開散結，化痰消痞；秫米味甘微寒，和胃安眠。二藥配伍煮粥，祛痰降逆，和胃，調陰陽。適用於因痰滯胃致陰陽失調的失眠。

方04

【方名】酸棗仁粳米粥

【來源】《新編偏方秘方大全》

【組成】炒酸棗仁 30 克，粳米 50 克，白糖適量。

【用法】炒酸棗仁搗碎，用紗布袋包好，與粳米同煮為

粥，粥成時去掉炒酸棗仁袋，加入白糖調味，或以粳酸棗仁煎液，煮粳米為粥。每天 1 次，晚飲或臨睡前服食。

【解秘】炒酸棗仁補肝血，養心神；粳米健脾和胃；白糖滋陰生津，和中舒肝。三藥配伍，養肝寧心，舒肝安神。適用於心肝血虛，夜臥虛煩不得眠者。

方 05

【方名】酸棗仁丸

【來源】《中華偏方大全》

【組成】榆葉 60 克，酸棗仁 60 克，麥門冬（去心，焙）60 克。

【用法】上藥混合後共研為細末，煉蜜和杵百下，和丸，如梧桐子大小，每次服用 30 丸，以糯米粥飲下，時候不計

【解秘】《本草綱目》載榆葉：「同酸棗仁等分蜜丸，日服，治膽熱虛勞不眠。」功具清熱安神之功；酸棗仁養心陰，益肝血，為養心安神要

藥；麥門冬養心陰，清心熱，略具除煩安神之功。三藥配伍，清熱養陰，除煩安神。適用於虛勞煩熱，睡臥不安。

方 06

【方名】龍乳酸棗散

【來源】《百病偏方新解》

【組成】龍骨、乳香各 50 克，炒酸棗仁 100 克。

【用法】上藥共研細末，每次服 6 克，溫酒送下。

【解秘】龍骨重鎮安神；炒酸棗仁補肝血，養心神；乳香、溫酒，行氣活血，並防龍骨收斂太過。四藥配伍，鎮心與養心並施，補血與活血同用。

適用於肝血虧虛，心陽上越，陰不潛陽所致的失眠證。

方 07

【方名】益氣安神定志湯

【來源】《新編偏方秘方大全》

【組成】茯苓 15 克，茯神 12 克，遠志、人參各 10 克，石菖蒲 12 克，龍齒 6 克。

【用法】水煎服，1 天 1
劑，早晚服。

【解秘】人參、茯苓益心
膽之氣；茯神、遠志、石菖
蒲、龍齒化痰寧心，鎮驚安
神。諸藥配伍，益氣鎮驚，安
神定志。適用於心膽氣虛所致
的失眠。

方 08

【方名】大棗蔥白湯

【來源】《新編偏方秘方
大全》

【組成】大棗 20 枚，蔥
白 10 克。

【用法】將大棗洗淨，劈
開，與蔥白一起入鍋，加水煎
煮，煮開 15～20 分鐘後取
下，濾取湯液，每晚 1 次，溫
熱飲服。

【解秘】大棗補益氣血，
養心安神；蔥白通陽化氣，散
結消食，以助安眠。大棗得蔥
白，溫補而無黏膩之偏；蔥白
得大棗，祛邪而無傷正之弊。
二藥配伍，適用於氣血兩虛，
食積內停所致的虛煩不眠。

方 09

【方名】大黃散

【來源】《中華偏方大全》

【組成】大黃 15 克，梔
子 15 克，甘草 7.5 克，鬱金
15 克。

【用法】上藥混合後研為
細末，每次服用 9 克，以水煎
煮，食後溫服。

【解秘】大黃、梔子瀉心
火除煩；甘草清心熱而調和諸
藥；鬱金清心涼血，行氣解
鬱。四藥配伍，清心瀉火，行
氣解鬱。適用於上焦熱而煩，
不能睡臥者。

方 10

【方名】黃連清心安神湯

【來源】《新編偏方秘方
大全》

【組成】黃連 12 克，硃
砂 15 克，生地黃、當歸各 10
克，炙甘草 6 克。

【用法】水煎服，每天 1
劑，早晚服。

【解秘】黃連、硃砂清心
瀉火以安心神；生地、當歸滋

陰養血以育腎陰；炙甘草補益心氣且調和諸藥。五藥配伍，清心、育陰、安神。適用於心腎不交所致的失眠。

方11

【方名】補心丸

【來源】《中華偏方大全》

【組成】瓜蔞 15 克，硃砂 7.5 克，歸身尾 9 克，黃連 9 克。

【用法】上藥混合後研為末，以豬心血和為丸。每次服用 3 克，以冷開水送下。

【解秘】黃連、瓜蔞清心降火化痰；硃砂清心火，鎮心安神；歸身養心血，安心神。四藥配伍，清養結合，補其不足，瀉其有餘，共奏清心瀉火，化痰安神之功。適用於痰火擾心引起的心煩不寐。

方12

【方名】枳實效方

【來源】《中華偏方大全》

【組成】芍藥 45 克，枳實 45 克。

【用法】上藥混合後共研為末，每次服用 9 克，每天 3 次。

【解秘】白芍味酸，收斂肝陰以養血安神；枳實辛行苦降，行氣以助活血而止痛。二藥為末，等量服用，適用於婦人產後瘀滯腹痛而不寐者。

四、癲 狂

癲狂為臨床常見的精神失常疾病。癲病以精神抑鬱，表情淡漠，沉默痴呆，語無倫次，靜而多喜為特徵。狂病以精神亢奮，狂躁不安，喧擾不寧，罵詈毀物，動而多怒為特徵。二者在臨床症狀上不能截然分開，又能相互轉化，故以癲狂並稱。基本病機為七情內傷、飲食失節、稟賦不足，損及心、脾、肝、膽、腎，導致臟腑功能失調和陰陽失於平秘，進而產生氣滯、痰結、鬱火、瘀血等，矇蔽心竅或心神被擾，神明逆亂，而引起神志異常。

常見於現代醫學的精神分

裂症、躁狂抑鬱症等疾病。

方01

【方名】一味鐵養湯

【來源】《百病偏方新解》

【組成】長鏽的生鐵 1 塊。

【用法】將長鏽的生鐵，和水磨取其鏽，磨至水皆紅色時，煎湯服之。

【解秘】鐵鏽水質重潛降，鎮心安神，煎湯服之，能潛降上亢之心陽，對於癲狂心神不寧，精神失常者有效。

方02

【方名】白金丸

【來源】《中華偏方大全》

【組成】明礬 90 克，鬱金 30 克。

【用法】兩藥混合後共研為細末，以薄荷糊為丸，如梧桐子大小。每次服用 50 丸，以白開水送下。

【解秘】明礬酸苦湧洩而能祛除風痰；鬱金辛散苦洩，能解鬱開竅，且性寒入心經，又能清心熱；薄荷芳香宣散，入肝經，能疏肝行氣。明礬、鬱金末，薄荷為丸，理氣解鬱，化痰醒神。

適用有痰壅心竅的癲狂。

方03

【方名】天半神丹

【來源】《中華偏方大全》

【組成】半夏 9 克，巴戟天 90 克。

【用法】上藥混合後以水煎煮服用。

【解秘】半夏味辛性溫而燥，為燥濕化痰，溫化寒痰之要藥；《神農本草》載巴戟天：「安五臟，補中，增志，益氣。」二藥水煎服，祛邪與扶正並施，燥濕化痰，安神益志。適用於口中喃喃不已，時而忽忽不知，時而歌唱，時而叫罵，吐痰如蜒蚰之涎者。然方中藥味辛溫而燥，痰火擾神者忌用。

方04

【方名】藤陀烏花湯（張永祥醫師方）

【來源】《名醫偏方秘方

大全》

【組成】鉤藤 30 克，製川烏 5 克，曼陀羅花 2 克，紅花 5 克，甘草 10 克。

【用法】上藥加入適量冰糖，水煎服。此藥量為年輕體壯成人的 1 天量，分 3～4 次服用，初服小劑量，以後逐漸加量。

【解秘】鉤藤性涼，清洩肝熱，而息風止痙；製川烏辛散溫通，祛風濕，散寒止痛；曼陀羅花祛風止痛；紅花活血化瘀；甘草解烏頭之毒並調和諸藥。五藥配伍，祛風通絡，活血止痛，清熱熄風。

適用於精神分裂症，症見聯想散漫，脫離實際，言行怪異，情感淡漠，甚至在幻覺支配下自殺或危害他人。

方05

【方名】天行狂語方

【來源】《中華偏方大全》

【組成】芒硝 9 克，雞子 3 枚，井水 200 毫升。

【用法】上藥混合後共同合攪，服盡之，下則癒。

【解秘】芒硝性寒能清熱消腫，味鹹能瀉下攻積；雞子滋陰潤燥；芒硝、雞子，井水攪勻服之，滋陰潤燥，瀉下通便。

適用於陽明腑實證之壯熱，狂言譫語。孕婦、哺乳期婦女忌用。

方06

【方名】團魚湯

【來源】《百病偏方新解》

【組成】團魚 1 個，油、鹽適量。

【用法】將團魚去內臟，放油鹽連骨煮熟，在發作前 3～7 天，連湯帶肉一次食完。

【解秘】團魚，別名甲魚。其功能有滋腎養陰，重鎮潛陽。烹飪後在發作前食用，能潛降浮越之心陽，可預防並治療癲狂心神不安，精神異常之發作。

方07

【方名】青麥苗飲

【來源】《百病偏方新解》

【組成】青麥苗 200 克。

【用法】將青麥苗搗汁半碗，加白糖燉熟，飲之。

【解秘】青麥苗理氣、消痰、利濕；白糖清熱養陰。二藥配伍，共達行氣瀉火之功。燉熟服之，對於氣鬱化火、痰迷心竅之癲狂有預防及治療作用。

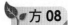

方 08

【方名】當歸承氣湯

【來源】《中華偏方大全》

【組成】大黃 30 克，當歸 30 克，甘草 15 克，芒硝 21 克。

【用法】上藥混合後共研為細末，每次取用 30 克，以薑 5 片，棗 10 枚，加水 300 毫升，煎煮至 150 毫升，去渣後溫服。

【解秘】當歸甘溫質潤，補血以潤腸通便；大黃、甘草、芒硝即「調胃承氣湯」緩下熱結。四藥配伍，潤腸通便，瀉下攻積。

適用於陽狂奔走罵詈。

五、癇　病

癇病是一種反覆發作性神誌異常的病症，亦稱「癲癇」，俗稱「羊癇風」。臨床以突然意識喪失，甚則仆倒，不省人事，強直抽搐，口吐涎沫，兩目上視或口中怪叫，移時甦醒，一如常人為特徵。發作前可伴眩暈、胸悶等先兆，發作後常有疲倦乏力等症狀。

基本病機為七情失調，先天因素，腦部外傷，飲食不節，勞累過度，或患它病之後，造成臟腑失調，痰濁阻滯，氣機逆亂，風陽內動所致。常見於現代醫學的癲癇疾病。

方 01

【方名】黃瓜藤方

【來源】《百病偏方新解》

【組成】黃瓜藤 100 克。

【用法】水煎服。

【解秘】《上海常用中草藥》黃瓜藤：「祛痰鎮痙」。其意是黃瓜藤能息風開竅、清熱豁痰，適用於癲癇證。

方02

【方名】豬心羹

【來源】《中華偏方大全》

【組成】枸杞葉 250 克，豬心 1 個，蔥白 5 莖。

【用法】上藥均各自切細，以豉 16 毫升，以水 150 毫升，煎取汁 120 毫升，去豉，入豬心等，併入五味料物做羹食。

【解秘】枸杞葉補肝益腎，祛風除濕，活血化瘀；豬心養心補血，安神定驚；蔥白宣通陽氣，溫散寒凝。三藥配伍，除寒濕，化瘀血，通陽氣，滋補肝腎，養心安神。適用於癲癇及產後風癇恍惚。

方03

【方名】辰砂散

【來源】《中華偏方大全》

【組成】乳香 15 克，辰砂 30 克，炒酸棗仁 15 克。

【用法】上藥混合後共研細末，以溫酒送下，恣飲沉醉，睡 1～2 天勿動。

【解秘】《本草綱目》載：

「乳香香竄，能入心經，活血定痛。」辰砂甘寒質重，清心降火，重鎮安神；炒酸棗仁甘酸，益肝血，養心安神。三藥配伍，標本兼治，活血養血，寧心安神。

適用於風痰諸癇。

方04

【方名】白礬蟬衣散（王斌醫師方）

【來源】《名醫偏方秘方大全》

【組成】雄黃 20 克，白礬 20 克，蟬衣 30 克，蜈蚣 20 條。

【用法】將上藥共研細末，成人每次 2 克，每天服 2 次，開水送服。兒童每次 1 克，或酌情加減。服藥後如有大便稀，或吐痰涎，為正常情況，不需停藥。

【解秘】雄黃、白礬寒溫並施，祛除風痰；蟬衣、蜈蚣息風止痙，鎮靜安神。四藥配伍，清熱化痰，祛風利竅，清心鎮驚，安神止癇。適用於癇

病的痰飲阻膈，飲邪壅塞心包型，症見發作時突然暈倒，口吐痰沫，抽搐，數分鐘後緩解甦醒，伴有低熱，胃不舒，繼而熟睡，醒後如常，脈浮滑苔薄白。孕婦忌用。

方 05

【方名】橄欖白礬方

【來源】《百病偏方新解》

【組成】橄欖 1 個，白礬末若干。

【用法】癲癇初起時取橄欖，咬損一頭，蘸白礬末入口，嚼咽橄欖。

【解秘】橄欖之幼果，別稱「青果」，味道極為酸澀刺激，能生津，並具有緩解咀嚼肌痙攣的作用；白礬味澀，功效相似。

癲癇初起時取青果咬損一頭，蘸白礬入口，嚼咽橄欖，可以緩解癲癇發作所出現的牙關緊閉、抽搐不止的症狀。

方 06

【方名】白楊桃葉湯

【來源】《百病偏方新解》

【組成】白楊桃葉（即夾竹桃葉）18 個（須用白花的，紅花無效）。

【用法】將藥搗爛，整個亦可，水煎數沸，成液汁約 500 毫升。於病發作前，及時用此液 1 酒盅，兌開水少許令溫，分 3～4 次服。此為 1～2 歲之量，每次單用兩個葉，煎一次服下亦可；若年歲稍大，葉可酌增，服後無其他反應；如有痰鳴聲，可另服月石少許。

【解秘】西醫學認為夾竹桃具有鎮靜作用。藥理實驗表明：夾竹桃煎劑及醇提取液對實驗白鼠有鎮靜作用，表現為自發活動減少、嗜睡，並能延長巴比妥的睡眠時間，但無抗驚厥作用，其鎮靜作用出現在心率變化之後。除此夾竹桃葉還能強心利尿、祛痰定喘、鎮痛、散瘀止痛。可治療心力衰竭、喘息咳嗽、癲癇、跌打損傷腫痛、經閉；月石即硼砂，硼砂外用清熱解毒，內服清肺

化痰。

加入硼砂，適用於小兒疾病多挾痰挾滯，對於痰迷心竅的癲癇兒童確有良效。

方07

【方名】五石散（來春茂醫師方）

【來源】《名醫偏方秘方大全》

【組成】珍珠母 94 克，代赭石 62 克，青礞石 46 克，生明礬 94 克，琥珀 62 克，石菖蒲 125 克，殭蠶 110 克，蚱蜢 110 克。

【用法】代赭石、青礞石二味置砂鍋內用烈火煅，燒紅後取出來醋淬之（3～7次），然後再用清水漂兩天（中間換水 2 次）撈起曬乾；生明礬（即白礬、酸礬），用豬牙皂角 62 克槌碎冷水浸泡後，搓揉汁去渣，將明礬入皂角汁中熬乾；珍珠母洗淨曬乾；琥珀將粘連的泥土夾石去淨，選質透明有光澤者。以上 5 味碾細過篩，隨後放在盂鉢中加水飛至極細，以放到舌上無渣滓為度，曬乾備用。殭蠶揀去繭衣，篩去屑子，用清水淘淨曬乾，麩皮拌炒至黃色為度，篩去麩皮；蚱蜢去翅微炒香；石菖蒲切片，曬乾生用。以上 3 味研細過篩，和前藥共混合成散劑，收貯勿洩氣即可。

1～3 歲小兒每次服 2～3 克，4～6 歲每次服 3～5 克，6～9 歲每次服 3～6 克，9～12 歲每次服 5～8 克，12 歲以上同成年人量每次服 6～10 克。

【解秘】珍珠母、代赭石質重性寒，平肝潛陽；青礞石、琥珀鎮驚安神；殭蠶、蚱蜢既能息風止痙，又能化痰定驚；生明礬酸苦湧洩，祛風痰；石菖蒲開竅醒神，化濕豁痰。諸藥配伍，開竅豁痰，平肝降逆，鎮驚安神。

適用於癲癇，症見猝然仆倒，口吐涎沫，牙關緊閉，雙下肢伸直，足內翻，歷經 4 分鐘即甦醒。

方08

【方名】四生丸

【來源】《中華偏方大全》

【組成】生白附子 15 克，川烏頭 15 克，生半夏 15 克，乾生薑 15 克。

【用法】上藥混合後共研為末，以醋煮大豆汁，作糊調和丸，如梧桐子大小。每次服用 5 丸，以冷酒送下，時候不拘。

【解秘】白附子、辛溫有毒，善祛風痰而解痙止痛；川烏頭辛熱有大毒，善祛風除濕，溫經止痛；生半夏辛溫有毒，燥濕化痰，為溫化寒痰之要藥；生薑辛溫，化痰止咳，解諸藥之毒；醋煮大豆汁，健脾利濕，補虛解毒。諸藥糊丸，祛風化痰，健脾利濕。

適用於風癇。

方09

【方名】四色斷癇丸

【來源】《中華偏方大全》

【組成】硃砂 7.5 克，黃連 5 克，白甘遂 0.9 克，膽星

3 克。

【用法】上藥混合後研末，以粟米糊為丸，如芡實大小。每次服用 1 丸，以燈草煎湯送下，夜服 3 次，日服 1 次。

【解秘】硃砂、黃連清心火，安心神；白甘遂、膽星善走經絡，逐風痰。四藥配伍，清心安神，祛除風痰。適用於風痰閉阻的癇病。

方10

【方名】寧癇散（張健夫醫師方）

【來源】《名醫偏方秘方大全》

【組成】鬱金 3 克，白礬 30 克，木香 18 克，香附 30 克，菖蒲 30 克，硃砂 18 克。

【用法】上藥共研細末，作為散劑，用時以白開水沖服，每天 1 次，每次 3 克。

【解秘】鬱金、白礬祛除風痰；木香、香附理氣解鬱；菖蒲配硃砂開心竅，安心神。諸藥配伍，祛痰開竅，安神定

志，理氣解鬱。

適用於風痰閉阻的癇病。

方11

【方名】金棗代赭湯（王以文醫師方）

【來源】《名醫偏方秘方大全》

【組成】鬱金 30 克，硃砂（沖）1.5 克，白礬（沖）1.5 克，甘草 10 克，小麥 15 克，大棗 30 克，夜交藤 20 克，代赭石 20 克。

【用法】水煎服，每天 1 劑。

【解秘】鬱金、硃砂清心安神，解鬱開竅；白礬酸苦湧洩，祛風痰；代赭石平肝潛陽，重鎮降逆；甘草、小麥、大棗健脾化痰；夜交藤補養陰血，養心安神。諸藥配伍，清心、鎮心、養心以安神，健脾利濕以化痰。

適用於痰閉清竅之癇病。

方12

【方名】治癇方

【來源】《中華偏方大全》

【組成】南星 10 克，黃連 10 克，半夏 10 克，瓜蔞 10 克。

【用法】上藥混合後以薑水煎服。

【解秘】南星、半夏、瓜蔞滌痰散結；黃連清瀉心經實火而安神定癇。四藥配伍，清熱瀉火，滌痰定癇。

適用於痰火擾神的癇證。

六、痴　呆

痴呆是由髓減腦消，神機失用所導致的一種神志異常的疾病。以呆傻愚笨，智能低下，善忘等為主要臨床表現。其輕者可見神情淡漠，寡言少語，反應遲鈍，善忘；重則表現為終日不語，或閉門獨居，或口中喃喃，言辭顛倒，行為失常，忽笑忽哭，或不欲食，數日不知飢餓等。基本病機為年邁體虛、七情內傷、久病耗損等導致氣血不足，腎精虧耗，腦髓失養，或氣滯、痰阻、血瘀於腦而成。常見於現

代醫學的中老年性痴呆、腦血管性痴呆及混合性痴呆、腦葉萎縮症、正壓性腦積水、腦澱粉樣血管病、代謝性腦病、中毒性腦病等疾病。

方01

【方名】健腦益智丸（林乾良醫師方）

【來源】《名醫偏方秘方大全》

【組成】製首烏 10 克，葛根 10 克，赤芍 10 克，川芎 10 克，槐米 6 克，北五味 6 克，石菖蒲 6 克，遠志 6 克。

【用法】水煎服，每天 1 劑。

【解秘】何首烏補肝腎，益精血；現代藥理研究葛根：能直接擴張血管，使外周阻力下降，而有明顯的降壓作用；赤芍、川芎活血化瘀；槐米涼血止血；五味子、石菖蒲、遠志宣竅安神。諸藥配伍，補肝腎益精，通血絡健腦。

適用於腦功能衰弱，智力減退，腦血供不足，早老性痴呆，老年抑鬱症，兼治老年耳目不利諸疾。

方02

【方名】溫腎健脾湯（吳聖農醫師方）

【來源】《名醫偏方秘方大全》

【組成】黨參 12 克，炙黃蓍 12 克，熟附子 12 克，淡乾薑 3 克，生白朮 9 克，石菖蒲 9 克，陳皮 6 克，薑半夏 6 克，益智仁 12 克，淮山藥 12 克，越鞠丸（包）12 克。

【用法】水煎服，每天 1 劑。

【解秘】黨參、炙黃蓍、白朮、淮山藥益氣健脾；熟附子、淡乾薑、益智仁溫補腎陽；石菖蒲、陳皮、半夏化痰開竅；越鞠丸理氣解鬱，寬中除滿。諸藥配伍，溫補腎陽，益氣健脾，化痰開竅，理氣解鬱。適用於老年性痴呆，輕度腦萎縮，腦動脈硬化。

方03

【方名】醒腦康沖劑

【來源】王永炎主編《中醫內科學》

【組成】丹參 30 克，川芎 20 克，當歸 20 克，鬱金 20 克。

【用法】上藥混合後研末。每服 15 克，開水沖服，每天 2 次。

【解秘】丹參、川芎、鬱金活血祛瘀；當歸為補血之聖藥，血中之氣藥。四藥配伍，補血而不滯，活血不留瘀，共奏活血化瘀之功。

適用於瘀血內阻型痴呆。

方04

【方名】腦萎煎

【來源】王永炎主編《中醫內科學》

【組成】黃蓍 20 克，熟地 20 克，何首烏 15 克，當歸 15 克，川芎 15 克，麥冬 15 克，地龍 10 克，五味子 6 克。

【用法】水煎服，每天 1 劑。

【解秘】黃蓍、熟地、何首烏、當歸、川芎益氣補血；

麥冬、五味子補腎滋陰；地龍通行經絡，清熱定驚。諸藥配伍，益氣養血，滋陰補腎。

適用於肝腎精血虧虛，髓海不足之痴呆。

方05

【方名】何世英方

【來源】《中國現代名中醫醫案精華》

【組成】合歡花 10 克，夜交藤 15 克，潼蒺藜 10 克，青竹茹 10 克，竹葉 10 克，蓮子心 5 克，生龍齒 15 克，益智仁 10 克，紫貝齒 15 克，雲茯神 15 克。

【用法】水煎服，每天 1 劑。

【解秘】合歡花、夜交藤、潼蒺藜疏肝解鬱安神；青竹茹、竹葉清心瀉火除煩；蓮子心養心血，益腎氣，交通心腎而安神；生龍齒、紫貝齒、雲茯神鎮驚以寧心安神；益智仁溫脾暖腎。諸藥配伍，疏肝解鬱，安神定志。適用於肝氣鬱結，肝腎兩虛的痴呆。症見

意識模糊，精神呆板，行為拙笨，語言低微不清，舌質潤，苔薄白，脈弦緩無力。

七、厥　證

厥證是以突然昏倒，不省人事，四肢逆冷為主要臨床表現的一種病證。病情輕者，一般在短時間內甦醒，但病情重者，則昏厥時間較長，嚴重者甚至一蹶不復而導致死亡。

基本病機為情志內傷、體虛勞倦、亡血失津、飲食不節等導致氣機突然逆亂，升降乖戾，氣血陰陽不相順接。

常見於現代醫學多種原因所致的暈厥，如癔病、高血壓腦病、腦血管痙攣、低血糖、出血性或心源性休克等。

方 01

【方名】鉤藤散（王鵬飛醫師方）

【來源】《名醫偏方秘方大全》

【組成】青黛 3 克，鉤藤 9 克，蓮子心 9 克，威靈仙 9 克，天竺黃 6 克，寒水石 12 克。

【用法】上藥研細麵，每次服 0.9～1.5 克，每天服 2～3 次。

【解秘】青黛、鉤藤，清肝火，息風止痙；蓮子心養心血，益腎氣，交通心腎而安神；威靈仙祛風濕，通經絡而止痛；天竺黃清化熱痰，清心定驚；寒水石清瀉心火以除煩。諸藥配伍，清熱平肝，鎮靜安神。適用於癔病發熱，驚厥，神昏，癲癇。

方 02

【方名】通關散

【來源】《中華偏方大全》

【組成】細辛 3 克，皂角 3 克。

【用法】上藥混合後共為細末，取少許吹鼻取嚏。

【解秘】細辛辛散溫通，芳香透達，通竅化濕濁；皂角味辛通利氣道，鹹能軟化膠痰，溫能開噤通竅。二藥相須為用，通關開竅。

適用於突然昏厥，牙關緊閉，面色蒼白，人事不省，痰涎壅塞。腦血管意外、顱腦損傷者忌用。

方03

【方名】痰厥方

【來源】《中華偏方大全》

【組成】蜂蜜少許，白礬30克。

【用法】將白礬加水500毫升，煎至300毫升，加入蜂蜜，再煎少時，溫服，一會痰即吐出，如未吐，復飲熱水300毫升，即吐。

【解秘】白礬酸苦湧洩，能豁痰開竅醒神；蜂蜜甘平濡澤，緩可去急，潤肺化痰。二藥配伍，豁痰開竅。

適用於痰厥。

方04

【方名】蒲黃湯

【來源】《中華偏方大全》

【組成】清酒1000毫升，炒蒲黃90克。

【用法】上藥混合後加熱，分次溫服。

【解秘】現代藥理研究：蒲黃制劑能夠降低血壓，減輕心臟負荷，增加冠脈血流量，改善微循環，提高機體耐缺氧能力，減輕心肌缺血性病變；清酒加熱溫服行氣活血。

二藥配伍，適用於高血壓腦病的厥逆。

方05

【方名】蘇氣湯

【來源】《中華偏方大全》

【組成】陳皮3克，人參30克，菖蒲1.5克，枳殼0.9克。

【用法】上藥混合後，以水煎服。

【解秘】人參大補元氣；陳皮、枳殼理氣化痰除滿；菖蒲開竅醒神。四藥配伍，補氣，化痰，醒神。

適用於氣虛厥證。

方06

【方名】白薇湯

【來源】《中華偏方大全》

【組成】當歸30克，白薇30克，甘草3克，人參（去蘆）15克。

【用法】上藥混合後共研細末。每次取用 15 克，以水 200 毫升，煎至 100 毫升，去渣，溫服，不拘時候。

【解秘】人參、當歸、甘草益氣補血；白微清熱涼血，益陰除煩。四藥配伍，共收養血益陰，清熱除蒸之效。適用於產後血虛發熱之昏厥。

方 07

【方名】逐痰湯

【來源】《中華偏方大全》

【組成】半夏 3.6 克，廣橘紅 6 克，大附子 3 克，甘草 3.6 克，川貝母 3 克。

【用法】上藥混合後加水 500 毫升，加竹瀝、薑汁後煎服。

【解秘】半夏、廣橘紅、川貝母、甘草燥濕化痰；附子上助心陽、中溫脾陽、下補腎陽，回陽救逆。諸藥配伍，燥濕化痰，回陽救逆。適用於寒痰發厥。

方 08

【方名】大順散

【來源】《中華偏方大全》

【組成】炙甘草 2.4 克，炒乾薑 3 克，炒杏仁 1.8 克，肉桂 1.8 克。

【用法】上藥混合後共研細末。每次服用 1.5 克，以開水送服。

【解秘】炙甘草、乾薑、肉桂益氣溫陽，回陽通脈；炒杏仁散寒宣肺以止咳平喘。四藥配伍，溫經散寒，回陽通脈。

適用於陰寒所遏，手足厥逆，暑不得越。

第三節·脾胃系病證

一、胃　痛

胃痛，又稱胃脘痛，是由外感邪氣、內傷飲食情志，臟腑功能失調等導致氣機鬱滯，胃失所養，以上腹胃脘部近歧骨處疼痛為主症的病證。

一般表現為胃脘疼痛，伴食慾不振，痞悶或脹痛，噁心嘔吐，吞酸嘈雜等。基本病機

為外邪犯胃、飲食傷胃、情志不暢和脾胃虛弱導致胃氣鬱滯，胃失和降。常可見於現代醫學的急、慢性胃炎，胃潰瘍，十二指腸潰瘍、胃痙攣，胃下垂，胃黏膜脫垂症，胃神經官能症等疾病。

方 01

【方名】田螺殼

【來源】《中華偏方大全》

【組成】田螺殼若干，紅糖適量。

【用法】將田螺殼用新瓦焙乾後研為細末。每次服用15克，以紅糖水送下。

【解秘】田螺殼和胃制酸；紅糖緩急止痛。二藥配伍，適用於胃痛反胃吐食、吐酸等症。

方 02

【方名】大棗胡椒丸

【來源】《百病偏方新解》

【組成】大棗肉 7 枚，胡椒 49 枚。

【用法】上 2 藥搗爛為丸，每次 6 克，每天 3 次，男用酒服，女用醋服。

【解秘】大棗肉補益氣血；胡椒溫中散寒。二藥配伍共奏溫中補虛，緩急止痛之功。酒能行血散寒，因「通則不痛」，故加強了止痛之功；醋能柔養胃腑，加強緩急之效。本方適用於脾胃虛寒的胃痛隱隱，手足不溫者。

方 03

【方名】小茴香胡椒丸。

【來源】《偏方秘方大全》

【組成】小茴香 10 克，胡椒 12 克。

【用法】兩者共研為細麵，酒糊為丸，每服 3～6 克，溫酒送下。

【解秘】小茴香辛溫能溫中散寒止痛，善理脾胃之氣而開胃、止嘔；胡椒味辛性熱，能溫中散寒止痛，且下氣行滯消痰。二藥配伍，散寒理氣止痛。適用於胃寒疼痛。然小茴香、胡椒其味辛，其性熱，二藥相須為用，辛溫大甚，耗陰傷津，陰虛胃痛者禁用；胃熱

疼痛者用之，能生熱促火，加重病情。

方 04

【方名】豬肚薑

【來源】《中華偏方大全》

【組成】生薑 120 克，豬肚 1 個。

【用法】將豬肚洗淨，生薑切片納入豬肚內，加適量調料煮熟食用，每天三餐食豬肚 1 個，應連食 3 天。

【解秘】生薑味辛，散寒止痛，和胃止嘔；豬肚「以臟補臟」，溫中益胃。二藥配伍，共奏散寒止痛，溫中和胃之功。適用於胃寒引起的胃脘痛。

方 05

【方名】胃痛方（董建華醫師方）

【來源】《名醫偏方秘方大全》

【組成】黃連 5 克，高良薑 5 克，吳茱萸 3 克，黃芩 10 克，香附 10 克，陳皮 10 克，半夏 10 克。

【用法】水煎服，每天 1 劑。

【解秘】黃連、黃芩味苦性寒，清熱燥濕；高良薑、吳茱萸香附疏肝解鬱，散寒止痛；陳皮、半夏和胃化濕。諸藥配伍，溫中散寒，和胃化濕，清熱止痛。

適用於胃脘痛，症見胃脘疼痛，因受寒或飲食生冷而誘發或加重，得溫痛減，舌紅苔黃者。

方 06

【方名】胡椒黃酒方。

【來源】《百病偏方新解》

【組成】胡椒 7 粒，黃酒 30 毫升。

【用法】食胡椒，黃酒沖服。

【解秘】胡椒行氣，黃酒活血。二藥配伍，適用於氣滯血瘀所致的心膈飽滿，胃中疼痛。

方 07

【方名】胃痛湯（王心春醫師方）

【來源】《名醫偏方秘方大全》

【組成】玄胡 30 克，炙甘草 25 克

【用法】每天 1 劑，分兩次煎服，每次 100 毫升。

【解秘】玄胡辛散溫通，為行氣止痛之良藥；炙甘草味甘補益脾氣，且緩急止痛。

二藥配伍，行氣散鬱，溫中止痛。適用於胃脘痛寒滯血瘀型。

方 08

【方名】活血止痛方

【來源】《偏方秘方大全》

【組成】丹參 30 克，三七 15 克，老母雞 1 隻。

【用法】將丹參、三七切片，填入宰殺去毛及內臟的雞腹內，放入砂鍋，加適量的水；先用武火煮沸，後用文火煨燉至雞爛熟，撈去藥渣，吃肉渴湯，每次 1 小碗，1 天 2 次，不可多飲。

【解秘】丹參、三七活血止痛，止血不留瘀；老母雞溫中益氣，補虛。三藥配伍，益氣活血止痛。

適用於血瘀胃痛。然方中丹參、三七性苦，同入肝經，功善止血，又能化瘀生新，調經水，故孕婦慎用。另據報導，個別晚期血吸蟲肝脾腫大患者服用大劑量丹參後會發生上消化道出血，故晚期血吸蟲肝脾腫大患者應忌用。

方 09

【方名】檳榔豆塊方。

【來源】《偏方秘方大全》

【組成】檳榔 200 克，陳皮 20 克，丁香、荳蔻、砂仁各 10 克，鹽 100 克。

【用法】諸味同置鍋內，加水適量，文火煎熬藥液乾涸，停火待冷將檳榔用刀剁成黃豆大小的碎塊，飯後口含少許。

【解秘】檳榔、丁香、砂仁行氣消滯；陳皮、荳蔻和胃化濕，行氣消脹。諸藥配伍，消食化滯，和胃止痛。

適用於食積胃痛。然方中

檳榔用量獨重，辛散苦洩，緩瀉通便，脾虛便溏或氣虛下陷者忌用；孕婦慎用。

方 10

【方名】草果羊肉粥。

【來源】《偏方秘方大全》

【組成】草果 5 個，羊肉 1500 克，大麥仁 500 克，食鹽適量。

【用法】將淘淨的大麥仁放鋁鍋內，加水煮粥倒出備用，再把洗淨的羊肉、草果放鍋內加水煎熬至肉熟；撈出羊肉、草果。倒入麥仁粥，合勻，文火燉熟至沸，加入切成小塊的羊肉，調入食鹽，溫熱食。

【解秘】草果辛溫燥烈，氣濃味厚，燥濕溫中；羊肉補中益氣，溫胃助陽；大麥仁溫中下氣，暖脾胃；食鹽調味。諸藥配伍，暖胃除脹，適用於脾胃虛寒之胃脹痛者。然方中草果與羊肉，辛溫燥烈，氣濃味厚，燥濕、溫中之力較強，陰虛血燥者當慎用。

方 11

【方名】文旦雞

【來源】《中華偏方大全》

【組成】童子母雞 1 隻，文旦（柚子）1 個，紅糖、黃酒各適量。

【用法】將留在樹上的柚子，以紙包好，經霜後摘下，切碎，同除去內臟的母雞共置於器皿中，加入糖、酒，蒸至爛熟。在 1～2 天內吃完。

【解秘】柚子味甘、酸，性寒，健胃化食、下氣消痰；童子母雞溫中益氣、補虛勞、健脾益胃；紅糖、黃酒溫中行氣活血。四藥配伍，溫胃益氣，活血止痛。

適用於虛寒胃痛。

方 12

【方名】錦雞兒方（吳養初醫師方）

【來源】《名醫偏方秘方大全》

【組成】錦雞兒 30 克，枳殼 10 克，徐長卿 15 克，甘草 9 克。

【用法】水煎服，每天 1劑。

【解秘】錦雞兒滋補強壯，活血祛風；枳殼破氣除痞，消積導滯；徐長卿活血解毒，祛風止痛；甘草補脾益氣，緩急止痛。諸藥配伍，補中益氣，理氣止痛。

適用於各型胃脘痛。

方 13

【方名】胃痛一號方（袁泉醫師方）

【來源】《名醫偏方秘方大全》

【組成】鮮核桃 100 個（帶綠皮外殼剛從樹上摘下），綠珊瑚（草藥）100 克。

【用法】將核桃連皮搗爛倒入 50 度糧食白酒 10 公斤，然後再放入綠珊瑚密閉浸泡 1個月即成。每天早、晚各服 1次，每次 10 毫升。

【解秘】鮮核桃溫補腎陽，潤燥化痰；綠珊瑚清熱解痙，利濕消痔。二藥配伍，溫補腎陽以滋後天之脾胃，共奏

健胃化痰，清熱解痙之功。

適用於胃脘痛（胃炎、胃、十二指腸潰瘍所致）。

方 14

【方名】綠豆苦膽方

【來源】《百病偏方新解》

【組成】綠豆 80 粒，豬苦膽 1 個。

【用法】將綠豆納膽內，以膽汁被吸乾為度，取出綠豆研末，每服 9 克，開水送服。

【解秘】綠豆、豬苦膽均性質寒涼，具有洩熱和胃之功，豬苦膽味辛，兼有疏肝行氣之功，又能引藥入肝。

二藥配伍，適用於肝胃鬱熱所致的胃脘疼痛。

方 15

【方名】治胃痛方

【來源】《名醫偏方秘方大全》

【組成】甘松 60 克，香附 90 克。

【用法】共為細末，每服 6 克，白開水送服。

【解秘】甘松味辛性溫，

開鬱醒脾，行氣消脹；香附味辛性平，疏肝解鬱，理氣調中。二藥相須為用，疏肝醒脾，理氣止痛。

適用於胃神經痙攣作痛，因忿怒易發者。

方 16

【方名】五花芍藥湯（魏長春醫師方）

【來源】《名醫偏方秘方大全》

【組成】玫瑰花9克，佛手花9克，綠萼梅9克，白扁豆花9克，厚朴花9克，生白芍9克，炙甘草3克。

【用法】水煎服，每天1劑。

【解秘】玫瑰花、佛手花、綠萼梅、白扁豆花、厚朴花疏肝和胃；生白芍、炙甘草緩急止痛。諸藥配伍，疏肝和胃，解鬱止痛。適用於胃脘時作，噯氣，腹部脹滿，納食稀少，形瘦面黃，夜不安眠，脈弦細，舌質淡紅，苔薄等虛體氣鬱肝胃失調證。

二、痞　滿

痞滿是指以自覺心下痞塞，胸膈脹滿，觸之無形，按之柔軟，壓之無痛為主要症狀的病證。基本病機為感受外邪、內傷飲食、情志失調等引起中焦氣機不利，脾胃升降失職。常見於現代醫學的慢性胃炎（包括淺表性胃炎和萎縮性胃炎）、功能性消化不良、胃下垂等疾病。

方 01

【方名】山楂方

【來源】《百病偏方新解》

【組成】山楂肉200克。

【用法】水煎食之，並飲其汁。

【解秘】山楂消食化積，長於消肉食之滯。適用於食肉後胸膈胃脘滿悶。

方 02

【方名】五香鍋巴

【來源】《中華偏方大全》

【組成】砂仁、小茴香、橘皮、花椒、茅朮各10克。

鍋巴焦 100 克。

【用法】以上各藥混合後搗碎，研成細末。每次服用 5～10 克，每天 2 次。

【解秘】砂仁、茴香、橘皮、花椒，味辛性溫，溫中散寒，理氣健脾；茅朮味苦性溫，燥濕健脾；鍋巴焦消食化積。諸藥配伍，健脾開胃，消食化積。適用於膨悶脹飽、消化不良，不思食者。

方 03

【方名】養胃理氣湯（張笑平醫師方）

【來源】《名醫偏方秘方大全》

【組成】炒白芍 15 克，烏梅肉 15 克，北五味 15 克，生山楂 15 克，佛手 10 克，丁香 10 克，蘇子 10 克，蘇梗 10 克。

【用法】水煎服，每天 1 劑。

【解秘】炒白芍、烏梅肉、北五味味酸而澀，柔肝止痛，益氣生津；生山楂酸甘微溫，消食化積，行氣散瘀；佛手、丁香辛溫芳香，醒脾理氣，和中導滯；蘇子、蘇梗降氣化痰而寬中。諸藥配伍，柔肝養胃，理氣和中。

適用於萎縮性胃炎，症見胃脘脹痛，得酸則舒，噯氣呃逆，食後尤著，食納欠香，甚或厭食等症。

方 04

【方名】理氣消脹散（陳樹森醫師方）

【來源】《名醫偏方秘方大全》

【組成】廣木香、砂仁、枳殼、乾薑等份。

【用法】研極細末，每次 10 克，開水泡半小時後去渣服湯，每天 2～3 次；或用 0.6～1 克，溫開水沖服，每天 2～3 次。

【解秘】木香、枳殼辛行苦洩溫通，既行氣止痛，又健脾消食；砂仁辛散溫通，氣味芬芳，化濕醒脾，行氣溫中；乾薑辛熱燥烈，溫中散寒。四

藥配伍，溫中理氣，消脹除滿。適用於脾胃虛弱，寒凝氣滯之腹脹，或吃生冷食物受涼後腹脹者；胃腸蠕動、消化功能不良者宜之。

方 05

【方名】行氣散（王立人醫師方）

【來源】《名醫偏方秘方大全》

【組成】小茴香 30 克，陳皮 15 克，白蔻 15 克。

【用法】小茴香鹽炒後，3 味藥混合碾粉，瓶裝待用。每次 3 克，開水沖服，每天 2～3 次。

【解秘】小茴香味辛性溫，溫中散寒止痛；陳皮苦溫而燥，理氣健脾，燥濕化痰；白荳蔻味辛性溫，化濕行氣。三藥配伍，溫中散寒，行氣消脹。適用於腹脹、脘滿、嘔吐、納差。

方 06

【方名】荷葉飯

【來源】《中華偏方大全》

【組成】鮮荷葉 1 張，大米 250 克。

【用法】將米淘洗乾淨，置鋁鍋上，加入適量水，鮮荷葉以綠面朝下，蓋於水面上，和平時燜米飯方法基本相同，熟時取出荷葉即可食用。

【解秘】鮮荷葉健脾除濕，升舉胃氣；大米益胃養津。二藥配伍，適用於各種原因所致的消化不良。

方 07

【方名】粟米山藥糊

【來源】《中華偏方大全》

【組成】淮山藥 25 克，粟米（即小米）50 克，白糖適量。

【用法】將上藥混合後按正常方法煮粥，然後放入白糖，每天食用 2 次。

【解秘】淮山藥補脾益氣，滋養脾陰；粟米和中、益腎、除熱、解毒，能治脾胃虛熱、反胃嘔吐、消渴、泄瀉。二藥與和中生津的白糖配用，補益脾胃，清熱利尿。適用於

消化不良及小兒脾胃虛弱者。

方 08

【**方名**】茶膏糖

【**來源**】《中華偏方大全》

【**組成**】白砂糖 500 克，紅茶 50 克。

【**用法**】紅茶以水煎煮。每 20 分鐘取煎液 1 次，加水復煎，共取煎液 4 次。合併煎液，再以微火煎煮濃縮，至煎液較濃時，加入白砂糖後調勻。再煎熬至用鏟挑起呈絲狀卻不黏手時，停火。

趁熱倒入表面塗過食油的大搪瓷盆中，待稍冷卻，將糖分割成塊即成。每飯後食 1～2 塊。

【**解秘**】紅茶有抗氧化延緩衰老、養胃護胃、消炎殺菌、解毒、生津清熱、利尿、提神消疲之功；白砂糖味甘性平，歸脾、肺經，有和中緩急、生津潤燥之能。

二藥配伍，清神、化食。適用於消化不良、膨悶脹飽、胃脹不適等。

方 09

【**方名**】牛肚黃蓍

【**來源**】《中華偏方大全》

【**組成**】黃蓍 50 克，牛肚 1 個，鹽少許。

【**用法**】牛肚切片，與黃蓍混合後，加水共煮熟，食牛肚喝湯。

【**解秘**】牛肚性平、味甘，歸脾、胃經，有補虛、益脾胃的作用；黃蓍味甘性溫，為補中益氣之要藥。

二藥配伍，健胃益氣。適用於脾胃氣虛所致的消化不良、氣短乏力，食後腹脹等。

方 10

【**方名**】胡蘿蔔粥

【**來源**】《中華偏方大全》

【**組成**】糯米 100 克，胡蘿蔔 500 克，紅糖適量。

【**用法**】將胡蘿蔔清洗乾淨，切成小塊，和糯米一起加水煮粥，調入紅糖，溫服。

【**解秘**】胡蘿蔔下氣定喘、去痰、消食、除脹；糯米、紅糖溫中補虛；三藥配

伍，共奏消脹化滯，補中益氣之功。適用於脘脹食滯。

三、嘔　吐

嘔吐是指胃失和降，氣逆於上，迫使胃中之物從口中吐出的一種病證。一般以有物有聲謂之嘔，有物無聲謂之吐，無物有聲謂之乾嘔，臨床嘔與吐常同時發生，故合稱為嘔吐。基本病機為外感六淫、內傷飲食、情志不調、稟賦不足等導致胃失和降，胃氣上逆。

常見於現代醫學的神經性嘔吐、急性胃炎、心源性嘔吐、胃黏膜脫垂症、幽門梗阻、幽門痙攣、十二指腸壅積症等疾病；也可見於腸梗阻、急性胰腺炎、急性膽囊炎、尿毒症、顱腦疾病以及一些傳染病早期。

方01

【方名】荷葉散

【來源】《百病偏方新解》

【組成】荷葉1張。

【用法】燒灰存性為度，研成細粉，每次9克，每天1次，連服3天。

【解秘】荷葉清香升散，具有消暑利濕，健脾升陽的功效，燒灰存性則增加了收攝止嘔的功效。

研成細粉內服，適用於外傷暑邪所致的嘔吐症。

方02

【方名】胃寒嘔逆方

【來源】《中華偏方大全》

【組成】藿香葉30克，炒半夏60克，丁香樹皮15克。

【用法】上藥混合後共研細末。每次取用12克，加水200毫升，以薑7片，煎煮至100毫升，空腹服。

【解秘】藿香葉、炒半夏既能化濕，又能和中止嘔；丁香樹皮散寒理氣，止痛止瀉。三藥配伍，散寒理氣，和中止嘔。適用於胃寒嘔逆。

方03

【方名】丁香半夏丸

【來源】《中華偏方大全》

【組成】炮乾薑 60 克，丁香 30 克，橘紅 60 克，半夏 60 克。

【用法】上藥共研為細末，以生薑汁打糊為丸，如梧桐子大小。每次服用 50 丸，飯前，以淡薑湯送下。

【解秘】炮薑、丁香暖脾胃而行氣滯，散寒止痛；橘紅、半夏化痰飲和胃止嘔。

四藥配伍，溫中散寒，和胃止嘔。適用宿寒在胃，嘔吐吞酸。

方 04

【方名】中書湯

【來源】《中華偏方大全》

【組成】蒼朮 300 克，甘草 60 克。鹽 60 克。

【用法】甘草與鹽置於同一處炒過，蒼朮以麩炒，三藥混合後共研為末。每次服用 3 克，以沸湯送服。

【解秘】蒼朮苦溫燥濕以祛濕濁，辛香健脾以和脾胃；鹽與甘草同炒，《名醫別錄》云：「溫中下氣。」三藥配伍，

健脾化濕，和胃止嘔。適用於寒濕內阻之嘔逆，不思飲食。

方 05

【方名】生薑湯

【來源】《百病偏方新解》

【組成】生薑 30 克。

【用法】生薑切片，加水適量，煎湯，頓服。

【解秘】生薑具有溫肺化痰，溫中止嘔之功效，被讚譽為「止嘔聖藥」，且有溫中消食之特性，適用於飲食、痰濁停滯所致的嘔吐症。

方 06

【方名】槐花散

【來源】《中華偏方大全》

【組成】白礬 15 克，皂角 15 克，甘草 15 克，槐花 15 克。

【用法】上藥混合後共研為細末，每次服用 6 克，以白湯送下，不拘時候。

【解秘】白礬、皂角湧吐痰涎而豁痰開竅；甘草味甘微寒，清解熱毒，制皂角之小毒；槐花味苦微寒，清降洩

熱。四藥配伍，湧吐痰涎因勢利導，清降洩熱則病因除。

適用於熱吐。

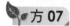 方 07

【方名】開胃丸

【來源】《中華偏方大全》

【組成】人參 45 克，半夏麴 90 克，陳皮 60 克，白荳蔻 60 克，白朮 60 克。

【用法】上藥混合後共研為細末，以生薑汁同棗肉和丸，如梧桐子大小。每次服用 20 丸，不拘時以粥飲送下。

【解秘】人參、白朮健脾益氣；半夏、陳皮化痰飲和胃止嘔；白荳蔻化濕行氣，溫中止嘔。諸藥配伍，健脾益氣，和胃止嘔。

適用於脾胃氣逆所致的乾嘔。

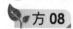 方 08

【方名】養氣湯

【來源】《中華偏方大全》

【組成】天台烏藥 15 克，香附 120 克，縮砂仁 60 克，甘草 45 克。

【用法】上藥混合後共研為末。每次取用 6 克，以薑 2 片，加入鹽，以沸湯點服。

【解秘】天台烏藥、香附行氣止痛且解鬱消食；砂仁溫中暖胃以止嘔；甘草溫中下氣。四藥配伍，疏肝解鬱，和胃降逆。適用於肝氣犯胃之嘔逆。

方 09

【方名】枇杷葉散

【來源】《中華偏方大全》

【組成】陳皮（去白）45 克，枇杷葉（去毛）45 克。

【用法】上藥混合後共研為粗末。每次服用 15 克，以水 100 毫升，生薑 0.15 克，擘碎同煎，煮至 80 毫升，去渣後溫服，每天 3 次。

【解秘】陳皮辛行溫通，疏理氣機，健脾和中而使之升降有序；枇杷葉味苦微寒，清胃熱，降胃氣而止嘔吐。二藥配伍，健脾和中止嘔。

適用於脾胃氣滯，嘔逆吐食。

方 10

【方名】銀白散

【來源】《中華偏方大全》

【組成】炒白扁豆 60 克，炒糯米 60 克，炒白朮 30 克，炙甘草 6 克，藿香 6 克，丁香 6 克。

【用法】上藥共研為末。每次服用 6～9 克，以米湯送下。

【解秘】炒白扁豆，炒糯米、炒白朮、炙甘草健脾益氣；藿香、丁香辛溫芳香，和中降逆。諸藥配伍，健脾益氣，和胃降逆。

適用於脾胃虛寒之吐瀉。

方 11

【方名】韭菜根汁

【來源】《百病偏方新解》

【組成】韭菜根 1 把。

【用法】將韭菜根洗淨搗如泥，榨汁 1 杯，開水沖服。

【解秘】韭菜根散寒溫陽，振奮陽氣，促進水穀運行。

適用於脾胃虛寒型嘔吐。

方 12

【方名】蚯蚓泥

【來源】《百病偏方新解》

【組成】鮮蚯蚓數條。

【用法】將鮮蚯蚓搗如泥敷貼足心（湧泉穴），以帶子包紮固定。

【解秘】鮮蚯蚓性涼，為「動物有情之品」，具有滋陰之功。湧泉穴是腎經的起始穴。數條鮮蚯蚓搗如泥，敷貼於足心的湧泉穴，起到滋補腎陰的作用，以先天養後天，使胃陰得養，承載功能復職，則嘔吐自止。

適用於胃陰不足的嘔吐。

方 13

【方名】人參蘆

【來源】《百病偏方新解》

【組成】人參蘆數個。

【用法】將人參蘆，加適量水煎服。

【解秘】人參蘆具有補益、催吐功能。

適用於虛人夾有頑痰宿食而嘔吐頑固者。

四、噎膈

噎膈是指吞嚥食物哽噎不順，飲食難下，或納而復出的疾患。噎即噎塞，指吞嚥之時哽噎不順；膈為格拒，指飲食不下。噎雖可單獨出現，而又每為膈的前驅表現，故臨床往往以噎膈並稱。基本病機為七情內傷、酒食不節、久病年老致使氣、痰、瘀交阻，津氣耗傷、胃失通降。

常見於現代醫學的食道癌、賁門癌、賁門痙攣、食道賁門失弛緩症、食管憩室、食道炎、食道狹窄、胃神經官能症等疾病。

方 01

【方名】二乳飲

【來源】《百病偏方新解》

【組成】人乳、牛乳各等份。

【用法】將人乳、牛乳置杯中，開水沖服。

【解秘】人乳性平，味甘鹹，為人體陰血所化生，營養極其豐富，能補益五臟、益智填精、潤燥生津、滋補營血。《本草經疏》載：「乳屬陰，其性涼而滋潤，血虛有熱，燥渴枯涸者宜之。」牛乳與人乳功效相同，二藥配伍，共達滋陰潤燥之功。適用於津虧熱結型的噎膈。

方 02

【方名】三神膏

【來源】《中華偏方大全》

【組成】連皮老生薑 480克，黑砂糖 480 克。

【用法】將上兩味共搗為泥，成膏，入瓷罐內封固，入乾淨黃土地內埋 1～7 天，取出，每天 50 克，以滾湯沖服。適用於食膈、痰膈。

【解秘】《藥性論》載連皮老生薑：「主痰水氣滿，下氣。」黑砂糖健脾益氣，補血，消食。二藥配伍，益氣溫中，潤燥降氣。適用於津虧熱結之噎膈輕證。

方 03

【方名】半夏散

【來源】《中華偏方大全》

【組成】昆布 60 克，半夏 30 克，炮乾薑 30 克。

【用法】昆布清洗後去鹹味，與上藥共研為散。每次取用 9 克，以水 100 毫升，加生薑 5 片，煎至 60 毫升，去渣，稍熱服，時候不拘。

【解秘】昆布、半夏消痰散結；《得配本草》云：「炮薑守而不走，燥脾胃之寒濕，除臍腹之寒痞，暖心氣，溫肝經，能去惡生新，使陽生陰長。」三藥配伍，消痰散結，溫中散寒。

適用於膈氣，咽喉噎塞，飲食不下。

方04

【方名】二汁飲

【來源】《百病偏方新解》

【組成】甘蔗汁 700 毫升，生薑汁 100 毫升。

【用法】將兩汁和勻，天天細咽之。

【解秘】甘蔗汁養陰生津；生薑汁溫肺化痰，理氣寬胸。二藥和勻，天天細咽，適用於痰氣交阻型的噎膈。

方05

【方名】五汁飲

【來源】《百病偏方新解》

【組成】韭菜 1 把，大梨 1 個，白蘿蔔 1 個，生薑 200 克，蓮藕 1 節。

【用法】上藥共搗汁，牛奶為引，每天 1 次，3 天服完。

【解秘】韭菜溫補腎陽；生薑散寒暖脾，行氣開鬱，宣化痰濁；大梨、白蘿蔔、蓮藕汁、牛奶，養陰潤燥。諸藥配伍，開鬱、化痰、潤燥。

適用於痰氣鬱結所致的噎膈證，亦適用於氣虛陽微型的噎膈證。

方06

【方名】雪梨丁香片

【來源】《百病偏方新解》

【組成】雪梨 1 個，丁香 50 粒。

【用法】雪梨去核切片，丁香研末，攪拌均勻，煨熟或

蒸熟食之。

【解秘】丁香具行氣之功，氣行則痰行；雪梨滋陰潤燥。二者煨熟或蒸熟食之，適用於痰氣交阻型的噎膈證。

方07

【方名】通膈丸

【來源】《中華偏方大全》

【組成】檳榔 15 克，枳殼 15 克。

【用法】上藥混合後共研為細末，加入麝香末少許，煉蜜為丸，如梧桐子大小。每次服用 20 丸，煎人參茯苓湯下，時候不拘。

【解秘】檳榔辛散苦洩，消積導滯且能利水；枳殼辛行苦降，長於行氣開胸，寬中除脹。二藥配伍，消積導滯，行氣寬中。適用膈塞胸悶，飲食頓減。

方08

【方名】寬膈丸

【來源】《中華偏方大全》

【組成】炮三棱 15 克，木香 15 克，半夏 90 克，青皮 15 克，大腹子 0.3 克。

【用法】上藥混合後共研為細末，以薑汁糊為丸，如梧桐子大小。飯後，以米湯送下 20～30 丸，每天 1 次。

【解秘】炮三棱、木香破瘀行氣；半夏、陳皮燥濕化痰；大腹子（即檳榔）消積導滯且能利水。三藥配伍，破積行氣，燥濕化痰。適用於氣不升降，胸膈結痞。

方09

【方名】紅皮大蒜生薑糖

【來源】《百病偏方新解》

【組成】紅皮大蒜 3 頭，生薑 500 克，紅糖 500 克。

【用法】紅皮大蒜煨熟去皮，加入生薑、紅糖和搗，裝罐內放陰涼處，每天早、中、晚，飯前空腹食 50 克。

【解秘】紅皮大蒜、生薑味辛，具行氣之功，紅糖有溫經活血之效。三藥配伍，適用於瘀血內結型的噎膈。

方10

【方名】柿蒂刀豆湯

【來源】《百病偏方新解》

【組成】柿蒂 9 克，甘草 6 克，生刀豆 12 克。

【用法】水煎服。

【解秘】柿蒂、生刀豆具行氣降逆之功；甘草有益氣活血之效。三藥配伍，重在行氣，「氣行則血行」，「氣行則痰消」。適用於瘀血型的噎膈證以及痰氣交阻型的噎膈證。

方 11

【方名】細糠人參石蓮湯。

【來源】《百病偏方新解》

【組成】細糠、人參各 3 克，炒石蓮子 3 克。

【用法】水煎，分 2 次服。

【解秘】《別錄》載細糠：「主卒噎。」《食物本草》云：細糠：「潤腸，開胃，下氣，磨積塊。」人參性溫，補氣溫陽；炒石蓮子清濕熱，開胃進食，清心寧神，澀精止瀉。三藥配伍，共奏補氣溫陽，開胃下氣，消積進食之功。適用於

氣虛陽微所致的噎膈證。

方 12

【方名】雄性烏雞胡荽方

【來源】《百病偏方新解》

【組成】雄性烏雞 1 隻，胡荽子 250 克。

【用法】雄性烏雞去毛及內臟，置胡荽子於腹內，加水清蒸，連食 3 隻。

【解秘】烏雞補益氣血，雄性者力著；胡荽子即芫荽子，辛溫，能溫陽散寒。

二藥配伍，溫補脾腎。適用於氣虛陽微所致的噎膈證。

五、呃 逆

呃逆是指胃氣上逆動膈，以氣逆上衝，喉間呃呃連聲，聲短而頻，難以自制為主要表現的病症。基本病機為飲食不當、情志不遂和正氣虧虛而致胃失和降，氣逆動膈。

常見於現代醫學的單純性膈肌痙攣、胃神經官能症、胃炎、胃擴張、胸腹腔腫瘤、肝硬化晚期、腦血管病、尿毒症

等疾病。

方 01

【方名】傷寒呃逆方

【來源】《中華偏方大全》

【組成】高良薑 15 克，蓽澄茄 15 克。

【用法】上藥混合後研為末。每次服用 6 克，以水煎煮 10 沸，加醋少許，溫服。

【解秘】高良薑、蓽澄茄辛散溫通，溫胃散寒，降氣止嘔呃。適用於傷寒呃逆。

方 02

【方名】羌活附子湯

【來源】《中華偏方大全》

【組成】羌活 3 克，附子 3 克，乾薑 1.2 克，茴香 3 克，木香 0.6 克。

【用法】上藥混合共研為末，加鹽 2 克，以水煎煮，微溫服用。

【解秘】羌活辛散祛風，味苦燥濕，性溫散寒，有較強的祛風濕，止痛作用；附子、乾薑溫中散寒；茴香、木香散寒止痛，理氣和胃。

諸藥配伍，溫中散寒，行氣止呃。適用於胃冷呃逆。

方 03

【方名】乾薑炙甘草湯

【來源】《百病偏方新解》

【組成】乾薑 100 克，炙甘草 50 克。

【用法】上二藥研為末，每取 12 ～ 15 克，水煎，分 2 次服。

【解秘】乾薑、炙甘草，二藥溫中散寒，緩急止呃。適用於寒氣蘊蓄所致呃逆。

方 04

【方名】丁香散

【來源】《中華偏方大全》

【組成】白荳蔻 15 克，丁香 15 克，伏龍肝 30 克。

【用法】上藥混合後共研為細末，煎桃仁、吳茱萸湯，以其湯調下 3 克。

【解秘】白荳蔻化濕行氣，溫中止嘔；丁香溫中降逆，散寒止痛；伏龍肝（即灶心土）溫中和胃，降逆止嘔。

三藥配伍，溫中散寒，降

逆止呃。適用於胃中寒冷之呃逆。

方 05

【方名】生石膏湯

【來源】《百病偏方新解》

【組成】生石膏 100 克。

【用法】煎湯，內服。

【解秘】生石膏，主入胃經，能清火降逆。水煎服，適用於燥熱內盛所致的呃逆。

方 06

【方名】茅葛湯

【來源】《中華偏方大全》

【組成】茅根 25 克，葛根 25 克。

【用法】上藥混合後加水 250 毫升，煎煮至 50 毫升，分 2 次溫服。

【解秘】茅根既能清胃熱而止嘔，又能清肺熱而止咳；《藥性論》謂葛根：「治天行上氣，呃逆，開胃下食，主解酒毒，止煩渴。」

二藥配伍，清胃洩熱，降逆止呃。適用於熱呃。（胃火上逆證）

方 07

【方名】柿蒂散

【來源】《百病偏方新解》

【組成】柿蒂 7 個

【用法】將柿蒂燒灰存性，研末，酒調服。

【解秘】柿蒂行氣降逆，燒灰存性研末，有效成分容易釋出。且溫通降氣之功增強；酒能活血，血行則氣也行。二味調服，適用於氣機鬱滯所致的呃逆。

方 08

【方名】分氣丸

【來源】《中華偏方大全》

【組成】陳橘皮 50 克，香附子 120 克，生丁香 15 克，生木香 15 克，生薑黃 60 克。

【用法】上藥混合後共研為細末，以醋煮神麴糊丸，如綠豆大小。以生薑湯送下 30 丸，時候不拘。

【解秘】陳橘皮、香附、生木香順氣解鬱；生丁香溫中降逆，散寒止痛；《新修本草》謂薑黃：「下氣，破血，除風

熱。」諸藥配伍，順氣解鬱，和胃降逆。

適用於氣機鬱滯之呃逆。

方 09

【方名】呃逆寧（張志華醫師方）

【來源】《名醫偏方秘方大全》

【組成】佛手 30 克，枳殼 30 克，丁香 6 克，柿蒂 10 個，小蘿蔔 1 個（250～300 克）。

【用法】先將小蘿蔔洗淨，用刀切成條狀，先煎 15 分鐘，去渣，再入諸藥，再煎 30 分鐘，復去渣，頓服或分次服，一天量。

【解秘】佛手、枳殼寬中降氣；丁香、柿蒂降逆止呃；小蘿蔔化痰清熱。諸藥配伍，理氣和胃，降逆止呃。適用於呃逆頻作，頑固性膈肌痙攣。

方 10

【方名】止呃湯（岳純德醫師方）

【來源】《名醫偏方秘方大全》

【組成】旋覆花 6 克，生代赭石（先煎）30 克，生半夏 18 克，生薑 9 克，柿蒂 6 克，陳皮 9 克，生甘草 9 克。

【用法】水煎服，每天 1 劑。

【解秘】旋覆花、生代赭石、半夏、生薑、甘草降逆化痰，益氣和胃；柿蒂、陳皮行氣降逆。諸藥配伍，和胃、降逆化痰。適用於氣逆痰阻之呃逆頻作。

方 11

【方名】緩急止呃湯（劉學勤醫師方）

【來源】《名醫偏方秘方大全》

【組成】炒杭芍 30 克，紫丁香 3 克，大柿蒂 9 克，炒枳殼 9 克，次沉香（劈後下）7 克，粉甘草 9 克。

【用法】清水濃煎，頻頻溫服。

【解秘】炒杭芍、粉甘草養陰緩急；紫丁香、大柿蒂、

炒枳殼、次沉香降逆止呃。諸藥配伍，降逆止呃。適用於頑固性呃逆（病危呃逆，日夜不止，呃無寧時者）。

方12

【方名】呃逆方（趙清理醫師方）

【來源】《名醫偏方秘方大全》

【組成】人參（另燉）9克，乾薑6克，白朮9克，熟附片（先煎）12克，丁香6克，柿蒂5枚，炙甘草6克。

【用法】水煎服，每天1劑。

【解秘】人參、白朮、炙甘草甘溫益氣；附片、乾薑溫中散寒；丁香、柿蒂溫胃平呃。諸藥配伍，溫補脾胃止呃。適用於脾胃虛寒所致頑固性呃逆，症見呃逆不舒，遇寒則重，呃聲連連而低沉，喜溫喜按，舌淡體胖，苔薄白，脈沉弱。

方13

【方名】麻雀煲湯

【來源】《百病偏方新解》

【組成】麻雀數隻。

【用法】將麻雀去毛及內臟，煲湯或蒸熟食之。

【解秘】麻雀的肉、血、腦髓、卵都作藥用，古人認為麻雀肉微溫無毒，有「壯陽、益精、補腎、強腰」的作用，腎強才可以納氣。

故適用於老人、小兒、婦女以及體虛患者的呃逆。

六、腹 痛

腹痛是指胃脘以下、恥骨毛際以上部位發生疼痛為主症的病證。

基本病機為感受外邪、飲食所傷、情志失調及素體陽虛等，導致氣機阻滯、脈絡痺阻或經脈失養。

常見於現代醫學的腸易激綜合徵、消化不良、胃腸痙攣、不完全性腸梗阻、腸粘連、腸繫膜和腹膜病變、泌尿系結石、急慢性胰腺炎、腸道寄生蟲等疾病。

方 01

【方名】艾葉萊菔子方

【來源】《百病偏方新解》

【組成】艾葉、萊菔子各50克。

【用法】上藥混合後，加鹽9克炒熱後，包在肚臍上。

【解秘】艾葉溫經散寒止痛；萊菔子行氣止痛；加鹽炒熱後，包在肚臍上。透過溫度的作用，使腠理開闔，氣血通調，達到治療腹痛的目的。

適用於寒邪內阻型腹痛。

方 02

【方名】治陰證方

【來源】《中華偏方大全》

【組成】煅牡蠣6克，老桑樹皮（燒，存性）6克，胡椒6克，乾薑6克，膽礬3克，麝香少許。

【用法】上藥混合後共研為細末，以唾液調塗於兩手心內，夾腿腋，不時便全身汗出即癒。

【解秘】煅牡蠣味鹹性寒，潛陽益陰，軟堅散結；老桑樹皮味甘性寒，平肝清火，利水道；胡椒、乾薑溫中散寒；膽礬解毒收濕；麝香辛香，開通走竄，可行血中之瘀滯，開經絡之壅遏，且活血止痛。諸藥配伍，研末，以唾液調塗於兩手心內，夾腿腋，活血化瘀，溫中散寒，軟堅散積。適用於中寒腹痛。

方 03

【方名】大黃桂薑湯（王安民醫師方）

【來源】《名醫偏方秘方大全》

【組成】大黃12克，肉桂10克，乾薑10克。

【用法】水煎，大黃後下，溫服，2天1劑。

【解秘】肉桂、乾薑溫陽散寒；大黃蕩滌腸胃，推陳致新。三藥配伍，寒熱並施，瀉寒積，攻裏實，行氣止痛。

適用於寒積裏實而致腹劇痛，便秘，脅下痛。

方 04

【方名】醋製大蒜

【來源】《百病偏方新解》

【組成】醋浸大蒜頭數枚（愈陳愈好）。

【用法】佐食數粒。

【解秘】醋浸大蒜即糖蒜，佐粥佐酒，酸甜可口，有蒜香，但不辣，能解膩去腥，助消化，以止疼痛。

適用於飲食積滯之腹痛。

方05

【方名】香桂散

【來源】《中華偏方大全》

【組成】川芎3克，當歸3克，官桂（去皮）15克。

【用法】上3藥共研為細末，分作3服。每服以酒50毫升，煎煮3～5沸後，加入童便少許，同煎至35毫升，溫服。

【解秘】川芎辛散溫通，「下調經水，中開鬱結」，既能活血化瘀，又能行氣止痛，為婦科要藥；當歸辛行溫通，補血活血，行氣止痛；官桂甘熱助陽以補虛，辛熱散寒以止痛，善去痼冷沉寒。

三藥配伍，補血活血，行氣止痛之功倍增。每服以酒，能增強行氣活血之功，加入童便，「降火甚速，降血甚神。」適用於產後臍下疼痛不止。

方06

【方名】蘿蔔籽砂仁散

【來源】《百病偏方新解》

【組成】蘿蔔籽250克，砂仁100克。

【用法】水煎蘿蔔籽，濾液浸砂仁一夜，曬乾，又浸又曬，7次為末，每服用3克，米湯送下。

【解秘】蘿蔔籽、砂仁，二藥均能行氣疏肝，以止疼痛。米湯味甘，亦能緩急止痛。三藥配伍，適用於肝鬱氣滯之腹痛。

方07

【方名】腹痛方（祁振華醫師方）

【來源】《名醫偏方秘方大全》

【組成】焦山楂10克，熟大黃5克，焦檳榔5克，白

芍 10 克，小茴香 5 克，甘草 8 克，川楝子 6 克。

【用法】水煎服，每天 1 劑。

【解秘】熟大黃、焦檳榔、小茴香、川楝子理氣化滯；焦山楂消食化積；白芍、甘草緩急止痛。諸藥配伍，消食導滯，行氣止痛。適用於盤腸氣痛（腹痛）。

方 08

【方名】枳殼湯（王大鵬醫師方）

【來源】《名醫偏方秘方大全》

【組成】枳殼 12 克，厚朴 9 克，木香 9 克，砂仁 9 克，萊菔子 6 克，佛手 9 克，白朮 9 克，神麴 9 克。

【用法】水煎服，每天 1 劑。

【解秘】枳殼、神麴消食導滯；厚朴、木香、萊菔子、佛手行氣消脹；砂仁、白朮健脾和胃。諸藥配伍，健脾胃以消食導滯，消脹滿以理氣止痛。

適用於脾失健運，消化不良，食後胃中不適，納少，胸腹脹滿，竄痛，腸中充氣者。

方 09

【方名】海帶草決明方

【來源】《新編偏方秘方大全》

【組成】海帶 20 克，草決明 10 克。

【用法】上藥加清水 2 碗煎至 1 碗，頓服。

【解秘】海帶（即昆布）味鹹性寒，消痰軟堅，利水消腫；草決明味苦微寒，清瀉肝火，潤腸通便。

二藥配伍，利水瀉熱，軟堅化痰。適用於胰腺炎。

方 10

【方名】山楂荷葉方

【來源】《新編偏方秘方大全》

【組成】山楂 30 克，荷葉 12 克。

【用法】上藥加清水 2 碗煎至 1 碗，去渣分服。

【解秘】山楂酸甘，微溫不熱，功善消食化積，且行氣散瘀；荷葉苦澀性平，清暑利濕；二藥配伍，清熱利濕，消積滯，化瘀結。

適用於慢性胰腺炎。

方11

【方名】大棗生薑散

【來源】《百病偏方新解》

【組成】大棗 6 枚，生薑 6 克。

【用法】大棗去核，文火乾燥，為末，入生薑末，白湯送服。

【解秘】大棗甘溫，補虛緩急，文火乾燥後，溫性增強；生薑溫中散寒。二藥配伍，共奏補虛散寒之功。

適用於中虛臟寒的腹痛。

方12

【方名】腹痛大效方

【來源】《中華偏方大全》

【組成】芍藥 30 克，當歸 30 克。

【用法】上藥混合後共研為細末。每次用 3 克，以水200 毫升，煎至 100 毫升，溫服。

【解秘】當歸辛行溫通，為活血行氣之要藥，補血之聖藥；芍藥味酸，斂肝陰以養血，柔肝以止痛。二藥配伍，補血活血，散寒止痛。適用於血虛血瘀寒凝之腹痛。

七、泄　瀉

泄瀉是以排便次數增多，糞質稀溏或完穀不化，甚至瀉出如水樣為主症的病證。其中古人將大便溏薄而勢緩者稱為泄；大便清稀如水而勢急者稱為瀉，現臨床一般統稱泄瀉。基本病機為感受外邪，飲食所傷，情志不調，稟賦不足，以及久病臟腑虛弱等導致脾病濕盛，脾胃運化功能失調，腸道分清泌濁、傳導功能失司。

常見於現代醫學的消化器官發生功能或器質性病變導致的腹瀉，如急性腸炎、炎症性腸病、腸易激綜合徵、吸收不良綜合徵、腸道腫瘤、腸結核

等疾病。

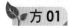 **方 01**

【方名】三白湯

【來源】《中華偏方大全》

【組成】白茯苓 4.5 克，白朮 4.5 克，炙甘草 1.5 克，白芍藥 4.5 克。

【用法】上藥混合後以水煎服。

【解秘】白茯苓、白朮健脾益氣化濕；炙甘草、白芍藥緩急止痛。四藥配伍，健脾化濕，緩急止痛。

適用於諸證泄瀉。

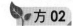 **方 02**

【方名】雞矢藤葉糊

【來源】《新編偏方秘方大全》

【組成】鮮雞矢藤葉 60 克，大米 30 克。

【用法】先用清水泡軟大米，然後與雞矢藤葉一起放入砂鍋內搗爛，加水和紅糖煮成糊服食。

【解秘】鮮雞矢藤葉有祛風除濕、消食化積之功；大米健脾養胃止瀉；紅糖益氣健脾，活血化瘀。諸藥配伍，健脾除濕，祛風解毒。

適用於急性胃腸炎。

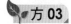 **方 03**

【方名】馬齒莧綠豆湯

【來源】《新編偏方秘方大全》

【組成】新鮮馬齒莧 120 克（乾者 30 克），綠豆 30～60 克。

【用法】煎湯服食，每天 1 次，連服 3～4 次。

【解秘】馬齒莧性寒質滑，酸能收斂，入大腸經，清熱解毒，涼血止痢；綠豆味甘性寒，清熱消暑，通利小便。二藥配伍，清熱解毒，利小便實大便。

適用於急性胃腸炎。

方 04

【方名】二葉生薑湯

【來源】《新編偏方秘方大全》

【組成】艾葉 9 克，紅茶葉 6 克，生薑 2 片。

【用法】將上藥一併煎水服用，1 天 2～3 次。或將茶葉等量研成細末，用生薑煮水送服，每次 6 克，1 天 3 次。

【解秘】艾葉、紅茶溫經脈，逐寒濕；生薑辛散溫通，溫中散寒。三藥配伍，散寒利濕。適用於寒濕型胃腸炎。

本症的特點是早起上吐下瀉，便稀如水，腹痛腸鳴，脘腹脹滿，身重肢冷，苔白或膩，脈濡緩。

方 05

【方名】紫皮大蒜粥

【來源】《新編偏方秘方大全》

【組成】紫皮大蒜 2 頭，大米 100 克，白糖適量。

【用法】把大蒜與大米一同煮成粥，以白糖調服。

【解秘】紫皮大蒜健脾溫胃，解毒止痢，有抗炎、抗氧化、降血壓，降血糖之效；與健脾益氣的大米、白糖煮粥，有殺菌消炎，止咳，止痢，降血壓的作用。

適用於肺結核、百日咳、痢疾、腸炎，也可作為高血壓患者的食療。

方 06

【方名】藿香砂仁湯

【來源】《百病偏方新解》

【組成】藿香 30 克，砂仁 10 克。

【用法】水煎服。

【解秘】藿香、砂仁，二藥均辛溫，具有芳香化濕，發表散寒、和中止瀉之功。水煎服，適用於風寒、寒濕困脾所致的泄瀉之證。

方 07

【方名】黃瓜飲

【來源】《百病偏方新解》

【組成】老黃瓜數根，生礬一小撮。

【用法】將老黃瓜數根入壇中，加冬天雪水適量，入生礬，封置過年，過濾取其液，數飲其液。

【解秘】老黃瓜清熱利濕，解毒消腫，生津止渴。主治身熱煩渴、咽喉腫痛、濕熱

泄瀉、小便不利等病症，即所謂「利小便實大便」之意，冬天雪水性寒涼，清熱祛暑；加入澀腸止瀉的明礬，利斂結合，澀腸與解暑並施，適用於夏季的暑濕泄瀉、濕熱泄瀉。

方08

【方名】茶葉煎劑（鄧有安醫師方）

【來源】《名醫偏方秘方大全》

【組成】綠茶（紅茶、青茶均可）100 克。

【用法】茶葉加水至 600 毫升，以陶瓷鍋煮沸半小時後取其茶液另置，再將其渣放水 300 毫升置入陶瓷鍋內，同樣煎煮半小時取茶液，然後將兩種茶液混合煎煮濃縮至 100 毫升，用消毒紗布過濾後，加入適量防腐劑，即成百分之百的純茶液。臨用前用開水配成百分之十的溶液。

1～5 歲小兒每次服 15～20 毫升，每天 3 次，成人每次 30 毫升，每天 3 次。

【解秘】綠茶有清熱解暑、消食化痰、止痢除濕之功。適用於治療泄瀉。

方09

【方名】木香丸

【來源】《中華偏方大全》

【組成】生川烏 30 克，木香 15 克。

【用法】上藥混合後共研為細末，以醋糊為丸，如梧桐子大小。每次服用 35～40 丸，以陳皮醋湯送下。

【解秘】《長沙藥解》謂生川烏：「溫燥下行，其性疏利迅速，開通關膝，驅逐寒濕之力甚捷。」木香辛行苦降，善行大腸之滯氣，為治濕熱瀉痢裏急後重之要藥。二藥配伍，溫散寒濕，行氣止瀉。

適用於冷氣下瀉。

方10

【方名】速止水瀉茶（查少農醫師方）

【來源】《名醫偏方秘方大全》

【組成】粳米、綠茶、乾

薑、食鹽。

【用法】以上四藥加工製為沖劑，小包裝每袋 14 克，成人每次 1 袋，每天 3 次，用時以開水 200 毫升沖悶，待溫後取上清液服，如連藥渣一起服下則效更速。小兒劑量減半。

【解秘】粳米、乾薑溫中散寒，健脾和胃；綠茶除濕止瀉；食鹽清熱解毒。四藥配伍，溫中散寒，健脾止瀉。

適用於水瀉。

方 11

【方名】黃芩湯

【來源】《中華偏方大全》

【組成】炒芍藥 9 克，炒黃芩 15 克，甘草 3 克。

【用法】上藥混合後銼碎，用水煎，溫服。

【解秘】芍藥、甘草緩急和中；炒黃芩清熱燥濕。三藥配伍，清熱利濕，緩急止痛。適用於腸梗阻熱洩。（濕熱傷中輕證）

方 12

【方名】尤丸麴

【來源】《中華偏方大全》

【組成】蒼尤 15 克，炒神麴 15 克。

【用法】將蒼尤用米泔浸，焙乾，與神麴共研為細末，以水糊丸，如梧桐子大小。每次服用 30 ～ 50 丸，以米飲下。

【解秘】蒼尤苦溫燥濕以祛濕濁，辛香健脾以和脾胃；神麴辛以行散消食，甘溫健脾開胃，和中止瀉。二藥配伍，健脾消食，和中止瀉。適用於飲食所傷，暑月暴瀉。

方 13

【方名】水瀉方

【來源】《中華偏方大全》

【組成】陳柿餅 6 克，黑砂糖 9 克，車前子（包）6 克，煨薑 6 克。

【用法】上藥混合後以水煎服。

【解秘】陳柿餅清熱解渴、健脾澀腸；黑砂糖健脾益

氣，活血化瘀；車前子利水濕，分清濁而止瀉；煨薑溫中止瀉。諸藥配伍，健脾利濕，溫中止瀉。適用於水瀉。

方14

【方名】嘔洩神效方

【來源】《中華偏方大全》

【組成】炒白朮 15 克，藿香 15 克，車前子（包）15 克。

【用法】上藥混合後水煎服。

【解秘】炒白朮健脾化濕；藿香芳香化濕，和中止嘔；車前子滲濕止瀉。三藥配伍，健脾化濕，止嘔止瀉。

適用於嘔洩。

方15

【方名】木香荳蔻丸

【來源】《中華偏方大全》

【組成】肉荳蔻 30 克，青木香 30 克。

【用法】上藥混合後共研為細末，以棗肉為和丸，如梧桐子大小。每次服用 20 丸，以棗湯送下。

【解秘】肉荳蔻辛溫而澀，入中焦，暖脾胃，固大腸，止瀉痢；木香行氣健脾且能疏肝利膽。

二藥配伍，抑肝扶脾。適用於肝氣乘脾之久洩。

方16

【方名】老柚茶葉生薑方

【來源】《百病偏方新解》

【組成】老柚殼 9 克，細茶葉 6 克，生薑 2 片。

【用法】將前二味藥研細末，生薑煮水送服，忌生冷、魚類、豬油等。

【解秘】老柚殼具有化痰健脾、疏肝快膈之功；細茶葉富含鞣質，能澀腸止瀉、健脾消食、疏肝行氣；生薑能和中降逆，溫胃散寒。三藥配伍，共奏抑肝扶脾之功。

適用於肝脾不和，肝木尅脾土的腹痛泄瀉證。

方17

【方名】二花茶

【來源】《百病偏方新解》

【組成】紅茶 9 克，玫瑰

花 9 克,金銀花 9 克,甘草 5 克。

【用法】水煎服。

【解秘】茶葉能強心利尿,內含鞣質,故有澀腸止瀉的作用;玫瑰花、金銀花氣味芳香,發散行氣,疏肝醒脾;甘草緩急解毒。

四藥配伍,共奏疏肝醒脾,澀腸止瀉之功。

適用於肝氣乘脾的泄瀉。

方 18

【方名】豬肚蓮子丸

【來源】《百病偏方新解》

【組成】豬肚 1 具,蓮子 50 克。

【用法】豬肚洗淨,蓮子去心納入豬肚內,水煎糜爛,曬乾搗為丸服。

【解秘】豬肚擅長治療虛勞羸弱、泄瀉、下痢、消渴、小便頻數、小兒疳積;《別錄》載:「豬肚補中益氣,止渴、利。」蓮子心健脾止瀉。二藥為丸,健脾止瀉。

適用於脾虛泄瀉。

方 19

【方名】家蓮散

【來源】《中華偏方大全》

【組成】薑炒厚朴 30 克,蓮肉 120 克,炒乾薑 30 克

【用法】蓮肉泡去皮心,以微火焙乾,與兩藥共研為細末。每次服用 15～30 克,以米飲送下,每天 3 次。

【解秘】薑炒厚朴燥濕除脹;蓮肉既可補益脾氣,又能澀腸止瀉;乾薑溫中散寒;三藥研末,以補益脾胃的米湯送下,健脾化濕,澀腸止瀉。

適用於經年久瀉冷洩,休息痢。

方 20

【方名】石榴末

【來源】《百病偏方新解》

【組成】乾石榴皮 50 克。

【用法】上藥研末,每次服用 6 克,以米湯泡服。

【解秘】石榴皮為澀腸止瀉的常用藥;米湯養陰護胃。二藥配伍,補斂結合,適用於脾胃虛弱所致的泄瀉。

方 21

【方名】脾瀉方

【來源】《中華偏方大全》

【組成】炒白朮 120 克，山楂肉 250 克，炒淮山藥 120 克。

【用法】將山楂肉以蜜蒸，曬乾，與三藥共為細末，煉蜜為丸，如梧桐子大小。每次服用 70 丸，以米飲湯送下。

【解秘】炒白朮、炒淮山藥健脾益氣；山楂肉行氣散積止痛，兼止瀉止痢。三藥配伍，健脾益氣，升清止瀉。

適用於脾虛泄瀉。

方 22

【方名】荳蔻飲

【來源】《中華偏方大全》

【組成】煨肉荳蔻 15 克，陳米 30 克，五味子 15 克，赤石脂 15 克。

【用法】上藥混合後共研為細末。每次服用 6 克，以粟米湯飲調下，每天 3 次。

【解秘】肉荳蔻辛溫而澀，入中焦，暖脾胃，固大腸，止瀉痢，為治療虛實寒性瀉痢之要藥；陳米、五味子、赤石脂澀腸止瀉。四藥研細末，以健脾益胃的粟米湯調下，溫中和胃，澀腸止瀉。

適用於滑洩。

方 23

【方名】訶附丸

【來源】《中華偏方大全》

【組成】灶心土 12 克，黑附子 12 克，訶子肉 12 克。

【用法】上藥混合後共研為末，以米糊丸，如粟米大小，以米湯送下。

【解秘】灶心土，溫脾暖胃，澀腸止瀉；黑附子溫中止瀉；訶子澀腸止瀉。三藥以米糊丸，溫中健脾，澀腸止瀉。

適用於殞洩。

方 24

【方名】黑木耳湯

【來源】《百病偏方新解》

【組成】黑木耳 15 克，白糖若干。

【用法】黑木耳用水浸

漲，露 1 晚，和白糖煎服。

【解秘】黑木耳味甘、性平，歸胃、大腸經。具有益氣、潤肺、補腦、澀腸、活血、強志等功效。主治氣虛或血熱所致腹瀉、脫肛、崩漏、尿血、便血等病症。白糖養陰扶正，防止泄瀉傷陰之弊。黑木耳、白糖煎服，補虛澀腸止瀉。適用於脾胃虛弱型泄瀉。

方 25

【方名】香薑紅糖散（張志遠醫師方）

【來源】《名醫偏方秘方大全》

【組成】廣木香 40 克，乾薑 350 克，紅糖 120 克。

【用法】此為 1 個療程之量，前 2 藥研細末，加入紅糖，拌勻。每次口服 10 克，白水送下，3 小時 1 次，每天服 4 次，連服 12 天。如嫌過辣，可改為每次 5 克，1 個半小時 1 次，每天服 8 次。

【解秘】廣木香辛行苦降，善行大腸之滯氣，為治濕熱瀉痢裏急後重之要藥；乾薑辛熱燥烈，主入脾胃而長於溫中散寒，健運脾陽，為溫暖中焦之主藥；紅糖行氣活血。三藥配伍，溫中健脾，理氣止痛。適用於脾陽虛弱，腹中隱隱作痛，每天瀉下 3～5 次半水樣便，久而不止，服附子理中丸或痛瀉要方鞏固不佳者。

方 26

【方名】健脾止瀉湯（伍興華醫師方）

【來源】《名醫偏方秘方大全》

【組成】潞黨參 12 克，炒白朮 10 克，雲茯苓 20 克，煨木香 6 克，淡乾薑 3 克，罌粟殼 8 克。

【用法】每天 1 劑，水煎 3 次，分 2 次溫服。

【解秘】潞黨參、炒白朮、雲茯苓健脾益氣；煨木香行氣止痛；淡乾薑溫中散寒，罌粟殼澀腸止瀉。諸藥配伍，溫中健脾，澀腸止瀉。適用於慢性泄瀉脾氣虛寒型。

方 27

【方名】韭菜汁

【來源】《新編偏方秘方大全》

【組成】連根韭菜適量。

【用法】洗淨搗爛取汁約100毫升，溫開水沖服，每天2～3次，連服3～5天。

【解秘】連根韭菜搗汁有溫陽袪寒止瀉之功。適用於虛寒所致的急性胃腸炎。症見嘔吐腹瀉，腹痛喜暖，口不渴，尿清長，四肢欠溫，脈沉細。

方 28

【方名】健脾散

【來源】《中華偏方大全》

【組成】炙厚朴30克，炙甘草30克，炮烏頭90克，炮乾薑30克。

【用法】上藥混合後共研為粗末，每次取用30克，以水150毫升，生薑2片，煎至100毫升，熱服。

【解秘】炙厚朴、炙甘草燥濕健脾；炮烏頭、炮乾薑溫中散寒。水煎時加入生薑，以加強溫中散寒之功，收袪寒開胃，止痛止嘔之效，又能解烏頭之毒。諸藥配伍，健脾化濕，散寒止瀉。適用於脾陽虛之泄瀉，老人臟洩。

方 29

【方名】豬腎骨碎補方

【來源】《百病偏方大全》

【組成】豬腎1個，骨碎補6～9克。

【用法】骨碎補研細末，豬腎洗淨，劈開入骨碎補末，煨熟食之。

【解秘】豬腎「以腎補腎」；骨碎補溫腎陽，止泄瀉。二藥配伍，適用於腎陽虛衰所致的水樣瀉。因「久病傷腎」，「久病必虛」，故也適用於久瀉不止者。

方 30

【方名】腎瀉方

【來源】《中華偏方大全》

【組成】吳茱萸15克，五味子60克。

【用法】將兩藥同炒後研末。每天清晨以陳米（陳糯米

更好）熬粥，調服 6 克。

【解秘】吳茱萸味辛性熱，溫脾益腎，助陽止瀉；五味子味酸性收斂，澀腸止瀉。

二藥配伍，溫脾益腎，澀腸止瀉。適用於脾腎陽虛之五更溏瀉。

八、痢 疾

痢疾是以大便次數增多，腹痛，裏急後重，痢下赤白粘凍為主症。是夏秋季常見的腸道傳染病。基本病機為外感時邪疫毒和飲食不節導致邪蘊腸腑，氣血壅滯，傳導失司，脂絡受傷。

常見於現代醫學的細菌性痢疾、阿米巴痢疾以及潰瘍性結腸炎、放射性結腸炎、細菌性食物中毒等疾病。

方 01

【方名】金針菜湯

【來源】《百病偏方新解》

【組成】金針菜（即黃花）20 克，冰糖 6 克。

【用法】金針菜加水適量，燉熟後加入冰糖服。

【解秘】金針菜，即黃花，具有清熱利濕，養血平肝之功，治療大腸下血、水腫、濕熱痢等；燉熟後加冰糖養陰，兼顧防痢下傷陰之弊。二藥配伍，適用於濕熱痢。

方 02

【方名】白茄子飲

【來源】《百病偏方新解》

【組成】白茄子乾 400 克。

【用法】水煎當茶飲。

【解秘】茄子性涼，涼血活血，清熱利濕。《隨息居飲食譜》載：茄子「活血，止痛，消癰，殺蟲。」白茄子藥力較強，水煎當茶飲，適用於濕熱痢。

方 03

【方名】如神散

【來源】《中華偏方大全》

【組成】川當歸 15 克，白芍藥 15 克，炒黃連 5 克，炒吳茱萸 15 克。

【用法】上藥混合後共研

細末，每次服用 6 克，食前以米飲送下，每天 3 次。

【解秘】川當歸，白芍藥行血和營，以治膿血；炒黃連清熱燥濕解毒；炒吳茱萸溫中下氣，以除後重。諸藥配伍，寒熱並施，調氣和血，清腸化濕。適用於下痢赤白，裏急後重。（濕熱痢）

方 04

【方名】雙楂化滯湯（郭謙亨醫師方）

【來源】《名醫偏方秘方大全》

【組成】生山楂 12 克，焦山楂 12 克，檳榔 9 克，廣木香 6 克，萊菔子 9 克，赤砂糖 30 克，生薑 2～3 片。

【用法】上藥先用清水浸泡 30 分鐘，再煎煮 30 分鐘，取藥汁下赤糖 1/2，第二煎如法加入所剩餘 1/2 的赤糖，熱飲，第 1 劑頭次服後，間 2 小時再投。

【解秘】生、焦山楂消食化積；檳榔、廣木香、萊菔子行氣止痛；赤沙糖活血化瘀，緩中止痛；生薑祛寒開胃。

諸藥配伍，消食化積，調氣和血。適用於痢疾，症見食滯，腹痛，裏急後重，痢下膿血，納呆，口中濁穢，舌苔厚膩。

方 05

【方名】蓼莧地錦湯（巫君玉醫師方）

【來源】《名醫偏方秘方大全》

【組成】辣蓼草 15 克，馬齒莧 30 克，地錦草 20 克。

【用法】以上均用全草新採，曬乾，水煎，頭、二煎上、下午分服。

【解秘】辣蓼草味辛性溫，解毒活血，健脾化濕；馬齒莧、地錦草清熱解毒，涼血止痢。三藥配伍，清熱解毒，涼血止痢之功倍增。

適用於急性痢疾。

方 06

【方名】止痢方

【來源】《中華偏方大全》

【組成】鴉膽子（去皮）10～20粒。

【用法】將其以白糖化水送服，每天2次。

【解秘】鴉膽子味苦性寒，清熱解毒，尤善清大腸蘊熱，涼血止痢；白糖既可養血和陰，又可矯鴉膽子苦味。

適用於熱毒血痢，便下膿血，裏急後重者。

方 07

【方名】白頭翁二花湯

【來源】《新編偏方秘方大全》

【組成】白頭翁50克，金銀花、木槿花、白糖各30克。

【用法】前3味加水，煎取濃汁200毫升，入白糖溶後溫服，每天3次。

【解秘】白頭翁、金銀花清熱解毒，涼血止痢；木槿花清熱利濕，涼血；白糖益氣養陰。諸藥配伍，清熱化濕以解毒，調氣和血以止痢。適用於疫毒痢，其主要的症狀特點是

發病急，在腹痛、腹瀉前便見高熱、頭痛、煩躁、口渴，甚至神志不清，反覆驚厥；大便可為稀便，也可為血水或膿血，舌紅絳，苔黃燥。

方 08

【方名】椿根皮湯

【來源】《百病偏方新解》

【組成】白糖、紅糖各100克，綠豆芽、白蘿蔔、椿根白皮各200克。

【用法】先將椿根白皮炒焦，再用二糖同諸藥水煎服。

【解秘】綠豆芽、椿根白皮，二藥清熱解毒，椿根白皮炒焦兼能澀腸止痢；白蘿蔔生津、行氣；白糖、紅糖均能養陰活血。

諸藥配伍，解毒治痢，行氣活血，既能治療下痢裏急後重，又能兼治下痢傷陰證。體現了「調氣則後重除，行血則便膿自癒」的治療大法。

方 09

【方名】石榴皮散

【來源】《百病偏方新解》

【組成】石榴皮 30 克，紅糖若干。

【用法】石榴皮炒黃研細末，每服用 5 克，紅糖為引，開水送服。忌生冷。

【解秘】石榴皮酸澀，溫，小毒，溫散寒邪，收斂固澀；紅糖性溫散寒。二藥配伍，共奏溫化寒濕，澀腸止痢之功。適用於寒濕痢。

方 10

【方名】羊骨灰

【來源】《百病偏方新解》

【組成】羊骨灰 20 克。

【用法】水煎服。

【解秘】羊骨燒灰存性溫陽散寒、補虛扶正、收斂固澀。溫、補、斂結合，適用於虛寒下痢。

方 11

【方名】石榴湯

【來源】《中華偏方大全》

【組成】石榴 1 個，黃連 60 克，乾薑 60 克，阿膠 60 克。

【用法】上藥混合後共研為粗末。每次取用 6 克，加水毫升，煎煮至 40 毫升，溫服。

【解秘】石榴酸澀收斂，澀腸道，止瀉痢；黃連、阿膠清熱堅陰止痢；乾薑溫中散寒。諸藥配伍，溫中散寒，澀腸止痢。適用於水痢及赤白痢。（虛寒痢）

方 12

【方名】醋豆腐

【來源】《百病偏方新解》

【組成】豆腐 2 塊，醋適量。

【用法】豆腐加醋適量，煮後食用。

【解秘】豆腐補虛扶正，益氣養陰，解毒；醋澀腸止瀉。二藥配伍，補斂兼施，補虛扶正，澀腸止痢。適用於休息痢。

方 13

【方名】噤口痢效方

【來源】《中華偏方大全》

【組成】木香 9 克，石蓮子肉 30 克。

【用法】上藥混合後共研為粗末。每次服用 6 克，以米湯送下調服。

【解秘】木香辛行苦降，善行大腸之滯氣，且醒脾開胃；石蓮子味苦微寒，清濕熱，開胃進食。二藥相須為用，辛開苦降，醒脾開胃，行氣消食。以米湯調服，促健脾益胃之功。適用於噤口痢。

方 14

【方名】阿膠丸

【來源】《中華偏方大全》

【組成】炒黃連 60 克，炒阿膠 60 克，炒烏梅肉 60 克。

【用法】上藥混合後共搗為細末，以煨蒜研和丸，如梧桐子大小。每飯前，經粥飲送下 30 丸。

【解秘】炒黃連清腸中濕熱餘邪；炒阿膠味甘性平，補血滋陰；炒烏梅肉酸澀入大腸，澀腸止痢，且生津養陰。三藥配伍，清熱堅陰止痢。

適用於陰虛痢。

方 15

【方名】醋雞蛋

【來源】《新編偏方秘方大全》

【組成】雞蛋 2 枚，醋 100 克。

【用法】雞蛋放入砂鍋中，加清水略煮，打碎蛋殼，再加醋，小火煮至熟透，剝殼蘸醋食之。

【解秘】雞蛋味甘，性平，有益氣養陰之功；食醋性溫，味酸苦，有開胃、養肝、散瘀、止瀉痢之功。醋煮雞蛋食之，滋陰止痢。

適用於陰虛久痢。痢疾初起者不宜食用。

方 16

【方名】黃龍尾湯（吳家俊醫師方）

【來源】《名醫偏方秘方大全》

【組成】仙鶴草全草（以鮮者為佳。仙鶴草雲南民間常稱「黃龍尾」）45 克。

【用法】水煎服。可適當

加入紅糖以矯味。

【解秘】仙鶴草澀斂，能澀腸止瀉止痢，且補虛；加入紅糖活血化瘀，緩中止痛，並能矯味。

適用於血痢及久病瀉痢。

方 17

【方名】訶子生薑粥

【來源】《新編偏方秘方大全》

【組成】訶子肉 15 克，生薑 10 克，粳米 100 克。

【用法】先煎前 2 味，去渣取汁，入米煮粥，隨意食。

【解秘】訶子肉澀腸止瀉；生薑溫中散寒。二藥與健脾胃的粳米煮粥，既澀腸止瀉，又溫中健脾。適用於久瀉久痢不止，滑瀉不固。

方 18

【方名】陰虛痢粥

【來源】《新編偏方秘方大全》

【組成】阿膠 20 克，生地黃 15 克，乾薑 6 克，糯米 60 克。

【用法】先煎生地黃、乾薑，取藥液熬糯米；阿膠搗末，粥熟時加入阿膠末，攪勻即可。早晚空腹為食，連服數日。

【解秘】阿膠、生地黃清熱養陰，佐乾薑一是溫中健脾，二是制生地黃寒涼之太過；糯米健脾暖胃，補虛扶正。諸藥伍用，健脾以滋生陰之源；清熱以杜耗陰之弊，共奏養陰止痢之功。

適用於陰虛痢。其症狀的主要特點是痢下赤白量少，黏稠，裏急後重，心煩口乾，午後低熱，神疲乏力，舌紅苔少，脈象細數。

方 19

【方名】薤白粥

【來源】《新編偏方秘方大全》

【組成】薤白 50 克，粳米 100 克，食鹽適量。

【用法】將薤白沖洗乾淨，切成碎粒備用。粳米淘洗乾淨，放入鍋中，加清水，略

煮後加薤白、食鹽；再煮至粥成。

【解秘】薤白通陽散結，行氣導滯；粳米健脾養胃，食鹽解毒調味。三藥配伍，通陽止痢。

適用於赤白冷痢，裏急後重者，然本方辛散溫熱，故氣虛及陰虛內熱者不宜食用。

九、霍 亂

霍亂是以起病急驟，猝然發作，上吐下瀉，腹痛或不痛為特徵的疾病。基本病機為感受暑濕、寒濕穢濁之氣，或因飲食不節所致脾胃受傷，升降失司，清濁相干，氣機逆亂，所致吐瀉交作。

常見於現代醫學的霍亂、副霍亂、急性胃腸炎、細菌性食物中毒等疾病。

方01

【方名】木香湯

【來源】《中華偏方大全》

【組成】高良薑60克，青木香15克，荳蔻子2枚。

【用法】上藥混合後研為細末，加水600毫升，煎煮取300毫升後頓服之。

【解秘】高良薑味辛性熱，溫散寒邪，和胃止嘔；青木香味苦性寒，清熱解毒，辟穢止痛；荳蔻子味辛性溫，行氣寬中，溫胃止嘔。

三藥配伍，清熱解毒，和胃止嘔。適用於霍亂，無論乾濕冷熱均可。

方02

【方名】韭菜汁

【來源】《百病偏方新解》

【組成】韭菜100克。

【用法】將韭菜搗取汁，隔水蒸熟，溫服。

【解秘】韭菜性溫，溫陽散寒，利濕化濁。隔水蒸熟，溫性增強，溫陽救逆。適用於寒霍亂上吐下瀉。

方03

【方名】蔥白大棗汁

【來源】《百病偏方新解》

【組成】蔥白20莖，大棗20枚。

【用法】將蔥白、大棗煮取汁，頓服。

【解秘】蔥白溫陽散寒，袪濕化濁；大棗溫陽散寒，補虛安神。共煮取汁，頓服，適用於寒霍亂煩躁。

方 04

【方名】鹽梅湯

【來源】《百病偏方新解》

【組成】鹽梅 30 克。

【用法】將鹽梅加水煎湯，細細飲之。

【解秘】鹽梅味酸性鹹，止嘔止瀉，養陰生津。適用於熱霍亂吐痢暴作者。

方 05

【方名】三味飲子

【來源】《中華偏方大全》

【組成】高良薑 60 克，桂心 60 克，荳蔻子 12 枚。

【用法】上藥共切細，加水 240 毫升，煮取 60 毫升後去渣，細綴之。

【解秘】高良薑味辛性熱，溫散寒邪，和胃止嘔；桂心甘熱助陽以補虛，辛熱散寒以止痛；荳蔻子味辛性溫，行氣寬中，溫胃止嘔。

三藥配伍，溫中散寒，和胃止嘔。適用於濕霍亂。

方 06

【方名】白扁豆方

【來源】《中華偏方大全》

【組成】扁豆葉 30 克，香薷葉 30 克，乾薑 30 克，木瓜 1 枚。

【用法】上藥混合後加水 360 毫升，煎煮取 150 毫升後去渣，分 3 次溫服。

【解秘】白扁豆、香薷葉、木瓜健脾和中化濕；乾薑溫中散寒，健運脾陽。

四藥配伍，健脾和中，散寒化濕。適用於霍亂，吐痢。

方 07

【方名】木瓜湯

【來源】《中華偏方大全》

【組成】吳茱萸 15 克，乾木瓜 30 克，炙甘草 6 克，茴香 6 克。

【用法】上藥混合後共研為粗末。每次取用 12 克，薑

5 片，紫蘇葉 10 克煎煮後服用。

【解秘】吳茱萸、炙甘草、茴香散寒止痛，降逆止嘔；乾木瓜溫香入脾，化濕和胃，味酸入肝，舒經活絡而緩攣急。

四藥配伍，溫中化濕，舒經活絡。適用於舉體轉筋，霍亂吐下。

方08

【方名】霍亂苦絞痛不止方

【來源】《中華偏方大全》

【組成】淡豆豉 60 克，生薑 30 克。

【用法】上藥混合後共搗碎，分為 2 份，手捻令其如粉，熬至發燙，以熨臍中。

【解秘】淡豆豉辛散苦洩性涼，既能透散外邪，又能宣散邪熱、除煩；生薑辛散溫通，溫胃散寒，和中降逆。二藥搗碎，熬至發燙熨臍中，溫中散寒，止痛。

適用於霍亂苦絞。

十、便　秘

便秘是指糞便在腸內滯留過久，秘結不通，排便週期延長，或週期不長，但糞質乾結，排出艱難，或糞質不硬，雖有便意，但便而不暢的病證。基本病機為飲食不節、情志失調、外邪犯胃、稟賦不足等導致熱結、氣滯、寒凝、氣血陰陽虧虛引起腸道傳導失司。

常見於現代醫學的功能性便秘，腸道激惹綜合徵、腸炎恢復期蠕動減弱引起的便秘，直腸及肛門疾患引起的便秘，藥物性便秘，內分泌及代謝性疾病的便秘，以及肌力減退所致的排便困難等。

方01

【方名】豬脂汁

【來源】《百病偏方新解》

【組成】豬脂 500 克。

【用法】將豬脂加水 2000 毫升，煮 3 沸，飲汁。

【解秘】豬脂能潤腸通

便。適用於熱結津涸所致的便秘。

方02

【方名】玄明粉散

【來源】《中華偏方大全》

【組成】當歸尾 15 克，玄明粉 9 克。

【用法】上藥混合後以水煎煮服用。

【解秘】當歸尾味甘性溫，補血以潤腸通便；玄明粉味苦性寒，瀉下攻積，潤燥軟堅。二藥配伍，攻補兼施，瀉熱導滯，潤腸通便。適用於血熱便秘，孕婦慎用。

方03

【方名】瀉蜜（魏澤生方）

【來源】《名醫偏方秘方大全》

【組成】番瀉葉 100 克，蜂蜜 100 毫升。

【用法】番瀉葉研末，與蜂蜜煉製為丸。每次夜服 5～10 克，次晨即大便，便後服飲鹽水 1 杯。

【解秘】番瀉葉苦寒降洩，既能瀉下導滯，又能清導實熱，適用於熱結便秘；蜂蜜味甘性平，補中，潤腸通便。二藥配伍，瀉下通便。

適用於便秘，因本方味苦性寒，婦女哺育期、月經期及孕婦忌用。

方04

【方名】金銀花飲

【來源】《新編偏方秘方大全》

【組成】蜜糖 30 克，金銀花 15 克。

【用法】先將金銀花煎水，去渣放涼，分次加入蜜糖溶化後飲用。煎時不要太濃，一般煎成 2 碗銀花汁，瓶貯分沖，沖蜜糖服。

【解秘】蜜糖味甘性平，潤腸通便；金銀花味甘性寒，清熱解毒、涼血。二藥配伍，清熱通便。

適用於熱結所致的便秘。寒結便秘忌服。

方05

【方名】二仁瓜蔞丸

【來源】《新編偏方秘方大全》

【組成】麻仁、杏仁、瓜蔞各等份，白蜜適量。

【用法】上3味共為細末，白蜜煉為丸如棗大，每天服2～3丸，溫開水送下。

【解秘】麻仁、杏仁質潤多脂，清熱潤腸通便；瓜蔞甘寒而潤，清熱散結；白蜜補中，潤腸通便。四藥為丸，清熱潤腸。

適用於熱結所致的便秘。

方06

【方名】生大黃飲

【來源】《新編偏方秘方大全》

【組成】生大黃4克，白糖適量。

【用法】沸水沖泡，代茶頻飲。

【解秘】生大黃清熱瀉下攻積；白糖益氣生津。沸水沖泡頻飲，適用於熱積之便秘。

方07

【方名】二物通便湯（劉

萬成醫師方）

【來源】《名醫偏方秘方大全》

【組成】大黃10克，麻油50毫升。

【用法】大黃10克，水煎3次，每次取藥汁約60毫升，再將3次藥汁合在一起煎約150毫升，取50毫升麻油混勻之後，口服，每天2～3次，視病情而定。

【解秘】大黃味苦性寒，蕩滌腸胃，瀉下攻積；麻油潤腸通便。大黃水煎取汁，同麻油口服，瀉下攻積，潤腸通便。適用於熱積便秘。

方08

【方名】韭菜汁

【來源】《百病偏方新解》

【組成】韭菜葉或根200克。

【用法】搗汁1杯，溫開水加紹興黃酒沖服。

【解秘】韭菜葉具有行氣健胃、消食導滯之功；韭菜根能補腎溫中，腸得溫養則有利

於行氣，有助於大腸的傳導及通降；紹興黃酒具有活血行氣之效。二藥配伍，適用於氣機鬱滯性的便秘。

方 09

【方名】橘杏丸

【來源】《中華偏方大全》

【組成】杏仁（湯浸去皮）30 克，橘紅 30 克。

【用法】上藥混合後研為末，煉蜜為丸，如梧桐子大小。每次服用 70 丸，空腹時用米湯送下。

【解秘】杏仁質潤多質，味苦而下氣，能潤腸通便；橘紅味苦性溫，理氣寬中，燥濕化痰。二藥配伍，順氣導滯，潤腸通便。適用於氣秘。

方 10

【方名】滋腎潤便湯（張楠醫師方）

【來源】《名醫偏方秘方大全》

【組成】生白朮 40 克，大熟地 80 克。

【用法】上藥冷水浸透，

加水武火煮沸，文火煎熬 30 分鐘。每劑煎 2 次，將 2 次藥汁混合。代茶頻服。亦可分 2 次溫服。

【解秘】生白朮味甘性溫，健脾益氣；大熟地甘溫質潤，滋補腎陰，填精益髓。二藥配伍，補腎陰，潤腸通便。

適用於老年性便秘，陰虧便秘。

方 11

【方名】紫蘇丸

【來源】《中華偏方大全》

【組成】黃橘皮 60 克，紫蘇子 60 克，知母 30 克。

【用法】上藥混合後共研為細末，以生薑汁自然浸過 1 指許，置於重湯上煮熬成膏，即丸，如梧桐子大小。以蜜湯送下 20 丸。

【解秘】黃橘皮辛香而行，善疏理氣機，調暢中焦而使之升降有序；紫蘇子富含油脂，潤燥滑腸，又能降洩肺氣以助大腸傳導；知母味苦甘而性寒質潤，清熱瀉火，滋陰潤

燥。三藥配伍，滋陰通便。

適用於陰虛便秘。

方12

【方名】沙參玉竹雄鴨方

【來源】《新編偏方秘方大全》

【組成】沙參、玉竹各50克，老雄鴨1隻，調料適量。

【用法】將鴨去毛及內臟，洗淨，與沙參、玉竹同入砂鍋內，加蔥、薑、水，燒沸，文火燜煮1小時，至鴨肉爛熟，入鹽、味精隨意食。

【解秘】沙參、玉竹清熱養陰，生津潤燥；老鴨滋陰補血、生津養胃。諸藥配伍，清熱養陰，潤腸通便。

適用於肺虛久咳、胃陰虧損之腸燥便秘。

方13

【方名】黑芝麻核桃方

【來源】《百病偏方新解》

【組成】黑芝麻50克，核桃仁100克。

【用法】上藥共搗爛，每天早服1匙，溫開水沖服。

【解秘】黑芝麻、核桃仁，二藥均味甘性溫，富含油脂，故均能潤腸通便，補腎溫陽，陽氣盛則有助於津液的氣化，使津足腸潤，有助於通便。適用於虛秘及冷秘

方14

【方名】蘇麻粥

【來源】《中華偏方大全》

【組成】麻子60克，蘇子60克。

【用法】上藥混合後搗爛，和水濾其汁，與粳米末少量，同煮作粥，食之。

【解秘】麻子質潤多脂，滋養補虛，潤腸通便；蘇子富含油脂，能潤燥滑腸，又能降洩肺氣以助大腸傳導。二藥與粳米煮粥，補虛以扶正，潤燥以通便。適用於老人、虛人大便艱澀，風秘血秘，婦人產後便秘。

方15

【方名】菠菜粥

【來源】《新編偏方秘方大全》

【組成】菠菜 50 克，粳米 30 克。

【用法】先煮粳米粥，將熟，入菠菜，凡沸即熟，任意食。

【解秘】菠菜味甘性涼，養血止血，斂陰潤燥；粳米健脾益胃。菠菜入粥待沸，任意食，和中通便。適用於體虛，久病大便澀滯不通。

方 16

【方名】益血丹

【來源】《中華偏方大全》

【組成】熟地 30 克，當歸 30 克。

【用法】當歸以酒浸泡，焙乾後與熟地混合共研為末，煉蜜為丸，如彈子大小。每次服用 1～3 丸，細嚼，以酒送下。

【解秘】熟地甘溫滋潤，補陰益精以生血，為養血補血之要藥；當歸味甘性溫，補血以潤腸通便。二藥配伍，養血滋陰，潤腸通便。

適用於血虛便秘。

方 17

【方名】養血潤腸煎（王正公醫師方）

【來源】《名醫偏方秘方大全》

【組成】生首烏 15 克（用鮮者更好），生當歸 9 克，生赤芍 9 克，火麻仁 15 克。

【用法】水煎服，每天 1 劑。此方藥性平和，服後並不立即起瀉下作用，一般服藥 2～3 天後，大便開始以粒狀變為條狀。須連續服用，待便秘症狀基本解除後，才能停藥。

【解秘】生首烏、生當歸養血潤腸通便；赤芍清熱涼血；火麻仁潤腸通便，且滋陰補虛。四藥配伍，養血清熱，潤腸通便。

適用於便秘，症見大便秘結，3～4 天甚至 7～8 天一行，糞便乾硬成粒狀，解時非常困難，甚至要用手指挖出，伴面色蒼白或潮紅，或有眩暈，心悸口乾，煩熱不寐，舌

質多紅而少津，或舌質淡而津乾，脈多細脈或細軟。

方 18

【方名】鎖陽桑葚方

【來源】《新編偏方秘方大全》

【組成】鎖陽、桑葚各 15 克，蜂蜜 30 克。

【用法】將鎖陽切片與桑葚水煎取汁，入蜂蜜攪勻，分 2 次服。

【解秘】鎖陽味甘性溫，補腎助陽，潤腸通便；桑葚味甘酸性寒，生津止渴，潤腸通便；蜂蜜味甘性平，補中益氣，潤腸通便。諸藥配伍，補腎陽，滋腎陰，益中氣，潤腸通便。

方中蜂蜜用量獨重，適用於氣虛之便秘。然本方性甘味酸，實熱便秘忌服。

方 19

【方名】鬱李仁粥

【來源】《新編偏方秘方大全》

【組成】鬱李仁 15 克，白米 50 克。

【用法】將鬱李仁搗爛，置水中攪勻，濾去渣取其汁，亦可將鬱李仁加 500 毫升水煎煮取汁，以藥汁同淘洗淨的白米煮粥，每天早晚溫熱服食。

【解秘】鬱李仁質潤多脂，行大腸之氣滯，潤腸通便；白米健脾養胃。鬱李仁水煎取汁，與白米煮粥，潤燥滑腸。適用於老人便秘。

方 20

【方名】朮地湯（羅元愷醫師方）

【來源】《名醫偏方秘方大全》

【組成】白朮 60 克，生地黃 30 克，枳實 10 克。

【用法】第 1 次以水 600 毫升，納上藥，煎取 250 毫升；第 2 次加水 500 毫升，煎取 250 毫升，混合，分 2 次溫服。

【解秘】白朮益氣健脾；生地黃清熱、養陰生津；枳實消積導滯。本方攻補兼施，以

補為主，共奏健脾養陰，潤腸通便之功。適用於習慣性便秘及老年人、孕婦大便秘結。

十一、蟲　證

蟲證是指寄生於人體的各種蟲類引起的證候。多發生於兒童以及衛生習慣不良的人群。腸道寄生蟲以蛔蟲為主，其次還有鉤蟲、蟯蟲、條蟲。

蟲類喜扭結成團，阻塞腸道，甚至會鑽入膽道，發生急腹症。諸蟲的寄生、產生病證與脾胃虛弱、臟腑不實互為因果。

方 01

【方名】石榴皮煮豬蹄

【來源】《百病偏方新解》

【組成】石榴根皮 100 克，豬蹄 1 個。

【用法】煮食。

【解秘】石榴根皮有小毒，能殺蟲，擅長治療蛔蟲證、鉤蟲證；豬蹄味甘鹹性平，補脾胃、潤腸道，能補虛扶正，杜絕蟲類的寄生。

二藥配伍，一補一驅，適用於蛔蟲證、鉤蟲證。

方 02

【方名】花椒末

【來源】《百病偏方新解》

【組成】花椒 3 克。

【用法】研花椒為末，開水沖服。

【解秘】花椒味辛性溫，能溫經通脈，安蛔，且具有麻醉止痛之功。開水沖服，適用於蛔厥證

方 03

【方名】無花果

【來源】《中華偏方大全》

【組成】無花果實及根莖 100～150 克。

【用法】煎成濃湯，早晨空腹頓服。

【解秘】無花果及根莖味甘性平，入肺、脾、胃經。有清熱潤肺，潤腸驅蟲等作用。適用於小兒蛔蟲證、鉤蟲證。

方 04

【方名】下蟲散

【來源】《中華偏方大全》

【組成】檳榔 3 克，使君子（去殼）3 克，雄黃 1.5 克。

【用法】上藥混合後共研為末。大人每次服用 6 克，以苦楝根煎湯下。小兒減量。

【解秘】檳榔殺蟲消積，對條蟲、蛔蟲、蟯蟲、鉤蟲、薑片蟲等腸道寄生蟲都有驅殺作用；使君子殺蟲消積，既有良好的驅殺蛔蟲作用，又具緩慢的滑利通腸之性；雄黃溫燥有毒，解毒殺蟲；三藥研末，以較強殺蟲作用的苦楝根煎湯服，殺蟲功效倍增。

適用於腹內蟲積。

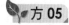 方 05

【方名】薏苡根

【來源】《中華偏方大全》

【組成】鮮薏苡根 90 克。

【用法】先將鮮根放入砂鍋內，然後加水兩碗煎成一碗。空腹溫連服 2 劑。

【解秘】鮮薏苡根，清熱，利濕，健脾，殺蟲。適用於膽道蛔蟲症。

方 06

【方名】花椒烏梅湯

【來源】《中華偏方大全》

【組成】烏梅 15 克，花椒 10 克。

【用法】先將花椒微炒，然後同烏梅加水煎。每天 2～3 次分服。

【解秘】烏梅味酸且澀，長於安蛔止痛，和胃止嘔；花椒辛散溫燥，長於溫中燥濕，散寒止痛，並能驅蛔殺蟲。二藥伍用，蛔蟲得酸則靜，得辛則伏，共奏安蛔止痛、驅蛔殺蟲之功。適用於蛔蟲引起的嘔吐、腹痛。

方 07

【方名】檳榔湯送服南瓜子

【來源】《百病偏方新解》

【組成】南瓜子 60 克，檳榔 15 克。

【用法】生嚼南瓜子，水煎檳榔內服，連續 5 天。

【解秘】檳榔味苦辛性溫，殺蟲消積且行氣；南瓜子

味甘性溫，補中益氣且殺蟲。二藥均是治療條蟲的首選藥。二藥配伍，適用於條蟲證。

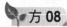 **方 08**

【方名】聖效方

【來源】《中華偏方大全》

【組成】南木香 6 克，檳榔 25 克。

【用法】上藥混合後共研為細末。每次服用 9 克，以濃米飲送下。

【解秘】《雲南中草藥選》謂南木香：「健胃消食，散寒理氣，止痛。」檳榔殺蟲消積，對條蟲、蛔蟲、蟯蟲、鉤蟲、薑片蟲等腸道寄生蟲都有驅殺作用。

二藥配伍，健胃消食，殺蟲止痛。適用於寸白蟲證。

方 09

【方名】百部龍膽紫膏

【來源】《百病偏方新解》

【組成】百部、龍膽紫各適量。

【用法】將百部研成極細粉，過篩，用龍膽紫將百部粉調成膏狀，擠入肛門內。

【解秘】百部能殺蟲，並能潤燥、止癢；龍膽紫能使蟯蟲表面脫水乾燥而致死亡，以致殺滅蟯蟲。二藥相配，殺蟲止癢，協同作用提高。

適用於蟯蟲證。

方 10

【方名】油炸綠豆粉條

【來源】《中華偏方大全》

【組成】豆油、綠豆粉條各適量。

【用法】先將豆油燒熱，然後將粉條放入，炸至黃白色起泡，芳香可口為度。隨時食用，不限量。

【解秘】豆油味甘辛性熱，微毒，具有驅蟲、潤腸的作用；綠豆粉條味甘性寒，清熱解毒。豆油炸綠豆粉條食用，潤腸驅蟲。

適用於小兒蟯蟲。

方 11

【方名】白果糊

【來源】《中華偏方大全》

【組成】白果（即銀杏）

適量。

【用法】先將白果去殼取仁，然後搗爛成糊。每天晚上睡前糊肛門上，連用 1 週。

【解秘】《本草綱目》謂白果：「生食降痰，消毒殺蟲。」白果去殼取仁，搗爛成糊，晚上糊肛門，能消毒殺蟲。適用於蟯蟲。

方 12

【方名】蟯蟲方

【來源】《中華偏方大全》

【組成】狼牙 10 克，芫花 10 克，桃仁 10 克，雷丸 10 克。

【用法】上藥混合後研為散，晚上勿食，早晨以水服用 6～9 克。

【解秘】狼牙、芫花逐下消積殺蟲；桃仁富含油脂，潤腸通便；雷丸驅蟲積，對多種腸道寄生蟲均有驅殺作用。

四藥配伍，逐下殺蟲，潤腸通便。適用於蟯蟲證。

第四節·肝膽病證

一、脅　痛

脅痛是指以一側或兩側脅肋部疼痛為主要表現的病證，是臨床上比較多見的一種自覺症狀。基本病機為情志不遂、飲食不節、跌仆損傷、久病體虛等導致肝氣鬱結，肝失條達；瘀血停著，痺阻脅絡；濕熱蘊結，肝失疏洩；肝陰不足，絡脈失養。

常見於現代醫學的多種疾病之中，如急慢性肝炎、膽囊炎、膽系結石、膽道蛔蟲、肋間神經痛等。

方 01

【方名】脅痛神方

【來源】《中華偏方大全》

【組成】紅花 15 克，大瓜蔞 30 克，甘草 6 克。

【用法】上藥混合後，水煎服。

【解秘】紅花味辛性溫，活血通經，祛瘀止痛；瓜蔞甘寒而潤，利氣開鬱，寬胸散

結；甘草緩急止痛。三藥配伍，活血祛瘀，行氣止痛。適用於氣滯血瘀的脅痛。

方 02

【方名】香桂散

【來源】《中華偏方大全》

【組成】肉桂 60 克，香附子 120 克，炒延胡 60 克，白芍 60 克。

【用法】以醋 250 毫升，鹽 30 克，煮乾香附，再和餘藥研為細末。每次服用 9 克，空腹，以滾湯調下。

【解秘】肉桂辛散溫通，行氣血、運經脈，散寒止痛；香附子芳香辛行，疏肝解鬱，行氣止痛；炒延胡辛散溫通，活血行氣止痛；白芍酸斂肝陰，養血柔肝而止痛。四藥配伍，疏肝解鬱，活血止痛。

適用於肝鬱氣滯之脅痛。

方 03

【方名】枳殼湯

【來源】《中華偏方大全》

【組成】枳殼 15 克，甘草 3 克，川芎 15 克。

【用法】上藥混作 1 劑，加水 750 毫升，煎煮服用。

【解秘】枳殼辛行苦降，行氣開胸，寬中除脹；甘草味甘能緩急，善於緩急止痛；川芎辛散溫通，既能活血化瘀，又能行氣止痛。三藥配伍，活血化瘀，行氣止痛。

適用於左脅痛。

方 04

【方名】肝痛神方

【來源】《中華偏方大全》

【組成】當歸 60 克，白芍 90 克，生甘草 90 克，炒梔子 90 克，金銀花 300 克。

【用法】上藥混合後共研為末，每次取用 30 克，以水煎煮，溫服。

【解秘】當歸、白芍、生甘草養血柔肝以止痛；炒梔子、金銀花清熱涼血而解毒。諸藥配伍，柔肝止痛，清熱解毒。適用於肝痛。

方 05

【方名】寧痛丸（朱良春醫師方）

【來源】《名醫偏方秘方大全》

【組成】九香蟲 30 克，參三七 40 克，全蠍 20 克。

【用法】研末和勻，裝膠囊。每服 4 粒，每天服 2 次。

【解秘】九香蟲氣香走竄，溫通利膈，行氣止痛；參三七味甘微苦性溫，止血不留瘀，活血不傷正；全蠍性善走竄，攻毒散結，通絡止痛。三藥配伍，理氣活血，活絡定痛。

適用於肝區疼痛（瘀血阻絡證），症見游走不定，劍下痛重，固定不移，壓痛明顯。

方 06

【方名】清肝六味飲（張秉璋醫師方）

【來源】《名醫偏方秘方大全》

【組成】茵陳 15～30 克，垂盆草 15～30 克，虎杖 15 克，青皮 15 克，陳皮 15 克，川楝子 15 克，澤瀉 10 克，製大黃 12 克。

【用法】水煎服，每天 1 劑。

【解秘】茵陳、垂盆草、虎杖清熱利濕且解毒；青皮、陳皮、川楝子疏肝理氣；澤瀉、製大黃利水洩熱而導濕熱下行。

諸藥配伍，清熱解毒，理氣除濕。適用於病毒性肝炎脅痛者。（肝膽濕熱證）

方 07

【方名】利膽解鬱湯（任繼學醫師方）

【來源】《名醫偏方秘方大全》

【組成】柴胡 15 克，茵陳 50 克，馬齒莧 15 克，金銀花 1 克，川楝子 15 克，玄胡 15 克。

【用法】水煎服，每天 1 劑。

【解秘】柴胡、川楝子疏肝理氣，解鬱止痛；茵陳、馬齒莧、金銀花清熱解毒；玄胡活血行氣止痛。

諸藥配伍，疏肝利膽，行

氣解鬱。適用於膽囊炎，症見右上腹脹痛拒按，繼而累及脅內綿痛不休，或時作時止，多牽及左肩胛下酸楚，伴寒熱往來，口苦，咽乾，噁心嘔吐，吐甚嘔膽汁，腹脹，噯氣，矢氣，胃中灼熱，大便時乾時溏等。

方08

【方名】止痛驅蛔湯（李樂園醫師方）

【來源】《名醫偏方秘方大全》

【組成】茵陳 18 克，檳榔 15 克，烏梅 12 克，川椒 10 克。

【用法】水煎服，每天 1 劑。

【解秘】茵陳苦洩下降，性寒清熱，善清利脾胃肝膽濕熱；檳榔、烏梅、川椒驅蟲止痛。四藥配伍，清利濕熱絕生蟲之因，驅蛔、安蛔、殺蟲解蛔蟲之痛。共奏驅蛔止痛之功。適用於膽道蛔蟲病而致的脅痛。

二、黃　疸

黃疸是以目黃、身黃、小便黃為主症的一種病證，其中目睛黃染尤為本病的重要特徵。基本病機為濕熱疹毒（外感），或與飲食、勞倦、病後（內傷）等導致濕邪困遏脾胃，壅塞肝膽，疏洩失常，膽汁泛溢。常見於現代醫學的肝細胞黃疸、阻塞性黃疸和溶血性黃疸以及急慢性肝炎、肝硬化、膽囊炎、膽結石、鉤端螺旋體病、蠶豆黃及某些消化系統腫瘤等疾病。

方01

【方名】陳蘿蔔葉方

【來源】《百病偏方新解》

【組成】陳蘿蔔葉 50 克，雞蛋 1 個。

【用法】陳蘿蔔葉煎水，加入荷包雞蛋，每天食用。

【解秘】陳蘿蔔葉甘、辛、平，《本草綱目》載：「萊菔根，葉同功，生食行氣，熟食降氣。」《飲片新參》載：

蘿蔔葉「生津利氣，化濕，和腸腑，開胃。」荷包雞蛋扶正補虛，鼓邪外出。「氣行則濕行」，「祛濕乃導熱之上策」，濕熱行，則陽黃消。

適用於陽黃證。

方 02

【方名】黃瓜藤方

【來源】《百病偏方新解》

【組成】黃瓜藤 1 條，雞蛋 1 個。

【用法】黃瓜藤水煎，汁中打入荷包雞蛋食用。

【解秘】黃瓜藤，性寒味甘，具有清熱利尿之功。《四川中藥志》載黃瓜藤：「利水、通淋、消脹。」黃瓜藤水煎服，適用於陽黃證。汁中打入荷包雞蛋食用，扶正補虛，且鼓邪外出。

方 03

【方名】四草茵陳湯

【來源】《新編偏方秘方大全》

【組成】鮮車前草 10 株，天青地白草、馥漿草、白花蛇舌草、綿茵陳、大青葉、板藍根、鬱金各 20 克。

【用法】水煎，每天 1 劑，分 3 次服。

【解秘】鮮車前草、白花蛇舌草性寒而利，利濕通淋，清熱解毒；天青地白草、馥漿草味苦微寒，利濕消腫；綿茵陳苦洩下降，利濕退黃，清熱解毒；大青葉、板藍根味苦性寒，清熱涼血而解毒；鬱金苦寒，利膽退黃，行氣解鬱。諸藥配伍，清熱解毒，退黃除濕。適用於黃疸症之陽黃。

方 04

【方名】茵陳梔子湯

【來源】《新編偏方秘方大全》

【組成】茵陳 30 克，梔子 9 克，黃柏 15 克，大青葉 30 克，川金錢草 60 克。

【用法】水煎，每天 1 劑，早晚服。

【解秘】茵陳、金錢草，清熱解毒，利濕退黃；梔子、黃柏、清熱瀉下；大青葉清熱

解毒。五藥配伍，清熱解毒，利濕退黃。

適用於陽黃初起，大便乾燥者，退黃效果甚好。

方 05

【方名】淤膽合劑（朱立軍醫師方）

【來源】《名醫偏方秘方大全》

【組成】茵陳 30～60 克，鬱金 10 克，桃仁 10 克，大黃 10～30 克，枳實 10 克，厚朴 10 克，山楂 10 克，金錢草 30 克。

【用法】水煎服，每天 1 劑。

【解秘】茵陳、金錢草清熱利濕退黃；鬱金、桃仁、山楂活血化瘀；大黃、枳實、厚朴通腑洩熱。諸藥配伍，活血化瘀，通裏攻下，利濕退黃。適用於淤膽型肝炎，症見黃疸深，伴有皮膚瘙癢，尿色黃，糞色淺，肝腫大，肝區疼痛。

方 06

【方名】利疸退黃湯（熊

蓁笙醫師方）

【來源】《名醫偏方秘方大全》

【組成】茵陳 30 克，金錢草 60 克，山梔子 12 克，玉米鬚 30 克，板藍根 30 克，川鬱金 12 克，敗醬草 15 克。

【用法】水煎服，每天 1 劑。

【解秘】茵陳、金錢草、山梔子、玉米鬚、川鬱金清利肝膽濕熱、退黃；板藍根、敗醬草清熱解毒。諸藥配伍，清熱除濕退黃，疏肝利膽。

適用於急性黃疸型肝炎，症見一身面目俱黃如橘子色，小便黃赤，發熱或惡寒，口乾口渴，胸脘滿悶，右脅隱痛，甚則壓痛；胃納差，厭油葷，舌紅苔黃，六脈弦數。

方 07

【方名】細穀糠方

【來源】《百病偏方新解》

【組成】細穀糠 100 克，雞蛋 3 個，白糖 15 克。

【用法】以細穀糠煎湯，

去糠留水，打入荷包雞蛋，加白糖食用。

【解秘】中醫經典《黃帝內經》認為「穀氣通於脾」，穀糠味甘性平，偏於補氣，具有益氣健脾的功效。脾健則溫運水濕，故適用於寒濕阻滯脾胃，陽氣不宣，膽汁外溢所出現的陰黃證。

雞蛋、白糖具有健脾益氣、運化水濕之功，亦有助於加強谷糠的作用，相須為用，退陰黃之功倍增。

方 08

【方名】黑礬丸

【來源】《百病偏方新解》

【組成】黑礬、生薑、大棗各 100 克。

【用法】上三藥水泛或煉蜜為丸，一次，8～16 克，每天 2～3 次。

【解秘】黑礬味酸澀性寒，具有燥濕補血、斂瘡解毒、殺蟲之功；生薑、大棗、蜂蜜，均能健脾和胃，溫化寒濕。諸藥配伍，溫性藥多於寒

性藥，健脾祛濕。適用於寒濕所致的陰黃證。

方 09

【方名】茵陳乾薑桂枝粥

【來源】《新編偏方秘方大全》

【組成】茵陳 15 克，乾薑、桂枝各 10 克，粳米 50 克。

【用法】將茵陳、桂枝、乾薑煎水取汁，去渣，再用藥汁煮粳米成粥，早晚分服。

【解秘】茵陳清熱利濕退黃；乾薑、桂枝溫中健脾化濕；粳米健脾益胃。四藥煮粥，溫中化濕，健脾和胃。

適用於陰黃證。

方 10

【方名】茵陳乾薑附尤湯

【來源】《新編偏方秘方大全》

【組成】茵陳 30 克，乾薑 6 克，熟附片、白尤各 9 克，茯苓、澤瀉各 12 克，焦三仙各 9 克，熟苡仁 30 克。

【用法】水煎服，每天 1

劑，分 3 次服完。

【解秘】茵陳、茯苓、澤瀉利濕退黃；乾薑、熟附片、白朮溫中健脾化濕；焦三仙、熟苡米和胃化食消積。

諸藥配伍，溫中化濕，健脾和胃。適用於皮膚黃染晦暗，如煙燻或如塵土，即寒濕陰黃症。

方 11

【方名】疏肝理血湯

【來源】《新編偏方秘方大全》

【組成】柴胡、當歸各 9 克，赤芍 15 克，白朮、茯苓各 9 克，茵陳 30 克，鬱金 9 克，薄荷 3 克。

【用法】水煎服，每天 1 劑，早晚服。

【解秘】柴胡、鬱金、薄荷疏肝行氣解鬱；當歸、赤芍補血活血；白朮、茯苓益氣健脾；茵陳清熱利濕退黃。諸藥配伍，調和肝脾，清熱利濕。

適用於肝脾不和所致的黃疸症。

方 12

【方名】茯苓苡仁赤小豆粥

【來源】《新編偏方秘方大全》

【組成】白茯苓粉 20 克，薏苡仁 100 克，赤小豆 50 克。

【用法】先將赤小豆浸泡半天，與薏苡仁共煮粥，赤小豆煮爛後，加茯苓粉再煮成粥，加白糖少許，每天數次，隨意服食。

【解秘】白茯苓、薏苡仁健脾祛濕；赤小豆利水除濕，消腫解毒。三藥煮粥，加白糖服食，益氣健脾，利水除濕。適用於黃疸。

三、積 聚

積聚是腹內結塊，或痛或脹的病證。分別言之，積屬有形，結塊固定不移，痛有定處，病在血分，是為臟病；聚屬無形，包塊聚散無常，痛無定處，病在氣分，是為腑病。

因積與聚關係密切，故兩者往往一併論述。

基本病機為情志失調，飲食所傷，寒邪內犯，及它病之後，肝脾受損，臟腑失和，氣機阻滯，瘀血內結而成。常見於現代醫學的多種原因引起的肝脾腫大、增生性腸結核、腹腔腫瘤等疾病。

方01

【方名】石灰桂末膏

【來源】《百病偏方新解》

【組成】風化石灰250克，大米末50克，桂皮末25克。

【用法】風化石灰炒極熱，入大米末炒熱，入桂皮末略炒，入米酒和成膏，攤布上貼於患處。

【解秘】風化石灰是氫氧化鈣與碳酸鈣的混合物，具有賦形作用。炒熱的桂末、米酒，均具有溫通經絡、行氣活血、化痰通滯之功，炒熱的大米，調養脾胃，保護正氣，以防風化石灰無情之品攻伐太過，損傷正氣。

四藥配伍能使局部痞塊得以收斂，氣行血活，則氣聚散，腫塊消，諸藥混合攤於布上，貼之，適用於癥瘕、積聚、腹脹積塊。

方02

【方名】聖惠甘露飲子

【來源】《中華偏方大全》

【組成】青皮（浸去白，焙）15克，甘遂（煨令微黃）0.3克，黃芩15克，炒川大黃（銼碎）15克。

【用法】上藥混合後共研為粗末。每次服用3克，以水50毫升煎煮，去渣，溫服，量大小增減用，得通則止，然後以糜粥放冷補之。

【解秘】青皮行氣散積；甘遂瀉水逐飲，消腫散結；黃芩、川大黃清熱瀉火攻積。

四藥配伍，瀉水逐飲，清熱攻積。適用於痞癖。

方03

【方名】三棱丸

【來源】《中華偏方大全》

【組成】三棱 150 克，醋炒莪朮 150 克，炒麥芽 50 克，青皮 50 克，半夏 50 克。

【用法】以醋煎藥至乾，焙為末，以醋糊丸，如梧桐子大小。每次服用 50 丸，以淡醋湯送服，下痰則用薑湯送服。

【解秘】三棱、醋炒莪朮活血化瘀消積；炒麥芽、青皮、半夏消食和中，行氣化痰。諸藥配伍，活血化瘀，消食化痰。適用於食積痰滯，血癥血瘕。

方 04

【方名】破塊丸

【來源】《中華偏方大全》

【組成】生大黃 30 克，生莪朮 30 克。

【用法】上藥混合後共研為末，加入生麝香少許，煉蜜為丸，如梧桐子大小。每次服用 30 丸，空服，以冷酒送下，或以溫冷湯調下，每天 3 次。

【解秘】生大黃破痰實，

通臟腑，降濕毒，活血逐瘀；生莪朮溫中散寒，下氣止痛。二藥配伍，寒熱並用，降濕毒，活血逐瘀，溫中府，下氣破痰。

適用於腹中受瘴氣結成氣塊，不能消散。

方 05

【方名】活血紫金丹

【來源】《中華偏方大全》

【組成】巴豆（去皮、油）15 克，歸尾 15 克，代赭石 30 克，五靈脂 30 克。

【用法】上藥混合後共研為細末，以醋糊丸，如綠豆大小。每次服用 7 丸，以紅花湯送下。

【解秘】巴豆辛熱，峻下冷積，通腸開塞；歸尾、五靈脂活血化瘀消（癥），代赭石質重沉降，引藥下行。諸藥配伍，峻下冷積，活血化瘀。

適用於婦人經脈不通，腹內成塊，遍身發熱。

方 06

【方名】黃蓍莪朮湯（張

舜丞醫師方）

【來源】《名醫偏方秘方
大全》

【組成】生黃蓍 20 克，
莪朮 30 克，炒白朮 15 克，紅
花 20 克，醋柴胡 10 克，白礬
2 克，地鱉蟲 10 克，生甘草
12 克。

【用法】水煎服，每天 1
劑。

【解秘】黃蓍、炒白朮、
甘草益氣健脾；莪朮、紅花、
地鱉蟲破血散積；柴胡疏肝解
鬱；白礬去濕退黃。諸藥配
伍，攻補兼施，抑肝扶脾去
濕，活血化瘀消積。適用於早
期肝硬化，症見脅下有痞塊，
隨呼吸上下移動，無自覺不適
或稍有隱痛而痛處固定，伴有
腹脹，乏力，納差，大便不調
等，舌質暗或有瘀點，脈兼澀
或弦等，但無腹脹大，青筋暴
露，皮色蒼黃者。

方 07

【方名】復肝丸（朱良春
醫師方）

【來源】《名醫偏方秘方
大全》

【組成】紫河車 60 克，
紅參鬚 60 克，炙地鱉蟲 60
克，炮甲片 60 克，參三七 60
克，片薑黃 60 克，廣鬱金 60
克，生雞內金 60 克。

【用法】共研為極細粉
末，水泛為丸。每服 3 克，1
天 3 次，食後開水送下，或以
湯藥送服，1 個月為 1 療程。

【解秘】紫河車、紅參鬚
益氣補血；炙地鱉蟲、炮甲片
破血消（癥）；參三七、片薑
黃、廣鬱金活血化瘀；雞內金
消食化積。諸藥配伍，益氣活
血，化瘀消癥。

適用於早期肝硬化肝功能
損害、肝脾腫大，或僅肝腫
大，脅痛定點不移，伴見脘悶
腹脹，消瘦乏力，面色晦滯，
紅絲血縷或硃砂掌，舌暗紅或
有瘀斑，脈象弦澀或弦細等
症。

方 08

【方名】水蛭鱉甲散（鄒

學熹醫師方）

【來源】《名醫偏方秘方大全》

【組成】水蛭 60 克，鱉甲 30 克，地鱉蟲 20 克，玄胡索 20 克，枳殼 30 克，生大黃 15 克，丹參 60 克，三七 15 克。

【用法】上藥共為細末，每次 2 克，每天 3 次，開水沖服。

【解秘】水蛭、鱉甲、地鱉蟲破血逐瘀消積；玄胡索、枳殼行氣止痛；生大黃、丹參、三七活血化瘀；諸藥配伍，活血化瘀，消積除痞。

適用於慢性肝硬化。

方09

【方名】陳氏鱉甲丸（陳澤霖醫師方）

【來源】《名醫偏方秘方大全》

【組成】鱉甲 12 克，鼠婦 6 克，大黃 6 克，地鱉蟲 6 克，蜣螂 6 克，莪朮 9 克，柴胡 6 克，桃仁 6 克。

【用法】以上藥 5 倍為末，煉蜜為丸。每服 6 克，每天 2 次。

【解秘】鱉甲、鼠婦、地鱉蟲、蜣螂、莪朮、桃仁破血逐瘀消積；大黃活血逐瘀；柴胡疏肝解鬱。諸藥配伍，活血軟堅，破積消（癥）。適用於肝硬化之肝脾腫大。

四、鼓　脹

鼓脹是指腹部脹大如鼓的一類病證，臨床以腹大脹滿，繃急如鼓，皮色蒼黃，脈絡顯露為特徵。基本病機為酒食不節、情志刺激、蟲毒感染、病後續發等導致肝脾腎受損，氣滯血結，水停腹中。

常見於現代醫學的肝硬化腹水（包括病毒性肝炎、血吸蟲病、膽汁性、營養不良性等多種原因導致的肝硬化腹水）、結核性腹膜炎腹水、絲蟲病乳糜腹水、腹腔內晚期惡性腫瘤、慢性縮窄性心包炎、腎病綜合徵等疾病。

方01

【方名】膨脹方

【來源】《中華偏方大全》

【組成】縮砂仁 50 克，萊菔子 500 克。

【用法】將萊菔籽搗研，以水濾汁，浸砂仁 50 克 1 夜，炒乾後浸曬 7 次，研末。每服 3 克，以米湯送服，每天 3 次。

【解秘】縮砂仁辛散溫通，氣味芬芳，化濕醒脾，行氣溫中；萊菔子味辛行散，消食化積之中，尤善行氣消脹。二藥配伍，化濕醒脾，行氣消脹。適用於氣鼓。

方02

【方名】雞金散

【來源】《中華偏方大全》

【組成】沉香 9 克，雞內金 1 個，陳皮 15 克，砂仁 9 克。

【用法】上藥混合後研為末。每次服用 4.5 克，以薑湯送下。

【解秘】沉香、陳皮辛散溫通，健脾溫中，行氣止痛；雞內金消食化積，行氣消脹；砂仁行氣溫中，為醒脾調胃之要藥。四藥配伍，健脾溫中，行氣消脹。適用於氣鼓。

方03

【方名】花生赤小豆湯

【來源】《百病偏方新解》

【組成】花生、赤小豆各適量。

【用法】水煎服。

【解秘】花生仁具有滋養補益，滲濕利水，理氣之功；赤小豆功擅利水消腫。

二藥配伍，扶正與祛邪並施，適用於水鼓。

方04

【方名】豬膀胱方

【來源】《百病偏方新解》

【組成】豬膀胱 30 個。

【用法】豬膀胱洗淨，水泡透，用油炸焦，每天食 2～3 個，10～15 天吃完。

【解秘】豬膀胱，即豬脬，「以臟補臟」，具有補腎健脾、助氣化、利小便之功

效。適用於小便不利，水濕停留的水鼓。

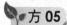 方 05

【方名】大戟棗子

【來源】《中華偏方大全》

【組成】大棗 300 克，大戟運根葉 1 握。

【用法】將上兩藥同煮一時，棄去大戟不用，時常吃棗。

【解秘】大棗甘溫，補脾益氣；大戟苦寒性降，瀉水逐飲，偏行臟腑之水濕。大棗與大戟同用，能緩大戟毒烈之藥性，保護胃氣。共奏健脾化濕，瀉水逐飲之功。

適用於水鼓。

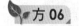 方 06

【方名】花椒粉

【來源】《百病偏方新解》

【組成】花椒籽 90 克。

【用法】將花椒炒研粉，每服 15 克，用黃酒拌匀，白酒送下。

【解秘】花椒籽，即椒目，功具溫中散寒，利水消腫；白酒、黃酒，溫經散寒，行氣活血。三藥配伍，共奏溫中健脾，行氣利水之功。

適用於血鼓。

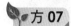 方 07

【方名】葫蘆瓢末

【來源】《百病偏方新解》

【組成】陳葫蘆瓢 1 具。

【用法】將瓢打碎用糯米酒浸泡 1 天，撈出炒焦為末，斟酌分數次吞服，或用水煎服亦可。

【解秘】陳葫蘆瓢甘、淡、平，有小毒，功具利水、止瀉、引吐之功；糯米酒有祛濕養胃，緩和陳葫蘆瓢之毒性，陳葫蘆瓢經糯米酒浸後炒焦，為末使用，有效成分容易溶出，更能彰顯清熱利水之功。適用於濕熱蘊結型鼓脹。

方 08

【方名】益母澤蘭飲

【來源】《百病偏方新解》

【組成】益母草 30 克，澤蘭 30 克。

【用法】水煎服，一天多

飲。

【解秘】益母草、澤蘭，二藥均具活血化瘀，利水消腫之功。水煎服，一天多飲，適用於肝脾血瘀型鼓脹，腹大堅滿，腫而堅硬者。

方09

【方名】鱉蒜湯（萬友生醫師方）

【來源】《名醫偏方秘方大全》

【組成】鱉魚 500 克，生獨頭蒜 80 克；或鱉甲 30～60克，大蒜 15～20 克。

【用法】加水煮沸，勿入鹽，每天 1 劑，淡食之。

【解秘】鱉魚滋養肝腎之陰，軟堅散結；《本草綱目》載大蒜：「其氣熏烈，能通五臟，達諸竅，去寒濕，辟邪惡，消癰腫，化癥積肉食，此其功也。」二藥配伍，軟堅散結，利水消腫。

適用於肝硬化之鼓脹。

方10

【方名】腹水丸（韓哲仙

醫師方）

【來源】《名醫偏方秘方大全》

【組成】製甘遂 3 份，黑丑 9 份，白丑 9 份，大黃 9份，檳榔 9 份，牙皂 9 份，萊菔子 9 份，陳皮 9 份。

【用法】上藥研末為丸，吞服 6～15 克。

【解秘】甘遂、黑丑、白丑、大黃味苦性寒，瀉下逐水；檳榔、牙皂、萊菔子、陳皮破氣消痰。諸藥配伍，峻下逐水，破氣消痰。適用於腹水初發，形體尚實，腹脹如鼓，二便不通，苔膩，脈弦滑。也適用於氣滯、血瘀、熱毒、痰濁、水蓄壅結之重證。

方11

【方名】外敷消腹水方（馬劍雲醫師方）

【來源】《名醫偏方秘方大全》

【組成】大蔥白 1000 克～1500 克。

【用法】將大蔥白洗淨切

碎，炒熟後加陳醋 100 克拌勻。令患者仰臥，用 4～5 層布墊全腹部以防燙傷皮膚，將拌勻之蔥攤布上，面積約直徑 20 公分以上的範圍。上覆蓋褥毯，熨半小時左右，蔥熱散盡即撤除之，1 天 2 次。

【解秘】大蔥白味辛性溫，散寒通陽，利尿消水。炒熟後加酸斂之陳醋，熨腹部，適用於腹水。

方 12

【方名】消水寬中湯（浚川醫師方）

【來源】《名醫偏方秘方大全》

【組成】陳胡蘆殼 50 克，白茅根 50 克。

【用法】水煎取濃汁，1 天 1 劑，代茶飲。

【解秘】陳葫蘆味淡氣薄，功專利水道而消腫；白茅根味甘性寒，清熱利尿而消腫。二藥配伍，利水消腫之功倍增。水煎代茶飲，適用於肝硬化腹水、腎炎腫脹。

五、頭　痛

頭痛是臨床常見的自覺症狀。一般分為外感頭痛與內傷頭痛兩類。外感頭痛因外邪致病，屬實證，起病較急，一般疼痛較劇，多表現為掣痛、跳痛、灼痛、脹痛、重痛，痛無休止；內傷頭痛以虛證或虛實夾雜證為多見，起病緩慢，疼痛較輕，表現為隱痛、空痛、昏痛，痛勢悠悠，遇勞加重，時作時止。基本病機為六淫邪氣侵襲（外感），情志不遂、飲食勞倦、跌仆損傷、體虛久病、稟賦不足、房勞過度（內傷）導致清陽之氣受阻，氣血凝滯；或肝鬱化火，上擾清竅，或腎精久虧，腦髓空虛失養；或脾虛失運，痰濁內生，上蒙清竅；或瘀血阻於腦絡，不通則痛。

常見於現代醫學的血管性頭痛、緊張性頭痛、三叉神經痛、外傷後頭痛、部分顱內疾病、神經官能症及某些感染性

疾病、五官科疾病的頭痛等。

方 01

【方名】白芷川芎散

【來源】《百病偏方新解》

【組成】白芷 30 克，川芎 15 克，甘草 6 克。

【用法】上藥共研細末，每天早、中、晚用茶水調服10 克。

【解秘】白芷味辛性溫，疏風散寒燥濕，通竅止痛，為治頭痛的要藥；川芎味辛苦性溫，行氣活血，祛風止痛；甘草味甘，緩急止痛。三味配伍，祛風散寒，活血止痛。適用於外感風寒所致的頭痛。本方味辛性溫，有溫燥傷陰之弊，肝陽上亢的頭痛忌用。

方 02

【方名】荊防羌芎湯

【來源】《新編偏方秘方大全》

【組成】荊芥、防風、羌活、川芎、細辛各 6 克，白芷9 克。

【用法】水煎服，1 天 1

劑，分 2 次服。

【解秘】荊芥、防風、羌活、細辛、白芷疏風解表，散寒止痛；川芎善行頭目，活血通竅，祛風止痛，為治頭痛之要藥。諸藥配伍，疏散風寒止痛。適用於外感風寒之頭痛。

方 03

【方名】頭痛塞鼻散（吳震西醫師方）

【來源】《名醫偏方秘方大全》

【組成】川芎 30 克，白芷 50 克，炙遠志 50 克，冰片7 克。

【用法】上藥共研細末，瓶裝密貯勿洩氣。以綢布或的確良一小塊，包少許藥末，塞入鼻孔，右側頭痛塞左鼻孔，左側頭痛塞右鼻孔。

【解秘】川芎辛溫升散，能上行頭目，祛風止痛；白芷辛散溫通，祛風散寒，宣利肺氣而通竅，升陽明清氣而止痛；炙遠志味辛，開宣肺氣而化痰，開通心氣而寧心安神；

冰片味辛氣香，開竅醒神，清熱止痛。四藥研末塞鼻，祛風、清熱、散寒，通竅止痛。適用於偏頭痛。

方 04

【方名】風熱頭痛方

【來源】《中華偏方大全》

【組成】石膏 30 克，菊花 30 克，川芎 30 克。

【用法】上藥混合後共研為末。每次服用 4.5 克，以茶調下。

【解秘】石膏味辛大寒，清熱和絡；菊花辛涼微寒，輕清上浮，疏散風熱；川芎活血通竅，祛風止痛。三藥配伍，疏風清熱，和絡止痛。

適用於風熱頭痛。

方 05

【方名】丹溪家珍治頭痛方

【來源】《中華偏方大全》

【組成】炒牛蒡子 15 克，石膏 15 克。

【用法】上藥混合後以水煎煮服用。

【解秘】炒牛蒡子辛散苦洩，寒能清熱，升散之中具有清降之性，外散風熱，內解熱毒；石膏味辛性大寒，外能解肌透熱；內能清瀉胃火。二藥配伍，疏風清熱，瀉火解毒。適用於偏頭痛。

方 06

【方名】桑菊芩連湯

【來源】《新編偏方秘方大全》

【組成】薄荷 6 克，桑葉、菊花各 9 克，黃芩 6 克，連翹 9 克，蔓荊子 12 克。

【用法】水煎服，每天 1 劑，分 2 次服。

【解秘】薄荷、桑葉、菊花、蔓荊子、連翹辛涼微寒，輕清上浮，疏散風熱，通竅止痛；一味黃芩清熱瀉火，防表熱達裏。諸藥配伍，疏清並施，表裏雙解。共奏疏風清熱，和絡止痛之功。適用於外感風熱之頭痛。

方 07

【方名】頭風湯（王德潤

醫師方）

【來源】《名醫偏方秘方大全》

【組成】地膚子 50 克，川芎 15 克，菊花 15 克。

【用法】水煎服，1 天 3 次。

【解秘】地膚子善清皮膚中之濕熱與風邪；菊花辛涼，輕清上浮，疏散風熱；川芎祛風止痛，活血通竅。三藥配伍，疏風清熱，通竅止痛。適用於偏頭痛，三叉神經痛。

方 08

【方名】羌芎藁本湯

【來源】《新編偏方秘方大全》

【組成】羌活、川芎各 9 克，甘草 3 克，防風、藁本各 6 克，蒼朮、白芷各 9 克。

【用法】水煎服，1 天 1 劑，分 2 次服。

【解秘】羌活、防風、藁本、白芷祛風除濕，散寒止痛；川芎辛溫通竅，活血止痛；蒼朮燥濕健脾；甘草益氣補中，緩急止痛。

諸藥配伍，祛風勝濕，通竅止痛。適用於外感風濕之邪所致頭痛。

方 09

【方名】天麻公雞藥膳

【來源】《百病偏方新解》

【組成】天麻 30 克，小公雞 1 隻。

【用法】加水燉食。

【解秘】天麻平肝潛陽息風；小公雞滋陰補虛。二藥燉食，平肝陽，補肝陰，適用於肝陽上亢型頭痛。

方 10

【方名】杜仲降壓方

【來源】《新編偏方秘方大全》

【組成】杜仲 30 克，夏枯草 25 克，菊花 10 克。

【用法】水煎服，1 次服。

【解秘】杜仲甘溫，補肝腎，能降血壓；夏枯草、菊花清肝熱，瀉肝火，平肝陽。諸藥配伍，補肝腎，潛亢陽。

適用於高血壓頭痛。

方 11

【方名】全蟲末（朱良春醫師方）

【來源】《名醫偏方秘方大全》

【組成】全蟲末。

【用法】以全蟲末少許置於太陽穴，以膠布封固，每天 1 換。

【解秘】全蟲味辛性平，入肝經，性善走竄，既平息肝風，又搜風通絡，有良好的解痙定痛之效。適用於偏頭痛。

方 12

【方名】桃花湯

【來源】《百病偏方新解》

【組成】桃花 10 餘朵。

【用法】水煎服，服後，吐頑痰。

【解秘】《本草綱目》載：「桃花，性走洩下降，利大腸甚快，用以治氣實人病水飲腫滿，積滯，大小便閉塞者，則有功無害，若久服即嘔吐，耗人陰血，損傷元氣。」本方以「害」為用，湧吐痰涎，適用於痰濁頭痛。

方 13

【方名】三生丸

【來源】《中華偏方大全》

【組成】白附子 30 克，半夏 30 克，天南星 30 克。

【用法】上藥混合後共研為細末，以生薑自然汁浸，蒸餅為丸，如綠豆大小。每次服用 40 丸，食後，以薑湯送下。

【解秘】白附子、天南星辛溫而燥，歸肝經，走經絡，善祛風痰而解痙止痛；半夏味辛溫而燥，燥濕化痰，為溫化寒痰之要藥。三藥配伍，祛風化痰，解痙止痛。

適用於痰厥頭痛。

方 14

【方名】南星荊芥丸

【來源】《新編偏方秘方大全》

【組成】膽南星、荊芥穗各 30 克，生薑汁少許。

【用法】上藥研成細末，用生薑汁調成丸，每次服 6

克，每天 2 次，飯後服。

【解秘】膽南星味苦微涼，清化熱痰；荊芥穗、生薑汁辛散溫通，祛風解表。三藥配伍，祛風化痰。

適用於痰濕之頭痛。

方 15

【方名】蘿蔔海帶藥膳

【來源】《新編偏方秘方大全》

【組成】白蘿蔔 300 克，海帶 100 克。

【用法】將海帶洗淨，用溫水浸泡 5 小時以上，連同浸泡的水一起裝入砂鍋內，先武火煮沸，再文火煨燉，將蘿蔔切片，待海帶煮沸後下入砂鍋同煮，直至爛熟。空腹將海帶蘿蔔湯一齊服下，可當菜吃，連服數月，療效顯著。

【解秘】白蘿蔔健脾化痰，除濁解膩；海帶鹹能軟堅，消痰散結，且能利水消腫。二藥配伍，共奏健脾化痰，軟堅散結之功。

適用於痰濕頭痛。

方 16

【方名】川烏膽星散

【來源】《新編偏方秘方大全》

【組成】生川烏 21 克，膽南星 16 克。

【用法】二藥共研細末，每服 2 克，1 天 2 次。

【解秘】生川烏辛熱升散，祛風除濕，溫經散寒；膽南星味苦微涼，清化熱痰。二藥研末口服，祛濕化痰，溫經止痛。適用於偏頭痛。

方 17

【方名】通絡頭風湯（李壽山醫師方）

【來源】《名醫偏方秘方大全》

【組成】川芎 15～30 克，當歸 10～20 克，細辛 5 克，蜈蚣 2 條。

【用法】先將藥物用冷水浸泡 15 分鐘，浸透後煎煮。首煎沸後文火煎 30 分鐘，二煎沸後文火煎 20 分鐘。煮好後兩煎混勻，總量以 200 毫升

為宜，每天服 1～2 劑，早晚分服或 5 小時 1 次。

【解秘】川芎、細辛芳香透達，清利頭目，活血止痛；當歸為補血之聖藥，活血行氣之要藥；蜈蚣性善走竄，搜風通絡止痛。四藥配伍，活血化瘀，通絡祛風止痛。

適用於頭痛、三叉神經痛、良性顱內壓增高症等病。症見劇烈的偏正頭痛，甚則泛惡嘔吐，舌偏淡紫，舌下絡脈多呈淡紫而長，脈弦或澀，婦女常在經期發作。中醫辨證屬於風痰血瘀阻滯清竅絡脈所致之偏正頭痛頑症。

方 18

【方名】刀豆根黃酒湯

【來源】《百病偏方新解》

【組成】刀豆根 15 克，黃酒 150 毫升。

【用法】二藥加水適量煎服。

【解秘】刀豆根辛溫，具有行氣止痛之功，《本草綱目拾遺》載：「刀豆根治頭風痛」；黃酒活血散寒，通竅止痛。二藥配伍，適用於氣滯血瘀、寒凝經脈型頭痛。

方 19

【方名】川芎蔓荊散

【來源】《新編偏方秘方大全》

【組成】川芎 250 克，蔓荊子 100 克，草紅花 29 克，當歸 50 克。

【用法】共研細末，每服 6 克，每天 2 次，飯後 1 小時服。

【解秘】川芎辛溫通竅，活血止痛；蔓荊子輕浮上行，疏散風熱，清利頭目；草紅花、當歸活血祛瘀；四藥配伍，通竅活血，祛瘀止痛。

適用於瘀血頭痛。

方 20

【方名】婦人血風頭痛方

【來源】《中華偏方大全》

【組成】山梔子 10 克，草烏 10 克。

【用法】上藥混合後共研為細末，以蔥自然汁調搽太陽

穴並眉上，切忌過眼，用後避風，視頭痛處塗之。

【解秘】山梔子苦寒清降，清熱瀉火，可治肝膽火熱上攻頭目；草烏味辛性熱，祛風除濕，溫經散寒，有明顯的止痛作用；二藥研細末，用發汗解表的蔥汁搓太陽穴並眉上。清熱瀉火，祛風除濕，散寒止痛。

適用於婦人血風頭痛。

方21

【方名】紫河車末

【來源】《百病偏方新解》

【組成】紫河車1具。

【用法】紫河車洗淨，煮熟焙乾為末，內服12～15克。

【解秘】紫河車為血肉有情之品，補益氣血，焙乾為末內服，適用於氣血不足所致的健忘失眠、頭痛。

方22

【方名】豬髓天麻藥膳

【來源】《新編偏方秘方大全》

【組成】豬腦髓1個，天麻10克，紹酒7克，川芎10克，薑汁2克，味精1克，白芷7克，精鹽1克。

【用法】將天麻、川芎、白芷洗淨，烘乾研成粉末，放入蒸碗內，豬腦髓挑淨血絲，洗淨入碗內，加入紹酒、味精、薑汁、精鹽及鮮湯150克，用濕棉紙封住碗口，軋鋼精鍋內蒸熟即成。

【解秘】豬腦髓「以髓補髓」，滋腎補腦；天麻平肝陽，息肝風，祛風通絡；川芎、白芷清利頭目，疏風活血。諸藥配伍，補腎益髓，平肝息風，通絡止痛，適用於肝腎虧虛，水不涵木之頭痛。

方23

【方名】黃蓍人參粥

【來源】《新編偏方秘方大全》

【組成】炙黃蓍30克，人參3～5克，棗仁10克，粳米100克，白糖適量。

【用法】將黃蓍、人參切成薄片，用冷水浸泡半小時，

入砂鍋煎沸，改用小火煎濃汁，取汁前半小時入棗仁。取汁2份於每日早晚同粳米加水適量煮粥。粥成後入白糖，稍黃即可。

【解秘】黃蓍、人參補中益氣；棗仁養心陰，益肝血而安神；粳米、白糖益氣健脾。諸藥配伍，養心肝而安神，補中氣而止痛。

適用於氣虛頭痛。

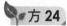 **方24**

【方名】頭痛神效方（段榮書醫師方）

【來源】《名醫偏方秘方大全》

【組成】老鷹1隻，母雞1隻，麻雀5隻，天麻30克，製附片3克，黨參20克。

【用法】前3味去毛去內臟，洗淨，將麻雀及3味藥置入母雞腔內，母雞置老鷹腔內，用線縫合，加水燉至肉爛，湯分3次，1天內服完，肉隨意食之。

【解秘】老鷹、母雞，祛風，補氣益血；麻雀壯陽益精，暖腰膝；天麻祛外風，通經絡；附片、黨參溫中益氣。諸藥配伍，祛風通絡，補氣益髓。適用於頭痛久治不癒者。

六、眩　暈

眩是指眼花或眼前發黑，暈是指頭暈甚或感覺自身或外界景物旋轉，二者常同時並見，故統稱為「眩暈」。輕者閉目即止；重者如坐車船，旋轉不定，不能站立，或伴有噁心、嘔吐、汗出，甚則昏倒等症狀。

基本病機為情志不遂、飲食不節、體虛年高、跌仆外傷等導致肝風內動，血虛腦失所養，精虧髓海不足，或痰濁壅遏，或化火上蒙。常見於現代醫學的梅尼埃綜合徵、高血壓病、低血壓、腦動脈硬化、椎基底動脈供血不足、貧血、神經衰弱等疾病。

方01

【方名】祛風雞蛋方

【來源】《新編偏方秘方大全》

【組成】殭蠶 9 克，荊芥穗、羌活、白芷、明天麻各 6 克，青皮 9 克，雞蛋 2 枚。

【用法】將上藥與雞蛋加水適量，共煮之，待雞蛋熟後去皮，再煮，令藥味入透，取出雞蛋即可食。

【解秘】殭蠶祛外風，散風熱，止痛止癢；荊芥穗、白芷、羌活、明天麻祛風濕，行氣止痛；青皮破氣行滯；雞蛋健腦益智。諸藥煮雞蛋食用，能祛風止眩。適用於風邪上攻所致的頭目眩暈。

方 02

【方名】菊芍制暈湯（鄧顯之醫師方）

【來源】《名醫偏方秘方大全》

【組成】菊花 15 克，白芍 15 克，鉤藤 15 克，刺蒺藜 10 克，法夏 10 克，枳實 10 克，竹茹 10 克。

【用法】水煎服，每天 1 劑。

【解秘】菊花、白芍、鉤藤、刺蒺藜疏散肝經風熱以平肝；法夏、枳實、竹茹化痰散結。諸藥配伍，清風熱，祛痰濕。適用於風痰上擾的眩暈症。

方 03

【方名】夏枯草豬肉方

【來源】《新編偏方秘方大全》

【組成】夏枯草 6～100 克，瘦豬肉 30～60 克。

【用法】加水適量，煮至肉熟即可。喝湯吃肉，每天 2 次。

【解秘】夏枯草辛苦性寒清肝火，散鬱結，降血壓；瘦肉滋陰潤燥，益氣降脂。夏枯草煮瘦肉，適用於肝火上炎之眩暈。

方 04

【方名】柿子汁

【來源】《百病偏方新解》

【組成】未成熟的柿子 5 個。

【用法】將未成熟的柿子洗淨，榨汁，每天服 6 克。

【解秘】未成熟的柿子通過滋肝陰，通大便，可平肝陽。適用於肝陽上亢之眩暈。

方 05

【方名】四神散

【來源】《中華偏方大全》

【組成】當歸 30 克，菊花 30 克，荊芥穗 30 克，旋覆花 30 克。

【用法】上藥混合後研為細末。每取 3 克，加水 250 毫升，蔥白 3 吋，茶末 3 克，煎至 175 毫升，溫服。服後良久，去枕，仰臥片刻。

【解秘】當歸質潤，長於補血，且活血止痛；菊花、荊芥穗疏散肝經風熱，平抑肝陽；旋覆花苦降辛開，降氣以抑肝陽。諸藥配伍，散風熱，養肝血，平肝陽。適用於眩暈頭痛，婦人血風。

方 06

【方名】川芎山藥散

【來源】《中華偏方大全》

【組成】山藥 15 克，川芎 15 克，甘菊花 15 克，白茯神 15 克，山萸肉 30 克，人參 15 克。

【用法】上藥混合後共研為細末。以酒調勻 6 克，每天 3 次。

【解秘】山藥、山萸滋陰補腎；人參、茯神益氣健脾，以促精血生化之源；川芎上行頭目，祛風止痛；甘菊花清肝熱，平肝陽。諸藥配伍，祛風止痛，平肝潛陽。

適用於風眩頭暈。

方 07

【方名】蠶豆花飲

【來源】《百病偏方新解》

【組成】蠶豆花 10 克。

【用法】將蠶豆花開水沖泡，當茶飲。

【解秘】蠶豆花芳香醒脾、化濁降濁、健脾消痰。《蘇州本產藥材》載：「蠶豆花可涼血，和胃。」《上海常用中草藥》載：「蠶豆花可止帶，降血壓。」「脾為生痰之

源」，脾胃調和則可以正常運化水濕，痰濕自消，帶下自減。常飲蠶豆花水，對痰濁中阻型的眩暈有效。

方 08

【方名】玉液湯

【來源】《中華偏方大全》

【組成】沉香（磨汁）45毫升，炮半夏 12 克。

【用法】將其混合後加生薑 10 片，水 500 毫升，煎煮至 250 毫升，飯後溫服。

【解秘】沉香芳香走竄，行氣解鬱；炮半夏味辛性溫，燥濕化痰，降逆和胃。二藥配伍，行氣解鬱，燥濕化痰。適用於頭目昏眩，氣鬱生涎。

方 09

【方名】黃精四草湯（董建華醫師方）

【來源】《名醫偏方秘方大全》

【組成】黃精 20 克，夏枯草 15 克，益母草 15 克，車前草 15 克，豨薟草 15 克。

【用法】水煎服，每天 1

劑。

【解秘】黃精補氣養陰，健脾補腎；夏枯草清瀉肝火而散結；益母草利水消腫，活血祛瘀；車前草、豨薟草滲利水濕。諸藥配伍，平肝補脾，通絡降壓。適用於眩暈，手麻，腫脹兼有高血壓者。

方 10

【方名】天麻豬腦方

【來源】《新編偏方秘方大全》

【組成】天麻 10 克，豬腦 1 個。

【用法】上二物，加清水適量，放瓦盅內隔水燉熟服食，每天或隔天 1 次，3～4次顯效。

【解秘】天麻既息肝風，又平肝陽，為治眩暈之要藥；豬腦「以腦補腦」，益髓健腦。二藥配伍，祛風通絡，益髓健腦。適用於眩暈。

方 11

【方名】豬腦湯

【來源】《百病偏方新解》

【組成】豬腦 1 個。

【用法】將豬腦用冷水洗去血，水煎 30 分鐘，連湯帶水吃下，每天吃 1～2 兩，連服 7 天為 1 個療程。

【解秘】「腦為髓之海」，「腎主骨生髓」。豬腦「以腦補腦」，具有滋腎填精之功。適用於腎精不足型眩暈。

方 12

【方名】腎陰虛眩暈方

【來源】《新編偏方秘方大全》

【組成】熟地黃 15 克，山萸肉 12 克，枸杞 15 克，山藥、菟絲子、川牛膝各 10 克，鹿角膠、龜板膠各 9 克。

【用法】水煎服，1 天 1 劑，分 2 次服。

【解秘】熟地、山萸肉、山藥滋陰補腎；枸杞、菟絲子補益肝腎；牛膝強腎益精；鹿角膠、龜板膠助陽滋陰。

諸藥配伍，滋補腎陰，益精填髓。適用於腎陰虛所致之眩暈。

方 13

【方名】腎陽虛眩暈方

【來源】《新編偏方秘方大全》

【組成】熟地黃 15 克，山藥 12 克，山茱萸 9 克，枸杞 12 克，杜仲、菟絲子、附子各 9 克，山楂 3 克，當歸 9 克，鹿角膠 10 克。

【用法】水煎服，1 天 1 劑，分 2 次服。

【解秘】熟地、山茱萸、山藥滋陰補腎；枸杞、杜仲、菟絲子補益肝腎；附子、鹿角膠溫補腎陽；山楂消食化積，行氣活瘀；當歸補血活血。諸藥配伍，溫補腎陽，填精補髓。適用於腎陽虛所致眩暈。

方 14

【方名】祛瘀定暈湯（彭述憲醫師方）

【來源】《名醫偏方秘方大全》

【組成】丹參 30 克，紅花 9 克，澤蘭 9 克，朱茯神 9 克，鉤藤 9 克，白蒺藜 9 克，

生珍珠母 30 克，田七 3 克（研末 2 次分服），甘草 3 克。

【用法】 水煎服，每天 1 劑。

【解秘】 丹參、紅花、澤蘭、田七活血化瘀，通竅止痛；朱茯苓、生珍珠母寧心安神；鉤藤、白蒺藜清熱祛風。

諸藥配伍，祛瘀通絡，清利頭目。適用於頭目暈眩，失眠多夢，甚至精神恍惚，舌邊紫黯，脈澀。

七、中 風

中風是以卒然昏仆，不省人事，半身不遂，口眼喎斜，語言不利為主症的病證。病輕者可無昏仆而僅見半身不遂及口眼（喎）斜等症狀。基本病機為在內傷的基礎上，復因勞逸失度、情志不遂、飲酒飽食或外邪侵襲等觸發，引起臟腑陰陽失調，血隨氣逆，肝陽暴漲，內風旋動，夾痰夾火，橫竄經脈，蒙蔽神竅。

常見於現代醫學的急性腦血管疾病，如缺血性中風和出血性中風、短暫性腦缺血發作、侷限性腦梗塞、原發性腦出血和蛛網膜下腔出血等。

方 01

【方名】 復癱湯（曾自豪醫師方）

【來源】《名醫偏方秘方大全》

【組成】 鬼見羽 10 克，丹參 15 克，澤蘭 10 克，甲珠 5 克，秦艽 10 克，澤瀉 10 克。

【用法】 水煎服，每天 1 劑。

【解秘】 鬼見羽、丹參、澤蘭、甲珠活血祛瘀，通經活絡；秦艽祛風邪，舒經絡，又善「活血榮筋」；澤瀉《本草綱目》謂：「滲濕熱，行痰飲」。諸藥配伍，活血化瘀，祛風通絡。

適用於中風之風中經絡，症見睡眠或休息時發病，發前可有頭暈，肢麻乏力，繼而出現口眼歪斜，語言蹇澀，口角流涎，半身不遂，而神志清

楚，舌紅，脈弦滑。

方 02

【方名】天麻鉤藤全蠍飲

【來源】《新編偏方秘方大全》

【組成】天麻 20 克，鉤藤 30 克，全蠍 10 克，白蜜適量。

【用法】天麻、全蠍加水 500 毫升，煎取 300 毫升後入鉤藤煮 10 分鐘，去渣，加白蜜混勻，每服 100 毫升，1 天 3 次。

【解秘】天麻、鉤藤、全蠍平肝息風，通絡止痛；白蜜清熱補中，潤燥止痛。

諸藥配伍，息風止痙，通絡止痛。適用於中風。

方 03

【方名】通腑化痰方（王俊國醫師方）

【來源】《名醫偏方秘方大全》

【組成】清半夏 12 克，製南星 12 克，茯苓 15 克，陳皮 9 克，枳實 9 克，菖蒲 9克，梔子 9 克，生大黃 9～15克，芒硝 6～9 克，瓜蔞 15～30 克，遠志 6 克。

【用法】水煎服，每天 1 劑。

【解秘】清半夏、製南星、茯苓、陳皮化痰散結；菖蒲、遠志寧心安神；大黃、芒硝、枳實通腑洩熱，涼血化瘀；梔子、瓜蔞清熱化痰。

諸藥配伍，通腑化痰，清熱消瘀。適用於急性缺血性腦卒中。

方 04

【方名】黃藤南菖湯（呂繼端醫師方）

【來源】《名醫偏方秘方大全》

【組成】大黃 12 克，雞血藤 60 克，膽南星 10 克，石菖蒲 15 克。

【用法】水煎 1 天 1 劑，分理處次服。昏迷者可鼻飼。

【解秘】大黃通腑洩熱，涼血化瘀；雞血藤補血活血通絡；膽南星、石菖蒲清熱化痰

開竅。諸藥配伍，通腑洩熱，豁痰開竅，活血活絡。

適用於中風痰火瘀閉證，症見暴仆暴喑，口眼喎斜，手足不遂，昏不知人，伴口臭，大便秘結等。

方 05

【方名】蚯蚓方

【來源】《百病偏方新解》

【組成】蚯蚓 2～4 條。

【用法】將蚯蚓炒至焦黃後，用開水送服。

【解秘】蚯蚓，即地龍，性寒味鹹，有清熱平肝、能通經活絡、化痰利水之功。炒至焦黃，用開水沖服，適用於半身不遂。

方 06

【方名】半身不遂方

【來源】《中華偏方大全》

【組成】雞蛋 10 個，白蒺藜 250 克。

【用法】將白蒺藜炒後去刺，捶碎，以水煮滾，放入雞蛋 10 個再煮，以雞蛋浮起為度，單吃雞蛋。

【解秘】雞蛋所含的營養成分全面且豐富，而被稱為「人類理想的營養庫。」白蒺藜祛風疏肝，行氣活血。以白蒺藜煮雞蛋食用，適用於半身不遂。

方 07

【方名】葛粉麵條方

【來源】《新編偏方秘方大全》

【組成】葛粉 250 克，荊芥穗 50 克，豆豉 150 克。

【用法】葛粉作麵條，荊芥穗、豆豉共煮沸，去渣留汁，葛粉麵條放藥汁中煮熟，空腹食。

【解秘】葛粉甘辛性涼，輕揚升散，發汗解表，解肌退熱，能直接擴張血管，使外周阻力下降，而有明顯的降壓作用；荊芥穗辛散氣香，祛風解表，透散邪氣，宣通壅結；豆豉辛散苦洩性涼，既能透散外邪，又能宣散邪熱。

三藥配伍，祛風通絡，解肌退熱。適用於中風，言語蹇

澀，神昏，手足不遂。

方 08

【方名】通絡復癱湯（邱幸凡醫師方）

【來源】《名醫偏方秘方大全》

【組成】丹參 30 克，赤芍 30 克，炮山甲 10 克，水蛭 6 克，當歸 60 克，雞血藤 30 克，黃蓍 45 克。

【用法】水煎服，每天 1 劑。

【解秘】丹參、赤芍、炮山甲、水蛭活血化瘀通絡；當歸、黃蓍、雞血藤益氣補血。諸藥配伍，益氣養血，化瘀通絡。

適用於腦卒中半身癱瘓偏於氣血不足者，症見半身不遂，肢軟乏力，日久不復。

方 09

【方名】鱔魚血

【來源】《百病偏方新解》

【組成】鱔魚血若干。

【用法】取鱔魚血，左歪者塗右，右歪者塗左。

【解秘】鱔魚血為血肉有情之品，具有活血通絡之功。《本草再新》載：「鮮魚血能治血分，理腰腳氣，利關節，活脈絡」。

鱔魚血塗口角，適用於絡道瘀阻所出現的口眼歪斜。

方 10

【方名】大蒜瓣

【來源】《百病偏方新解》

【組成】大蒜 2 瓣。

【用法】將大蒜瓣去皮，搗爛塗牙齦上。

【解秘】大蒜有明顯的刺激性，能宣竅通絡，行氣化痰。搗爛塗牙齦上，實則刺激齦交穴，以化痰開竅。

適用於中風不語。

方 11

【方名】開關散

【來源】《中華偏方大全》

【組成】北細辛（去葉、土）15 克，豬牙皂莢（去皮、弦）60 克。

【用法】兩味共研為細末，取用少許吹入鼻中即醒。

然後以針刺十指，位於離指甲一韭菜葉寬處，出血為妙。

【解秘】北細辛辛散溫通，芳香透達，外能發散風寒，內能化濕濁，通鼻竅；豬牙皂莢味辛而性竄，入鼻則嚏，入喉則吐，能開噤通竅。二藥研為細末，吹入鼻中，開關通竅。適用於中風厥倒，不省人事，牙關緊閉。

方 12

【方名】三聖散

【來源】《中華偏方大全》

【組成】琥珀 7.5 克，沒藥 7.5 克，乾蠍 7 枚。

【用法】上藥混合後研為細末，每次取用 15 克，以皂角末 3 克，濃煎湯與梨汁相和調下，須臾吐出涎毒便能語。

【解秘】琥珀質重而鎮，鎮驚安神，活血散瘀；沒藥辛散走竄，味苦通洩，內能宣通臟腑氣機，外能透達經絡，活血行氣止痛；乾蠍性善走竄，搜風通絡止痛。

三藥研為細末，與開噤通竅的皂角末煎湯，共奏活血散瘀，通絡止痛之功。適用於中風舌強不語。

方 13

【方名】竹瀝湯

【來源】《中華偏方大全》

【組成】生葛汁 60 毫升，竹瀝 120 毫升，生薑汁 20 毫升。

【用法】上藥混合均勻，分作 2 次以溫開水送下。

【解秘】生葛汁甘辛性涼，輕揚升散，發汗解表，解肌退熱，能直接擴張血管，使外周阻力下降，而有明顯的降壓作用；竹瀝性寒滑利，善滌痰洩熱而開竅定驚；生薑汁辛散溫通，溫胃散寒，降逆止嘔。三藥配伍，滌痰洩熱，通竅開音。適用於中風，半身不遂，舌強不語。

方 14

【方名】訶子清音湯

【來源】《中華偏方大全》

【組成】訶子（半生半炮）49 個，桔梗（半生半炒）30

克。甘草（半生半炙）6 克

【用法】上藥混合後共研為細末。每次取用 21 克，用煎熟童小便 300 毫升，調勻服用。

【解秘】訶子酸澀而苦，既能斂肺下氣止咳，又能清肺利咽開音；桔梗辛散苦洩，開宣肺氣，利咽開音；甘草味甘性平，補益心脾，祛痰止咳。

三藥配伍，宣降肺氣以化痰，通利咽喉以開音。適用於中風，失音。

方 15

【方名】白附化痰通絡方

【來源】《新編偏方秘方大全》

【組成】白附子 10 克，石菖蒲 12 克，遠志、天麻各 10 克，全蠍 15 克，羌活、製南星各 10 克，木香 6 克，甘草 5 克。

【用法】水煎服，每天 1 劑，1 天 2 次。

【解秘】白附子、南星祛風化痰；石菖蒲、遠志祛痰宣竅；天麻、全蠍息風通絡；羌活、木香、甘草健脾行氣化濕。諸藥配伍，祛風化痰，宣通竅絡。

適用於中風後遺症而以語言不利為主者。

方 16

【方名】通脈舒絡湯（張學文醫師方）

【來源】《名醫偏方秘方大全》

【組成】黃耆 30 克，紅花 10 克，川芎 10 克，地龍 15 克，川牛膝 15 克，丹參 30 克，桂枝 6 克，山楂 30 克。

【用法】水煎服，每天 1 劑。

【解秘】黃耆、紅花、川芎、丹參益氣活血，化瘀止痛；地龍、牛膝、桂枝通絡止痛；山楂行氣散瘀。

諸藥配伍，益氣活血、通脈舒絡，排滯蕩邪，祛瘀生新。適用於中風、痺證等偏於氣虛血瘀者。

方 17

【方名】紅龍根湯（姚尊華醫師方）

【來源】《名醫偏方秘方大全》

【組成】紅花（後下）15～25克，地龍25～40克，葛根30～50克。

【用法】水煎服，每天（或隔天）1劑，10劑為1個療程，休息3～5天繼服。

【解秘】紅花辛散溫通，活血通經，祛瘀止痛；地龍性走竄，善於通行經絡且息風止痙；葛根輕揚升散，發散風熱，解肌退熱。

三藥配伍，祛風解肌，行瘀通絡。適用於腦血栓。

方 18

【方名】益氣活血通絡方（俞芝江醫師方）

【來源】《名醫偏方秘方大全》

【組成】黃蓍20～60克，黃精15～20克，川芎6～10克，丹參15～20克，桃仁6～10克，當歸10～30克，赤芍12～20克，炮山甲10～15克。

【用法】水煎服，每天1劑。

【解秘】黃蓍、黃精補氣養陰；川芎、丹參、桃仁、當歸、赤芍、炮山甲活血祛瘀通絡。諸藥配伍，益氣養陰，活血通絡。

適用於缺血性腦卒中，症見頭痛、頭暈、肢軟等；血栓阻塞腦血管，可出現口眼歪斜，語言障礙，肢體偏癱等各種症。

方 19

【方名】復原湯（張忠鵬醫師方）

【來源】《名醫偏方秘方大全》

【組成】伸筋草15克，路路通15克，雞血藤15克，丹參15克，絲瓜絡12克。

【用法】水煎服，每天1劑。

【解秘】伸筋草、路路

通、絲瓜絡祛風活絡；雞血藤、丹參活血祛瘀，舒經活絡。諸藥配伍，舒筋活血，通絡消瘀。

適用於中風後遺偏癱。

方 20

【方名】花杞酒（李華安醫師方）

【來源】《名醫偏方秘方大全》

【組成】白花蛇 3 條，枸杞子 100 克，大蜈蚣 10 條。

【用法】上藥加入酒 750 克中浸泡 1 週即成，此方內服外用均可，成人每服 30～50 毫升，1 天 3 次。外用時，取花杞酒適量，加溫至患處肌膚適應為度，每天 2～3 次，反覆塗擦患部，致使局部發熱為止。

【解秘】白花蛇祛風、通絡、止痙；枸杞補益肝腎；蜈蚣性溫走竄，通絡止痛。三藥泡酒，滋補肝腎，祛風通絡。

適用於中風後遺症，痺證，痿證等。

八、癭 病

癭病是以頸前喉結兩旁結塊腫大為主要臨床特徵的一類疾病。基本病機為情志內傷、飲食及水土失宜，導致氣滯、痰凝、血瘀壅結頸前。

常見於現代醫學的單純性甲狀腺腫、甲狀腺功能亢進症、甲狀腺炎、甲狀腺瘤、甲狀腺癌等疾病。

方 01

【方名】自然銅方

【來源】《百病偏方新解》

【組成】自然銅若干。

【用法】將自然銅貯存水甕中，逐日飲。

【解秘】自然銅成分主要含有鐵、碘等元素。《仁齋直指方》記載自然銅治療項下氣癭，方法為「自然銅貯水甕中，逐日飲食，皆用此水，其癭自消，或火燒煙氣，久久吸之亦可。」

方 02

【方名】海藻小麥散

【來源】《百病偏方新解》

【組成】海藻 500 克，小麥麵 500 克，陳年醋 500 克。

【用法】三味藥和，爆乾，往返，醋盡，合搗為散，酒服 1 匙，每天 3 次。

【解秘】海藻軟堅散結，有消散腫塊的作用；小麥扶正益氣，鼓邪外出；醋生津，助海藻軟化腫塊；酒行氣活血。四藥配伍，扶正與祛邪共施，軟堅與消散並用，則氣癭所致的局部腫塊及墜脹感自然得到緩解。

方 03

【方名】海帶豆腐湯

【來源】《中華偏方大全》

【組成】豆腐、水發海帶各 120 克，調料適量。

【用法】將上藥按常法煮湯服食，每天 1 劑，連服 15～20 天。

【解秘】豆腐清熱潤燥，健脾利濕；海帶化痰軟堅，消癭散結。二藥配伍，軟堅化痰，清熱利水。

適用於甲狀腺腫大。

方 04

【方名】山藥蓖麻子外用方

【來源】《中華偏方大全》

【組成】蓖麻子 3 粒，鮮山藥 1 塊。

【用法】將山藥去皮洗淨，與蓖麻子共搗爛，調和均勻後貼敷於患部，每天更換 2 次。

【解秘】蓖麻子消腫拔毒，瀉下潤滯；鮮山藥滋陰生津。二藥搗敷，消癭散結。

適用於甲狀腺腫大。

方 05

【方名】紅糖醃海帶

【來源】《中華偏方大全》

【組成】紅糖適量，水發海帶 250 克。

【用法】將海帶洗淨後切絲，加入適量紅糖拌勻，醃漬半天後即可食用。每天 1 劑

【解秘】紅糖益氣補血，活血化瘀；海帶化痰軟堅，消癭散結。紅糖醃海帶食用，活

血化瘀，軟堅散結。

適用於甲狀腺腫大。

方 06

【方名】紫菜決明茶

【來源】《中華偏方大全》

【組成】決明子 25 克，
紫菜 30 克。

【用法】將上 2 味以水煎
取汁，代茶飲用，每天 1 劑。

【解秘】決明子《本草求
真》謂：「苦能洩熱，鹹能軟
堅。」紫菜化痰軟堅，清熱利
水。二藥水煎取汁，代茶飲
用，化痰散結，清熱利水。

適用於甲狀腺腫大。

方 07

【方名】半夏海藻方

【來源】《中華偏方大全》

【組成】半夏 10 克，夏
枯草、海藻、昆布各 15 克，
丹皮 12 克。

【用法】水煎服，每天 1
劑。

【解秘】半夏、夏枯草、
海藻、昆布化痰軟堅，消癭散
結；丹皮苦寒，清熱涼血之

中，善於散瘀消癭。二藥水煎
服，清熱散結，化痰軟堅。

適用於慢性甲狀腺炎。

方 08

【方名】平亢湯（徐化元
醫師方）

【來源】《名醫偏方秘方
大全》

【組成】生牡蠣 30 克，
夏枯草 30 克，胡黃連 3～8
克，丹皮 15 克，生白芍 30
克，肥知母 10 克，芸苔子
（油菜子）15～30 克，大生
地 15～30 克，香附 15 克。

【用法】水煎服，每天 1
劑。

【解秘】生牡蠣、夏枯草
清肝平肝，軟堅散結；胡黃
連、丹皮涼血清熱；生白芍、
肥知母，大生地滋腎養肝；芸
苔子、香附行氣祛瘀，消腫散
結。諸藥配伍，疏肝瀉火，化
痰軟堅，消瘀散結，滋腎養
肝。適用於甲狀腺機能亢進患
者，症見食慾亢進，心煩急
躁，神經過敏，精神緊張，怕

熱，心悸，自汗，盜汗，口乾喜冷飲，或大便溏薄，或便秘，或鼻衄、牙衄。

方09

【**方名**】貓白消瘻湯（蔣運祥醫師方）

【**來源**】《名醫偏方秘方大全》

【**組成**】貓爪草 30 克，白頭翁 15 克，海浮石 15 克，丹參 15 克，赤芍 15 克，柴胡 9 克，甘草 9 克，炒山梔 9 克，枳實 6 克。

【**用法**】水煎服，每天 1 劑。

【**解秘**】貓爪草、白頭翁、海浮石清熱化痰散結；丹參、赤芍清熱活血散瘀；柴胡、枳實行氣解鬱；甘草、炒山梔清熱解毒。諸藥配伍，清熱化痰，行氣活血，軟堅散結。適用於亞急性甲狀腺炎，症見甲狀腺腫塊，質硬，壓痛，頸部作脹刺痛。

方10

【**方名**】張氏治瘻方（張

羨珍醫師方）

【**來源**】《名醫偏方秘方大全》

【**組成**】鉤藤 9 克，丹皮 9 克，黃藥子 9 克，夏枯草 9 克，海藻 9 克，昆布 9 克，地丁草 12 克。

【**用法**】水煎服，每天 1 劑。

【**解秘**】鉤藤、丹皮平肝清熱；黃藥子、夏枯草、海藻、昆布化痰軟堅；地丁草清熱解毒，涼血消腫。諸藥配伍，平肝清熱，化痰軟堅。

適用於肝熱痰濕型慢性淋巴性甲狀腺炎。

方11

【**方名**】紫菜蘿蔔飲

【**來源**】《新編偏方秘方大全》

【**組成**】紫菜 15 克，白蘿蔔 250 克，陳皮 5 克。

【**用法**】將上述 3 味切碎，加水共煎煮半小時，臨出鍋前加鹽少許調味。可吃可飲。

【解秘】紫菜化痰軟堅，清熱利水；白蘿蔔、陳皮化痰消積調中。三藥配伍，理氣調中，化痰軟堅。適用於甲狀腺腫大及淋巴堅腫。

方 12

【方名】二海紫龍飲

【來源】《新編偏方秘方大全》

【組成】海藻、海帶、紫菜、龍鬚菜各 20 克。

【用法】煎湯，代茶飲用。

【解秘】海藻、海帶、紫菜化痰軟堅，消癭散結；龍鬚菜軟堅散結、清熱解毒、利濕助消化。諸藥配伍，清熱化痰，軟堅散結。適用於甲狀腺腫大、淋巴結腫大。

方 13

【方名】紫菜黃藥酒

【來源】《新編偏方秘方大全》

【組成】紫菜 100 克，黃獨（即黃藥子，中藥店有售）50 克，高粱酒（60 度以上）適量。

【用法】將 2 味用酒共浸泡 10 天，每天適量飲用。

【解秘】紫菜化痰軟堅，清熱利水；黃藥子化痰軟堅，散結消癭；高粱酒溫血通脈，祛風散寒。二藥泡高粱酒飲用，軟堅消瘀。

適用於甲狀腺腫大。

方 14

【方名】青柿膏

【來源】《新編偏方秘方大全》

【組成】青柿子（未成熟者）1000 克，蜂蜜適量。

【用法】將柿子洗淨，去柄，切碎，搗爛，以紗布擠壓取汁。將柿汁放在鍋中煮沸，改用文火煎熬成膏狀，加入蜂蜜 1 倍，攪勻，再煎如蜜，停火待冷裝瓶備用。每次 1 湯匙，以沸水沖溶飲用，每天 2 次。

【解秘】青柿子清熱生津，化痰軟堅；蜂蜜益氣補中，解毒消瘡。青柿子與蜂蜜熬膏食用，清熱化痰，解毒消

腫。適用於地方性甲狀腺腫和甲狀腺功能亢進症。

九、瘧 疾

瘧疾是感受瘧邪引起的以寒戰、壯熱、頭痛、汗出、休作有時為臨床特徵的一類疾病。基本病機為感受瘧邪，邪伏於半表半裏，邪正相爭，則寒熱發作；正勝邪卻，則寒熱休止。

常見於現代醫學瘧疾、類瘧疾患，如回歸熱、黑熱病、病毒性感染以及部分血液系統的疾病等。

方 01

【方名】青蒿飲

【來源】《新編偏方秘方大全》

【組成】青蒿 30 克。

【用法】水煎代茶飲，於發作前 2 小時服，連服 3 天。

【解秘】青蒿辛寒芳香，辛香透散，長於清透陰分伏熱，苦寒清熱，尤善除瘧疾寒熱。水煎代茶飲，適用於瘧疾。然本藥味苦性寒，脾胃虛弱，腸滑泄瀉者忌用。

方 02

【方名】檳榔常山丸

【來源】《中華偏方大全》

【組成】檳榔 9 克，常山 21 克。

【用法】上藥混合後共研為細末，以雞子清糊丸，如梧桐子大小。每次服用 30 丸，以溫酒或醋湯吞下。未發先夜服 1 次，發日五更初再服 1 次。若久病則多服取效。

【解秘】檳榔與常山相須為用，祛痰截瘧，行氣消積。適用於瘧疾。

方 03

【方名】半邊蓮雞蛋方

【來源】《新編偏方秘方大全》

【組成】半邊蓮 30 克，雞蛋 2 枚。

【用法】加水同煮至雞蛋熟，去殼，在瘧疾發作前 2 小時服。

【解秘】半邊蓮清熱解

毒，利水消腫；雞蛋扶正祛邪。半邊蓮煮雞蛋食用，清熱解毒，化濕截瘧。

適用於瘧疾。

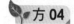
方 04

【方名】馬蘭飲

【來源】《新編偏方秘方大全》

【組成】馬蘭 30 克，白糖 20 克。

【用法】放入杯中以沸水沖泡，發作前半小時服用。

【解秘】馬蘭味辛性涼，清熱涼血，解毒消腫；白糖味甘性平，和中緩急，生津潤燥。二藥配伍，清熱解毒。

適用於瘧疾。

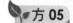
方 05

【方名】二仙飲

【來源】《中華偏方大全》

【組成】桂枝 15 克，青蒿 60 克。

【用法】將上藥混合後共搗細末。每次服用 3 克，未發作前，以冷酒送下。

【解秘】桂枝辛甘溫煦，善宣陽氣於衛分，暢營血於肌表，發汗解肌；青蒿辛寒芳香，主入肝膽，善除瘧疾寒熱，為治療瘧疾之良藥。二藥搗細末，冷酒送下，解表截瘧。適用於小兒諸瘧，不拘久遠。

方 06

【方名】截瘧方（祁振華醫師方）

【來源】《名醫偏方秘方大全》

【組成】柴胡 6 克，常山 3 克，草果 4.5 克，檳榔 6 克，梔子 4.5 克。

【用法】水煎服，每天 1 劑。

【解秘】柴胡祛邪解表退熱，和解少陽；常山、草果、檳榔化痰截瘧；梔子苦寒清降，清利下焦濕熱。諸藥配伍，祛邪截瘧，和解表裏。

適用於正瘧。

方 07

【方名】瘧疾方

【來源】《中華偏方大全》

【組成】草果 15 克，常山 15 克，甘草 15 克，柴胡 15 克。

【用法】上藥混合後以水 500 毫升，煎煮至 300 毫升，露放 1 夜，發日預先服用。

【解秘】草果、常山除痰截瘧；甘草清熱解毒；柴胡辛散苦洩，微寒退熱，善於疏散少陽半表半裏之邪，有退熱截瘧之功。四藥配伍，和解表裏，除痰截瘧。適用於正瘧。

方 08

【方名】竹葉常山湯

【來源】《中華偏方大全》

【組成】淡竹葉 1 握，常山 90 克，小麥 30 克。

【用法】上藥加水 300 毫升浸漬 1 夜，晨起煮取 120 毫升，分 3 次溫服。

【解秘】淡竹葉甘淡，滲濕利尿，引熱下行；常山辛開苦洩，善祛痰而截瘧，為治瘧之要藥；小麥甘涼入心，益氣陰，輕浮走表，實腠理，固皮毛，除虛熱。三藥配伍，祛痰

截瘧，益氣除熱。

適用於溫瘧壯熱微寒，乾嘔、手足煩熱。

方 09

【方名】常山檳榔湯

【來源】《新編偏方秘方大全》

【組成】常山、檳榔、半夏、烏梅各 9 克。

【用法】水煎服，每天 1 劑，連服 3 天。

【解秘】常山、檳榔、半夏化痰截瘧；烏梅味酸而澀，生津止渴。四藥配伍，行氣化痰，截瘧。適用於溫瘧。

然常山有小毒，檳榔辛散苦洩，孕婦慎用。

方 10

【方名】香附草烏湯

【來源】《新編偏方秘方大全》

【組成】製香附 30 克，制草烏 15 克。

【用法】水煎服，每天 1 劑，1 次服。

【解秘】製香附辛味甚

烈，開鬱散氣；製草烏味辛性熱，溫經散寒。二藥配伍，溫陽達邪，截瘧殺蟲，開痰理氣。適用於寒冷瘧疾。血分有熱及孕婦忌用。

方 11

【方名】二甘湯

【來源】《新編偏方秘方大全》

【組成】甘草、甘遂各100克。

【用法】研細末混合，收貯瓶中備用，治時取藥末0.5～1克，用消毒棉花包裹，使呈球狀，放置腋窩中，外覆以4平方公分的膠布，四周固定粘緊，勿使洩，每次貼藥1宿2天，在發病前3小時貼藥。

【解秘】甘草味甘性平，袪痰止咳，調和諸藥；甘遂苦寒性降，有毒，善行經隧之水濕，瀉下逐飲力峻。二藥配伍，甘草制甘遂之峻而解毒，共奏袪痰破積之功。適用於間日瘧、惡性瘧。

方 12

【方名】截瘧吐方（孟澍江醫師方）

【來源】《名醫偏方秘方大全》

【組成】甜茶10克，烏梅9克，檳榔6克，殭蠶10克，甘草8克。

【用法】先泡後煎，於瘧疾發作前4小時服下，服後即吐出痰涎。如不吐，可用手指或鵝翎探喉中以取吐。

【解秘】甜茶清熱解毒，生津潤肺；烏梅味酸而澀，生津止渴；檳榔、殭蠶化痰截瘧；甘草袪痰止咳，調和諸藥；諸藥配伍，清熱解毒，化痰截瘧。本方適用於時瘧、間日瘧、溫瘧。

第五節·腎系病證

一、水　腫

水腫是體內水液瀦留，氾濫肌膚，表現以頭面、眼瞼、四肢、腹背，甚至全身浮腫為

特徵的一類病證。

　　基本病機為風邪襲表、瘡毒內犯、外感水濕、飲食不節及稟賦不足、久病勞倦導致肺失通調，脾失轉輸，腎失開闔，三焦氣化不利。

　　常見於現代醫學的腎性水腫、心性水腫、肝性水腫、營養不良性水腫、功能性水腫、內分泌失調引起的水腫等。

方 01

【方名】西瓜大蒜方

【來源】《百病偏方新解》

【組成】西瓜 1 個，大蒜頭 7 個。

【用法】將西瓜頂切開，將蒜搗爛入瓜內，攪勻後，用薑片蓋好固定，用水煮，食下。

【解秘】西瓜味甘淡，利水消腫；大蒜、薑片均味辛，能疏散風邪，宣肺行水，符合「氣行則水行」、「氣聚則水停」的醫理。故，三藥配伍，適用於風水證，頭面水腫延及四肢，以及腹部水腫。

方 02

【方名】赤小豆樟柳汁

【來源】《新編偏方秘方大全》

【組成】赤小豆 100 克，樟柳根 60 克。

【用法】先煎樟柳根，取汁，去渣，以樟柳根汁煮赤小豆，將豆煮至爛熟，空腹吃，渴後飲汁，連服 3 天。

【解秘】赤小豆健脾利濕，消腫解毒；樟柳根祛風利濕，消腫止痛。二藥配伍，利水消腫，疏風解毒。適用於風水相搏所致的水腫。

方 03

【方名】防己茯苓湯

【來源】《中華偏方大全》

【組成】黃耆 10 克，防己 30 克，甘草 20 克，桂枝 60 克。

【用法】水煎溫服，每天 1 劑。忌鹽。

【解秘】黃耆既能補脾益氣，又能利尿消腫；防己苦寒降利，清熱利水；甘草益氣健

脾；桂枝袪風散寒，溫陽化氣。諸藥配伍，疏風清熱，益氣行水。適用於風水相搏，衛陽已虛之水腫。

方 04

【方名】冬瓜赤小豆丸

【來源】《百病偏方新解》

【組成】大冬瓜 1 個，赤小豆若干。

【用法】將冬瓜切蓋去瓤，以赤小豆填滿，合蓋，以紙筋泥封固，曬乾，將瓜放入米糠內煨至火盡，取出切片，同赤小豆共焙乾為末，水泛如梧桐子大，每服 70 丸，煎冬瓜湯送下，每天 3 次。

【解秘】冬瓜、赤小豆，二藥均甘，涼，均能清熱利尿消腫。適用於濕熱壅盛型水腫。

方 05

【方名】糖白菜心

【來源】《百病偏方新解》

【組成】大白菜心 1 碗，白糖 50 克。

【用法】蒸熟放涼吃，每

天 1 次。

【解秘】白菜性味甘平，清熱除煩，解渴利尿，通利腸胃；白糖利尿養陰。

二味蒸熟後性溫，適用於水濕浸淫型水腫。

方 06

【方名】牛郎丸

【來源】《中華偏方大全》

【組成】黑牽牛 15 克，檳榔 7.5 克。

【用法】上藥混合共研為細末。每次服用 3 克，氣脹以紫蘇湯送下，水腫以酒送下。

【解秘】黑牽牛苦寒降洩，通利二便以逐水；檳榔味苦性溫，既能利水，又能行氣。二藥配伍，峻下逐水，行氣利水。

適用於水濕浸漬型水腫。

方 07

【方名】鯽魚赤小豆飲

【來源】《新編偏方秘方大全》

【組成】鯽魚 240 克，赤小豆 120 克，商陸 3 克。

【用法】鯽魚去鱗、腸肚等，洗淨，與赤小豆、商陸同煮，至豆熟魚爛成濃湯，不拘時，代茶飲。

【解秘】鯽魚味甘性溫，有益氣健脾、利水消腫；赤小豆味甘性平，清熱利尿消腫；商陸苦寒性降，通利二便排水濕，且消腫散結。三藥配伍，煎成濃湯，代茶飲，健脾，利水，消腫。

適用於水濕浸漬之水腫。

方 08

【方名】陳蠶豆湯

【來源】《百病偏方新解》

【組成】陳蠶豆若干。

【用法】煎湯服。

【解秘】中醫認為蠶豆性平，味甘。具有健脾益胃、利濕消腫、解毒的功效。適用於脾陽虛衰，氣不化水所致的下焦水濕停聚的陰水證。

方 09

【方名】鯉魚二澤湯

【來源】《百病偏方新解》

【組成】鯉魚 1 條，澤漆

25 克，澤瀉 25 克，茯苓 15 克，桑白皮 15 克。

【用法】水煎服，分 4 次服。

【解秘】鯉魚健脾利水；澤漆、澤瀉、茯苓、桑白皮均能利水消腫。諸藥配伍，適用於陰水證。

方 10

【方名】桂心葶藶丸

【來源】《中華偏方大全》

【組成】桂心 60 克，生葶藶 180 克。

【用法】將上藥搗散，以蜜和丸，如梧桐子大小。每次服用 10 丸，每天 2 次。

【解秘】桂心甘溫，既可溫扶脾陽以助水運，又可溫腎陽，逐寒邪以助膀胱氣化，而行水濕痰飲之邪；生葶藶苦降辛散，瀉肺平喘，利水消腫。二藥配伍，溫陽助運，利水消腫。適用於陰水。

方 11

【方名】強心益氣湯（奚鳳霖醫師方）

【來源】《名醫偏方秘方大全》

【組成】萬年青根 15～60 克，人參 10～20 克（或用黨參、太子參），製附子 3～20 克，麥門冬 15～20 克，五味子 5～10 克。

【用法】先將藥用水浸泡 30 分鐘，再放火上煎 30 分鐘，每劑煎 2 次。將 2 次煎出的藥液混合。每天 1 劑，早、晚分服。

【解秘】萬年青根強心利尿，清熱解毒；人參、製附子溫陽益氣；麥門冬、五味子養陰生津。諸藥配伍，溫陽益氣，養陰補心。適用於充血性心力衰竭 II、III 度，症見心悸，胸悶，氣喘，下肢水腫，脈細數無力。

方 12

【方名】藻朴方（張琪醫師方）

【來源】《名醫偏方秘方大全》

【組成】海藻 40 克，二丑各 30 克，木香 15 克，川朴 50 克，檳榔 20 克，人參 15～20 克，茯苓 50 克，白朮 25 克。

【用法】水煎服，每天 1 劑。

【解秘】海藻、二丑利水消腫；木香、川朴、檳榔行氣散結；人參、茯苓、白朮健脾益氣。諸藥配伍，行氣逐水，益氣健脾。

適用於肝硬化腹水。

方 13

【方名】腐泔豬膽方（李克紹醫師方）

【來源】《名醫偏方秘方大全》

【組成】鮮豬膽 1 個，豆腐漿 1 大碗。

【用法】將豆腐漿加熱後，攪入豬膽汁飲之。如無鮮豬膽，用乾者置溫水中泡開亦可用。

【解秘】鮮豬膽清熱潤燥解毒；豆腐漿清熱利尿。二藥配伍，行宿水，清熱解毒。

適用於肝硬化腹水。

方 14

【方名】水腫湯（章真如醫師方）

【來源】《名醫偏方秘方大全》

【組成】麻黃 8 克，桂枝 10 克，黃耆 15 克，薏苡仁 30 克，通草 10 克。茯苓皮 15 克，赤小豆 30 克，冬瓜仁 30 克，廣木香 10 克，白朮 10 克。

【用法】水煎服，每天 1 劑。

【解秘】麻黃、桂枝疏風宣肺；黃耆、白朮、薏苡仁、木香健脾化濕；通草、茯苓皮、赤小豆、冬瓜仁利水消腫；諸藥配伍，宣肺行水，利水消腫，健脾利濕。適用於急、慢性腎炎水腫明顯者。

方 15

【方名】豬脬湯（盛國榮醫師方）

【來源】《名醫偏方秘方大全》

【組成】豬脬（即豬膀胱）1 個，杜仲 10 克，冬蟲夏草 7 克，地骨皮 10 克，茯苓 20 克，芡實 20 克，淮山藥 20 克。

【用法】先將 6 種中藥以清水 3 碗煎 30 分鐘後去渣，再以藥液 1 天 1 劑，或 2 天 1 劑，燉豬脬，頓服。連服 12 劑。

【解秘】豬脬止渴、除濕；杜仲、冬蟲夏草溫腎助陽；茯苓、芡實、淮山藥健脾利水不傷陰；地骨皮清熱除蒸瀉火之中，尚能生津止渴。諸藥配伍，健脾，補腎，滲濕。

適用於慢性腎炎，症見尿蛋白、顆粒管型，紅細胞等長期不消，食慾不振或全身浮腫，頭暈眼花，噁心耳鳴，有尿毒症前驅者。

方 16

【方名】溫腎洩濁方（吳世根醫師方）

【來源】《名醫偏方秘方大全》

【組成】生黃蓍 15 克，仙靈脾 10 克，薑汁炒川連 3 克，薑半夏 10 克，茯苓 12 克，丹參 10 克，車前子 10 克，大黃（後下）6～20 克。

【用法】水煎服，每天 1 劑。

【解秘】生黃蓍、仙靈脾益氣溫陽；川連、薑半夏燥濕化痰解毒；茯苓、丹參、車前子、大黃利水滲濕，化瘀濁。諸藥配伍，益氣溫腎，利水洩濁。

適用於慢性腎功能衰竭，症見不同程度水腫、乏力、納差、面色蒼白、尿清長、夜尿多，兼有噁心嘔吐、高血壓、鼻衄、面色晦暗，尿短少，舌質大多淡胖或舌邊有瘀點，脈虛大或細弱。

方 17

【方名】羊腎白朮粥

【來源】《新編偏方秘方大全》

【組成】新鮮羊腎、白朮片各 45 克。

【用法】將羊腎洗淨去脂膜，切成細丁同白朮片共入砂鍋內，加適量水，煮粥，1 次溫熱空腹食之。

【解秘】羊腎補腎壯陽；白朮健脾益氣，燥濕利尿。羊腎白朮煮粥，補腎健脾，燥濕利水。適用於腎虛水腫。

方 18

【方名】芡實老鴨藥膳

【來源】《新編偏方秘方大全》

【組成】芡實 100～120 克，老鴨 1 隻。

【用法】將鴨子去毛和腸臟，芡實放入鴨腹中，置瓦鍋內，加適量水，煮沸後，用文火煮 2 小時左右，加適量鹽調味服食。

【解秘】芡實健脾除濕；老鴨滋五臟之陽，補血行水。芡實入鴨腹，置瓦鍋內，煮熟食用，健脾利水。

適用於脾陽虛之水腫。

方 19

【方名】大蒜生魚藥膳

【來源】《新編偏方秘方大全》

【組成】大蒜 60～90 克，生魚 200～250 克。

【用法】先把大蒜去皮，生魚去腸臟洗淨，加清水適量，隔水燉服（不要加鹽），每天或隔天 1 次，連服數次。

【解秘】大蒜有良好的消腫作用；生魚補脾利水。大蒜燉生魚，健脾，利水消腫。適用於營養不良性的水腫。

方 20

【方名】玉米扁豆大棗粥

【來源】《新編偏方秘方大全》

【組成】玉米鬚 50 克，白扁豆 25 克，大棗 50 枚。

【用法】將其 3 味洗淨，按常法煮作粥，每天 1 次。

【解秘】玉米鬚利尿消腫，白扁豆、大棗補脾和中化濕。三藥作粥，利水消腫。適用於營養不良之水腫。

方 21

【方名】蠶豆牛肉藥膳

【來源】《新編偏方秘方大全》

【組成】蠶豆、牛肉各 150 克。

【用法】將牛肉切片，與蠶豆加水同煮，食鹽少量調味，佐餐。

【解秘】蠶豆益氣健脾，清熱利濕；牛肉補脾胃，益氣血，消水腫。牛肉切片，與蠶豆同煮佐餐，健脾、補氣、消水。適用於營養不良之水腫，療效甚佳。

方 22

【方名】宣肺溫陽利水湯

【來源】《新編偏方秘方大全》

【組成】天麻、細辛、甘草各 4 克，牡蠣、生薑、知母各 3 克，麻黃 6 克，大棗 2 枚。

【用法】水煎服，1 天 1 劑，分 2 次服。

【解秘】天麻祛外風，通經絡；麻黃、細辛、生薑宣肺散寒，溫肺化飲；牡蠣軟堅散

結；大棗、甘草益氣健脾以利濕；《神農本草經》謂知母「主消渴熱中，除邪氣，肢體浮腫，下水，補不足，益氣。」諸藥配伍，溫陽利水，宣肺散寒。適用於陽氣衰微，又外感風寒所致水腫。

二、淋　證

淋證是指以小便頻數短澀，淋漓刺痛，小腹拘急引痛為主症的病證。基本病機為外感濕熱、飲食不節、情志失調、稟賦不足等導致濕熱蘊結下焦，腎與膀胱氣化不利。

常見於現代醫學的急、慢性尿路感染，泌尿道結核，尿路結石，急、慢性前列腺炎，化學性膀胱炎，乳糜尿以及尿道綜合徵等疾病。

方01

【方名】綠豆芽汁

【來源】《百病偏方新解》

【組成】綠豆芽 1000 克，白糖 100 克。

【用法】綠豆芽取汁，沖白糖服之。

【解秘】綠豆芽利尿通淋；白糖清熱利尿。二藥配伍，適用於熱淋。

方02

【方名】黃花菜汁

【來源】《百病偏方新解》

【組成】新鮮黃花菜 150 克。

【用法】榨汁燉後服用。

【解秘】黃花菜，味甘性涼，有止血清熱、利濕消食、明目安神等功效。

適用於熱淋。

方03

【方名】二神散

【來源】《中華偏方大全》

【組成】滑石 100 克，海金沙 100 克。

【用法】上藥共研細末。每次取用 10 克，以燈芯草、木通、麥門冬各 10 克，煎湯沖服，每天 2 次。

【解秘】滑石性滑利竅，寒則清熱，能清膀胱濕熱而通利水道，為淋證治療的常用

藥；海金沙其性下降，利尿通淋；二藥相須為用，清熱利濕通淋。適用於熱淋。

方04

【方名】散精湯

【來源】《中華偏方大全》

【組成】車前子（包）30克，劉寄奴20克，黃柏30克，白朮20克。

【用法】上藥混合後水煎服。每天1劑。

【解秘】車前子甘寒而利，善通利水道，清膀胱熱結；劉寄奴辛散苦洩，善於行散，破血通經；黃柏苦寒沉降，長於清瀉下焦濕熱；白朮味甘苦性溫，長於補氣以復脾運，又能燥濕、利尿以除濕邪。諸藥配伍，清熱利濕通淋。適用於熱淋。

方05

【方名】通淋散（方筠卿醫師方）

【來源】《名醫偏方秘方大全》

【組成】車前子15克，

木通9克，扁蓄15克，瞿麥15克，滑石20克，梔子15克，大黃15克，甘草3克。

【用法】研麵，內服每次10克，溫開水送下。

【解秘】車前子、木通、扁蓄、瞿麥、滑石利濕通淋；梔子、大黃、甘草清熱解毒。諸藥配伍，清熱解毒，利濕通淋。適用於泌尿系感染。（濕熱燻蒸下焦之熱淋）

方06

【方名】忍冬竹葉湯（曹向平醫師方）

【來源】《名醫偏方秘方大全》

【組成】忍冬花（即金銀花）15～30克，淡竹葉10～15克，瞿麥10～15克，扁蓄10克，虎杖15克，生苡仁10～15克，甘草梢3克。

【用法】水煎服，每天1劑。

【解秘】金銀花、甘草梢清熱解毒；淡竹葉、瞿麥、扁蓄、虎杖、生苡仁清利濕熱。

諸藥配伍，清熱解毒，利濕通淋。適用於尿路感染，症見發熱、尿頻、尿急等尿路刺激症狀，甚或血尿。（濕熱燻蒸下焦之熱淋）

🌱 方 07

【方名】清淋飲（吳聖農醫師方）

【來源】《名醫偏方秘方大全》

【組成】蒲公英 30 克，一枝黃花 30 克，半邊蓮 30 克，車前草 30 克，鮮葎草 30 克，鮮茅根 30 克。

【用法】每天 1～2 劑，煎服。

【解秘】蒲公英、一枝黃花、半邊蓮清熱解毒；車前草、鮮葎草、鮮茅根利濕通淋。諸藥配伍，清熱解毒，利濕通淋。適用於急、慢性尿路感染。

🌱 方 08

【方名】芥菜飲

【來源】《百病偏方新解》

【組成】生芥菜 500～1000 克。

【用法】水煎頻飲。

【解秘】平時所說的芥菜一般指葉用芥菜。葉用芥菜有大葉芥菜、小葉芥菜、包心芥菜等，均具有解毒消腫，化結石之功效。故芥菜可用於石淋。

🌱 方 09

【方名】魚石散

【來源】《中華偏方大全》

【組成】滑石 15 克，鍛石首魚腦骨 5 對。

【用法】上藥混合後共研細末，分作 2 服，以木通煎湯調下。如未癒，再服數劑。

【解秘】滑石性滑利竅，寒則清熱，能清膀胱濕熱而通利水道，為淋證治療的常用藥；石首魚腦骨化石通淋。二藥配伍，清熱利濕，化石通淋。適用於砂淋，尿道中有砂作痛。

🌱 方 10

【方名】茴香散

【來源】《百病偏方新解》

【組成】炒茴香 15 克，炒鹽 15 克。

【用法】上藥共為末，每天早、中、晚各服用 6 克，黃酒沖服。

【解秘】炒茴香溫腎和中，行氣止痛；炒鹽溫中散寒，味鹹入腎；黃酒溫中行氣活血。腎氣足則中氣旺。三藥配伍，既理氣疏導，又補中益氣。適用於虛實夾雜的氣淋。

方 11

【方名】綠豆鐵樹葉飲

【來源】《百病偏方新解》

【組成】生綠豆 50 克，鐵樹葉 3 張。

【用法】將鐵樹葉捶溶，加入綠豆，以滾水煎出味，加蜜沖服。

【解秘】生綠豆涼血利濕解毒；鐵樹葉《陸川本草》載：「解熱毒，涼血，止血。治痢疾，腸出血，尿血。」蜂蜜解毒止血滋陰。三藥配伍，無論是血淋初期，還是血淋後期；無論是血淋的實證，還是虛證，均能使用。

方 12

【方名】清淋合劑（朱良春醫師方）

【來源】《名醫偏方秘方大全》

【組成】生地榆 30 克，生槐角 30 克，半枝蓮 30 克，蛇舌草 30 克，大青葉 30 克，白槿花 15 克，飛滑石 15 克，生甘草 6 克。

【用法】上藥為 1 天劑量，煎製成合劑 100 毫升，1 天口服 2 次，每次 50 毫升，重症劑量加倍。

【解秘】生地榆、生槐角涼血止血；半枝蓮、蛇舌草、大青葉、白槿花清熱解毒；飛滑石、生甘草滲利濕毒。諸藥配伍，清熱通淋，涼血止血。適用於急性泌尿系感染及慢性泌尿系感染急性發作者。

方 13

【方名】甜瓜子炒鹽方

【來源】《百病偏方新解》

【組成】甜瓜子 25 克，

炒鹽 25 克。

【用法】上兩味共為末。每天早、晚各服 5 克，黃酒沖服。

【解秘】甜瓜子具有化痰濕，排膿毒，散結消瘀，清肺潤腸作用；炒鹽味鹹性溫，引藥入腎；黃酒溫經行氣，能預防因收澀而留瘀之弊。諸藥配伍，清熱利濕，分清泌濁。

適用於濕熱所致的膏淋實證及膿淋。

方 14

【方名】海金砂散

【來源】《中華偏方大全》

【組成】滑石 30 克，甘草 7.5 克，海金沙 30 克。

【用法】上藥混合後共研為細末，每次服用 6 克，空腹以燈草湯調下。

【解秘】滑石性滑利竅，寒則清熱，能清膀胱濕熱而通利水道，為淋證治療的常用藥；甘草味甘，益氣健脾而升清；海金沙其性下降，善清膀胱濕熱，尤善止尿道疼痛。

三藥配伍，清熱利濕，升清洩濁。適用於膏淋。

方 15

【方名】菟絲丸

【來源】《中華偏方大全》

【組成】炙桑螵蛸 15 克，菟絲子 15 克，澤瀉 3 克。

【用法】上藥混合後共研為細末，煉蜜以為丸，如梧桐子大小。每次服用 20 丸，空腹，以清水送下。

【解秘】炙桑螵蛸、菟絲子益腎固澀；澤瀉清膀胱之熱，洩腎經之虛火，清熱利濕。三藥配伍，清熱利濕，益腎固澀。適用於膏淋病久者。

方 16

【方名】雞腸子

【來源】《百病偏方新解》

【組成】雞腸子數條。

【用法】將雞腸子洗淨，做熟，酒調服。

【解秘】雞腸子健脾益腎，除能治療勞淋外，還能治療遺尿，遺精、白濁，痔漏。《神農本草經》載：雞腸子

「主遺溺。」《明錄》載雞腸治：「小便數不禁。」《本草綱目》載雞腸：「止遺精，白濁，消渴。」雞腸子做熟，用酒調服，適用於勞淋。

三、癃閉

癃閉是以小便量少，排尿困難，甚則小便閉塞不通為主症的一種病證。其中小便不暢，點滴而短少，病勢較緩者稱為癃；小便閉塞，點滴不通，病勢較急者稱為閉。二者只是在程度上有差別，因此多合稱為癃閉。基本病機為外邪侵襲、飲食不節、情志內傷、瘀濁內停、體虛多病等導致膀胱氣化功能失調。

常見於現代醫學的各種原因引起的尿瀦留及無尿症，如神經性尿閉、膀胱括約肌痙攣、尿道結石、尿路腫瘤、尿道損傷、尿道狹窄、前列腺增生症、脊髓炎等病所出現的尿瀦留以及腎功能不全引起的少尿、無尿症。

方 01

【方名】金針菜根

【來源】《百病偏方新解》

【組成】新鮮金針菜（萱草）根 100 克，冰糖若干。

【用法】上二味加水適量燉，晨起空腹服。

【解秘】萱草味甘性涼，歸肺、肝經。具有清熱利濕，疏肝理氣之功。《本草求真》載：「萱草味甘，而微涼，能清熱除濕，利尿通淋，止渴消煩，開胸寬膈，令人平氣和無憂鬱。」冰糖利尿養陰。金針菜和冰糖燉服，祛濕與養陰並行，清熱與行氣並用，利濕而無傷陰之弊；清熱而無凝斂之虞。適用於濕熱蘊積所致的癃閉。

方 02

【方名】木通散

【來源】《中華偏方大全》

【組成】滑石 30 克，木通 30 克，黑牽牛（頭末）15 克。

【用法】上藥混合後共研

為末，每次服用 3 克，以水 25 毫升，燈芯 10 莖、蔥白 1 莖，煎至 3 分，飯前溫服。

【解秘】滑石、木通清熱利濕；黑牽牛瀉下逐水。三藥相須為用，清熱利濕，通利小便。適用於小便不通，腹痛不可忍。

方 03

【方名】向日葵盤

【來源】《百病偏方新解》

【組成】向日葵盤 50～100 克。

【用法】水煎內服。同時用蔥、蜜做的餅敷臍上。

【解秘】向日葵具有清熱化痰、涼血止血之功，對於肺熱壅盛所致的癃閉等有效。蔥能溫經通陽；蜂蜜作為賦形劑。三藥調和敷臍上，內外同治，協同奏效。適用於肺熱壅盛型癃閉。

方 04

【方名】萵苣菜糊

【來源】《百病偏方新解》

【組成】萵苣菜 200 克。

【用法】搗爛成糊，敷貼肚臍上。

【解秘】萵苣菜味甘性寒，行氣疏肝。《食療本草》載：「白苣，主補筋力，利五藏，開胸膈，擁塞氣，通經脈，養筋骨。」搗爛成糊，敷貼肚臍上，疏利氣機，通利小便。適用於肝鬱氣滯的癃閉。

方 05

【方名】捻頭散

【來源】《中華偏方大全》

【組成】川苦楝 30 克，延胡索 30 克。

【用法】上藥混合後共研為細末。每服 1.5 或 2 克，飯前湯中滴油數點沖服。

【解秘】苦楝性寒降洩，清肝火，洩鬱熱，行氣止痛；延胡索辛散溫通，能行血中氣滯，氣中血滯，為活血行氣止痛之良藥。二藥配伍，疏利氣機，行氣止痛。適用於小便不通。（肝鬱氣滯型）

方 06

【方名】老人尿閉方

【來源】《中華偏方大全》

【組成】陳皮 3 克，蜜炙黃蓍 6 克，甘草 2.4 克。

【用法】上藥水煎後頓服。

【解秘】陳皮辛行溫通，行氣止痛，健脾和中；蜜炙黃蓍、甘草益氣健脾以升清。

三藥配伍，健脾和中，升清降濁。適用於老人尿閉脾氣不升型。

方 07

【方名】蔥白湯

【來源】《中華偏方大全》

【組成】冬葵子 3 克，橘皮 9 克，蔥白 2 莖。

【用法】上藥以水 1000 毫升，煮取 400 毫升，分 3 次服用，每天 1 劑。

【解秘】冬葵子甘寒滑利，利尿通淋；橘皮辛行溫通，行氣止痛，健脾和中；蔥白味辛性溫，散寒通陽。

三藥配伍，健脾化濕，通陽利尿。適用於小便點滴難出。

方 08

【方名】蟋蟀麵

【來源】《百病偏方新解》

【組成】蟋蟀 7 隻。

【用法】風乾為麵，1 次服下。

【解秘】蟋蟀，辛、甘、鹹、溫，有毒，功能利尿補腎，主腎虛小便不通等症。《綱目拾遺》載：「蟋蟀性通利，治小便閉。」蟋蟀風乾為麵，食用，適用於腎氣不足型的癃閉。

方 09

【方名】通關丸

【來源】《中華偏方大全》

【組成】知母 30 克，黃柏 30 克，肉桂 1.5 克。

【用法】上藥混合後共研細末，以水泛為丸，如梧桐子大小。每次 30 丸，每天 3 次；亦可以煎服，每天 1 劑。

【解秘】知母、黃柏清熱利濕而堅陰；肉桂溫腎通陽。三藥配伍，清熱利濕而不傷津，溫腎通陽以化氣行水。

適用於腎陽虛衰之小便點滴難出。

方 10

【方名】溫通湯

【來源】《中華偏方大全》

【組成】炒小茴香 24 克，炒椒目 24 克，威靈仙 10 克。

【用法】水煎服，每天 1 劑。

【解秘】炒小茴香溫腎散寒；炒椒目利水消腫；威靈仙辛散溫通，通利經絡而止痛。三藥配伍，溫腎通陽，利水消腫。適用於腎陽虛衰之小便點滴難出。

方 11

【方名】桃紅清利湯

【來源】《百病偏方新解》

【組成】桃仁、紅花、歸尾、車前子、澤瀉各 15 克，大黃 12 克，穿山甲 20 克。

【用法】水煎服。每天 1 劑。

【解秘】當歸尾、桃仁、紅花、大黃、穿山甲，均能行瘀散結；茯苓、車前子、澤瀉均能通利水道。諸藥配伍，共奏消瘀散結，清利水道之功。適用於尿道阻塞型的癃閉。

四、陽　痿

陽痿是指成年男子性交時，由於陰莖痿軟不舉，或舉而不堅，或堅而不久，無法進行正常性生活的病證。基本病機為勞傷久病，飲食不節，七情所傷，外邪侵襲等導致肝、腎、心、脾受損，經脈空虛，或經絡阻滯而致宗筋失養。

常見於現代醫學的各種功能及器質性疾病造成的陽痿。

方 01

【方名】雞菟丸

【來源】《百病偏方新解》

【組成】雄雞肝 3 具，菟絲子 250 克。

【用法】二藥為末，雀卵和為丸，小豆大，每服百丸，用酒服下，每天 2 次。

【解秘】雄雞肝補肝腎，孟詵云：「丹雄雞肝補腎。」《別錄》載雞肝：「主起陰。」

菟絲子補腎助陽。雀卵補腎陽，益精血，調衝任。《別錄》載：「雀卵主下氣，男子陽痿不起。」酒行氣活血，有助於藥效的吸收。

四藥配伍，補腎助陽，適用於命門火衰的陽痿。

方02

【方名】仙靈酒（楊宗善醫師方）

【來源】《名醫偏方秘方大全》

【組成】仙靈脾 120 克，白酒 500 克。

【用法】將仙靈脾搓碎，加入白酒浸漬 15 天，過濾備用。每次服 10～20 毫升。每天 1～2 次。

【解秘】仙靈脾辛溫燥烈，長於補腎壯腎；白酒行氣活血，溫宗筋。仙靈脾酒浸漬後服用，溫腎壯陽。適用於命門火衰之陽痿。

方03

【方名】仙茅酒

【來源】《中華偏方大全》

【組成】仙茅（用米泔水浸去赤水盡，曬乾）120 克，淫羊藿（洗淨）120 克，南五加皮（酒洗淨）120 克。

【用法】上藥挫細，用黃絹袋盛，懸在壇內酒中，7 天後取出，早、晚各飲酒 20 毫升。

【解秘】仙茅、淫羊藿辛溫燥烈，溫腎壯陽，善補命門而興陽道；南五加皮味辛性溫，補肝腎，強筋骨。三藥配伍，溫腎壯陽。

適用於命門火衰之陽痿。

方04

【方名】陽痿丸（林星遠醫師方）

【來源】《名醫偏方秘方大全》

【組成】羊外腎 2 對，人參 40 克，北蓍 60 克，熟地黃 60 克，仙茅 40 克，枸杞 60 克，鎖陽 40 克，菟絲子 40 克。

【用法】羊睪丸入酒煮爛，切片烘乾，與上藥共研

末，蜜丸，早、晚各服 10 克。

【解秘】羊外腎（即羊睪丸）甘鹹性溫，補腎、益精、助陽；人參、北蓍、熟地黃益氣補血；仙茅、枸杞、鎖陽、菟絲子溫補腎陽。諸藥配伍，補腎壯陽，益氣補血。

適用於命門火衰之陽痿不舉、精液清稀。

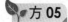
方 05

【方名】禿雞散

【來源】《中華偏方大全》

【組成】肉蓯蓉 10 克，五味子 10 克，菟絲子 10 克，遠志 10 克，蛇床子 12 克。

【用法】上藥研為末。1次服用 5 克，空腹時用酒送下，每天 2 次。

【解秘】肉蓯蓉、菟絲子補腎陽，益腎精；五味子、遠志補益心腎，安神定志；蛇床子辛苦溫燥，溫腎壯陽。諸藥配伍，溫腎壯陽，交通心腎以安神。

適用於腎陽不足，心腎不交之陽痿不起。

方 06

【方名】鹿茸酒

【來源】《中華偏方大全》

【組成】鹿茸（去皮切片）30 克，乾山藥（為末）30 克。

【用法】上藥以牛薄絹裹，用好酒 500 毫升，浸 7 天後，開瓶飲酒。1 次 10 毫升，每天 3 次，酒盡再浸。

【解秘】鹿茸甘鹹性溫，補腎陽，益精血；乾山藥味甘性平，補腎氣，兼能滋養腎陰。二藥配伍，補腎陽，益腎陰。適用於腎陰陽兩虛之陽痿。

方 07

【方名】補腎壯陽丸（陳樹森醫師方）

【來源】《名醫偏方秘方大全》

【組成】人參 30 克，仙靈脾 30 克，肉蓯蓉 30 克，枸杞子 30 克。

【用法】上藥研細末，煉蜜為丸，每粒 2 克，每服 1粒，每天 2～3 次。或用白酒

500 毫升泡 2 週後，每服 5～10 毫升，每天 2～3 次。

【解秘】人參、枸杞子益腎氣，滋腎陰；仙靈脾、肉蓯蓉補腎陽，益精血。四藥配伍，補腎壯陽，強陰益精。

適用於陽痿陰冷，性慾減退，未老先衰，神疲乏力。

方 08

【方名】羊肉膳

【來源】《百病偏方新解》

【組成】羊肉 250 克。

【用法】羊肉洗淨，燉熟，用蒜蘸食之，3 天 1 次。

【解秘】羊肉既能禦風寒，又可補身體，常用於氣血不足，虛勞羸瘦，脾胃虛冷，腹痛，少食或欲嘔，腎虛陽衰，腰膝痠軟，尿頻，陽痿等症。

方 09

【方名】豬腎枸杞葉羹

【來源】《百病偏方新解》

【組成】豬腎 2 個，枸杞葉 250 克。

【用法】將豬腎洗淨切片，納枸杞葉，以豉汁一碗同椒鹽煮，羹食。

【解秘】豬腎味甘、鹹，性平，略能補腎氣，利水，作用緩和，李時珍在《本草綱目》中評價豬腎：「可作為食療輔助之品，方藥所用，借其引導而已。」《藥性論》評價枸杞葉：「葉甘，平。補肝益腎，生津止渴，祛風除濕，活血化瘀。」豉汁為淡豆豉加入椒、薑、鹽等的加工製成品，《本草拾遺》評價豉汁：「大除煩熱。」椒鹽、生薑能加強溫腎助陽作用。豬腎、枸杞葉、豉汁三藥配伍，共奏益腎、寧心、安神之功，同椒鹽一起同煮，羹食，對驚恐傷腎所致陽痿者有效。

方 10

【方名】潤涸湯

【來源】《中華偏方大全》

【組成】熟地 60 克，白朮 30 克，巴戟天 30 克。

【用法】水煎服，每天 1 劑。

【解秘】熟地甘溫質潤，補陰益精以生血，養血安神；白朮甘苦性溫，補氣助運；巴戟天甘潤不燥，溫補腎陽。三藥配伍，補先天以培後天之本，益氣健脾，養血安神。適用於氣血兩虧的陽痿

方11

【方名】陽痿方（吉良晨醫師方）

【來源】《名醫偏方秘方大全》

【組成】懷生地 30 克，山萸肉 6 克，懷山藥 30 克，女貞子 30 克，旱蓮草 10 克，甘枸杞 12 克。

【用法】水煎服，每天 1 劑。

【解秘】懷生地味甘性寒，入肝腎，養陰生津；山萸肉微溫質潤，補益肝腎；懷山藥味甘性平，入腎經，補腎氣，兼滋養腎陰；女貞子、旱蓮草、甘枸杞味甘性寒，滋補肝腎。諸藥配伍，滋補肝腎。適用於肝腎陰虛之陽痿。

五、遺　精

遺精是指不因性生活而精液遺洩的病證。其中因夢而遺精的稱「夢遺」，無夢而遺精，甚至清醒時精液流出的謂「滑精」。

凡成年未婚男子，或婚後夫妻分居，長期無性生活者，一月遺精 1～2 次屬生理現象。如遺精次數過多，每週 2 次以上，或清醒時流精，並有頭昏，精神萎靡，腰腿痠軟，失眠等症，則屬病態。基本病機為勞心太過，慾念不遂，飲食不節，恣情縱慾等導致腎失封藏，精關不固。

常見於現代醫學的神經衰弱、神經官能症、前列腺炎、精囊炎，或包皮過長、包莖等疾患而致遺精者。

方01

【方名】霜桑葉

【來源】《百病偏方新解》

【組成】霜桑葉 15～25 克。

【用法】桑葉研末，米湯吞服。

【解秘】霜桑葉性寒涼，善於滋陰清火，火清則精室得安，精關得固；米湯具有滋陰之功，陰足則火降。

二藥配伍，適用於陰虛火旺型的遺精。

方02

【方名】三白丸

【來源】《中華偏方大全》

【組成】煆龍骨 30 克，牡蠣粉 30 克，鹿角霜 60 克。

【用法】上藥研為細末，滴水為丸，如梧桐子大，以滑石為衣。1 次 10 丸，漸加至 15 丸，空腹時用鹽水服下，每天 3 次。

【解秘】煆龍骨、牡蠣粉重鎮安神，收斂固澀；鹿角霜味鹹性溫，補腎助陽，澀精。三藥配伍，固腎攝精。

適用於腎氣不固之遺精。

方03

【方名】水陸固精湯（劉耀三醫師方）

【來源】《名醫偏方秘方大全》

【組成】金櫻子 24 克，芡實 15 克，蓮鬚 15 克，菟絲子 20 克，沙苑蒺藜 15 克，五味子 10 克，補骨脂 10 克。

【用法】水煎服，每天 1 劑。

【解秘】金櫻子、菟絲子、沙苑蒺藜補腎益精；芡實、蓮鬚、五味子、補骨脂補腎澀精。諸藥配伍，扶補腎氣，固澀精關。

適用於腎氣不固之遺精，症見無夢遺精，或夢遺與滑精並見，滑精頻作，甚或不論晝夜，稍有所感而精自滑出，面色蒼白，精神萎靡，舌淡白，脈沉弱者。

方04

【方名】茯菟丸

【來源】《中華偏方大全》

【組成】菟絲子 150 克，白茯苓 90 克，石蓮子（去殼）60 克。

【用法】上藥研為細末，

酒煮糊為丸，如梧桐子大。1
次 20 丸，空腹時鹽湯送下，
每天 3 次。

【解秘】菟絲子味甘性
平，補腎益精；白茯苓、石蓮
子味甘澀，清心調神，澀精止
洩。三藥配伍，補腎固精，交
通心腎以寧神。

適用於腎氣不固之遺精。

方 05

【方名】韭菜子粥

【來源】《百病偏方新解》

【組成】韭菜子 30 克，
糯米 100 克。

【用法】將糯米與韭菜子
同煮粥，分 2 次服。

【解秘】韭菜子味辛、甘
味溫，補肝益腎，壯陽固精；
糯米性涼，滋陰生精。

二者煮粥食用，適用於腎
陽虛所致的遺精。

方 06

【方名】澀精金鎖丹。

【來源】《中華偏方大全》

【組成】韭子（酒浸 3
宿，濾出焙乾）200 克，硃砂

末 10 克。

【用法】上藥研為末，酒
糊為丸，如梧桐子大，硃砂為
衣。1 次 10 丸，空腹時酒送
下，每天 3 次。

【解秘】韭子味甘性溫且
澀，補腎壯陽固精；硃砂末甘
寒質重，清心安神；二藥配
伍，補腎固精，交通心腎以寧
神。適用於腎虛不固之遺精。

方 07

【方名】核桃仁

【來源】《百病偏方新解》

【組成】生核桃仁 100
克。

【用法】1 天食完，連服
月餘。

【解秘】《本草綱目》記
載核桃仁：「補氣養血，潤燥
化痰，益命門。」連服生核桃
仁月餘，適用於腎虛不藏型的
遺精。

方 08

【方名】石蓮散

【來源】《中華偏方大全》

【組成】石蓮肉 30 克，

益智仁 30 克，龍骨 30 克。

【用法】上藥研為細末。1 次 6 克，空腹時用米飲調服，每天 3 次。

【解秘】石蓮肉味甘澀，清心寧神，澀精止洩；益智仁味辛性溫，暖腎固精縮尿；龍骨味甘澀收斂固澀，兼鎮驚安神。

三藥配伍，補腎固精，交通心腎以寧神。適用於夢遺滑精，小便白濁。

方09

【方名】龍蓮芡實丸

【來源】《中華偏方大全》

【組成】龍骨 30 克，蓮鬚 30 克，芡實 30 克，烏梅肉 30 克。

【用法】上藥研末，用山藥煮糊為丸，如小豆大。1 次 30 丸，空腹米飲送下，每天 2 次。

【解秘】龍骨、蓮鬚、芡實補腎澀精止遺；配用味酸且澀的烏梅肉，能進一步加強澀精止遺作用。

適用於腎虛滑遺。

方10

【方名】秘精湯（黨鐸醫師方）

【來源】《名醫偏方秘方大全》

【組成】鎖陽 31 克，芡實 31 克，沙菀蒺藜 31 克，蓮鬚 31 克，金櫻子 31 克，煅龍骨 21 克，煅牡蠣 21 克，知母 15 克，黃柏 15 克。

【用法】水煎服，每天 1 劑。

【解秘】鎖陽、沙菀蒺藜味甘性溫，補腎助陽固精；芡實、蓮鬚、金櫻子補腎澀精；煅龍骨、煅牡蠣澀精止遺；知母、黃柏滋陰瀉火。諸藥配伍，補腎澀精，滋陰瀉火。

適用於青少年遺精。

方11

【方名】臍療攝精丹（王臨軒醫師方）

【來源】《名醫偏方秘方大全》

【組成】海螵蛸 40 克，

龍骨 40 克，蚊蛤 40 克，金櫻子 20 克。

【用法】將金櫻子在砂鍋焙炒，但不過焦，以能為末為度。再將本方藥物混合搗碎為細末（忌用鐵器），然後裝入瓶內密封備用。

用時將藥粉從瓶內取出約 10 克，以患者本人遺出的精液或唾液將藥調成糊狀即可，置藥於消毒紗布上，速貼臍上，再用膠布或膏藥貼緊以免脫落影響療效。每 2 天照上述換貼 1 次，直到末出現遺精再貼 2 週即可。

【解秘】海螵蛸、金櫻子補腎固精；龍骨、蚊蛤澀精止遺；四藥配伍，固腎納氣，封髓攝精。適用於遺精。

第六節·氣血津液病證

一、鬱　證

鬱證是由於情志不舒、氣機鬱滯所致，以心情抑鬱、情緒不寧、胸部滿悶、脅肋脹痛，或易怒喜哭，或咽中如有異物梗塞等症為主要臨床表現的一類病證。

基本病機為情志所傷導致肝失疏洩、脾失健運、心失所養、臟腑陰陽氣血失調。常見於現代醫學的神經衰弱、癔症及焦慮症等，也見於更年期綜合徵及反應性精神病。

方 01

【方名】龍眼棗仁飲

【來源】《中華偏方大全》

【組成】酸棗仁 6 克，龍眼肉 15 克。

【用法】上藥入杯，開水沖沏，代茶飲，每晚服用。

【解秘】酸棗仁味甘酸性平，入心、肝經，養心陰，益肝血而有安神之功；龍眼肉味甘性溫，補心脾、益氣血、安神。二藥相須為用，甘潤緩急，養心安神。

適用於神經衰弱引起的精神恍惚，心神不寧，多疑易驚，失眠、記憶力減退等。（心神失養證）

方 02

【方名】百合龍琥甘麥大棗湯（魏長春醫師方）

【來源】《名醫偏方秘方大全》

【組成】杜百合 25 克，青龍齒 12 克（或用龍骨代），琥珀粉（吞）3 克，炙甘草 3 克，淮小麥 15 克，紅棗 5 枚。

【用法】水煎服，每天 1 劑。

【解秘】杜百合味甘微寒，養陰清心，寧心安神；青龍齒、琥珀味甘性平，鎮驚安神；甘草甘潤緩急；淮小麥味甘微寒，補益心氣；大棗益脾養血。諸藥配伍，養陰清心，重鎮安神。

適用於癔病（臟躁），症見性情憂鬱，易哭易怒，記憶力差，夜多惡夢，頭頂脹痛，目花，心神恍惚，打呵欠，四肢無力。

方 03

【方名】鉤藤散（王鵬飛醫師方）

【來源】《名醫偏方秘方大全》

【組成】青黛 3 克，鉤藤 9 克，蓮子心 9 克，威靈仙 9 克，天竺黃 6 克，寒水石 12 克。

【用法】上藥研細麵，每次服 0.9～1.5 克，每天服 2～3 次。

【解秘】青黛味鹹性寒，清肝瀉火，定驚；鉤藤味甘性涼，清肝熱，平肝陽；蓮子心、寒水石清心除煩安神；威靈仙、天竺黃蕩除痰涎。諸藥配伍，清熱平肝，鎮靜安神。

適用於治癇病發熱，驚厥，神昏，癲癇。

方 04

【方名】合歡花粥

【來源】《新編偏方秘方大全》

【組成】合歡花 30 克（鮮品 50 克），粳米 60 克，紅糖適量。

【用法】將合歡花研為細末，加入粳米粥內，再煮數

沸，調入紅糖即成。每晚睡前溫服 1 劑。

【解秘】合歡花味甘性平，解鬱安神；粳米健脾和胃；紅糖益氣補血，活血化瘀。三藥配伍，舒鬱理氣，安神。適用於更年期綜合徵之憂鬱惱怒、虛煩不安、失眠健忘等。

方 05

【方名】小麥大棗粥

【來源】《新編偏方秘方大全》

【組成】淮小麥 50 克，大棗 10 枚，甘草 15 克。

【用法】先將甘草加水煎湯，去渣，再加入洗淨的小麥、大棗煮粥服食。每天 1 劑。

【解秘】淮小麥味甘微寒，補益心氣；大棗益脾養血；甘草甘潤緩急。諸藥配伍，益氣除煩，寧心安神。

適用於更年期綜合徵之精神恍惚，時常悲傷欲哭、失眠盜汗等。

二、咯　血

血由肺及氣管外溢，經口而咳出，表現為痰中帶血，或痰血相兼，或純血鮮紅，間夾泡沫，均稱為咯血，亦稱為嗽血或咯血。此證多有慢性咳嗽、痰喘、肺癆等病史。基本病機為感受外邪、情志過極，火熱熏灼，損傷肺絡。

常見於現代醫學的呼吸系統的疾病，如支氣管擴張症、急性氣管—支氣管炎、慢性支氣管炎、肺炎、肺結核、肺癌等。

方 01

【方名】柿餅川貝方

【來源】《百病偏方新解》

【組成】大柿餅 1 個，川貝 10 克。

【用法】柿餅切片去核，納川貝，加水 100 毫升，燉煮 30 分鐘，取服，3～4 次為 1 個療程。

【解秘】柿餅潤肺清胃，澀腸止血；川貝潤肺止咳，清

熱化痰。

二藥配伍，清熱止血，潤肺止咳。適用於血熱妄行的咯血、咯血。

方 02

【方名】甘草霜蜜

【來源】《百病偏方新解》

【組成】甘草霜 3 克，蜂蜜 15 克。

【用法】調服。

【解秘】甘草霜、蜂蜜，二藥健脾益肺，潤燥利咽，止血。調服適用於肺炎、喉炎導致的咽部充血、咯血、咳血等。

方 03

【方名】止血湯（姜春華醫師方）

【來源】《名醫偏方秘方大全》

【組成】煅花蕊石 9 克，蒲黃炭 9 克，人中白 3 克，天花粉 3 克，血餘炭 6 克。

【用法】水煎服，每天 1 劑。

【解秘】煅花蕊石、蒲黃炭、血餘炭止血化瘀；人中白清熱降火消瘀；天花粉清肺熱，潤肺燥。諸藥配伍，清熱潤肺，止血化瘀。適用於支氣管擴張，症見咯血痰紅，對新病出血量不多者尤宜。（燥熱傷肺證）

方 04

【方名】小薊湯（姜春華醫師方）

【來源】《名醫偏方秘方大全》

【組成】鮮小薊草 60 克（乾品 15～30 克），白及 15 克，生蒲黃 15 克，參三七 9 克，蛤粉（包煎）9 克，阿膠 9 克。

【用法】水煎服，每天 1 劑。

【解秘】鮮小薊草性寒涼，善清血分之熱而涼血止血；白及質黏味澀，收斂止血；生蒲黃、參三七化瘀止血；蛤粉清熱化痰；阿膠為血肉有情之品，既能滋陰補血，又能止血。諸藥配伍，滋陰清

熱，補血止血。

適用於支氣管擴張，症見痰內帶血，或咳血大量等。

方 05

【方名】百合湯（姜春華醫師方）

【來源】《名醫偏方秘方大全》

【組成】野百合 12 克，蛤粉（包煎）9 克，百部 9 克，麥冬 9 克，天冬 9 克，白及 15 克。

【用法】將上藥用水浸泡 30 分鐘，文火煎煮 40 分鐘，濾取藥液，加水再煎 30 分鐘，每劑煎 2 次，將 2 次藥液混合。每天 1 劑，早晚分服，若出血量多，每天 2 劑，分 4 次溫服。

【解秘】野百合、蛤粉、百部、麥冬、天冬滋陰清熱；白及質黏味澀，收斂止血。諸藥配伍，滋陰清熱，寧絡止血。

適用於支氣管擴張，肺結核早期咯血，以及年久咳嗽。

方 06

【方名】杏芩湯（王敏醫師方）

【來源】《名醫偏方秘方大全》

【組成】杏仁 10 克，枯子芩 15 克，百合 15 克，鵝管石 15 克，功勞葉 15～20 克，白及 15～30 克，紫菀 8 克，柏子仁 12 克，橘紅 5 克，甘草 5 克。

【用法】水煎服，每天 1 劑。

【解秘】杏仁、紫菀甘潤苦洩，開肺鬱，化痰濁而止咳；枯芩、功勞葉清瀉肺熱；百合、鵝管石、柏子仁養肺通絡；白及收斂止血；橘紅、甘草止咳化痰。

諸藥配伍，清熱潤肺，涼血止血。適用於咯血。

三、吐　血

血由胃來，經嘔吐而出，血色紅或紫黯，常夾有食物殘渣，稱為吐血，亦稱為嘔血。

此證發病急驟，吐血前多有噁心、胃脘不舒、頭暈等症，有胃痛、脅痛、黃疸、癥積等病史。基本病機為感受外邪、情志過極、飲食不節等導致熱傷胃絡、統血無權，血液外溢。

常見於現代醫學的上消化道出血，其中以消化性潰瘍出血及肝硬化所致的食道、胃底靜脈曲張破裂最多見，其次見於食管炎、急、慢性胃炎、胃黏膜脫垂症等。

方 01

【方名】燒乾薑

【來源】《百病偏方新解》

【組成】乾薑 6～9 克。

【用法】乾薑，燒存性，米湯調服。

【解秘】乾薑燒存性，溫經止血；米湯滋補脾胃。二藥配伍，適用於中焦脾胃虛寒所引起的不能統攝血液的吐血、嘔血。

方 02

【方名】柿餅糖

【來源】《百病偏方新解》

【組成】柿餅 7 個，紅糖 500 克。

【用法】柿餅焙乾為末，和紅糖，早晨空腹服。

【解秘】柿餅有潤肺、澀腸、止血之功；紅糖具化瘀止血之能。二藥配伍，止血而不留瘀，化瘀而不傷正。

適用於胃部出血所致的吐血、嘔血。

方 03

【方名】柏枝飲

【來源】《中華偏方大全》

【組成】乾藕節 30 克，乾柏枝 30 克。

【用法】上藥混合後共研為細末。每服 10 克，藕汁入蜜，以沸湯調下。

【解秘】乾藕節味澀性平，收斂止血；乾柏枝苦澀性寒，涼血止血。二藥相須為用，清熱涼血，收斂止血。

適用於血熱妄行之吐血。

方 04

【方名】大薊飲

【來源】《中華偏方大全》

【組成】生地黃汁 30 克，大薊汁 30 克。

【用法】上藥調和均勻，加入生薑汁、生蜜少許攪勻，冷服，不拘時間。

【解秘】生地黃汁味甘性寒，清熱涼血，養陰生津；大薊汁味甘性涼，涼血止血；二藥相須用汁，涼血止血功效倍增。適用於血熱妄行之嘔血、吐血。

方 05

【方名】吐血不止神方

【來源】《中華偏方大全》

【組成】生大黃末 21 克，生地黃汁 250 克。

【用法】將生地黃洗淨搗爛後取汁，煎沸地黃汁 3 次，下入大黃末調勻。空腹，溫飲 50 毫升，每天 3 次。

【解秘】生大黃苦降，能使上炎之火下洩，有清熱瀉火，涼血止血之功；生地黃汁味甘性寒，清熱涼血，養陰生津。二藥配伍，清熱瀉火，涼血止血。適用於血熱妄行之吐血不止。

方 06

【方名】百烏丹參飲（李康醫師方）

【來源】《名醫偏方秘方大全》

【組成】百合 15 克，烏藥 10 克，白檀香 6 克，丹參 15 克，砂仁 6 克，焦檳榔 10 克。

【用法】水煎服，每天 1 劑。

【解秘】百合味甘微寒，養胃陰、清胃熱；烏藥、白檀香理氣止痛；丹參活血化瘀；砂仁、焦檳榔化濕行氣止嘔。

諸藥配伍，活血化瘀，理氣止痛。適用於消化性潰瘍，症見胃脘部有節律地疼痛，多以刺痛、脹痛為主，痛有定處，性情急躁或憂鬱不歡，或每因情志不快而疼痛加重，舌質暗或有瘀斑，舌下脈絡瘀紫，或伴嘔血、便血。

方 07

【方名】利胃消瘍煎（王

安民醫師方）

【來源】《名醫偏方秘方大全》

【組成】烏賊骨 20 克，甘松 18 克，木香 12 克，泡參 20 克，乳香 15 克，白及 16 克。

【用法】將上藥水煎，溫服，2 天 1 劑。亦可為細粉，本劑量服 10 次，每天 3 次。

【解秘】烏賊骨味鹹而澀，制酸止痛，收斂止血；甘松、木香行氣止痛；泡參清熱養陰；乳香活血行氣，化瘀止痛；白及收斂止血。諸藥配伍，制酸止痛，化瘀止血。

適用於胃及十二指腸球部潰瘍吐酸、嘔血者。

四、便　血

便血係胃腸脈絡受損，出現血液隨大便而下，或大便呈柏油樣為主要臨床表現的病證。多有胃腸或肝病病史。

基本病機為感受外邪，飲食不節，勞欲體虛等等導致火熱燻灼、脈絡受傷及氣不攝血，血溢胃腸。

常見於現代醫學的胃腸道的炎症、潰瘍、腫瘤、息肉、憩室炎等。

方 01

【方名】觀音救苦方

【來源】《中華偏方大全》

【組成】黃連 60 克，木香 120 克。

【用法】將黃連切片煎汁，浸入木香，慢火以焙乾，研為細末，以烏梅肉搗為丸，如梧桐子大小。每次服用 60 丸，空腹時滾湯送下。

【解秘】黃連味苦性寒，瀉火瀉毒，煎汁浸入木香，焙乾研末則瀉火解毒，實腸止瀉；以酸澀之性的烏梅肉搗為丸，則瀉火解毒，涼血止血。適用於胃熱壅盛的大便下血。

方 02

【方名】歸芷散

【來源】《中華偏方大全》

【組成】白芷 20 克，當歸 20 克。

【用法】上藥混合後共研細末，以溫米飲調下，空腹時服用。

【解秘】白芷辛散溫通，《本草綱目》謂其治「大腸風秘，小便出血，婦人血風眩暈。」當歸甘溫質潤，補血以潤腸通便；溫米飲能溫補脾胃。二藥配伍，米飲調服，健脾補血，潤腸通便。

適用於虛勞、便血。

方 03

【方名】燒橄欖核

【來源】《百病偏方新解》

【組成】橄欖核 1 個。

【用法】橄欖核燒存性為末，空心酒服 10 克。

【解秘】橄欖核解毒斂瘡，止血利氣，善於治療腸風下血久不瘥者。燒存性為末，止血作用增強。酒服促進血液循環，有助於藥效的吸收。

適用於腸風下血。

方 04

【方名】黃芩旱蓮散

【來源】《新編偏方秘方大全》

【組成】黃芩炭、旱蓮草各 5 克。

【用法】上藥共研細末，開水送服。

【解秘】黃芩炭清熱瀉火以涼血止血；旱蓮草涼血止血；二藥相須為用，清熱涼血止血。適用於便血鮮紅者。

方 05

【方名】鮮荷蒂飲

【來源】《新編偏方秘方大全》

【組成】鮮荷蒂（即荷葉中心部分）去莖 5 個，冰糖少許。

【用法】將荷蒂洗淨，剪碎，加水適量，煎煮 1 小時，取湯，酌加冰糖少許，溫飲，每天 2～3 次。

【解秘】鮮荷蒂苦澀性平，清暑利濕，升陽止血；冰糖味甘性平，養陰生津。

二藥配伍，清熱利濕，升陽止血。適用於濕熱蘊結所致便血。

方06

【方名】生薑椿皮豆芽方

【來源】《百病偏方新解》

【組成】生薑、椿根白皮、綠豆芽各50克。

【用法】先將椿根白皮研成細末，再把薑、豆芽和起，軋之，後用紗布包好，擠汁，每天服2次，每次1酒杯。

【解秘】《分類草藥性》載：「椿根皮治下血，吐血。」《本草綱目》載綠豆芽：「解酒毒、熱毒、利三焦。」生薑溫脾胃，化水飲。三藥配伍，共奏清熱祛濕，收斂止血之功。

適用於濕熱蘊結，下注大腸，損傷陰絡的便血。

方07

【方名】人參三七散

【來源】《新編偏方秘方大全》

【組成】人參、三七各3克，雲南白藥0.5克。

【用法】將前2味研為細末，與雲南白藥同服，溫水送下。

【解秘】人參、三七益氣活血，化瘀止血。與活血散瘀、消腫止痛的雲南白藥同服，適用於氣不攝血之便血量多者。

方08

【方名】金針菜木耳藥膳

【來源】《新編偏方秘方大全》

【組成】金針菜50克，木耳15克，血餘炭（頭髮燒灰）10克。

【用法】將前2味加水2碗，煮至1碗，沖入血餘炭於碗內，食菜飲湯。

【解秘】金針菜（即黃花菜）《昆明民間常用草藥》謂其功效有：「補虛下奶，平肝利尿，消腫止血。」木耳益氣活血，涼血止血；血餘炭收斂止血。諸藥配伍，益氣補虛，涼血止血。

適用於氣不攝血之便血。

方09

【方名】酸棗樹根方

【來源】《新編偏方秘方

大全》

【組成】酸棗樹根 50 克。

【用法】水煎後，分為早晚口服。

【解秘】酸棗樹根收斂止血。適用於年久便血者。

方 10

【方名】荔枝核桃飲

【來源】《新編偏方秘方大全》

【組成】荔枝、核桃仁、大棗肉各 6 個，黑茶葉、椿根白皮各 9 克。

【用法】水煎代茶飲用。

【解秘】荔枝、大棗味甘性溫，健脾養血；核桃仁甘溫質潤，潤腸通便；黑茶葉、椿根皮清熱止血。諸藥水煎代茶飲，健脾潤腸止血。適用於非痔瘡性大便下血。

五、尿　血

小便中混有血液。甚或伴有血塊的病證，稱為尿血。隨出血量多少的不同，而使小便呈淡紅色、鮮紅色，或茶褐色。基本病機為感受外邪、勞欲體虛、久病之後導致熱傷陰絡，統血無力，血滲膀胱。

常見於現代醫學的尿路感染、腎結核、腎小球腎炎、泌尿系腫瘤，以及全身性疾病，如血液病、結締組織疾病等。

方 01

【方名】紅糖蓮藕

【來源】《百病偏方新解》

【組成】蓮藕 500 克，紅糖 200 克。

【用法】藕洗淨切片，拌紅糖食之。

【解秘】蓮藕味甘性寒，入心、脾、胃經，具有生津止嘔，涼血散瘀，補脾開胃，利尿之功；紅糖性溫，化瘀止血。二藥配伍，寒溫相制，既能止血不留瘀，又能化瘀不傷正。適用於尿血。

方 02

【方名】梔豉薺菜湯（俞長榮醫師方）

【來源】《名醫偏方秘方大全》

【組成】豆豉 15 克，生梔子 10 克，薺菜 30 克。

【用法】水煎服，每天 1 劑。

【解秘】豆豉辛散苦洩性涼，宣發鬱熱，除煩；生梔子味苦性寒，清熱涼血；薺菜味甘性涼，既可清熱利濕，又可涼血止血。三藥配伍，清熱涼血，利尿止血。

適用於血熱妄行型尿血。

方 03

【方名】雞內金小薊散

【來源】《新編偏方秘方大全》

【組成】雞內金 1 個，小薊 20 克。

【用法】將上 2 藥搗碎，研末，白開水送服。每天早晚各 1 次，可連續服用。

【解秘】雞內金味甘性平，化堅消石；小薊味甘性寒，涼血止血。二藥配伍，化石通淋止血。

適用於尿路結石所致小便淋瀝，尿道刺痛伴尿血者。

方 04

【方名】玉米鬚湯

【來源】《新編偏方秘方大全》

【組成】玉米鬚 50 克。

【用法】加水煎湯。可隨時不拘量飲用。

【解秘】玉米鬚甘淡滲洩，利水消腫，《嶺南採藥錄》謂「又治小便淋漓砂石，苦痛不可忍」。玉米鬚煎湯，適用於尿路感染之尿血。

方 05

【方名】絲瓜末

【來源】《百病偏方新解》

【組成】霜後大絲瓜 1 條。

【用法】絲瓜燒存性為末，空心酒服 10 克。

【解秘】絲瓜有清涼、利尿、活血、通經、解毒之效。經霜後的大絲瓜效果更好，燒存性為末，則增加了收斂止血的作用。酒化瘀而不傷正。共奏止血利尿之功。

適用於尿血症。

方 06

【方名】小便下血立效方

【來源】《中華偏方大全》

【組成】車前子（包）20克，旱蓮草 20 克。

【用法】將上藥混合後杵取自然汁，每天空腹服飲 500毫升。

【解秘】車前子甘寒而利，善通水道，清膀胱熱結；旱蓮草味甘性寒，涼血止血。二藥配伍，清熱利濕，涼血止血。適用於下焦濕熱所致的小便下血。

方 07

【方名】血尿靈（龔瓊模醫師方）

【來源】《名醫偏方秘方大全》

【組成】生苡仁 30～60克，白茅根 30～60 克，赤小豆 30～60 克，生地 15 克，旱蓮草 15 克，大薊 15 克，小薊 15 克。

【用法】每天 1～2 劑，水煎兩次後將藥汁混合，每次

服 100～200 毫升，每天 2～4 次，7～10 天 1 療程。

【解秘】生苡仁、赤小豆淡滲甘補，健脾利濕；白茅根、生地清熱涼血；旱蓮草、大薊、小薊涼血止血。諸藥配伍，清熱涼血，止血通淋。適用於尿血（下焦熱結）、尿路感染、不明原因血尿。

方 08

【方名】虛勞小便出血方

【來源】《中華偏方大全》

【組成】鹿角膠 30 克，車前葉汁 40 毫升，生地黃汁40 毫升。

【用法】先煎煮兩味汁，再下膠，令其消盡，分 3 次溫服。

【解秘】鹿角膠甘鹹性溫，補肝腎，益精血，並有良好的止血作用；車前葉汁味甘微寒，利水濕，分清濁；生地黃汁味甘性寒，清熱涼血，養陰生津。三藥配伍，補益腎氣，固攝止血。適用於腎氣不固、虛勞小便出血。

方09

【方名】尿血方（蔣文照醫師方）

【來源】《名醫偏方秘方大全》

【組成】豬苓9克，茯苓15克，阿膠（烊沖）15克，滑石12克，澤瀉9克，大薊12克，生甘草6克。

【用法】水煎服，每天1劑。

【解秘】豬苓、茯苓、澤瀉利水滲濕；阿膠甘平滋潤，補血滋陰，止血；大薊涼血止血；滑石、甘草利水清熱，導熱下行。諸藥配伍，利水清熱，養陰止血。

適用於久病傷陰之尿血。

方10

【方名】血尿方（董漱六醫師方）

【來源】《名醫偏方秘方大全》

【組成】小薊草30克，鳳尾草30克，旱蓮草30克。

【用法】水煎服，每天2次，頭煎藥飲服後，相隔4～6小時再煎服2煎，食後2小時服，5帖見效，連服5帖以鞏固療效。

【解秘】小薊、旱蓮草涼血止血；鳳尾草清熱利濕，涼血止血，消腫解毒。三藥配伍，清熱利濕，涼血止血。

適用於血尿，尿路感染，前列腺炎伴有血尿者。

六、痰　飲

痰飲是指體內水液輸布、運化失常，停積於某些部位的一種病證。基本病機為外感寒濕、飲食不當或勞欲所傷，以致肺、脾、腎三臟功能失調，水穀不得化為精微輸布全身，津液停積為患。

常見於現代醫學的慢性支氣管炎、支氣管哮喘、滲出性胸膜炎、慢性胃炎、心力衰竭、腎炎水腫等病。

方01

【方名】化痰丸

【來源】《中華偏方大全》

【組成】大棗 100 克，絲瓜 100 克。

【用法】將絲瓜燒存性為細末，以棗肉作為丸，如彈子大小。每次服用 1 丸，以薑湯送下。

【解秘】大棗味甘性溫，補中益氣，以化水飲；絲瓜有清涼、利尿、活血、通經、解毒之效。燒存性為末，則增加了溫通利尿的作用。絲瓜燒存性為細末，以棗肉作為丸，以溫中散寒的薑湯送下，健脾化飲，通絡利尿。適用於脾虛失運所致的痰飲。

方 02

【方名】半麴丸

【來源】《中華偏方大全》

【組成】半夏 30 克，神麴 30 克。

【用法】將上藥混合後共研末，以棗肉為丸，如梧桐子大小。每次服用 50 丸，以薑湯送下。

【解秘】半夏味辛性溫，為燥濕化痰，溫化寒痰之要藥；神麴《本草綱目》謂：「消食下氣，除痰逆」。二藥研末，以健脾益氣的棗肉為丸，以溫中散寒的薑湯送下，燥濕健脾，溫化寒痰。

適用於脾虛痰盛不入食。

方 03

【方名】大黃花椒葶藶湯

【來源】《百病偏方新解》

【組成】生大黃 3 克，花椒籽 6 克，葶藶子 6 克。

【用法】水煎服。每天 1 劑，連服，水飲消則藥停。

【解秘】生大黃瀉熱通便；花椒籽利尿；葶藶子利水消腫。諸藥配伍，通便與利尿並用，使留置於腸胃的水飲從前後二陰分消。適用於飲停腸胃的痰飲證。

方 04

【方名】葶藶大棗湯

【來源】《百病偏方新解》

【組成】葶藶子 6～10 克，大棗 6～10 枚。

【用法】水煎服。

【解秘】葶藶子味苦性

寒，利水消腫，作用峻猛；大棗味甘性溫，補中益氣，防止葶藶子過於苦寒傷胃。二藥配伍，寒溫並施，攻補兼顧。

適用於水濕停聚於兩脅之處的懸飲證。

方05

【方名】痰壅方

【來源】《中華偏方大全》

【組成】生薑汁200毫升，梨汁300毫升。薄荷末90克，蜜200毫升。

【用法】上藥攪拌均勻，水煎沸5～8次，任意食用。

【解秘】生薑汁開痰止嘔；梨汁潤肺清燥，止咳化痰；薄荷末芳香通竅，化濕和中。三藥配伍，既開又潤且化，則痰壅可除。

適用於痰壅。

方06

【方名】三皮湯

【來源】《百病偏方新解》

【組成】陳皮、生薑皮、茯苓皮各15克。

【用法】水煎服，每天1

劑。

【解秘】陳皮、生薑皮、茯苓等「以皮治皮」，共奏利水行氣，溫散化飲之功。

適用於水飲停於四肢肌膚的溢飲證。

方07

【方名】二賢散

【來源】《中華偏方大全》

【組成】甘草30克，薄橘紅120克。

【用法】上藥混合後共研為末，以沸湯調下。

【解秘】甘草味甘性平，補脾健運，止咳祛痰；薄橘紅辛苦性溫，理氣寬中，燥濕化痰。二藥配伍，既補脾健運，杜生痰之源，又理氣寬中，除胸中宿痰。適用於痰實，食後膈滿，久年痰飲。

方08

【方名】茶調散

【來源】《中華偏方大全》

【組成】茶葉3克，瓜蒂6克。

【用法】將上藥混合後共

搗為末。每次服用 6 克，以溫水調勻服用。

【解秘】 茶葉清熱除煩，消食利尿；瓜蒂味苦湧洩，能催吐其壅塞之痰，或未化之食。二藥搗為末，湧吐痰食。適用於痰積。

注意：體虛、吐血、咯血、胃虛、孕婦忌用。

方 09

【方名】 苓甘五味細辛湯

【來源】《百病偏方新解》

【組成】 乾薑 6 克，細辛 6 克，半夏 10 克，茯苓 10 克，五味子 6 克，炙甘草 6 克。

【用法】 水煎服，每天 1 劑。

【解秘】 乾薑、細辛、半夏，三藥溫肺化飲；五味子斂肺氣，防止正氣過於耗散；茯苓利水滲濕，配炙甘草以健脾利水，以杜生痰之源。諸藥共奏溫肺化飲之功。

適用於水飲停於胸膈的支飲證。

方 10

【方名】 伸膈湯

【來源】《中華偏方大全》

【組成】 半夏 9 克，瓜蔞 9 克，甘草 3 克，枳殼 3 克。

【用法】 水煎服，每天 1 劑。

【解秘】 半夏味辛性溫而燥，善治臟腑之濕痰；瓜蔞、枳殼利氣開鬱，導痰濁下行而寬胸散結；甘草味甘性平，祛痰止咳。

三藥配伍，化痰止咳，寬胸散結。適用於痰在膈上，大滿大實，氣塞不能伸，藥怯不得下。

方 11

【方名】 玉粉丸

【來源】《中華偏方大全》

【組成】 半夏 30 克，南星 30 克，橘皮（去白）60 克。

【用法】 上藥混合後共研為細末，以湯浸蒸餅為丸，如梧桐子大小。每次服用 50 丸，以人參或生薑湯送下，飯後服用。

【解秘】半夏、南星性溫
而燥，為燥濕化痰之要藥；橘
皮辛苦性溫，既能燥濕化痰，
又能溫化寒痰。

三藥相須為用，燥濕化痰
之功倍增。適用於痰實證。

七、消　渴

消渴是以多飲、多食、多
尿、乏力、消瘦，或尿有甜味
為主要臨床表現的一種疾病。
基本病機為稟賦不足、飲食失
節、情志失調、勞欲過度導致
陰津虧損，燥熱偏勝。

常見於現代醫學的糖尿
病，也見於尿崩症。

方 01

【方名】蘿蔔汁

【來源】《百病偏方新解》

【組成】紅皮白心蘿蔔數
個。

【用法】將蘿蔔搗碎搾取
汁，每天服用 100～150 毫
升，早晚各服 1 次，7 天為 1
個療程，連用 3～4 個療程。

【解秘】紅皮白心蘿蔔味
甘、辛，性涼，入脾、胃、大
腸經，具有清熱生津、潤肺、
消食化滯、開胃健脾、順氣化
痰的功效。

適用於肺熱津傷的上消
證。

方 02

【方名】黃連丸

【來源】《中華偏方大全》

【組成】瓜蔞根 120 克，
黃連 120 克。

【用法】上藥混合後共研
為末，以麥門冬去心煮熱爛，
研和為丸，如梧桐子大小。每
次服用 30 丸，煎小麥湯送
下，飯後服用。

【解秘】瓜蔞根（即天花
粉）甘苦微寒，既能瀉火以清
肺熱，又能生津以潤肺燥；黃
連味苦性寒，善清胃火而治胃
火熾盛，消穀善飢之消渴證。
二藥研末，以養陰生津，潤肺
清心的麥冬煮爛和為丸，則清
熱潤肺，生津止渴。

適用於消渴（上消），症
見熱渴不止，心神煩躁。

方03

【方名】山藥花粉方

【來源】《新編偏方秘方大全》

【組成】淮山藥 30 克，黃連 6 克，天花粉 15 克。

【用法】水煎，取湯溫服，每天 1 劑。

【解秘】淮山藥、天花粉滋陰清熱，健脾生津；黃連味苦性寒，善清上焦之熱。三藥配伍，共奏清熱養陰，健脾生津之功。適用於糖尿病以食多飲多尿多為主症者。

方04

【方名】石菖蒲散

【來源】《中華偏方大全》

【組成】瓜蔞根 90 克，石菖蒲 30 克，黃連 15 克。

【用法】上藥混合後共研為末，每次服用 9 克，以新汲水調下，飯後，臨臥服。

【解秘】瓜蔞根（即天花粉）甘苦微寒，既能瀉火以清肺熱，又能生津以潤肺燥；石菖蒲辛溫芳香，善化濕濁、醒脾胃、行氣滯、消脹滿；黃連味苦性寒，善清上焦之熱。三藥配伍，清肺熱而布津，化濕濁而生津止渴。

適用於消渴，日夜飲水，隨飲即利者。

方05

【方名】芹菜汁

【來源】《百病偏方新解》

【組成】芹菜 500 克。

【用法】將芹菜榨汁，煮沸後服。

【解秘】《衛生通訊》載芹菜：「清胃滌熱，通利血脈，利口齒潤喉，明目通鼻，醒腦健胃，潤肺止咳。」現代藥理研究：芹菜有降血糖作用。芹菜汁煮沸服用，適用於胃熱熾盛的中消證。

方06

【方名】人參石膏湯

【來源】《中華偏方大全》

【組成】石膏 40 克，人參 15 克，甘草 12 克，知母 20 克。

【用法】上藥混合後共研

為粗末，每次服用 20 克，以水煎煮，食後，溫服。

【解秘】石膏、知母清肺胃，除煩熱；人參益氣扶正；甘草益胃護津。諸藥配伍，共奏益氣養胃，清熱生津之功。

適用於膈消，煩躁，不欲飲食。

方 07

【方名】降糖敷臍方

【來源】《新編偏方秘方大全》

【組成】石膏 5 克，知母 2 克，生地、黨參各 0.6 克，炙甘草、玄參各 1 克，天花粉 0.2 克，黃連 0.3 克，粳米少許。

【用法】製成粉劑，放陰涼處保存備用。每次取粉 250 毫克，加鹽酸二甲雙胍 40 毫克，混勻敷臍，上蓋以藥棉，外用膠布固封，每 5～7 天換藥 1 次，每 6 次為 1 療程。

【解秘】石膏、知母、黃連清胃瀉火；生地、玄參、天花粉滋肺胃之陰；黨參、炙甘草、粳米益氣健脾。諸藥製成粉劑，加鹽酸二甲雙胍混勻敷臍，養陰清熱，降血糖。

適用於糖尿病血糖升高。

方 08

【方名】葛根紅棗綠豆湯

【來源】《新編偏方秘方大全》

【組成】葛根 30 克，紅棗 10 個，綠豆 50 克。

【用法】將葛根快速洗淨，濾乾，把紅棗用溫水浸泡片刻，洗淨，與葛根一起倒入小砂鍋內先煎湯，再用冷水兩大碗半，用小火煎半小時，離火，濾出汁水，取出紅棗，棄葛根渣。綠豆洗淨後，倒入有紅棗藥汁的小砂鍋內，用小火慢燉 40 分鐘至 1 小時，離火。淡食，每天 2 次，每次 1 碗，當天吃完。

【解秘】葛根甘涼，於清熱之中，又能鼓舞脾胃清陽之氣上升，而有生津止渴之功；紅棗甘溫，補脾益氣；綠豆甘寒，清熱解毒，除煩止渴。

三藥配伍，不僅能降低血糖，且能降低血壓。適用於糖尿病之「中消」患者。

方 09

【方名】瘉消靈（董建華醫師方）

【來源】《名醫偏方秘方大全》

【組成】黃耆 15 克，山藥 10 克，黃精 10 克，石斛 10 克，天花粉 10 克，生熟地各 10 克，竹葉 10 克，地骨皮 10 克，殭蠶粉（分沖）3 克。

【用法】水煎服，每天 1 劑。

【解秘】黃耆、山藥益氣健脾；黃精、石斛、天花粉、生熟地養陰生津；竹葉清心瀉火以除煩，清胃生津以止渴；地骨皮清洩肺熱，除肺中伏火；殭蠶化痰通絡。諸藥配伍，益氣養陰，生津止渴。

適用於氣陰兩傷，肺胃蘊熱所致的消渴。

方 10

【方名】山藥大棗粥（王

季儒醫師方）

【來源】《名醫偏方秘方大全》

【組成】生山藥粉 50 克，大棗 5 枚。

【用法】上 2 味加水適量，煮粥，每天 1 次，1 月為 1 療程，停 1 週再服。

【解秘】生山藥粉甘平，既補脾肺腎之氣，又補脾肺腎之陰；大棗甘溫，補脾益氣。二藥配伍，補脾養胃，生津益肺。適用於氣陰兩虛的消渴輕證。

方 11

【方名】降糖方（祝諶予醫師方）

【來源】《名醫偏方秘方大全》

【組成】生黃耆 30 克，生地黃 30 克，蒼朮 15 克，玄參 30 克，葛根 15 克，丹參 30 克。

【用法】水煎服，每天 1 劑。

【解秘】生黃耆補益脾肺

之氣;生地黃、玄參、葛根清熱養陰生津;蒼朮燥濕健脾;丹參活血化瘀。諸藥配伍,益氣養陰活血。

適用於氣陰兩虛型糖尿病,症見多飲、多食、多尿、乏力、消瘦,抵抗力弱,易患外感,舌淡暗,脈沉細等。

方 12

【方名】玉米鬚

【來源】《百病偏方新解》

【組成】玉米鬚若干。

【用法】每天煮水,代茶飲之。忌食動物內臟。

【解秘】玉米鬚味甘澀,性寒涼,具有利尿、洩熱、平肝、利膽之功。煮水代茶飲,長於洩熱固腎精。適用於腎虛精虧的下消證。

方 13

【方名】牛膝丸

【來源】《中華偏方大全》

【組成】生地黃汁 150克,牛膝(酒浸)150克。

【用法】上牛膝研為末,加入地黃汁,夜浸晝復浸,視

汁盡為度,煉蜜為丸,如梧桐子大小。空腹,以溫酒送下30 丸。

【解秘】生地黃汁味甘性寒,清熱涼血,養陰生津;牛膝性善下行,既能利水通淋,又能活血降糖。二藥配伍,滋陰固腎,活血降糖。

適用於消渴不止,下元虛損,腎精枯竭。

方 14

【方名】竹龍散

【來源】《中華偏方大全》

【組成】生黑豆(去皮)15 克,五靈脂 15 克。

【用法】上藥混合後共研為末。每次服用 9 克,煎冬瓜湯以調下,無冬瓜用冬瓜苗葉子煎湯亦可,每天 2 次。

【解秘】現代實驗研究認為,瘀血是貫穿糖尿病發病始終的重要病機。生黑豆味甘性平,養血平肝,補腎壯陰;五靈脂苦洩溫通,活血化瘀。二藥研末,以利水消腫的冬瓜湯調下,補腎壯陰,活血降糖。

適用於腎虛消渴。

方 15

【方名】消渴方（關幼波醫師方）

【來源】《名醫偏方秘方大全》

【組成】生黃蓍 30 克，仙靈脾 15 克，杭白芍 30 克，生甘草 10 克，烏梅 10 克，葛根 10 克。

【用法】水煎服，每天 1 劑。

【解秘】生黃蓍、仙靈脾補腎益氣，杭白芍、生甘草養血斂陰清熱；烏梅、葛根生津止渴。諸藥配伍，補腎益氣，生津斂陰。

適用於糖尿病（消渴）。

方 16

【方名】糖尿病方（劉炳凡醫師方）

【來源】《名醫偏方秘方大全》

【組成】太子參 15 克，淮山藥 15～20 克，北黃蓍 15～25 克，枸杞 12 克，黑豆 15 克，炙甘草 5 克。

【用法】水煎服，每天 1 劑。

【解秘】太子參、淮山藥、北黃蓍、炙甘草益氣健脾；枸杞、黑豆補腎滋陰。諸藥配伍，補脾滋腎。適用於非胰島素依賴型糖尿病。

八、汗　證

汗證是指由於陰陽失調，腠理不固，而致汗液外洩失常的病證。其中，不因外界環境因素的影響，而白晝時時汗出，動輒益甚者，稱為自汗；寐中汗出，醒來即止者，稱為盜汗，亦稱寢汗。

基本病機為病後體虛、表虛受風、思慮煩勞過度、情志不舒、嗜食辛辣等導致陰陽失調，腠理不固。

常見於現代醫學的甲狀腺機能亢進、植物神經功能紊亂、風濕熱、結核等疾病。

方 01

【方名】浮小麥紅棗方

【來源】《百病偏方新解》

【組成】浮小麥 50 克，大棗 20 枚。

【用法】浮小麥、紅棗加水煮食。

【解秘】浮小麥止汗斂陰，為止汗的專藥；紅棗補氣養血。二藥同煮食，適用於病久體虛，肺氣不足，衛氣不固型的汗出、畏寒、面色白。

方 02

【方名】黃蓍散

【來源】《中華偏方大全》

【組成】黃蓍 30 克，鍛牡蠣 30 克，生地黃 30 克。

【用法】上藥混合後共研為末，煎服，不拘時候。

【解秘】黃蓍益氣固表；鍛牡蠣固澀斂汗；生地黃清熱養陰。三藥配伍，清補並施，益氣固表止汗。

適用於虛熱盜汗。

方 03

【方名】團參湯

【來源】《中華偏方大全》

【組成】當歸身（切，焙）

6 克，人參（切，焙）6 克。

【用法】上兩味分作 2 服，取用豬心 1 個，切作 2 片，取上藥 6 克，豬心 1 片，以水 600 毫升，煎煮取湯，空腹服飲。

【解秘】當歸補血養血；人參益氣健脾。二藥配伍，益氣養血。

適用於心血不足的自汗。

方 04

【方名】豬肝丸

【來源】《百病偏方新解》

【組成】豬肝 500 克。

【用法】將豬肝切片焙乾為末，以米湯為丸，梧桐子大，每服 50 丸，空腹服下。

【解秘】豬肝補肝明目，養血益氣；米湯益氣健脾，養陰生津。二藥配伍，適用於脾胃氣虛，氣不攝汗所致的自汗證。

方 05

【方名】三寶雞子黃粥（何傳毅醫師方）

【來源】《名醫偏方秘方

大全》

【組成】淮山藥 31 克，生苡仁 62 克，芡實 31 克，糯米適量，熟雞子黃 1 枚。

【用法】淮山藥、芡實研細末，與生苡仁、糯米共煮成粥。服食時拌入熟雞子黃 1 枚。

【解秘】淮山藥、生苡仁益脾補中；芡實益腎固精，收斂固澀；糯米健脾暖胃，補血；雞子黃鎮心神，養心陰。諸藥配伍，健脾、開胃、養心。適用於脾虛氣弱陰傷而汗出異常者，及脾胃虛寒而胃脘痛、慢性泄瀉、失眠、健忘、多夢、自汗者。

方 06

【方名】韭菜根飲

【來源】《百病偏方新解》

【組成】韭菜根 50 根。

【用法】水煎，1 次服。

【解秘】韭菜根溫中健脾行氣，脾氣健旺，則化生氣血津液。民間常用此飲治療身體虛弱、陰血虧虛、肺結核盜汗者。

方 07

【方名】大棗芝麻糊（何傳毅醫師方）

【來源】《名醫偏方秘方大全》

【組成】大棗 5～10 枚（煮爛去皮、核），黑芝麻（炒熟）30 克，瓜子仁 15 克，冰糖 30 克，菱粉 1 匙。

【用法】煮成糊，隨意當點心服食。

【解秘】大棗味甘性溫，補脾益氣養血；黑芝麻味甘性平，益精養血潤腸燥；瓜子仁味甘質潤，補虛損，潤腸通便；冰糖味甘微寒，補中益氣，和胃潤肺；菱粉味甘性涼，健脾養胃，清暑解毒。

諸藥配伍，健脾益氣，補血潤腸。適用於血虛陰虧而汗出異常證。

方 08

【方名】鳳凰荔枝湯

【來源】《百病偏方新解》

【組成】鳳凰衣（即雞蛋

殼內薄皮）7～10 個，荔枝 7
枚，紅棗 5 枚。

【用法】水煎服，每天 1
劑，

【解秘】鳳凰衣養陰清
肺；紅棗為補益氣血之佳品。
鳳凰衣配紅棗，共奏補益陰
血，固脫止汗之功。荔枝行
氣，以防補益太過而產生滋膩
壅滯之弊。三者煎湯，適用於
陰虛盜汗。

方 09

【方名】收陰粉

【來源】《中華偏方大全》

【組成】麻黃根 15 克，
藁本 15 克，糯米粉 45 克，白
芷 15 克。

【用法】上藥混合後研為
細末，攪和均勻，以紗帛包
裹，敷汗出處。

【解秘】麻黃根甘平性
澀，斂肺固表止汗；藁本、白
芷辛溫香燥，入肌肉、經絡、
筋骨，袪風散寒；糯米粉味甘
性溫，補中益氣、健脾養胃、
止虛汗。四藥研細末，以紗帛

包裹，敷汗出處，益氣固表止
汗。適用於盜汗、虛汗及漏風
等症。

方 10

【方名】二胡丸

【來源】《中華偏方大全》

【組成】柴胡 15 克，胡
黃連 15 克。

【用法】上藥混合後共研
為末，煉蜜以為丸，如芡實大
小。取 1～3 丸，以酒化開，
加水 300 毫升，煎煮 20～30
沸，食後連渣服用。

【解秘】柴胡辛散苦洩，
微寒退熱，善疏半表半裏之
邪；胡黃連味苦性寒，退虛
熱，除骨蒸、涼血清熱。二藥
相須為用，既可清半表半裏之
實熱，又可除骨蒸之虛熱，熱
除汗止。適用於盜汗。

方 11

【方名】外貼止汗方（陳
治平醫師方）

【來源】《名醫偏方秘方
大全》

【組成】鬱金 10 克，五

倍子 5 克,蜂蜜 30 克。

【用法】將鬱金、五倍子研細末,用蜂蜜調勻成糊狀,分 3 次敷貼兩乳頭,用 1 小塊膠布貼上,貼上 1 次汗減少,3 次痊癒。

【解秘】鬱金性寒清熱,味苦能洩,降鬱火;五倍子酸澀收斂,斂肺止汗;蜂蜜補氣益肺,並作賦型之用。三藥作糊狀,敷貼兩乳頭,清補結合,斂肺止汗。適用於多汗、自汗、盜汗。

方 12

【方名】地丁散(李元馨醫師方)

【來源】《名醫偏方秘方大全》

【組成】紫花地丁草適量。

【用法】鮮者搗爛敷於臍上,乾者研末,水調糊膏貼臍上。

【解秘】紫花地丁草苦洩辛散,長於清熱解毒,涼血消腫,為治血熱壅滯,癰腫瘡毒的常用藥物。鮮者搗爛敷臍,瀉火止遺。適用於盜汗。

九、內傷發熱

內傷發熱是指以內傷為病因,臟腑功能失調,氣、血、陰、陽失衡為基本病機,以發熱為主要臨床表現的病證。一般起病較緩,病程較長,熱勢輕重不一,但以低熱為多,或自覺發熱而體溫並不升高。

常見於現代醫學的功能性低熱、腫瘤、血液病、結締組織疾病、內分泌疾病及部分慢性感染性疾病。

方 01

【方名】五心煩熱方

【來源】《中華偏方大全》

【組成】炒白芍 3 克,川芎 2.1 克,當歸 3 克,生地 3 克,炒黃連 1.5 克。

【用法】上藥混合後以水 1 升,煎取 700 毫升服用。

【解秘】炒白芍、川芎、當歸、生地補血調血;炒黃連苦寒清熱瀉火。五藥配伍,補

血調血，清熱瀉火。

適用於血虛五心煩熱，晝平安，夜則發熱。

方02

【方名】芍藥黃蓍湯

【來源】《中華偏方大全》

【組成】炙甘草 30 克，青蒿 30 克，芍藥 9 克，黃蓍 30 克。

【用法】上藥混合後共為散。每次取用 15 克，以水 500 毫升，煎至 250 毫升，去渣，食後，溫服。

【解秘】炙甘草、芍藥養血斂陰，緩急止痛；青蒿苦寒清熱，辛香透散，長於清透陰分伏熱；黃蓍甘溫，補脾肺之氣，益衛固表。諸藥配伍，滋陰清熱，甘溫除熱。

適用於陰虛內熱之發熱。

方03

【方名】生地棗仁粥

【來源】《新編偏方秘方大全》

【組成】生地黃汁約 80 毫升（或用乾地黃 60 克），粳米 100 克，棗仁 10 克，生薑 2 片。

【用法】將地黃洗淨後切段，每次攪取其汁 50 毫升，用粳米加水煮粥，煮沸後加入地黃汁、棗仁和生薑，煮成稀粥食用。

【解秘】生地黃汁甘寒養陰，苦寒洩熱，入腎經而滋陰降火，養陰津而洩伏熱；與健脾和胃的粳米、大棗、生薑煮粥，有健脾運，促陰津生成、輸布之效，共奏滋陰清熱之功。

適用於陰虛發熱。

方04

【方名】地仙散

【來源】《中華偏方大全》

【組成】炙甘草 30 克，地骨皮 30 克，防風 30 克。

【用法】上藥混合後共研為末。每次取用 9 克，加水 70 毫升，入生薑 3 片，竹葉 7 葉，煎至 50 毫升，溫服。

【解秘】炙甘草味甘性平，補心脾之氣；地骨皮甘寒

清潤，能清肝腎之虛熱，除有汗之骨蒸，為退虛熱，療骨蒸之佳品；防風辛溫發散，瀉肺實，散滯氣，除骨節疼痛。諸藥配伍，清補並施，涼血除蒸。適用於骨蒸肌熱。

方05

【方名】火鬱湯

【來源】《中華偏方大全》

【組成】葛根45克，升麻45克，白芍45克，柴胡45克，防風3克，甘草3克。

【用法】上藥混合後入連鬚蔥白3吋，以水煎煮。稍熱服，時候不拘。

【解秘】葛根、升麻、柴胡既能升舉清陽，又能透洩熱邪；白芍、甘草養血斂陰，緩急止痛；防風辛溫發散，瀉肺實，散滯氣，除骨節疼痛。諸藥與散寒通陽的蔥白水煎服，共奏通陽散寒，發汗解表之功。適用於手足心發熱。

方06

【方名】雞脯冬筍藥膳

【來源】《新編偏方秘方大全》

【組成】人參6克，雞脯肉200克，冬筍、黃瓜各25克，雞蛋1個，料酒15克，蔥白3莖，生薑、香菜梗各6克，雞湯適量，芝麻油適量，豬油適量。

【用法】將人參切成0.66公分厚的薄片，冬筍、黃瓜切成排骨片，薑蔥切成絲，香菜梗切成長段；再將雞脯肉切成3公分長、1.5公分寬、0.3公分厚的雞片，加鹽、味精拌匀，再拌雞蛋清和水豆粉；在勺內放豬油，油五成熱時，下入雞片，用鐵筷劃開，熱時撈出。用鹽、味精、雞湯、料酒兌成汁水，在勺內放底油，油六成熱時，下入蔥絲、生薑絲、筍片、人參片煸炒，再下黃瓜片、香菜梗、雞片，烹上汁水，顛翻幾下，淋上明油即成，可分餐佐食。

【解秘】人參味甘微苦，大補元氣；雞脯肉溫中補脾，益氣養血，補腎益精；冬筍和

中潤腸、利隔爽胃、消食健脾；黃瓜清熱利水，生津止渴；雞蛋健腦益智。與料酒、蔥白、生薑、香菜梗、芝麻油、味精烹調做菜食用，培補正氣。

適用於氣虛所致的發熱。

方 07

【方名】枸櫞粥

【來源】《新編偏方秘方大全》

【組成】枸櫞 15 克，粳米 50 克，冰糖少許。

【用法】先將枸櫞洗淨，煎水，去渣，取汁約 500 毫升，以枸櫞煎汁煮粳米，待粥熟時，加入冰糖即成。每天早晚空腹服食，5～7 天為 1 個療程。

【解秘】枸櫞辛散苦洩，疏肝解鬱，理氣和中；與粳米煮粥，加入清熱生津的冰糖服食，理氣解鬱清熱。

適用於氣鬱之發熱。

方 08

【方名】丹參蔥白粥

【來源】《新編偏方秘方大全》

【組成】丹參 30 克，蔥白 2 莖，粳米 80 克。

【用法】將丹參放入砂罐中煎水，取藥汁約 500 毫升，去渣，把蔥白切絲，備用。用丹參煎液同粳米煮粥，待粥熟時，加入蔥白，早晚當飯吃，可長期服食。

【解秘】丹參味苦微寒，善能通行血脈，為活血化瘀之要藥，與健脾和胃的粳米煮粥，加入散寒通陽的蔥白服食，活血化瘀之功倍增。

適用於瘀血所致發熱。

方 09

【方名】雞矢藤苦蕎餅

【來源】《新編偏方秘方大全》

【組成】雞矢藤、苦蕎頭、隔山消、焦山楂各 200 克，雞內金 100 克，白蘿蔔 1000 克（絞汁），萊菔子 100 克，麵粉適量，白糖適量。

【用法】將上藥（蘿蔔除

外）炒後，研成極細粉末；再把生蘿蔔絞壓取汁；把麵粉與藥末混合，加適量小蘇打粉，加入蘿蔔汁，拌和擀成餅，外撒白糖，或將白糖和入麵中；在爐上烘烤熟，每天飯前後食1個小餅。

【解秘】雞矢藤、苦蕎菜、隔山消、焦山楂、萊菔子、雞內金、白蘿蔔既消食化積，又健運脾胃；麵粉作賦形劑，白糖生津潤燥，調味。諸藥配伍，消食化積祛熱。

適用於食積發熱。

方10

【方名】雪花梨荸薺汁

【來源】《新編偏方秘方大全》

【組成】雪花梨1個，鮮藕1節，甘蔗1段，荸薺15個，水蘿蔔1個。

【用法】把甘蔗、荸薺、蘿蔔均去皮，連同梨、藕各自切碎，搗汁後混合，冷飲。

【解秘】雪花梨、甘蔗清熱養陰，潤肺止咳；鮮藕清熱生津，涼血散瘀；荸薺清熱止渴，利濕化痰；水蘿蔔清熱除火，化痰止咳。諸藥作冷飲，清瀉內火，涼血化瘀。

適用於裏熱症。

十、虛　勞

虛勞又稱虛損，是以臟腑虧損，氣血陰陽虛衰，久虛不復成勞為主要病機，以五臟虛證為主要臨床表現的多種慢性虛弱證候的總稱。

臨床症狀可見面色無華、髮白、黯黑，消瘦，氣短聲低，心悸，健忘，頭暈眼花，自汗盜汗，形寒肢冷或五心煩熱，倦怠乏力，食慾不振，腹脹，便溏，遺精滑洩，月經不調或停閉等。常見於現代醫學的多個系統的多種慢性消耗性和功能性疾病。

虛勞雖有因虛致病，因病成勞，或因病致虛，久虛不復成勞的不同，而其病理性質，主要為氣、血、陰、陽的虧虛，病損主要在五臟。因此，

虛勞的辨證，以陰陽氣血為綱，五臟虛候為目則提綱挈領，鑑別自易。

方 01

【方名】豬胃末

【來源】《百病偏方新解》

【組成】豬胃 1 個。

【用法】全豬胃去淨脂肪切碎，焙乾研末，每次 15 克，每天 3 次。

【解秘】《別錄》載全豬胃：「補中益氣，止渴、利。」《日華子本草》載全豬胃：「補虛損，殺勞蟲，止痢。」現代藥理證明：豬胃中含多種維生素，銅、鐵元素含量甚多，具有治虛勞羸弱的功效。

適用於氣虛虛勞。

方 02

【方名】參朮丸

【來源】《中華偏方大全》

【組成】白朮 45 克，人參 45 克。

【用法】上藥混合後以水煎煮，稠密化成膏，以白湯化服。

【解秘】人參味甘微苦，大補元氣；白朮苦甘性溫，健脾燥濕，被前人譽之為「脾臟補氣健脾第一要藥。」二藥相須為用，健脾益氣。適用於中氣虛弱，或因用藥失宜，耗傷元氣，虛證蜂起。

方 03

【方名】麴米粥

【來源】《中華偏方大全》

【組成】青粱米 60 克，炒神麴 60 克。

【用法】將曲搗羅以為末，米淘洗乾淨，混合煮做粥。空腹食之。

【解秘】青粱米味甘微寒，補中益氣，清熱利尿；炒神麴辛以行散消食，甘溫健脾開胃，和中止瀉。二藥配伍，健脾益氣，消食和中。

適用於老人脾虛氣弱，洩利無定，食不消化。

方 04

【方名】豬血沖紅糖

【來源】《百病偏方新解》

【組成】豬腔血半碗，紅

糖 150 克。

【用法】以血沖紅糖，內服。

【解秘】《千金・食治》載豬血：「主卒下血不止，清酒和炒服之，則補血。」現代藥理研究表明：豬血富含鐵，對貧血而面色蒼白者有改善作用，是排毒養顏的理想食物；紅糖既能溫經活血，又能幫助豬血藥效的有效吸收。適用於血虛虛勞。

方 05

【方名】三精丸

【來源】《中華偏方大全》

【組成】地骨皮 500 克，蒼朮 500 克，黑桑椹 1000 克。

【用法】取黑桑葚揉爛至絹袋內絞其汁，去渣。將兩藥研末投汁內調勻，倒入罐內密封口，擱於棚上晝採日精，夜取月華，直至自然乾，方取為末，蜜丸如小豆。每次服用 10 丸，以酒、湯任送下。

【解秘】地骨皮甘寒清潤，於清熱除蒸洩火之中，尚

能生津止渴；蒼朮苦溫燥濕以祛濕濁，辛香健脾以和脾胃；黑桑葚甘酸微寒，滋陰補血，生津潤燥。

三藥配伍，清補結合，健脾以生血，滋陰以補血。適用於血虛之面黃，體虛，精神疲倦。

方 06

【方名】女貞實丸

【來源】《中華偏方大全》

【組成】生地黃末 500 克，女貞子 500 克。

【用法】將上藥混合後煉成蜜丸。每次服用 9 克，空腹，以白湯送下。

【解秘】生地黃甘寒質潤，既能清熱養陰，又能生津止渴；女貞子味甘性涼，滋補肝腎之陰。二藥配伍，滋補肝腎。適用於肝腎陰虛之眩暈、耳鳴、顴紅。

方 07

【方名】黑芝麻糊

【來源】《百病偏方新解》

【組成】黑芝麻 500 克，

紅糖 500 克。

【用法】芝麻炒焦，入紅糖拌勻，隨時服食。

【解秘】黑芝麻補肝腎之陰、益精血，潤腸燥；紅糖溫經活血，有助於藥效的吸收。二藥配伍，適用於陰虛虛勞。

方 08

【方名】瓜蔞根丸

【來源】《中華偏方大全》

【組成】炙甘草 30 克，瓜蔞根 30 克，杏仁（麩炒微黃）30 克，烏梅肉（微炒）30 克。

【用法】上藥混合後搗羅為末，煮棗肉，入少許蜜以和為丸，如彈子大小。每次服用 1 丸，綿裹含咽津，每天 4～5 次。

【解秘】炙甘草健脾益氣以生津；瓜蔞根（即天花粉）清肺胃熱，生津止渴；杏仁宣降肺氣以輸布津液；烏梅肉至酸性平，善能生津液，止煩渴。諸藥搗羅為末，煮補中益氣的棗肉，入補中潤燥的蜂蜜

為丸，滋陰生津，清熱除煩。

適用於陰虛的口乾舌燥，虛勞煩熱，煩渴。

方 09

【方名】白龍丸

【來源】《中華偏方大全》

【組成】牡蠣 60 克，鹿角 60 克，生龍骨 30 克。

【用法】以酒糊丸，如梧桐子大小。空腹，以溫酒或鹽湯送下 30～50 丸。

【解秘】牡蠣、龍骨質重沉降，鎮驚安安神，收斂固澀；鹿角味鹹性溫，補腎助陽，強筋壯骨。三藥配伍，溫腎澀精。適用於房勞。

方 10

【方名】雙補丸

【來源】《中華偏方大全》

【組成】五味子 30 克，菟絲子（淘，酒蒸，擂）60克。

【用法】上藥混合後研為末，煉蜜以為丸，如梧桐子大小，每次服用 70 丸，空腹食前，以鹽湯、酒任下。

【解秘】五味子甘溫而潤，補腎寧心，益氣生津；菟絲子辛發潤燥，甘以補虛，補腎陽，益腎陰。二藥配伍，滋補腎陰。

適用於腎水涸燥，真精不足，耳鳴頭暈，咽乾多渴，目視昏花，面色黧黑，腳軟酸弱，腰背疼痛。

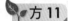

方 11

【方名】核桃末

【來源】《百病偏方新解》

【組成】核桃肉 200 克，食醋 5 克。

【用法】核桃肉研末。每服用 15 克，加食醋調服。

【解秘】核桃肉味甘性溫，補腎陽且潤肺養腎；食醋酸甘化陰，以求達到「陰中求陽」的目的。

二藥配伍，適用於陽虛虛勞。

方 12

【方名】山藥薏仁柿餅方

【來源】《百病偏方新解》

【組成】生山藥 100 克，生薏仁 100 克，柿霜餅 24 克。

【用法】將山藥、薏仁搗成粗渣，煮之爛熟，將柿霜餅切碎調入融化，隨意服之。

【解秘】生山藥、生薏仁，均能健脾益氣，養陰生津；柿霜餅清熱潤燥且化痰。三藥配伍，共奏益氣生津之功。適用於脾肺氣陰兩虛，飲食難進，虛熱勞嗽等虛勞之證。

方 13

【方名】紅糖豆腐腦

【來源】《百病偏方新解》

【組成】豆腐 500 克，紅糖 100 克。

【用法】將豆腐、紅糖混合後，加水 1 大碗，煎煮 10 分鐘，2 小時內分 1～3 次服完。

【解秘】豆腐益氣寬中，調養脾胃，生津潤肺，兼能清熱解毒；紅糖潤心肺，和中助脾、緩肝氣、解酒毒，補血、破瘀。脾胃健旺，則氣血有生

化之源。豆腐、紅糖二藥配伍，共奏補益脾胃，益氣養血之功。適用於氣血兩虛型虛勞。

方14

【方名】雄烏雞煮五味子方

【來源】《百病偏方新解》

【組成】雄烏雞1隻，五味子適量。

【用法】二者加水同煮至極爛，食用。

【解秘】烏雞味甘性平，具有滋陰清熱，補肝益腎，健脾益氣，補虛治贏作用。雄性烏雞屬於「陰中之陽藥」，滋陰中又能益氣溫陽；五味子益氣生津，健脾補腎，斂肺定喘，固表止汗，澀腸止瀉，養心安神。二藥同食，氣血陰陽並補。

適用於因積勞成疾或大病之後的虛損，肢體沉困痠痛，盜汗少氣喘息，或少腹拘急，心悸，多臥少起，漸至瘦消，五臟氣竭者。

方15

【方名】地仙膏

【來源】《中華偏方大全》

【組成】地骨皮600克。

【用法】以麻油熬，用黃丹收。貼於肚臍處。

【解秘】《湯液本草》載地骨皮：「瀉腎火，降肺中伏火，去胞中火，退熱，補正氣。」麻油富含營養素，其中富含的亞油酸、棕櫚酸等不飽和脂肪酸，能保護血管。

所含的卵磷脂也很豐富，不僅滋潤皮膚，而且可以祛斑，尤其可以祛除老年斑。所含維生素E具有抗氧化作用，可以保肝護心，延緩衰老。地骨皮以麻油熬，以止痛生肌的黃丹收，貼臍，保肝護心，清肝腎之虛熱。

適用於心虛煩及腎、肝、肺虛，邪攻而煩。

十一、肥 胖

肥胖是由於多種原因導致體內膏脂堆積過多，體重異常

增加，並伴有頭暈乏力、神疲懶言、少動氣短等症狀的一類病證。基本病機為年老體弱、過食肥甘、缺乏運動、先天稟賦等導致氣虛陽衰、痰濕瘀滯。常見於現代醫學的單純性（體質性）肥胖病、繼發性肥胖病（如繼發於下丘腦及垂體病、胰島病及甲狀腺功能低下等的肥胖病）。

方01

【方名】減肥降脂方（李殿忠醫師方）

【來源】《名醫偏方秘方大全》

【組成】何首烏20克，枸杞15克，山楂15克，黃精15克，草決明15克。

【用法】水煎服，每天2次，連服1個月。

【解秘】何首烏功善補肝腎，潤腸通便，治療高膽固醇血症有較好療效；枸杞為平補腎精血之品，有降血脂、降血糖作用；黃精補氣養陰，健脾益腎，降血脂；山楂消食化積，為消化油膩肉食積滯之要藥，有助進脂肪消化，降低血清膽固醇及甘油三酯作用；草決明清熱潤腸通便，有降低血漿總膽固醇和甘油三酯的作用。五藥配伍，消食化積，潤腸通便。適用於肥胖症。

方02

【方名】啟宮丸（王渭川醫師方）

【來源】《名醫偏方秘方大全》

【組成】京夏9克，蒼朮9克，香附9克，神麴9克，茯苓9克，陳皮3克，川芎3克。

【用法】每天1劑，水煎，分3次服，可常服。

【解秘】京夏、陳皮、茯苓化痰利濕；蒼朮、神麴燥濕、消食健脾；川芎中開鬱結，行氣活血。諸藥配伍，化痰利濕，行氣通絡。適用於肥胖症，痰脂阻絡。

方03

【方名】輕身降脂湯（林

乾良醫師方）

【來源】《名醫偏方秘方大全》

【組成】山楂 10 克，何首烏 10 克，荷葉 10 克，澤瀉 10 克，決明子 10 克，虎杖 10 克，白菊花 10 克，生大黃 6 克。

【用法】水煎服，每天 1 劑。

【解秘】山楂、何首烏、決明子降脂降壓；荷葉、澤瀉、虎杖清熱利濕化濁；白菊花、大黃清熱瀉火解毒。

諸藥配伍，利濕化濁，降脂降壓。適用於肥胖輕證，高血脂症。

方 04

【方名】降脂茶（曾學文醫師方）

【來源】《名醫偏方秘方大全》

【組成】草決明 30 克，山楂 30 克，澤瀉 30 克，綠茶 3 克。

【用法】上藥研粗末，紗布包，沸水泡飲，每天 1 換。

【解秘】草決明清熱潤腸通便，有降低血漿總膽固醇和甘油三酯的作用；山楂消食化積，為消化油膩肉食積滯之要藥，有助進脂肪消化，降低血清膽固醇及甘油三酯作用；澤瀉、清茶清熱利濕。

四藥配伍，利濕化濁，降脂減肥。適用於高血脂症、肥胖症。

方 05

【方名】除脂化瘀飲（趙世慶醫師方）

【來源】《名醫偏方秘方大全》

【組成】枸杞子 12 克，何首烏 12 克，丹參 30 克，鬱金 10 克。雲苓 20 克，澤瀉 15 克，山楂 15 克，草決明 15 克。

【用法】水煎服，每天 1 劑。

【解秘】枸杞、何首烏滋補肝腎；丹參、鬱金活血化瘀；雲苓、澤瀉利濕化濁；山

楂、草決明消食降脂。諸藥配伍，滋補肝腎，活血化瘀，化濁降脂。

適用於血脂較高，身體肥胖，肢體腫脹，身困體乏，舌質瘀黯，脈弦滑，證屬肝腎陰虛，氣滯血瘀者。

方 06

【方名】山楂降脂飲（趙鳳翔醫師方）

【來源】《名醫偏方秘方大全》

【組成】山楂肉 60 克，澤瀉 20 克，丹參 15 克，何首烏 15 克，枸杞果 20 克，磁石 30 克，草決明 20 克，金櫻子 15 克。

【用法】水煎服，每天 1 劑。

【解秘】山楂、草決明消食化積降脂；澤瀉利水滲濕；丹參活血化瘀；何首烏、枸杞果、金櫻子滋補肝腎；磁石重鎮安神。諸藥配伍，消內積，補腎安神，活血化瘀。適用於高血脂症，肥胖症，動脈硬化，糖尿病冠心病，中風先兆等，症見體質肥胖，頭暈，腰痠腿軟，手足麻木等。

方 07

【方名】淫羊藿肉桂粥

【來源】《新編偏方秘方大全》

【組成】淫羊藿 30 克，粳米 50 克，肉桂 10 克。

【用法】先將淫羊藿、肉桂煎水，去藥渣，留藥液，再下粳米煮成粥，每天早晚空腹吃 1 碗。

【解秘】淫羊藿甘溫燥烈，補腎壯陽，祛風除濕；粳米益氣補中以利水；肉桂補火助陽以化氣。三藥配伍，溫補脾腎，利水除濕。

適用於甲狀腺機能減退所致的肥胖症。（脾腎陽虛證）

方 08

【方名】三蓮散

【來源】《新編偏方秘方大全》

【組成】蓮花 7 克，蓮根（藕）8 克，蓮子 9 克。

【用法】三藥陰乾，為末，混勻，瓷瓶封存。早晚空腹食 1 克，溫酒送服，或開水沖服。

【解秘】蓮花散瘀止血，去濕消風；蓮根清熱生津，涼血止血；蓮子益腎固精。

三藥配伍，清熱利濕，補腎固精，散瘀降脂。適用於肥胖而容顏衰敗者。

第七節·肢體經絡病證

一、痹　證

痹證是由於風、寒、濕、熱等邪氣閉阻經絡，影響氣血運行，導致肢體筋骨、關節、肌肉等處發生疼痛、重著、酸楚、麻木，或關節屈伸不利、僵硬、腫大、變形等症狀的一種疾病。基本病機為邪氣痹阻經脈。

常見於現代醫學的風濕性關節炎、類風濕性關節炎、反應性關節炎、肌纖維炎、強直性脊柱炎、痛風等疾病。

方 01

【方名】蔥頭生薑膏

【來源】《百病偏方新解》

【組成】蔥頭 500 克，生薑 500 克。

【用法】將蔥薑打爛榨汁，用上等醋煮沸，後將蔥薑汁和之，熬成膏，攤於厚布上，敷於關節痠痛處。

【解秘】蔥頭具有發散風寒，溫經通陽，散瘀等功效；生薑有疏散風寒的作用。上等醋、蔥、薑汁煮沸熬膏，攤於厚布上製成硬膏藥，敷於關節痠痛處，具有祛風散寒，溫經祛濕，通利血脈的作用。適用於關節疼痛發冷者。

方 02

【方名】山楂樹根

【來源】《中華偏方大全》

【組成】山楂樹根 30～60 克。

【用法】將其以水煎湯，每天服用 1 次。

【解秘】山楂樹根味甘，性平，無毒。有消積，祛風，

止血之功，《浙江民間草藥》謂山楂樹根：「祛風活血。治關節痛。」山楂樹根煎湯服，適用於風濕性關節炎。

方 03

【方名】食鹽茴香方

【來源】《百病偏方新解》

【組成】食鹽 500 克，小茴香 120 克。

【用法】將二藥共放砂鍋內炒熱，取出一半用布包熨痛處，涼了再換另一半。換下來的再炒熱，如此循環炒熨數日，每天做兩次。

【解秘】小茴香味辛性溫，溫經散寒止痛作用明顯。用食鹽炒茴香，均受熱而又不易炒炭成灰，布包熨痛處，能驅散局部風寒濕邪，使肢體經脈氣血通暢。適用於風寒濕痹證關節疼痛。

方 04

【方名】木瓜粥

【來源】《中華偏方大全》

【組成】粳米 100 克，木瓜 15 克，薑汁、蜂蜜各少許。

【用法】木瓜研末後與粳米混合煮作粥，臨熟時調入薑汁、蜂蜜，可任意服食。

【解秘】木瓜味酸入肝，益筋和血，善舒筋活絡，且能去濕除痹，尤為濕痹，筋脈拘攣要藥。木瓜研末與粳米煮粥，加薑汁、蜂蜜服食，舒筋活絡，和胃化濕。

適用於濕痹腳氣。

方 05

【方名】化痰祛濕通絡湯（沈全魚醫師方）

【來源】《名醫偏方秘方大全》

【組成】生麻黃 5 克，炒杏仁 10 克，生苡仁 20 克，甘草 5 克，白朮 20 克，地膚子 10 克，威靈仙 10 克，秦艽 10 克，雞血藤 30 克，赤芍 10 克。

【用法】水煎服，每天 1 劑。

【解秘】生麻黃、炒杏仁疏表化痰；生苡仁、甘草、白

尤益氣健脾除濕；地膚子清膝理濕熱與風邪；威靈仙、秦艽祛風濕，通絡止痛；雞血藤、赤芍行血養血，活絡止痛。

諸藥配伍，化痰祛濕，通絡消腫。適用於風濕性關節炎，趾掌關節疼痛腫大，但不灼紅，小關節活動不便，舌淡，苔膩，脈微滑。

方 06

【方名】三烏酒（陳芝高醫師方）

【來源】《名醫偏方秘方大全》

【組成】製川烏 10 克，製草烏 10 克，製首烏 10 克，千年健 10 克，鑽地風 10 克。

【用法】上藥浸 40 度純正米酒 500 克，密封，浸半個月，可以啟用；能飲酒者，每次飲 10 毫升，1 天 3 次；不能飲者，每次用 5 毫升，溫開水沖服。本方藥性峻猛，宜飯後服。

【解秘】製川烏、製草烏祛風濕，溫經止痛；製首烏補肝腎，益精血；千年健祛風濕，強筋骨；鑽地風舒筋活絡，祛風活血。五藥配伍，浸入行氣活血的米酒，祛風濕，利關節，活絡止痛。

適用於急慢性關節炎，劇烈疼痛，由風寒濕邪深入筋絡而發。

方 07

【方名】松柳銀花湯

【來源】《百病偏方新解》

【組成】鮮松毛（即毛松葉）30 克，鮮柳樹根 15 克，金銀花 15 克。

【用法】水煎服，每天早、晚各 1 次。

【解秘】《本草綱目》載鮮松毛：「祛風痛腳痹。」鮮柳樹根能祛風利濕，消腫止痛；金銀花能清熱解毒。三藥配伍，共奏清熱通絡，祛風除濕之功。

適用於風濕熱痹證，症見關節紅腫熱痛者。

方 08

【方名】五桑四藤防己湯

（魏長春醫師方）

【來源】《名醫偏方秘方大全》

【組成】桑枝 12 克，桑椹子 12 克，桑寄生 12 克，桑白皮 9 克，桑葉 9 克，鉤藤 9 克，雞血藤 9 克，忍冬藤 12 克，天仙藤 6 克，防己 6 克。

【用法】水煎服，每天 1 劑。

【解秘】桑枝、防己、桑寄生祛風濕，利關節；桑椹子補益肝腎，涼血退熱；桑白皮清瀉肺火，通利水道而利水消腫；桑葉疏散風熱，涼潤肺燥；鉤藤、雞血藤、忍冬藤、天仙藤清熱疏風，活血通絡。諸藥配伍，調氣血，祛風濕，舒筋骨，止痺痛。

適用於風濕性關節炎，症見四肢關節疼痛，或酸木，面色少華，舌淡，苔白滑，脈遲或弦。

方 09

【方名】蘑菇花椒酒

【來源】《百病偏方新解》

【組成】蘑菇 500 克，黃酒 50 毫升，白酒 50 毫升，花椒 1 克。

【用法】將花椒熬水衝入黃、白酒內混合，和入蘑菇蒸熟，曬乾研粉。每次 9 克，每天 2 次，早、晚服。

【解秘】蘑菇味甘性微寒，補脾益氣，潤燥化痰；黃酒、白酒均能活血化瘀，溫通經脈；花椒祛風燥濕散寒。四藥配伍，共奏化痰祛瘀，搜風通絡之功。

適用於痰瘀痺阻型痺證。症見手足麻木，腰腿疼痛者。

方 10

【方名】羊脛骨酒

【來源】《百病偏方新解》

【組成】羊脛骨 2 根，白酒 500 毫升。

【用法】將羊脛骨泡入酒中，密封 7 天後可用。每次服用 30 毫升，每天 2 次。

【解秘】羊脛骨味甘性溫，養血益氣，培補肝腎；酒能溫經通脈，活血化瘀，促進

局部血液循環，有助於藥效的吸收。羊脛骨酒浸服之，適用於下虛久痺，筋骨攣痛者。

方11

【方名】黃豆湯

【來源】《中華偏方大全》

【組成】黃豆60克

【用法】將黃豆加水煎煮取湯，飲服。

【解秘】黃豆味甘性平，入脾、腎經，能健脾，培補肝腎，養血益氣，利濕解毒。水煎服，適用於下虛久痺，筋脈拘攣，骨節疼痛，時輕時重，腰膝痠軟者。

方12

【方名】牛筋湯

【來源】《中華偏方大全》

【組成】牛筋50克，雞血藤50克，續斷、杜仲各15克。

【用法】水煎煮，食筋飲湯。

【解秘】牛筋補骨強筋，以筋補筋；雞血藤活血通絡；續斷、杜仲益肝腎。四藥煎煮，食筋飲湯，補骨強筋，活血通絡。適用於久虛筋痺。

方13

【方名】龍馬定痛丹（顏德馨醫師方）

【來源】《名醫偏方秘方大全》

【組成】馬錢子30克，地鱉蟲3克，地龍3克，全蠍3克，硃砂0.3克。

【用法】先將馬錢子用土炒致膨脹，再入香油炸之，俟其有響爆之聲，外呈棕黃色，切開呈黯紅色時取出，與地龍、地鱉蟲、全蠍共研細末，後入硃砂，蜜丸40粒。每晚臨睡前用糖水送服1粒。服1週後若不效，可於每晨加服1粒。

【解秘】馬錢子味苦性寒，善搜筋骨間風濕，開通經絡，透達關節，通絡止痛；地鱉蟲性善走竄，活血消腫；地龍、全蠍通絡止痛；硃砂通血脈，止煩滿。諸藥配伍，祛風濕，通經絡。適用於類風濕性

關節炎，風濕熱，風濕性關節炎，風濕性肌炎，坐骨神經痛，腰肌勞損，頸椎病，肩關節周圍炎等。

方14

【方名】螞蟻丸（郭志高醫師方）

【來源】《名醫偏方秘方大全》

【組成】螞蟻 30 克，何首烏 30 克，熟地 30 克，人參 30 克，五味子 30 克。

【用法】上藥碾碎，過篩，以水調和為丸，每 3 天服 1 丸，10 天為 1 療程，共 3 個療程。服時分別將 5 個核桃去皮夾，5 個棗去核，切極碎，藥丸揉碎，打入兩個雞蛋，一同混勻，蒸成膏狀，用淡鹽水送服，或用小米粥浮壓上面的湯送服。

【解秘】螞蟻味鹹酸性平，補腎益精，通經活絡，解毒消腫；何首烏、熟地補肝腎，益精血；人參、五味子益氣生津。五藥配伍，補肝腎、

益精血，通經活絡。適用於慢性類風濕性關節炎。

二、痙 證

痙證是以項背強直，四肢抽搐，甚至口噤、角弓反張為主要臨床表現的一種病證。基本病機為外感風、寒、濕、熱之邪，壅阻經絡，氣血不暢，或熱盛動風；內傷引起肝腎陰虛，肝陽上亢，亢陽化風，或陰虛血少，筋脈失養，虛風內動。常見於現代醫學的各種原因引起的熱性驚厥以及某些中樞神經系統病變，如流行性腦脊髓膜炎、流行性日本腦炎、中毒性腦病、腦膿腫、腦寄生蟲病、腦血管疾病等。

方01

【方名】救產止痙湯

【來源】《中華偏方大全》

【組成】當歸 30 克，人參 15 克，荊芥（炒黑）3 克，川芎 9 克。

【用法】水煎服，每天 1 劑。

【解秘】當歸、人參、川芎益氣補血；荊芥炒黑，其性味由辛溫變為苦澀平和，長於理血止血。諸藥配伍，益氣補血，收斂止血。

適用於婦人新產後，失血過多而成痙。

方 02

【方名】麻黃葛根湯

【來源】《中華偏方大全》

【組成】赤芍藥 15 克，麻黃（去節）15 克，豉 15 克，葛根 15 克。

【用法】上藥加蔥白，水煎服。

【解秘】麻黃味辛性溫，宣肺氣，開腠理，透毛竅而發汗解表；葛根既能辛散發表以退熱，又能升津以舒經；赤芍藥洩血分鬱熱而涼血；淡豆豉辛散輕浮，宣散邪熱而除煩。諸藥配伍，發汗解表，解肌退熱。適用於剛痙，症見發熱無汗，惡寒，頸項強急，頭搖口噤，手足攣急或抽搐，甚則角弓反張，脈弦緊。

方 03

【方名】桂枝葛根湯

【來源】《中華偏方大全》

【組成】炙甘草 15 克，葛根 15 克，桂枝 15 克，赤芍藥 15 克。

【用法】上藥混合後，加薑棗，水煎服。

【解秘】桂枝辛甘溫煦，善於宣陽氣於衛分，暢營血於肌表，有助衛實表，發汗解肌，外散風寒之功；葛根既能辛散發表以退熱，又能升津以舒經；炙甘草益氣補中；赤芍藥洩血分鬱熱而涼血。諸藥配伍，發汗解肌，升津舒經。

適用於柔痙，症見身熱汗出，頸項強急，頭搖口噤，手足抽搐，甚則角弓反張，脈沉遲。

方 04

【方名】獨活湯

【來源】《中華偏方大全》

【組成】荊芥穗 30 克，獨活 30 克。

【用法】取水 200 毫升，

先煎荊芥至 70 毫升，再加入獨活煎至 35 毫升，去渣後溫服。

【解秘】荊芥穗辛散氣香，長於發表散風，為發散風寒藥中藥性最為平和之品；獨活辛散氣香，功善祛風濕，止痹痛。二藥相須為用，祛風解表，散濕止痛。

適用於風痙所致的項背強急、肌肉收縮、手足抽搐。

方05

【方名】防風散

【來源】《中華偏方大全》

【組成】生南星 30 克，防風 30 克。

【用法】上藥混合後共研為末，每次服用 6 克，以童便沖酒調服。

【解秘】生南星味辛性溫，歸肝經，走經絡，善祛風痰而止痙厥；防風既能辛散外風，又能息內風以止痙。二藥配伍，祛風止痙之功倍增。

適用於破傷風引起的肌肉痙攣、四肢抽搐，項背強急，角弓反張。

三、痿病

痿病是指肢體筋脈弛緩，軟弱無力，不能隨意運動，或伴有肌肉萎縮的一種病證。臨床以下肢痿弱較為常見，亦稱「痿躄」。基本病機為外感溫熱毒邪，內傷情志、飲食勞倦、先天不足、房事不節、跌打損傷以及接觸神經毒性藥物等導致五臟受損，精津不足，氣血虧耗，肌肉筋脈失養。

常見於現代醫學的多發性神經炎、運動神經元疾病、脊髓病變、重症肌無力、週期性麻痹等疾病。

方01

【方名】清熱解毒涼血方（印會河醫師方）

【來源】《名醫偏方秘方大全》

【組成】大青葉 50 克，紫花地丁 50 克，金銀花 50 克，蒲公英 50 克，知母 15 克，黃柏 15 克，赤芍 15 克，

丹皮 9 克，紫草 15 克，黃芩 12 克。

【用法】水煎服，每天 1 劑。

【解秘】大青葉、紫花地丁、金銀花、蒲公英清熱解毒；黃芩、知母、黃柏清熱養陰；赤芍、丹皮、紫草清熱涼血，散瘀止痛。諸藥配伍，清熱解毒，涼血散瘀。

適用於脊髓炎及脊髓癆，屬熱病痿躄型，病起急驟，高熱陣寒，腰痛如折，下肢癱瘓，甚則二便不通或失禁，舌紅，脈數。

方 02

【方名】痿證湯（郭炎林醫師方）

【來源】《名醫偏方秘方大全》

【組成】當歸 30 克，雞血藤 30 克，黃蓍 60 克，黨參 20 克，桂枝 6 克，川牛膝 15 克，製馬錢子 0.6 克。

【用法】水煎服，每天 1 劑。

【解秘】當歸、雞血藤行血補血，舒筋活絡；黃蓍、黨參補益肺脾之氣。桂枝、牛膝溫經活血通絡；製馬錢子搜筋骨間風濕，開通經絡，透達關節。諸藥配伍，補氣養血，強壯筋骨。

適用於痿證。臨床以四肢軟弱無力為主症，尤以下肢痿弱，足不能行較多見。

方 03

【方名】金剛丸

【來源】《中華偏方大全》

【組成】杜仲 45 克，萆薢 45 克，酒浸菟絲子 45 克，酒浸蓯蓉 45 克。

【用法】將上藥混合後共研為細末，以酒浸豬腰子，搗和為丸，如梧桐子大小。每次服用 50～70 丸，空腹，以溫酒調下。

【解秘】杜仲味甘性溫，補肝腎，強筋骨；萆薢味苦性平，祛風除濕，通絡止痛；菟絲子、酒浸蓯蓉滋補肝腎，益精養血。

四藥配伍，補肝腎，益精血，祛風濕，強筋骨。適用於腎損骨痿，不能起床。

方 04

【方名】補腎丸

【來源】《中華偏方大全》

【組成】炒黃柏 45 克，乾薑 6 克，牛膝 30 克，酒炙龜板 45 克，陳皮 45 克。

【用法】上藥混合後研為末，以薑汁和丸或以酒糊丸。每次服用 70 丸，以白湯送下。

【解秘】炒黃柏、酒炙龜板填精補髓，滋陰補腎，清虛熱；牛膝補益肝腎，強筋健骨，兼祛除風濕；乾薑、陳皮溫中理氣和胃。

諸藥配伍，既防苦寒敗胃，又使滋補而不滯，共奏補益肝腎，滋陰清熱之功。適用於痿厥之重者。

方 05

【方名】久遠痿證方

【來源】《中華偏方大全》

【組成】熟地 60 克，元參 30 克，牛膝 6 克，麥冬 30 克。

【用法】水煎服。

【解秘】熟地、元參、麥冬補血養陰，填精益髓；牛膝補益肝腎，強筋健骨，兼祛除風濕。四藥配伍，補益肝腎，強筋健骨。

適用於痿證，雙足無力，臥床不能起者。

方 06

【方名】起廢神丹

【來源】《中華偏方大全》

【組成】熟地 500 克，麥冬 250 克，五味子 30 克，玄參 210 克。

【用法】上藥混合後加水 4 升，煎成 1.2 升。早晨服飲 600 毫升，下午服飲 400 毫升，夜半服飲 200 毫升，一連 2 天。

【解秘】熟地甘溫質潤，補陰益精以生血，為養血補虛之要藥；麥冬、五味子、玄參滋陰清熱。

四藥配伍，補精血，清虛熱。適用於痿證久不效者。

方 07

【方名】生陰壯髓丹

【來源】《中華偏方大全》

【組成】麥冬 60 克，元參 90 克，山茱萸 60 克，熟地 90 克。

【用法】上藥混合後製成丸服用。

【解秘】麥冬、元參滋陰清熱，山茱萸、熟地甘溫質潤，補肝腎，益精血。

四藥配伍，補益肝腎，滋陰清熱。適用於痿廢之證。

方 08

【方名】滋腎治痿湯（郭士魁醫師方）

【來源】《名醫偏方秘方大全》

【組成】生地 10～15 克，菟絲子 15～20 克，補骨脂 10～12 克，女貞子 10～12 克，枸杞子 10～12 克，狗脊 10～12 克，桑寄生 10～20 克，肉蓯蓉 10～15 克，牛膝 10～12 克。

【用法】水煎服，每天 1 劑。

【解秘】生地、女貞子、枸杞子滋補肝腎之陰；菟絲子、補骨脂、肉蓯蓉補腎助陽；狗脊、桑寄生、牛膝，袪風濕，補肝腎，強筋骨。

諸藥配伍，滋補肝腎，強筋壯骨。

適用於重症肌無力屬肝腎不足，精血虧損者，症見肢體痿軟，肌肉萎縮，行動困難，疲乏無力，腰膝痠軟，頭暈耳鳴，視物不清，脈沉細或細尺弱，舌紅苔薄。

四、腰 痛

腰痛又稱「腰脊痛」，是指因外感、內傷或挫閃導致腰部氣血運行不暢，或失於濡養，引起腰脊或脊旁部位疼痛為主要症狀的一種病證。基本病機為筋脈痹阻，腰府失養。

常見於現代醫學的腰肌纖維炎、強直性脊柱炎、腰椎骨質增生、腰椎間盤病變、腰肌勞損等疾病。

方 01

【方名】茴香豬腰子

【來源】《百病偏方新解》

【組成】小茴香 15 克，豬腰子 1 個。

【用法】炒小茴香研末後納入劈開的豬腰子內，煨熟，用少許鹽，清酒調服送下。

【解秘】小茴香性溫，散寒祛濕，溫經通絡；豬腰子、食鹽二者引藥入腎；清酒活血通絡，溫經散寒。諸藥配伍，共奏溫化寒濕，通絡止痛之功。適用於寒濕腰痛。

方 02

【方名】通效散

【來源】《中華偏方大全》

【組成】茴香 30 克，川楝肉 30 克，破故紙 30 克。

【用法】先將川楝肉用巴豆 5 粒同煎炒赤色，棄去巴豆不用，與他藥混合共研為末。每次服用 3 克，空腹，以熱酒調服。

【解秘】茴香味辛性溫，溫腎暖肝，散寒止痛；川楝肉經巴豆炒後，以巴豆之溫制其之寒，行氣通絡作用增強；破故紙補相火，以通君火，暖丹田，壯元陽，縮小便。三藥配伍，散寒止痛，行氣通絡。適用於遇寒腰痛難忍者。

方 03

【方名】三仙丹

【來源】《中華偏方大全》

【組成】鹽炒川烏 30 克，蒼朮 60 克，炒大茴香 90 克。

【用法】將蒼朮與蔥白炒黃，與他藥共研為末，以酒糊丸，如梧桐子大小。每次服用 70 丸，空腹，以酒、鹽湯任下。

【解秘】川烏鹽炒後，鹹入腎，溫腎散寒止痛；蒼朮開肌腠而發汗，祛肌表風寒而勝濕；炒大茴香溫腎暖肝，散寒止痛。三藥配伍，散寒行濕，溫經通絡。

適用於寒濕腰痛。

方 04

【方名】絲瓜子末

【來源】《百病偏方新解》

【組成】絲瓜子 50 克。

【用法】將絲瓜子炒焦研末，每次服用 3～6 克，酒調下。

【解秘】絲瓜子味甘性寒，清熱利濕；《食物本草》載絲瓜子：「主大水，面目浮腫，下水，令人嘔。」炒焦研末，有效成分容易煎出。酒能舒筋活絡，行氣活血。二藥配伍，共奏清熱利濕，舒筋止痛之功。適用於濕熱腰痛。

方 05

【方名】輕腰湯

【來源】《中華偏方大全》

【組成】薏苡仁 30 克，白朮 30 克，防己 15 克，茯苓 15 克。

【用法】水煎服，每天 1 劑。

【解秘】薏苡仁、茯苓健脾滲濕，利水消腫；白朮益氣健脾；防己既能祛風除濕，又能清熱利水。四藥配伍，健脾滲濕，清熱利水。適用於濕熱型腰重不能俯仰者。

方 06

【方名】滑石瞿麥粥

【來源】《新編偏方秘方大全》

【組成】滑石 20 克，瞿麥 10 克，粳米 50 克。

【用法】先將滑石用乾淨布包紮，然後與瞿麥同入砂鍋煎煮，取濾液澄清約 1000 毫升。用藥濾液與粳米煮粥，供中晚餐服用，夏天可做成稀粥當飲料。

【解秘】滑石性滑利竅，寒則清熱，為通利水道的常用藥；瞿麥苦寒洩降，利尿通淋而導熱下行；粳米健脾和胃，以除苦寒傷胃之弊。三藥配伍，清熱利濕以舒筋止痛。

適用於濕熱所致腰痛。方中滑石、瞿麥相配苦寒洩降，脾虛及孕婦忌用。

方 07

【方名】杜仲補骨脂豬腰子

【來源】《百病偏方新解》

【組成】青鹽 6 克，豬腰

子 1～2 個，杜仲 9 克，補骨脂 15 克。

【用法】將杜仲、補骨脂炒黃研末，豬腰燒熟，蘸藥末與鹽食用。

【解秘】青鹽，味鹹性寒，涼血明目，引藥入腎；豬腰子「以臟補臟」，滋腎陰；杜仲、補骨脂二藥溫腎陽。

諸藥配伍，陰陽並補，適用於腎之陰陽兩虛之腰痛。

方 08

【方名】利腰湯

【來源】《中華偏方大全》

【組成】杜仲 15 克，熟地 15 克，白朮 9 克，破故紙 3 克。

【用法】水煎服，每天 1 劑。

【解秘】杜仲、補骨脂二藥溫腎陽；熟地滋腎精；白朮益氣健脾，以滋生化之源；四藥配伍，養腎陰，濡養筋脈，補腎陽，溫煦經脈。

適用於腎之陰陽兩虛的腰痛。

方 09

【方名】青皮末

【來源】《百病偏方新解》

【組成】青皮 45 克。

【用法】將青皮陰乾為末，鹽酒調服 9 克。每天 2 次。

【解秘】青皮疏肝破氣，「氣行則血行」；酒活血化瘀；鹽引藥入腎。青皮陰乾為末，鹽酒調服，能達到行氣活血之目的。適用於閃挫腰痛。

方 10

【方名】如神散

【來源】《中華偏方大全》

【組成】官桂 15 克，當歸 15 克，延胡索 15 克。

【用法】上藥混合後研為末，以酒調下 3 克服用。

【解秘】官桂補火助陽，散寒止痛；當歸補血活血，為血中之氣藥；延胡索行血中之氣滯，氣中之血滯，為活血行氣之要藥。

三藥配伍，補血活血，行氣止痛。適用於血滯腰痛者。

方11

【方名】當歸紅花化瘀湯

【來源】《新編偏方秘方大全》

【組成】當歸 12 克，川芎、桃仁各 10 克，紅花 12 克，沒藥 10 克，香附 10 克，牛膝 12 克。

【用法】水煎服，1 天 1 劑，分 2 次服。

【解秘】當歸、川芎、桃仁、紅花活血化瘀，疏通經脈；沒藥、香附活血行氣，通絡止痛；牛膝活血化瘀，引藥下行，並能強壯腰脊。

諸藥配伍，活血化瘀，通絡止痛。適用於瘀血腰痛。

方12

【方名】益氣活血壯腰湯

【來源】《新編偏方秘方大全》

【組成】黃蓍 15～30 克，當歸 12 克，川芎 8 克，芍藥 10 克，熟地 15 克，升麻 5～8 克，台烏藥 8～12 克，地龍 10 克。

【用法】水煎兩遍混合，分 2 次 1 天服完。

【解秘】黃蓍補氣以行血；當歸、川芎、芍藥、熟地補血養筋；升麻辛散發表以通絡；台烏藥溫腎散寒，行氣止痛；地龍通絡止痛。

諸藥配伍，益氣壯腰，活血通絡，理氣定痛。適用於氣滯血瘀、筋骨勞損之腰痛。

方13

【方名】豬腎補腎方

【來源】《新編偏方秘方大全》

【組成】豬腎 1 對，川牛膝 5 克，補骨脂 3 克，香附 2 克，杜仲 5 克，青鹽少許。

【用法】將公豬腰子用竹刀剖開，去筋膜油脂，將各藥在鍋內略炒，烘乾，研成極細末，填入豬腰內，外用濕紙包好，並可在濕紙外再包一層黃泥，放在灰火中煨熟。腰子煨熟後，去藥末，只吃豬腰，間隔 1～2 天服用 1 次，連服 7 次為 1 個療程。

【**解秘**】豬腎「以腎補腎」；川牛膝既能活血祛瘀，又能補益肝腎，強筋健骨，兼能祛除風濕；補骨脂、杜仲溫壯腎陽；香附為疏肝解鬱，行氣止痛之要藥；青鹽鹹寒瀉熱涼血，並能制補骨脂、杜仲性溫燥。諸藥配伍，補腎氣，止腰痛，強筋骨。

適用於腎氣虛的腰痛，足痿弱無力者。

第二章　婦科病證

第一節·月經病

一、痛　經

痛經，又稱經行腹痛，是以經期或行經前後出現小腹疼痛為主症的病證。臨床表現為行經前後或行經期，小腹及腰骶疼痛，甚則疼痛難忍，常可伴有面色蒼白，頭面冷汗淋漓，手足厥冷，泛惡嘔吐，並伴月經週期發作為其特徵。基本病機為氣滯血瘀或氣虛血少等導致氣血運行不暢而為病。

常可見於現代醫學的子宮發育不良、子宮過於前屈和後傾、子宮頸管狹窄、盆腔炎、子宮內膜異位症等疾病。

方 01

【方名】蠲痛飲

【來源】《百病偏方新解》

【組成】荔枝核 25 克，香附 50 克。

【用法】荔枝核燒灰存性，香附炒後研末。每服 10 克，鹽湯或米湯送服。

【解秘】荔枝核、香附，均能行氣，香附被譽為「氣病之總司，女科之主帥。」二藥能使氣血調暢。荔枝核燒炭存，更容易煎出有效成分，氣行則血行，血液運行則痛經自止。

適用於氣滯血瘀之經前或經期小腹脹痛，行經量少，淋漓不暢，血色黯紅或有血塊等。服藥時忌生冷食物。

方 02

【方名】玫瑰花膏

【來源】《中華偏方大全》

【組成】初開玫瑰花蕊 50 克。

【用法】將玫瑰花去蒂，洗淨，加清水 500 毫升，煎取濃汁，去渣後加紅糖，熬製成

膏。每天服 2～3 次，每次 1～2 匙，用溫開水送服。

【解秘】玫瑰花辛甘微溫，疏肝解鬱，活血祛瘀，適用於氣滯血瘀之經前或經期小腹脹痛，乳房脹痛，行經量少，淋漓不暢，血色黯紅或有血塊等。服藥時忌生冷食物。

方03

【方名】白葉莧菜酒

【來源】《百病偏方新解》

【組成】白葉莧菜 25 克。

【用法】將白葉莧菜燒灰，用酒泡服。

【解秘】白葉莧菜清熱祛濕；黃酒活血化瘀，行氣解鬱。二藥配伍共奏清熱祛濕，行氣活血止痛之功。

適用於濕熱內蘊，瘀血停滯之經前或行經時小腹疼痛，月經量多，色鮮紅有塊，帶下色黃量多等。

方04

【方名】棉花籽散

【來源】《百病偏方新解》

【組成】棉花籽 250 個。

【用法】將棉花籽，炒焦研末，分成 14 包，每天早晚各服 1 包，開水稍加，湯送服。

【解秘】棉花籽清熱解毒，涼血止血。炒炭後收濕力增強。適用於濕熱型之經前或行經時小腹疼痛，月經量多，色鮮紅，帶下色黃量多。

方05

【方名】山楂葵花籽湯

【來源】《中華偏方大全》

【組成】葵花籽 15 克，山楂 30 克，紅糖 30 克。

【用法】先把山楂、葵花籽一同放入鍋中炒，以葵花籽炒香為度。再加水，熬成濃汁，將紅糖放入熬化即成。每次在月經前 1～2 天，連服 2～3 劑。

【解秘】山楂酸甘微溫，入肝經血分，能活血化瘀；葵花子含不飽和脂肪酸、蛋白質、鉀、磷、鐵、鈣、鎂元素，維生素 A、維生素 B_1、維生素 B_2、維生素 E 等維生

素；紅糖甘溫補脾緩肝，活血散瘀止痛。適用於瘀血所致經將來時腹中脹痛。因炒後性溫燥，多食易致口乾，故不能過多食用。

方 06

【方名】苧麻根益母草散

【來源】《中華偏方大全》

【組成】苧麻根、益母草各 100 克。

【用法】將上藥切碎，加黃酒少許炒熱，敷小腹部，1 天 2 次。

【解秘】苧麻根甘寒，涼血止血；與活血祛瘀的益母草配伍，活血而不致血液妄行，止血而不留瘀。

適用於瘀血阻滯，血行不暢，經來腹痛，量多有塊。但對月經量少者慎用。

方 07

【方名】艾葉藕節五靈脂湯

【來源】《中華偏方大全》

【組成】艾葉、藕節各 15 克，五靈脂 12 克。

【用法】水煎服，1 天 2～3 次。

【解秘】艾葉溫經脈，止冷痛，兼能溫經止血；藕節、五靈脂既能活血止痛，又能止血。適用於瘀血阻滯之經前或行經前小腹疼痛，量多色黯有塊等。但對月經量少色淡，經後腹痛者慎用。

方 08

【方名】山楂當歸湯

【來源】《中華偏方大全》

【組成】當歸片 15 克，山楂 30 克，紅糖適量。

【用法】水煎 2 次，每次用水 300 毫升，煎半小時，兩次混合，去渣，放入紅糖，繼續煎至糖溶，分 2 次服用，每次經前或經期連服 3～5 天。

【解秘】當歸、山楂、紅糖均為甘溫之品，能活血散瘀，散寒止痛，當歸兼能補血，調經，為婦科調經之要藥。諸藥配伍，活血祛瘀，養血調經，散寒止痛。適用於寒凝血滯之痛經，症見經前或行

經小腹疼痛，月經量少，色暗紅，或有瘀塊等。

方 09

【方名】當歸雞

【來源】《中華偏方大全》

【組成】當歸 30 克，母雞 1 隻，醪糟汁 60 克。

【用法】將母雞去毛並內臟洗淨，當歸洗去浮灰；把雞放入砂鍋內，同時加入水、醪糟汁、當歸、薑、蔥、鹽，蓋嚴鍋口，先用旺火燒開，再用小火燉 3 小時，出鍋時撒胡椒麵，佐餐食之。

【解秘】母雞甘溫之品，溫中益氣，補精填髓；當歸補血活血；醪糟汁通行血脈。共奏益氣補血，散寒止痛之功。適用於氣血不足，寒凝血滯所致之經前或行經時小腹冷痛，月經量少，色黯有塊，面色萎白等。服藥時忌生冷食物。

方 10

【方名】當歸玄胡酒

【來源】《中華偏方大全》

【組成】玄胡、當歸、製乳香、紅花各 15 克，白酒 1000 毫升。

【用法】將上藥共搗碎，白布包，用酒浸泡在淨器中，一週後即可取用。每早、晚各空腹飲 1 杯。

【解秘】玄胡辛散溫通，為活血行氣止痛之要藥；當歸、乳香、紅花均能活血祛瘀止痛，製成酒劑，酒能通行血脈以助藥效。多適用於瘀血阻滯，血行不暢，經來腹痛，疼痛劇烈者。

方 11

【方名】艾葉湯

【來源】《中華偏方大全》

【組成】炒艾葉 9 克。

【用法】上方加紅糖，用水煎煮數沸，溫服。1 天 2 次。

【解秘】艾葉辛香苦燥性溫，長於溫經脈，止冷痛，兼能溫經止血，適用於虛寒型及寒凝胞宮之經前或行經時小腹冷痛，得熱得舒，行經量少，色黯有塊等。服藥時忌生冷食

物。對虛寒性痛經而月經量多者尤為適宜。

方 12

【方名】青核桃酒

【來源】《百病偏方新解》

【組成】青核桃 3 公斤，黃酒 5 公斤，黑糖 1 公斤。

【用法】浸酒服，經前服效果更佳。

【解秘】青核桃、黑糖，均為甘溫之品，能溫經散寒，補血調經；酒能溫通血脈而助藥效。

適用於血虛寒凝之經前或行經時小腹冷痛，得熱得舒，行經量少，色黯有塊等。服藥時忌生冷食物。

方 13

【方名】海馬肉桂散

【來源】《中華偏方大全》

【組成】肉桂、海馬各 3 克，紅糖適量。

【用法】將肉桂、海馬共研細末，紅糖用開水溶化，每次取藥粉 3 克，1 天 2 次，用紅糖水沖服，3～5 天為 1 個療程。

【解秘】肉桂辛甘大熱，純陽溫散，善散血分陰寒，溫通經脈力強，為治寒凝血滯諸痛之要藥；海馬甘鹹微溫，能溫腎壯陽，活血散結，消腫止痛。兩藥配伍，加上紅糖，既溫補腎陽，又散寒止痛，味甘可口，多喜食之。適用於衝任虛寒之經前或行經時小腹冷痛，月經量少，色黯有塊等。服藥時忌生冷食物。

方 14

【方名】酒漬核桃乾

【來源】《中華偏方大全》

【組成】核桃仁 200 克，黃酒、紅糖各 400 克。

【用法】將黃酒、紅糖加熱溶化，取出後用碗裝好，將核桃仁 200 克放入，浸漬 1～2 天，曬乾。1 天服 3 次，每次 15～20 克。

【解秘】核桃仁味甘性溫，有溫補腎陽而強腰膝之效；紅糖活血止痛；黃酒能溫經通脈，以助藥效。適用於經

後腰痠、腹痛的虛寒性痛經。

二、月經先期

月經先期，又稱「月經超前」或「經早」，是由血熱迫血妄行或氣虛不能固攝衝任等導致月經提前七天以上，甚至一月二潮等為主症的病證。臨床表現為月經週期提前七天以上，或一月兩潮，並連續兩個月經周經以上為其特徵。

基本病機為感受熱邪、肝腎虧損及脾氣不足等導致衝脈不固，經血先期而下。常可見於現代醫學的「月經頻發」。

方01

【方名】芹菜飲

【來源】《百病偏方新解》

【組成】乾芹菜50克。

【用法】將乾芹菜放入砂鍋內，加水2杯，煎1杯，溫服，經常服用有效。

【解秘】芹菜味甘辛微苦，性涼，歸肝、胃、肺經，能清熱涼血止血。

適用於血熱妄行所致月經提前，量多色黯紅，質稠有塊，舌紅苔黃脈數。

方02

【方名】綠茶紅糖飲

【來源】《百病偏方新解》

【組成】綠茶、紅糖各適量。

【用法】先煮濃茶1碗，去渣放入紅糖溶化飲服。月經前，每天2劑，可連續服用數天。

【解秘】綠茶性寒，長於涼血止血；紅糖性溫，能活血祛瘀，兩藥配伍，活血不致血妄行，止血而不留瘀。

適用於血熱妄行的月經先期，量多色黯紅，質稠有塊，舌紅苔黃脈數。

方03

【方名】生地藕節赤小豆湯

【來源】《偏方秘方大全》

【組成】鮮生地50克，鮮藕節100克，赤小豆100克，紅糖30克。

【用法】將鮮生地、鮮藕

節洗淨，加水煎取濃汁，兌入煮熟的赤小豆湯內，再煮 1～2 沸，調入紅糖溶化即可。1 天 1 劑，分 3 次服。於月經來潮前 5 天開始服用。

【解秘】鮮生地味甘苦性寒，長於清熱涼血止血，養陰生津，用於血熱之出血；鮮藕節甘澀平之品，收斂止血，又兼活血化瘀，有止血而不留瘀的特點；赤小豆性味甘酸平，能解毒利濕；紅糖性溫，活血散瘀。四藥配伍，清熱利濕，涼血止血。

適用於血熱妄行所致的月經先期，症見月經先期，量多色紅，無血塊，腹不痛，頭暈，手足心發熱，面紅口渴等。

方 04

【方名】三補丸

【來源】《中華偏方大全》

【組成】炒黃連、炒黃連、炒黃柏各 30 克。

【用法】水煎服。1 天 1 劑，分 2～3 次溫服，連服 5～7 天。

【解秘】黃芩、黃連、黃柏皆苦寒之品，均有較強清熱瀉火作用，三藥皆炒用，增其瀉火止血之功。

適用於血分熱盛，迫血妄行之月經提前，量多色深紅或黯紅，質黏而稠，伴有心胸煩悶，尿黃便結等。

方 05

【方名】損餘湯

【來源】《中華偏方大全》

【組成】茯苓、生地、玄參各 15 克，地骨皮 20 克，黃柏 6 克，炒黑荊芥 9 克。

【用法】水煎服。1 天 1 劑，分 2～3 次溫服，連服 5～7 天。

【解秘】生地、玄參涼血養陰；地骨皮清熱涼血；黃柏苦寒清熱瀉火；炒黑荊芥收斂止血；茯苓健脾滲濕，防苦寒傷胃。諸藥配伍，使熱去而陰不傷，血安而經自調，共奏清熱涼血之功。

適用於血分熱盛，迫血妄

行之月經提前，量多色深紅或
黯紅，質黏而稠，面紅口乾
等。

方 06

【方名】龍眼枸杞沙參粥

【來源】《偏方秘方大全》

【組成】龍眼肉、枸杞子
各 30 克，沙參 35 克，粳米
100 克。

【用法】按常法煮粥食
用。1 天 1 劑，連服 5～7 天。

【解秘】龍眼肉甘溫之
品，長於補益心脾，養血安
神；枸杞味甘性平，歸肝腎經
長補肝腎，益精血；沙參養肺
胃之陰而補腎陰，三藥配伍，
滋陰清熱，養血調經。

適用於陰虛血熱所致的月
經先期，症見月經先期，量少
色紅或紫，心煩口乾，五心煩
熱等。

方 07

【方名】韭菜炒羊肝

【來源】《百病偏方新解》

【組成】韭菜 150 克，羊
肝 200 克。

【用法】將韭菜韭菜洗淨
切斷，羊肝切片，放鍋內急火
炒熟後，佐餐食用，1 天 1
劑，月經前可連服 5～6 劑。

【解秘】「肝藏血」，「腎
藏精」；「精血同源」。韭菜辛
溫之品，長於補肝腎，行氣祛
瘀；羊肝補益肝腎，兩藥配
伍，使血有所封藏，適用於肝
腎不足的月經先期，症見量少
色紅質稠，伴腰膝痠軟，兩顴
潮紅，五心煩熱，舌紅少苔，
脈細數。

方 08

【方名】加味純陰湯

【來源】《中華偏方大全》

【組成】玄參、熟地、麥
冬、丹皮各 15 克，山茱萸 6
克，五味子 3 克。

【用法】水煎服。1 天 1
劑，分 2～3 次溫服，連服
5～7 天。

【解秘】熟地甘溫厚質
潤，長於滋陰補血，補腎填
精；山茱萸補養肝腎；丹皮清
洩虛熱，並制山茱萸之溫燥；

玄參涼血滋陰；五味子味酸生津。諸藥配伍，滋陰清熱，涼血止血。

適用於腎陰不足，虛熱內擾之月經先期，量少色紅，質稠黏，兩顴潮紅，手足心熱等。

方 09

【方名】玫瑰茉莉槐花茶

【來源】《偏方秘方大全》

【組成】玫瑰花 10 克，茉莉花 5 克，槐花 3 克，橘絡 3 克，冰糖適量。

【用法】將上藥放入杯中，用沸水沖泡，代茶飲用。1 天 1 劑，於月經來潮前 5 天開始服用。

【解秘】玫瑰花味甘微苦性溫，歸肝脾經，具有行氣解鬱作用；茉莉花；槐花涼血止血；橘絡苦甘平，歸肝肺經，長於疏肝理氣；冰糖生津潤燥。五藥配伍，疏肝鬱，祛瘀止痛。

適用於肝氣鬱結之月經先期，症見月經先期，量多色正常，伴胸部、兩脅及小腹脹痛，心煩，時有潮熱；或鬱久化熱，兼見心煩潮熱，唇紅口乾，月經量多色紅等。

方 10

【方名】山楂青皮白糖飲

【來源】《偏方秘方大全》

【組成】山楂肉 9 克，青皮 6 克，白糖 30 克。

【用法】將上 3 味放入杯中，用沸水沖泡，代茶飲用。於月經來潮前每天 1 劑，連服 3～4 劑。

【解秘】青皮辛苦溫，歸肝膽胃經，辛散苦洩，疏肝膽，破氣滯，善治肝鬱氣滯乳房脹痛或有結塊；山楂活血散瘀；白糖生津潤燥。三藥配伍，溫而不燥，味甘可口，疏肝行氣，化瘀止痛。

適用於肝氣鬱結所致的月經先期，症見月經提前，量多色暗紅，有血塊，伴有經前乳房脹痛或有結塊等。

方 11

【方名】黨參黑豆紅糖飲

【來源】《百病偏方新解》

【組成】黨參 9 克，黑豆、紅糖各 50 克。

【用法】將黑豆、黨參洗淨，放入砂鍋內，加適量水，煮 1 小時，去黨參，調入紅糖即成。月經前每天 1 劑，可連服 5～7 劑。

【解秘】「脾統血」，方中黨參甘溫之品，長於補中益氣而固沖攝血，兼能養血；紅糖性溫，能活血祛瘀；黑豆補氣健脾。三藥配伍，補脾氣，攝經血，散瘀血。適用於脾氣虛弱的月經先期。

方 12

【方名】山藥黃蓍燉雞肉

【來源】《偏方秘方大全》

【組成】山藥 50 克，黃蓍 25 克，當歸 20 克，雞肉 50 克，調料適量。

【用法】將雞肉切塊，黃蓍、當歸用乾淨紗布包好，與山藥一同放入砂鍋內，加適量水，燉 1 小時，揀出藥袋，調味食用。每天 1 劑，月經前連服 3～5 天。

【解秘】山藥、黃蓍均能補氣健脾；當歸補血調經，三藥配伍，補氣攝血，益氣健脾，固衝攝血，適用於脾胃氣虛，衝脈不固所致的月經先期，症見月經先期，量多色淡質稀，伴神疲肢軟，納少便溏或小腹空墜等。血熱妄行之月經先期忌服。

三、月經後期

月經後期，又稱「經行後期」，亦稱「經期退後」或「經遲」，是血虛、血寒或氣滯所致月經週期退後七天以上，甚至每隔四、五十天一至者為主症的病證。臨床表現為經期延後，量少色淡或黯為其特徵。基本病機是營血不足，血海空虛，或經脈不通，衝任受阻，氣血運行不暢。

常可見於現代醫學的內分泌功能障礙等疾病。

方 01

【方名】理陰煎

【來源】《中華偏方大全》

【組成】當歸 20 克，熟地 20 克，炒乾薑 3 克，炙甘草 3 克，肉桂 3 克。

【用法】上藥按常規煎服，1 天 1 劑，連續服用至見月經來潮為止。

【解秘】當歸、熟地滋補肝腎而養血；乾薑、肉桂溫經散寒，炙甘草調和諸藥，補中益氣使氣旺血生。諸藥配伍，能使營血充盈，裏寒得散，共奏溫經散寒，養血通經之功。

適用於陽氣不足，陰寒內盛之月經後期，量少色黯有塊等。因方中藥多溫燥，裏熱亢盛或陰虛火旺者忌服。

方 02

【方名】延胡當歸湯

【來源】《中國奇方全書》

【組成】當歸 9 克，延胡索 4.5 克，生薑 2 片。

【用法】上藥按常規煎服，1 天 1 劑，連續服用至見月經來潮為止。

【解秘】當歸甘補辛散溫通，既補血，又能活血調經止痛，為補血良藥，調經要藥，對於血虛、血瘀所致的月經病均可用之；延胡索活血行氣止痛；生薑辛溫散寒。三藥配伍，補血活血調經。

適用於營血虛滯所致月經後期，量少或經閉不行，伴有頭暈目眩，面色無華等。

方 03

【方名】益母當歸飲

【來源】《中國奇方全書》

【組成】當歸、紅糖各 15 克，益母草 9 克，生薑 6 克。

【用法】上藥按常規煎服，1 天 1 劑，連續服用至見月經來潮為止。

【解秘】當歸、紅糖、益母草均能活血祛瘀，而當歸兼能補血；生薑性溫散寒。諸藥配伍，活血祛瘀，養血通經。

適用於營血虛滯之月經後期，量黯量少等。陰虛火旺者忌服。

方 04

【方名】膠艾丸

【來源】《中華偏方大全》

【組成】生地 90 克，香附 30 克，白芍 60 克，枳殼 45 克，砂仁 10 克，艾葉 30 克，阿膠 30 克。

【用法】上藥研細末，用山藥煮糊為丸，似梧桐子大，每次服 20～30 克，溫開水送服，1 天 2～3 次。

【解秘】生地、白芍、阿膠養陰補血；香附、枳殼、砂仁行氣導滯；艾葉溫經散寒。諸藥配伍，行氣活血，養血調經。適用於營血虛滯兼肝鬱氣滯之月經後期，量少色淡，伴有乳房脹痛，或經前、經後小腹疼痛等。

方 05

【方名】龜甲丸

【來源】《中華偏方大全》

【組成】黃芩 30 克，醋灸龜甲 30 克，椿根皮 30 克，白芍 30 克，蜜灸黃柏 9 克。

【用法】煉蜜為丸，淡醋湯送服下。

【解秘】龜甲甘鹹寒質重，滋陰補腎養血；黃芩、黃柏、椿根皮苦寒清熱瀉火，燥濕止帶；白芍酸苦而甘，養血斂陰，用於肝血不足之月經不調。諸藥配伍，滋陰養血，清熱以堅陰。

適用於陰血不足，虛熱內擾之月經後期，月經量少，帶下多，色黃黏稠等。

方 06

【方名】蒼莎丸

【來源】《中華偏方大全》

【組成】香附 90 克，蒼朮 90 克，炒黃芩 30 克。

【用法】上藥共研細末，蒸餅為丸，似梧桐子大。每服 50 丸，食後生薑湯送服，1 天 2～3 次，連續服用至見月經來潮為止。

【解秘】香附辛甘微苦，芳香性平，長於疏肝解鬱，調經止痛；蒼朮燥濕健脾；黃芩清熱燥濕，與蒼朮配伍，去性取用，化痰祛濕。三藥配伍，疏肝解鬱，化痰祛濕。

適用於肝氣鬱結，痰濕內

盛之月經後期，形體肥胖，胸悶煩躁，大便不暢。

方 07

【方名】星芎丸

【來源】《中華偏方大全》

【組成】南星9克，蒼朮9克，川芎9克，香附9克。

【用法】共為細末，神麴糊丸。每次服6～9克，1天2～3次。

【解秘】南星燥濕化痰；蒼朮燥濕健脾；香附疏肝解鬱，調經止痛；川芎辛散溫通，走而不守，上行頭目，下行血海，活血行氣。諸藥配伍，行氣活血，化痰祛濕。

適用於氣滯痰阻而月經後期，量少色淡，漸至閉經，伴有乳房脹痛，形體肥胖等。

方 08

【方名】導痰調經湯

【來源】《中華偏方大全》

【組成】丹參9克，當歸9克，菖蒲3克，橘紅5克，竹茹9克，澤蘭12克。

【用法】上藥按常規煎溫服，1天1劑，連續服用至見月經來潮為止。

【解秘】丹參苦寒降洩，歸心肝經，祛瘀生新不傷正，為婦女活血調經之要藥，前人有「一味丹參，功同四物」之說；當歸甘補辛散溫通，既補血，又能活血調經止痛，為補血良藥，調經要藥；澤蘭活血祛瘀；菖蒲、竹茹化痰祛濕。

諸藥配伍，活血祛瘀，化痰祛濕。適用於痰瘀互結之月經後期，月經量少，漸至經閉，形體肥胖者。

方 09

【方名】芎歸湯

【來源】《中華偏方大全》

【組成】川芎3克，當歸身3克，炒枳殼3克，香附3克，滑石6克。

【用法】生薑為引，用水煎服，每天1劑。

【解秘】當歸甘補辛散溫通，既補血，又能活血調經止痛，為補血良藥，調經要藥；川芎活血行氣；香附香附辛甘

微苦，芳香性平，歸肝經，長於疏肝解鬱，調經止痛；枳殼行氣消積；滑石清熱。

諸藥配伍，活血調經，行氣散結。適用於氣滯血瘀之月經後期，量少色黯，漸至閉經，伴乳房脹痛，經前或經期小腹脹痛等。

方 10

【方名】歸附丸

【來源】《中華偏方大全》

【組成】當歸 50 克，香附 20 克。

【用法】上藥研成末，煉蜜為丸，每次服 3～5 克，1 天 2～3 次。

【解秘】當歸甘補辛散溫通，既補血，又能活血調經止痛，為補血良藥，調經要藥；香附香附辛甘微苦，芳香性平，歸肝經，長於疏肝解鬱，調經止痛。

二藥配伍，行氣活血，通經止痛。適用於氣滯血瘀之月經後期、量少，伴畏小腹脹痛痛等。

四、閉 經

閉經又稱「經閉」、「女子不月」、「月事不來」，是陰虛血燥、氣血虛弱、瘀血阻滯等原因導致女子年逾 16 歲，月經尚未來潮，或已行經又中斷 6 個月以上為主症的病證。臨床表現為女子年逾 16 歲，月經尚未來潮，或已行經後月經週期延遲，漸至經閉不行為其特徵。

基本病機為氣滯血瘀、痰濕阻滯，使血流不通；或肝腎虧損、脾胃虛弱，致氣虧血少，衝任血海空虛。

常可見於現代醫學的內分泌功能障礙等病證。若屬器官缺陷，如因後天器質性損傷者，不在此圍內。

方 01

【方名】柏子仁蒸豬肝

【來源】《百病偏方新解》

【組成】柏子仁 15 克，豬肝 300 克。

【用法】將豬肝切開，裝

入柏子仁蒸熟，佐餐食用。

【解秘】豬肝味苦甘性溫，能補氣健脾，養肝明目，以助陰血化生，起滋陰養血之功；柏子仁《藥品化義》記載：「柏子仁香氣透心，體潤滋血。」《本草正要》評價柏子仁為滋陰養血之佳品。豬肝切開，裝入柏子仁蒸熟，具有充盛陰血及滋潤之功，適用於陰血不足之月經由後期量少而漸至閉經，伴有面色蒼白或萎黃，頭暈目眩等。

方 02

【方名】清茶砂糖飲

【來源】《百病偏方新解》

【組成】清茶適量，砂糖少許。

【用法】清茶 1 杯，入砂糖少許，露 1 宿服。

【解秘】茶、砂糖，均性涼，有滋陰之功，夜屬陰，露 1 宿，則吸收了天地陰寒之氣，滋陰之力增強。適用治陰血不足之月經量少，漸至閉經，伴面色憔悴無華，頭暈耳鳴，腰膝痠軟等。

方 03

【方名】黃蓍當歸生薑羊肉湯

【來源】《百病偏方新解》

【組成】當歸、黃蓍各 30 兊，生薑 65 克，羊肉 250 克。

【用法】將羊肉洗淨，切片，放入砂鍋內，加入生薑、當歸、黃蓍，用大火煮開後，用文火煮爛，1 天 1 次，佐餐食用。

【解秘】羊肉甘熱之品，入脾胃腎經，能健脾溫中，益氣養血；黃蓍大補脾肺之氣，以助生血之源；當歸益血和營，以使陽生陰長，氣旺血生。吳鶴臯說「有形之血不能速生，生於無形之氣也」；生薑溫胃散寒。諸藥配伍，溫補氣血。

適用於氣血不足，衝任不充，月經量少色淡，漸至閉經，伴有面色萎黃，神疲乏力，頭暈眼花，心悸氣短等。外感時邪或有宿熱者忌服。

方 04

【方名】老母雞燉木耳

【來源】《中華偏方大全》

【組成】老母雞 1 隻，紅棗 10 枚，木耳 50 克。

【用法】雞去毛、內臟，紅棗、木耳，加水煮爛吃。

【解秘】雞肉甘溫，溫中益氣，補精填髓；紅棗益氣養血；木耳甘平，補養氣血。

三藥配伍，益氣健脾，養血調經。適用於氣血不足之月經由後期量少而漸至閉經，面色蒼白或萎黃，氣短懶言，神疲肢軟等。

方 05

【方名】漆樹根湯

【來源】《百病偏方新解》

【組成】漆樹根 100 克。

【用法】水煎，加黃酒服。

【解秘】漆樹根能活血祛瘀；酒溫通血脈以助藥效，適用於瘀血阻滯，血行不暢之月經數月不行，舌質紫暗等。

氣血不足之閉經慎服。

方 06

【方名】山楂紅糖飲

【來源】《偏方秘方大全》

【組成】生山楂肉 30 克，紅糖適量。

【用法】水煎服，1 天 1 劑，月經週期前連服 5～7 天。

【解秘】山楂酸甘微溫之品，入肝經血分，既能行氣散瘀，又能消食化積，與活血祛瘀的紅糖配伍，能活血通經，兼能消食化積。適用於氣滯血瘀的閉經，症見月經量少色黯，有血塊，漸至閉經，兼食慾不振者尤宜。

方 07

【方名】山楂茴香湯

【來源】《偏方秘方大全》

【組成】山楂 50 克，小茴香 6 克，生薑 10 克，紅糖 30 克。

【用法】將山楂、小茴香、生薑放入砂鍋內，加適量水，浸泡 15 分鐘，水煎取汁，溶入紅糖，分 2 次服用，

1 天 1 劑，月經週期前連服
5～7 天。

【解秘】山楂行氣散瘀，
消食化積；小茴香辛溫之品，
歸肝腎經，能溫腎暖肝，散寒
止痛，使血得溫則行，與山
楂、生薑配伍，活血通經，散
寒止痛。

諸藥配伍，活血通經，散
寒止痛。適用於寒凝血瘀所致
的月經數月不行，伴小腹冷
痛，得熱則減，舌質紫黯等。

方08

【方名】香附桃仁貼

【來源】《中華偏方大全》

【組成】桃仁 1 克，香附
2 克，水蛭 1 條。

【用法】上藥開研成末，
同水蛭搗成膏狀，敷臍部，外
貼傷濕止痛膏，2～3 天 1 換。

【解秘】香附疏肝解鬱，
調經止痛；桃仁、水蛭破血通
經。三藥製散貼臍部，疏肝解
鬱，破血通經。適用於氣滯血
瘀之月經數月不行，胸脅脹
滿，小腹脹滿或刺痛，舌質紫
黯或有瘀點等。

方09

【方名】益母草烏豆湯

【來源】《中華偏方大全》

【組成】烏豆 60 克，益
母草 30 克，紅糖適量。

【用法】將烏豆、益母草
放主砂鍋內，加水 3 碗，煎至
1 碗。加糖調服，並加黃酒 2
湯匙沖飲。1 天 1 次，連服 1
週。

【解秘】烏豆甘平，歸脾
腎經，能健脾益腎；益母草、
紅糖活血祛瘀。諸藥配伍，健
脾益腎，活血通經。

適用於脾腎不足，瘀血阻
滯之月經超齡未至，或初潮較
遲，或月經量少色黯紅漸至閉
經等。

方10

【方名】桃仁墨魚湯

【來源】《中華偏方大全》

【組成】墨斗魚（即墨
魚、花枝）200 克，桃仁 10
克，油、鹽各適量。

【用法】墨斗魚洗淨切

片，加水與桃仁共煮，用油、鹽調味。食魚喝湯。

【解秘】墨魚鹹平，歸肝腎經，養血滋陰；桃仁活血祛瘀。

二藥配伍，滋陰養血，活血通經，適用於陰血不足，瘀血阻滯之月經數月不行，面色蒼白或萎黃，頭暈目眩，小腹刺痛，舌質紫黯或有瘀點等。

方11

【方名】紅糖薑棗湯

【來源】《中華偏方大全》

【組成】紅糖果 100 克，生薑 25 克，紅棗 100 克。

【用法】水煎。代茶飲，連續服用至見月經來潮為止。

【解秘】紅棗甘溫補血；紅糖活血化瘀；生薑辛溫散寒。三藥配伍，補血活血，散寒調經。適用於寒凝血瘀兼有血虛之月經數月不行等。

方12

【方名】水蛭散

【來源】《中華偏方大全》

【組成】水蛭 4 條。

【用法】將水蛭放瓦上焙黃。研末用黃酒送服，1 天 1 劑，連服 5 天。

【解秘】水蛭鹹苦平有毒，歸肝經，破血逐瘀通經，力峻效宏，為破血消癥之要藥。

適用於瘀血阻滯之月經數月不行，少腹刺痛，舌質紫黯或有瘀點等。水蛭作用峻猛，非血瘀重證不宜使用。

五、月經先後無定期

月經先後無定期，又稱「月經愆期」或「經亂」，是指月經不按週期來潮，或先或後為主症的病證。臨床表現為月經或早或晚 5～7 天以上，而且有月經量、色、質的改變，或兼有胸脅、乳房、少腹脹痛，頭暈耳鳴為其特徵。基本病機為肝鬱或腎虛而致氣血不調，衝任功能紊亂，血海蓄溢失常。

常可見於現代醫學的內分泌功能障礙等疾病。

方 01

【方名】抑氣散

【來源】《中華偏方大全》

【組成】茯神30克，炒香附子120克，炙甘草30克，橘紅60克。

【用法】上藥共研細末。每服6，食前用沸水調服。1天2次。

【解秘】香附香附辛甘微苦，芳香性平，歸肝經，長於疏肝解鬱，調經止痛，李時珍稱為「氣病之總司，女科之主帥也」；橘紅理氣健脾；茯苓健脾滲濕；甘草益氣和中，調和諸藥。諸藥配伍，疏肝理脾。適用於肝氣鬱結之月經或前或後，伴有胸脅脹悶，脘腹疼痛等。

方 02

【方名】丹參香附散

【來源】《中國奇方全書》

【組成】丹參30克，製香附15克。

【用法】共研細末，每服6克，臨睡前溫開水送服，1天1次。

【解秘】丹參活血調經；香附疏肝解鬱，調經止痛。二藥配伍，疏肝解鬱，活血調經，適用於肝氣鬱結，瘀血阻滯之經期或前或後，經量或多或少，經行腹痛，色黯有塊等。

方 03

【方名】香附散

【來源】《中國民間靈驗偏方》引江蘇省南京市偏方

【組成】香附240克，陳酒適量，醋適量。

【用法】香附研細末，醋調為丸，曬乾，每次10克，空腹黃酒送服，1天1次。

【解秘】香附香附辛甘微苦，芳香性平，長於疏肝解鬱，調經止痛；醋調為丸以加強止痛之效；酒調服活血通脈以助藥效。

適用於肝氣鬱結，疏洩失常，氣血逆亂之經期或前或後，經量或多或少，經行不暢，胸脅、乳房脹痛，鬱鬱不

樂等。

方 04

【方名】月季花湯

【來源】《中國民間靈驗偏方》引江蘇省南京市偏方

【組成】月季花 10 克，紅糖 60 克，陳酒 20 克。

【用法】前 2 味藥煎湯，去渣，加陳酒沖服，1 天 1 劑。

【解秘】月季花甘溫，歸肝經，疏肝解鬱，活血調經；紅糖活血調經；酒通行血脈。

三藥配伍，疏肝解鬱，活血調經。適用於肝氣鬱結，瘀血阻滯之經期或前或後，經量或多或少，經行腹能，色黯有塊等。

方 05

【方名】丹參金桔餅湯

【來源】《中國民間靈驗偏方》引安徽省合肥市偏方

【組成】丹參 10 克，金桔餅 3 個，甜酒釀 1 食匙。

【用法】於月經乾淨後水煎服，每天 1 劑，連服 3 天。

【解秘】丹參苦寒降洩，祛瘀生新不傷正，為婦女活血調經之要藥；金桔餅氣香而悅脾，味辛而行散，味甘酸而生津，具有行氣解鬱，消食化痰作用。

二藥配伍，活血調經，理氣消食。適用於氣滯血瘀之月經或先或後，經行不暢，月經量多或少等。

方 06

【方名】調經神效散

【來源】《中華偏方大全》

【組成】紫丹參 500 克。

【用法】將藥切片，曬乾研成細末。每晚 9 克，甜酒溫服。

【解秘】丹參苦寒降洩，祛瘀生新不傷正，為婦女活血調經之要藥，前人有「一味丹參，功同四物」之說，用甜酒溫服，通行血脈以助藥效。

適用於瘀血阻滯之月經前或後，或時常不止。

方 07

【方名】益母草丹參湯

【來源】《中國奇方全書》

【組成】益母草、丹參各15克。

【用法】先將上藥放入砂鍋中，加水適量，浸泡15～20分鐘，用大火煮開後，再用小火煮15～30分鐘，過濾取液，渣再加水煎20分鐘，濾過去渣，兩次濾液兌勻，分早晚2次服用，1天1劑。

【解秘】益母草、丹參活血調經。適用於瘀血阻滯之月經或先或後，經行不暢，經色黯紅有塊，月經量多或少等。

方08

【方名】益母草當歸湯

【來源】《中國奇方全書》

【組成】益母草15克，當歸9克。

【用法】水酒各半煎服，每天早晚各服1次。1天1劑。

【解秘】益母草活血調經；當歸補血活血調經。二藥配伍，活血調經。

適用於瘀血阻滯之月經或先或後，經行不暢，經色黯紅有塊，月經量多或少等。

方09

【方名】活血散

【來源】《中華偏方大全》

【組成】川芎120克，當歸120克，延胡索120克，白芍120克，肉桂30克。

【用法】上藥研成粗末，每服15克，加水100毫升，煎煮2～3沸，去渣，取汁70毫升，稍熱，食後服。

【解秘】當歸、白芍補血；川芎、延胡索活血祛瘀；肉桂溫經散寒。諸藥配伍，溫經活血，養血調經。

適用於寒凝血瘀，營血虛弱之月經或多或少，或前或後，均可用之。

方10

【方名】杏仁散湯

【來源】《中華偏方大全》

【組成】桃仁9克，杏仁15克，水蛭15枚，大黃18克，虻蟲15枚。

【用法】以上加水600毫

升，煮取 200 毫升，分 3 次服，1 天 1 劑。

【解秘】桃仁、水蛭、虻蟲破血逐瘀通經；大黃、杏仁瀉下通便。四藥配伍，逐瘀通經。

適用於月經先後無定期屬血瘀重症，常藥難以奏效者。

方 11

【方名】丹參茜草湯

【來源】《中國奇方全書》

【組成】丹參 30 克，茜草 6 克。

【用法】先將上藥放入砂鍋中，加水適量，浸泡 15～20 分鐘，用大火煮開後，再用小火煮 15～30 分鐘，過濾取液，渣再加水煎 20 分鐘，濾過去渣，兩次濾液兌勻，分早晚 2 次服用，1 天 1 劑。

【解秘】丹參活血調經；茜草苦寒降洩，專歸肝經，既善涼血止血，又能活血通經，有止血而不留瘀的特點。與丹參配伍，活血調經，清熱涼血。適用於瘀血化熱之月經期

或前或後，經行不暢，血色黯紅有塊等。

方 12

【方名】月經先後無定期方

【來源】《中華偏方大全》

【組成】蛤蚧粉 3 克，阿膠 3 克。

【用法】研末，用熱酒服下，1 天 1 次。

【解秘】蛤蚧鹹平，歸腎經，助腎陽，益精血；阿膠甘平質潤，補血滋陰，尤以補血之功頗佳。

二藥均為血肉有情之品，配伍則補腎助陽，補血養陰。適用於腎陽不足，精血不足之月經或先或後，量少色淡，面色蒼白或萎黃，頭暈耳鳴，腰膝痠軟，夜則尿多等。

六、崩 漏

崩漏，又稱「崩中漏下」，是指婦女不在行經期間，陰道大量流血，或持續下血，淋漓不斷為主症的病證。臨床表現

以來勢急暴，出血量多者為特徵的稱「崩」；臨床表現以出血量少或淋漓不淨為其特徵的稱為「漏」，崩與漏的臨床表現雖然不同，但其發病機理則一，在疾病發展過程中常相互轉化。如血崩天久，氣血大虧，可變為漏；久漏不止，病勢天進，亦能成漏。

基本病機為衝任損傷，不能制約經血。常可見於現代醫學無排卵型功能失調性子宮出血等症證。

方 01

【方名】生藕汁飲

【來源】《百病偏方新解》

【組成】新鮮生藕適量。

【用法】將生藕洗淨，切斷榨汁，每次飲 1～2 杯，1 天 2～3 次，連續服至血止為止。

【解秘】蓮藕汁性寒，能涼血止血。適宜於血熱妄行所致出血量多，質稠，血色深紅，伴有發熱、心煩、口渴等。若出血質稀，色淡，屬氣

不攝血之崩漏忌服。

方 02

【方名】牛角散

【來源】《百病偏方新解》

【組成】牛角適量。

【用法】將牛角用火燒灰，用刀刮下研細末，黃酒送服 5 克。1 天 1 次。

【解秘】牛角性寒，功能涼血止血，又將其用火燒灰，增加其收斂止血之功；黃酒活血散瘀。二藥配伍，止血而不留瘀，化瘀不傷正，共奏涼血止血之功。適用於血熱妄行所致的陰道大量流血，質稠，血色深紅等。

方 03

【方名】荸薺散

【來源】《百病偏方新解》

【組成】荸薺適量。

【用法】將荸薺洗淨曬乾，燒灰存性，研末酒送服。每服 8 克，1 天 3 次。

【解秘】荸薺性寒，能涼血止血，燒存性，增加收斂止血之功；黃酒活血散瘀，涼血

止血而不留瘀。

適用於血熱妄行所致的陰道突然大量流血，或淋漓日久，血色深紅，口乾喜飲等。

方 04

【方名】楊樹葉散

【來源】《百病偏方新解》

【組成】楊樹葉 100 克。

【用法】將楊樹葉燒灰，水煎去浮末取湯，加白糖服下。

【解秘】楊樹葉性涼，涼血止血，燒存性，增加收斂止血之功。

適用於血熱妄行所致的陰道突然大量流血，或淋漓日久，血色深紅，煩躁不寐等。

方 05

【方名】老絲瓜棕櫚散

【來源】《百病偏方新解》

【組成】老絲瓜、棕櫚各適量。

【用法】老絲瓜燒灰，棕櫚（即棕毛）燒灰（炭），等份研末。每服 5 ～ 10 克，鹽或酒送服。

【解秘】老絲瓜、棕櫚，均性涼，涼血止血，二藥燒灰增加收收斂止血之功；鹽性寒，增加涼血止血之功；酒能活血化瘀。四藥配伍，寒熱並用，止血化瘀結合，止血而不留瘀，化瘀不傷正。

適用於血熱妄行所致陰道突然大量流血，或淋漓日久，血色深紅等。

方 06

【方名】二地芩芍湯

【來源】《中華偏方大全》

【組成】生地榆 30 ～ 45 克，生地黃 30 克，黃芩 12 ～ 20 克，生白芍 15 ～ 30 克。

【用法】按常規水煎，取頭煎、二煎，分 2 次溫服，1 天 1 劑。

【解秘】生地榆、生地黃、黃芩涼血止血；白芍養血斂陰，使出血而不傷血。諸藥配伍，涼血止血。

適用於血熱妄行所致的陰道突然大量流血，或淋漓日久，血色深紅，煩躁不寐等。

方 07

【方名】防風黃芩丸

【來源】《中華偏方大全》

【組成】黃芩、防風（炒炭）各 120 克。

【用法】上藥研粉末，用酒糊為丸。每服 30～50 丸，1 天 3 次，食前溫黃酒送服。

【解秘】黃芩苦寒，入血分而清熱涼血止血；防風炒炭收斂止血。二藥配伍，涼血止血，用黃酒送服，活血通脈，使止血而不留瘀。

適用於血熱妄行所致的陰道突然大量流血，或淋漓日久，血色深紅或有血塊等。

方 08

【方名】子芩丸

【來源】《中華偏方大全》

【組成】當歸（酒洗）60克，黃芩（酒炒）120 克。

【用法】上藥研末，用醋糊丸，似梧桐子大。每服 50～70 丸，空腹酒送服，1 天 3 次。

【解秘】黃芩清熱涼血止血，與補血活血當歸配伍，止血而不留瘀，使出血而不傷血。

適用於血熱妄行所致的陰道突然大量流血，或淋漓日久，血色深紅，煩躁不寐等。

方 09

【方名】雞冠花湯

【來源】《百病偏方新解》

【組成】雞冠花（連根）100 克。

【用法】水煎，沖酒服。

【解秘】雞冠花甘澀涼，能涼血收斂止血。適用於血熱妄行所致的陰道突然大量流血，或淋漓日久，血色深紅，煩躁不寐等。

方 10

【方名】靈龜散血湯

【來源】《中華偏方大全》

【組成】生地黃 30 克，炙龜甲 30 克，丹皮 9 克，大黃 3 克，紅花 6 克，桃仁 14 枚。

【用法】用水煎服，1 天 1 劑。

【解秘】紅花、桃仁活血化瘀；大黃既涼血止血，又活血散瘀，善治瘀熱結於下焦；生地黃、丹皮清熱涼血；龜甲滋陰養血，使出血而不傷血。諸藥配伍，清熱涼血，化瘀止血。

適用於瘀熱結於胞宮之陰道大量流血，或淋漓日久，色鮮紅，或有血塊等

方11

【方名】備金散

【來源】《中華偏方大全》

【組成】炒當歸尾 36 克，炒香附 120 克，炒五靈脂 30 克。

【用法】上藥研細末。每次 15 克，醋湯調用，空腹服之。

【解秘】當歸尾活血祛瘀；香附疏肝解鬱，調經止痛；五靈脂化瘀止血。三藥配伍，疏肝解鬱，化瘀止血。

適用於氣滯血瘀之陰道突然大量流血，或淋漓日久，血色深紅，乳房脹痛，情緒悶悶

不樂等。

方12

【方名】紅棗樹皮湯

【來源】《百病偏方新解》

【組成】紅棗樹皮適量。

【用法】紅棗樹皮適量，水煎當茶飲，連服 3～5 個月可癒。

【解秘】紅棗樹皮能溫補脾胃，對脾胃虛寒，脾不統血之出血質稀，色淡，並伴有乏力倦怠，納呆食少，大便質稀，四肢欠溫等證，長期服用，有較好治療作用。

方13

【方名】荔枝殼散

【來源】《百病偏方新解》

【組成】荔枝殼 50 克。

【用法】水煎服。或荔枝殼燒灰存性，研末。好酒空心服用，每服 10 克。

【解秘】《本草求真》:「治血崩，用殼煎湯以服，蓋取殼溫補內托之意，用當酌症所宜，非若龍眼性溫和，而資益甚多也。」荔枝核溫補脾胃，

固衝攝血。適用於脾胃虛寒，脾不統血之暴崩下血，或淋漓不淨，色淡質稀，面色萎白，四肢不溫等。

方 14

【方名】故紙韭菜籽湯

【來源】《百病偏方新解》

【組成】破故紙、韭菜籽各 50 克。

【用法】水煎，趁熱加紅糖 50 克，1 次服。

【解秘】破故紙、韭菜籽，均皆性溫，能補腎助陽，加強封藏之功；配伍紅糖活血化瘀，使之止血而不留瘀。

適用於肝腎虧損，血無以封藏所致的陰道大量流血，伴腰膝痠軟，耳鳴耳聾，乏力無力等證。

方 15

【方名】牡蠣散

【來源】《中華偏方大全》

【組成】熟地黃、煆牡蠣、阿膠、龍骨、炮薑、蒲黃各 30 克。

【用法】上藥研細末。每次 6 克，艾葉煎湯調服，1 天1 次。

【解秘】熟地黃滋陰補血；阿膠補血止血；龍骨、牡蠣收斂止血；炮薑、艾葉溫經止血；蒲黃化瘀止血。諸藥配伍，溫經散寒，養血止血。

適用於衝任虛寒型崩漏下血，淋漓不淨，日久不止而致陰血虧虛等。

方 16

【方名】龜鹿補沖湯

【來源】《中華偏方大全》

【組成】黃耆 18 克，黨參 30 克，鹿角膠 9 克，龜甲 12 克，烏賊骨 30 克。

【用法】黃耆、黨參、龜甲、烏賊骨煎湯，鹿角膠烊化，1 天 1 劑。分 2～3 次溫服。

【解秘】黃耆既善補氣，又善升舉，尤善治崩漏，與補氣健脾的黨參配伍，使脾旺而攝血；龜甲滋陰養血，使出血而不傷血；鹿角膠益精血，兼能止血；烏賊骨收斂止血。

諸藥配伍，補氣健脾，養血止血。適用於腎虛不固，脾虛不攝，衝脈滑脫之血崩或漏下不止，色淡質稀，神疲乏力，腰膝痠軟等。

方 17

【方名】海螵蛸散

【來源】《百病偏方新解》

【組成】海螵蛸 50 克。

【用法】將海螵蛸研末，每服 10 克，白開水送下。

【解秘】海螵蛸味鹹澀性溫，歸肝腎經，能收斂固澀，並能固崩止帶。可用於各種崩漏下血，尤適用於脾胃虛寒，脾不統血之崩漏。

方 18

【方名】養血平肝散

【來源】《中華偏方大全》

【組成】香附、當歸、白芍各 6 克，川芎 2.4 克，生地黃 2.4 克，醋青皮 2.4 克，甘草 1.5 克。

【用法】上藥研細末，用水煎服，1 天 1 劑，分 1～2 服用。

【解秘】當歸、白芍、生地、川芎黃滋陰養血；香附、青皮疏肝理氣；甘草益氣健脾，調和諸藥。諸藥配伍，疏肝理氣，養血調經。

適用於肝氣鬱結，營血虛滯之陰道大量流血，或淋漓日久，血色或淡或黯，伴有乳房脹痛，少腹脹痛等。

方 19

【方名】烏金散

【來源】《中華偏方大全》

【組成】龍骨 60 克，棕櫚炭 30 克。

【用法】上藥研細末。每次 9 克，空腹用好酒調下，1 天 1 次。

【解秘】龍骨、棕櫚炭均有收斂止血之功。適用於各種崩漏證。因止血作用強，出血兼有瘀滯者忌服。

方 20

【方名】牡蠣烏賊骨散

【來源】《中國民間名醫偏方》

【組成】牡蠣、烏賊骨、

鱉甲各 60 克，阿膠珠 30 克。

【用法】上四味共研粉末。每次 3 克，1 天 3 次，溫黃酒送服。

【解秘】牡蠣、烏賊骨、鱉甲均能固精止血；而阿膠養血止血；鱉甲滋陰，使出血而不傷血。

適用於各種崩漏證。但對出血量多，時間較長，出血而兼有陰血不足者尤宜。

第二節·帶下病

帶下過多

帶下過多，是由外感濕毒或脾虛肝鬱、下元虧損等導致濕邪傷及任帶二脈，使任脈不固，帶脈失約，以帶下明顯增多為主症的病證。

臨床表現為帶下明顯增多，或色、質、氣味發生變化，或伴有全身症狀者。基本病機是濕邪傷及任帶二脈，使任脈不固，帶脈失約。常可見於現代醫學的各類陰道炎、宮頸炎、盆腔炎等病證。

方 01

【方名】冬瓜子散

【來源】《百病偏方新解》

【組成】冬瓜子 500 克，冰糖 500 克。

【用法】將冬瓜子研細末，加入冰糖，煨後服，1 天 2 次。

【解秘】冬瓜子性味甘涼，利水祛濕而止帶；冰糖甘平之品，生津潤燥，與冬瓜子配伍，利水祛濕止帶，又利水不傷陰。

適用於濕熱帶下量多，色黃質稠等。

方 02

【方名】芹菜籽湯

【來源】《百病偏方新解》

【組成】芹菜籽 50 克，酒適量。

【用法】將芹菜籽加水適量，浸泡 15～20 分鐘，加適量酒為引，水煎分 2 次服用。

【解秘】芹菜籽清熱解毒，利水祛濕，祛濕而止帶；

以酒為引，通行血脈以助藥效。適用於濕熱帶下色黃，腥臭質稠等。

方 03

【方名】三補丸

【來源】《中華偏方大全》

【組成】黃芩 10 克，黃連 10 克，黃柏 10 克。

【用法】蜜炙為丸，每服 6，開水送服，1 天 2～3 次，連續 7～15 天為 1 療程。

【解秘】黃芩、黃連、黃柏均苦寒清熱解毒，燥濕止帶。三藥配伍，苦寒直折三焦濕熱火毒，通治一切實熱、濕熱之帶下證。本方是大苦大寒之劑，非壯實之體，實熱、濕熱之邪，不可輕投，而且不宜多服久服。

方 04

【方名】黃白牛車散

【來源】《中華偏方大全》

【組成】車前子（包煎）9 克，牛膝 30 克，白芍 30 克，黃柏 6 克。

【用法】將上藥放入砂鍋內，加水適量，浸泡 15～20 分鐘，水煎分 2 次服用。連服 7～15 天為 1 療程。

【解秘】車前子甘寒滑利降洩，能清熱利尿，利水濕而分清別濁而止帶；黃柏苦寒沉降，性善下行，既擅清熱解毒，又能清洩下焦濕熱而止帶，為治下焦濕熱火毒諸證之要藥；牛膝苦洩下行，利尿而祛濕；白芍味酸斂陰，利水不傷陰。

諸藥配伍，清熱利尿除濕。適用於濕熱帶下色黃黏稠，或赤白帶下等證。

方 05

【方名】蛇床地膚洗液

【來源】《百病偏方新解》

【組成】蛇床子、地膚子各 30 克，黃柏 15 克。

【用法】將上藥水煎後坐浴，每晚 1 次，連續 7～15 天為 1 療程。

【解秘】蛇床子、地膚子、黃柏均能清熱解毒，三藥配伍，濕熱並除，祛風止癢。

對濕熱帶下色黃，質黏有腥臭味，伴有外陰瘙癢者尤宜。

方 06

【方名】臭椿樹皮棉花籽湯

【來源】《百病偏方新解》

【組成】炒臭椿樹皮 50 克，棉花籽仁 25 克。

【用法】將上藥放入砂鍋內，加水適量，浸泡 15～20 分鐘，水煎分 2 次服用。連服 7～15 天為 1 療程。

【解秘】臭椿樹皮味苦澀性寒，既能清熱燥濕，又善收斂止帶；棉花籽辛熱有毒，能解毒祛濕，正如《本草經疏》記載：「木棉子，祛風濕、寒濕之藥也。惟其辛，故能散風邪；惟其熱，故能除寒濕，凡下部有風寒濕邪者宜之。」二藥配伍，寒熱並用，祛濕收斂止帶。

治療濕毒內侵，蘊而生熱，穢濁下注之帶下色黃，且臭穢伴有外陰瘙癢者尤宜。

方 07

【方名】川椒土槿皮湯

【來源】《百病偏方新解》

【組成】川椒 10 克，土槿皮 15 克。

【用法】將上藥加水適量，浸泡 15～20 分鐘，煎水坐浴，1 天 1～2 次，15 天為 1 療程。

【解秘】川椒辛溫之品，殺蟲止癢；土槿皮辛溫有毒，外用祛濕殺蟲止癢。故適用於濕熱帶下量多，色黃黏稠，伴外陰瘙癢者。

方 08

【方名】白果煮雞蛋

【來源】《百病偏方新解》

【組成】雞蛋 1 枚，白果 2 個。

【用法】將白果放入蛋中煮熟，1 天 1～2 次，連服數次。

【解秘】白果甘苦澀平之品，能收澀而固下焦，為治帶下白濁之常用藥物；雞蛋健脾養胃，脾健濕去而帶自止。二

藥配伍，加強療效。

適用於脾胃氣虛，濕濁下注之白帶，量多色白質稀，兼有疲倦乏力等。

方 09

【方名】茯苓丸

【來源】《百病偏方新解》

【組成】茯苓 150 克。

【用法】將茯苓研細末，製成丸，如梧桐子大（即黃豆粒大），每次服 20～30 丸。空心米湯飲下。

【解秘】茯苓甘淡性平，作用平和，利水不傷正氣。善治脾虛濕停，濕濁下注之帶下色白或淡黃，質黏稠，無臭味，量多不止，並伴有面色萎白，四肢不溫，食少倦怠等證等。

方 10

【方名】薏苡蓮子栓

【來源】《百病偏方新解》

【組成】蓮子、薏苡仁各 30 克，雞蛋 2～3 枚。

【用法】雞蛋黃煎出油 2 匙，蓮子、薏苡仁，滅菌後磨成細粉。再將蛋黃油與藥粉拌勻，再以「可可脂」適量，略加熱，融合後，做成陰道坐藥（做陰道坐藥模型，醫療器械商店有售）。或將藥搓成粗細如拇指，長約寸許的錠劑，待冷凝後保存於陰涼處。先睡前洗滌陰道，然後塞入 1 錠，每晚 1 次，連續 7～15 天為 1 療程。

【解秘】薏苡仁、蓮子均能健脾祛濕而止帶，蛋黃油能解毒祛濕，配伍「可可脂」作為坐藥栓劑的賦形劑。

適用於外用治療脾胃氣虛，濕濁下注之赤白帶下等。

方 11

【方名】骨頭灰散

【來源】《百病偏方新解》

【組成】狗骨頭適量

【用法】將骨頭燒灰為末。1 次酒送服 5 克，1 天 3 次。

【解秘】骨頭燒灰為末，功似煅龍骨，收斂止帶；酒能解毒、活血化瘀。正如《千金

方》云：「狗頭骨治崩中帶下。」用酒調服，能溫暖脾胃，活血解毒，祛濕止帶。

適用於脾胃氣虛，濕濁下注之白帶量多，質稀無臭，帶下夾血等。

方12

【方名】韭菜子丸

【來源】《百病偏方新解》

【組成】韭菜子適量。

【用法】用醋將韭菜子煮千沸，撈出焙乾研末，煉蜜為丸，如梧桐子大（黃豆大小），每晚30丸，空心溫酒服。

【解秘】韭菜子補腎助陽，加強固澀帶下作用，以治其根本，用醋煮，收斂止帶而治標，製成蜜丸常服，標本兼顧。適用於腎陽不足，帶下量多，色白或黃。

方13

【方名】艾葉煮雞蛋

【來源】《百病偏方新解》

【組成】艾葉5～10克，雞蛋1枚，酒適量。

【用法】將艾葉放入砂鍋內，加適量水和酒，再將雞蛋放入，大火煮開後改用小火煮5～15分鐘，吃蛋喝湯，1天1次，連續服用5～7天。

【解秘】艾葉辛香苦溫性燥，長於溫經脈，止冷痛，又能燥濕止帶；雞蛋含有人體所需要的多種營養物質，而且味美價兼，與艾葉煮食，藥食同用，對腎陽不足，陽虛內寒之帶下清冷，量多質稀，終天淋漓不斷，伴有小腹冷感，小便頻數清長等症尤為適宜。

方14

【方名】向天葵莖髓湯

【來源】《百病偏方新解》

【組成】向天葵莖髓30克，荷葉3克。

【用法】上藥加水碗煎成1碗，加紅糖為引，水煎服，1天2次，飯前空腹服用，1天1劑。

【解秘】向天葵莖髓有利尿作用，利尿祛濕可以實帶下；荷葉能升舉清陽，使下趨

的津液隨之上乘，改善津液下趨而出現白帶過多，二藥配伍，祛濕止帶。

適用於虛寒型帶下不止，色白質稀量多，纏綿不止，伴腰膝痠軟。若帶下色黃，質稠者忌服。

方15

【方名】苦參蛇床子栓

【來源】《百病偏方新解》

【組成】苦參 20 克，威靈仙、百部各 15 克，冰片、雄黃各 5 克，黃柏、蛇床子各 30 克。

【用法】將上藥研細末，調勻，分 30 等份，每份用紗布包裹如球狀，用長線扎口備用。用前消毒，每晚睡前，將藥塞入陰道內，線頭留置於外，第二天起床後拉出藥球。連續 7～15 天為 1 療程。注意經期忌用。

【解秘】苦參、百部、冰片、雄黃、黃柏、蛇床子均能清熱燥濕，殺蟲止癢；威靈仙疏風祛濕，亦能止瘙癢；冰片

清熱解毒，諸藥配伍，清熱燥濕，殺蟲止癢。

適用於濕熱帶下色黃黏稠，有腥臭味等。

方16

【方名】烏艾丸

【來源】《中華偏方大全》

【組成】烏藥 75 克，香附 120 克，艾葉 180 克。

【用法】將艾葉醋浸 10 餘天，再將香附曬乾，共研成細末，醋糊為丸，酒送服。

【解秘】艾葉辛香苦燥性溫，長於溫經散寒，為溫經止血之要藥，醋浸艾葉既能溫經脈，止冷痛，又能收斂止血止帶；香附疏肝理氣，調經止痛；烏藥長於溫腎散寒而止痛，諸藥配伍既溫裏散寒，又能收斂止帶止血。

主要用於下焦虛寒，帶脈不固之白帶或赤白帶下證。

方17

【方名】滴蟲性白帶洗方

【來源】《中華偏方大全》

【組成】苦參 30 克，蛇

床子 30 克，黃柏 9 克，龍膽草 15 克，枯礬 6 克。

【用法】加水煎汁，放入盆內，進行燻洗，1 天 1 次，連續 7 ～ 15 天為 1 療程。

【解秘】苦參、黃柏、龍膽草均為苦寒清熱燥濕，殺蟲止癢之品。枯礬祛濕力強，性寒無毒，外用解毒殺蟲，燥濕止癢，為治皮膚瘙癢的常用藥物；蛇床子外用長於祛風止癢，諸藥配伍，能解毒殺蟲，燥濕止癢。

多用於因滴蟲性陰道炎所致的白帶量多不止，伴有外陰瘙癢等證。

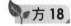 **方18**

【方名】石榴花洗液

【來源】《百病偏方新解》

【組成】乾石榴花 50 克。

【用法】將石榴花放入砂鍋內，加水適量，浸泡 15 ～ 20 分鐘，水煎紗布濾過，趁藥液溫熱用洗陰道。1 天 1 次，連續 7 ～ 15 天為 1 療程。

【解秘】石榴花味酸澀性平，能清熱解毒、澀腸止血、祛瘀止痛，外用祛濕止帶，如新疆西部加斯特藥業有限公司利用石榴花開發出的維吾爾新藥「阿娜爾婦潔液」最近被列入國家火炬計劃。石榴花在維吾爾語中被叫做「阿娜爾」，民間一直用來治療婦科疾病，有很好的療效。

第三節·妊娠病

一、妊娠惡阻

妊娠惡阻，又稱妊娠嘔吐，是指妊娠早期出現噁心嘔吐為主症的病證。臨床表現為妊娠 1 ～ 3 個月期間，出現嚴重的噁心嘔吐，頭暈厭食，胸悶，甚則食入即吐為其特徵。

基本病機為脾胃虛弱或肝胃不和等導致胃失和降，衝脈之氣上逆所致。現代醫學中的妊娠嘔吐亦屬此範疇，認為可能與體內人絨毛膜促性腺激素（HCG）增多、胃腸功能紊亂、胃酸分泌減少和胃排空時

間延長有關。

方 01

【方名】竹茹陳皮湯

【來源】《百病偏方新解》

【組成】竹茹 9 克，陳皮 6 克。

【用法】水煎服，1 天 2～3 次，1 天 1 劑。

【解秘】竹茹味甘微寒，長於清熱化痰，除煩止嘔，為治胃熱嘔吐之常用藥物；陳皮辛行苦降，芳香溫散，入脾肺經，能健脾和中，燥濕化痰止嘔，為理氣健脾要藥，尤善治痰飲嘔吐。二藥配伍，寒熱並用，共奏理氣和中，化痰止嘔之功。適用於肝胃不和，痰飲內停之妊娠期間反覆嘔吐，噯氣吞酸等。

方 02

【方名】苦柚皮湯

【來源】《百病偏方新解》

【組成】苦柚皮適量。

【用法】將苦柚皮煎濃湯，少量多次頻服，重者加薑汁。

【解秘】苦柚皮疏肝行氣，化痰和胃止嘔，正如《本草綱目》記載苦柚皮消食快膈，散憤懣之氣，化痰，從而能疏肝行氣；配伍「嘔家聖藥」生薑，共奏清肝和胃，降逆止嘔。適用於肝胃不和之妊娠嘔吐酸水或苦水，噯氣嘆息等。

方 03

【方名】和胃飲

【來源】《中華偏方大全》

【組成】陳皮 4.5 克，炮乾薑 6 克，厚朴 4.5 克，炙甘草 3 克。

【用法】水煎服，1 天 2～3 次，1 天 1 劑。

【解秘】炮薑溫胃止嘔；厚朴、陳皮行氣化濕，降逆和胃；配伍甘草，益氣和中，調和諸藥。諸藥配伍，散寒化濕，行氣降逆止嘔。

適用於濕阻中焦胃寒之噁心嘔吐不食，或嘔吐清涎之證。因方中藥物多為溫燥之品，肝火犯胃及氣陰兩虛兩之

妊娠嘔吐者忌服。

方04

【方名】枳殼湯

【來源】《中華偏方大全》

【組成】炒枳殼 15 克，白朮 30 克，炙黃芩 15 克。

【用法】將上藥研細末。每服 3 克，米湯調服。

【解秘】白朮甘溫苦燥，善益氣健脾，燥濕利水，兼能安胎，配伍清熱安胎的黃芩，寒熱並用，共奏健脾祛濕，清熱安胎之效；炒枳殼苦辛酸溫，行滯降洩，長於祛痰濕，消積滯，除痞滿，善治氣滯痰食所致的脘腹脹滿，噁心嘔吐的重證均可配伍運用。三藥配伍，健脾化痰，理氣安胎。

適用於痰阻氣滯之妊娠惡阻，症見妊娠之後，噁心嘔吐不食，或嘔吐清涎，胎動不安等。因其藥力峻猛，易傷正氣，非邪實之證忌服。

方05

【方名】戊己加減丸

【來源】《中華偏方大全》

【組成】旋覆花 6 克（包煎），黃連 3 克，竹茹 9 克，陳皮 6 克，白芍藥 9 克。

【用法】將上藥研細末。製成丸劑，如梧桐子大，1 次服 6，1 天 2～3 次。

【解秘】旋覆花苦燥辛開微溫，入胃善降胃氣而止嘔，為治胃氣上逆嘔吐之要藥；竹茹清膽和胃，降逆止嘔；黃連苦寒清胃熱；三藥配伍，寒熱並用，辛開苦降而止嘔。白芍酸甘斂陰，防嘔吐不能制止而致傷陰之弊；陳皮和胃氣，止嘔逆。

諸藥配伍，苦降辛開，寒熱並用，使痰濕祛，胃熱清，膽胃和而嘔自止。

方06

【方名】二香散

【來源】《中華偏方大全》

【組成】藿香 9 克，香附 30 克，甘草 9 克。

【用法】將上藥研細末。製成丸劑，1 次服 6 克，1 天 2～3 次。

【解秘】藿香芳香辛散而不峻，微溫化濕而為不燥，善化脾胃之濕濁，又解暑濕之表邪，且能和中化濕，尤擅療濕阻中焦及感寒飲冷導致的噁心嘔吐；甘草健脾益氣；香附疏肝理氣，三藥配伍，藿香化濕治脾，香附理氣疏肝，肝脾同治，使肝鬱得疏，脾濕得化，肝脾調和，土不乘木，則嘔吐等症自除。

方 07

【方名】蘇葉黃連湯

【來源】《中國奇方全書》

【組成】蘇葉 3 克，川黃連 1.5 克。

【用法】水煎湯，分多次頻服，1 天 1 劑。

【解秘】蘇葉味辛性溫，能行氣寬中，和中止嘔，理氣安胎；黃連苦寒清胃止嘔；二藥配伍，既能清胃止嘔，又能理氣安胎，且蘇葉發汗解表，對脾胃氣滯，胃有鬱熱兼外感風寒之妊娠嘔吐，胎動不安尤宜。

方 08

【方名】蘆根湯

【來源】《中華偏方大全》

【組成】竹茹 9 克，麥門冬 9 克，陳皮 3 克，前胡 6 克，蘆根 3 克。

【用法】水煎服，1 天 2～3 次，1 天 1 劑。

【解秘】竹茹、蘆根清胃止嘔；麥門冬清胃熱，養胃陰；陳皮和胃氣，止嘔逆；前胡清熱化痰。諸藥配伍，化痰養陰，理氣和胃。

適用於胃熱陰虛，痰阻氣滯之噁心嘔吐，久而不止，口渴便秘，唇口乾燥，舌紅苔薄黃者尤宜。

方 09

【方名】蘆根飲

【來源】《中華偏方大全》

【組成】麥門冬 45 克，蘆根 45 克，陳皮 30 克，人參 30 克，炙甘草 15 克。

【用法】將上藥研細末。每取 9，加薑 3 片，竹葉 10 片，小麥 100 粒，水煎服，1

天 2～3 次，1 天 1 劑。

【解秘】人參益氣健脾；麥冬清胃熱，養胃陰；蘆根清胃熱，生津止渴；陳皮理氣健脾，燥濕和胃止嘔；甘草益氣和中，調和諸藥。諸藥配伍，益氣養陰，和胃止嘔。

多用於嘔吐不能制止，飲食少進而導致陰液虧損，精氣耗散，出現精神萎靡，形體消瘦，四肢乏力，口渴便秘，唇口乾燥等證。

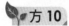

方 10

【方名】保生丸

【來源】《中華偏方大全》

【組成】人參 7.5 克，香附 15 克，白朮 15 克，烏藥 15 克，陳皮 15 克，甘草 3 克。

【用法】將上藥碾成粗末，每服 9 克，放生薑 3 片，水煎分 2～3 次服用，1 天 1 劑。

【解秘】人參、白朮益氣健脾；香附、烏藥、陳皮理氣和中而止嘔；甘草調和諸藥且助人參、白朮益氣健脾。諸藥配伍，使脾虛得養，氣滯得除，肝脾同治，共奏益氣健脾，理氣和胃之功。

適用於脾胃氣虛，氣機阻滯之妊娠嘔吐，胸滿脅痛等。

方 11

【方名】糯米飲

【來源】《百病偏方新解》

【組成】糯米 200 克。

【用法】每次用糯米 50，用水煎熬，徐徐飲之，1 天 4 次。禁食硬冷食物。

【解秘】糯米味甘性溫，為健脾之上乘之品，尤擅補氣健脾，熬湯內服，易消化吸收，少量頻服，適用於脾胃虛弱之妊娠嘔吐，或嘔吐清涎，食少神疲等。

方 12

【方名】葡萄湯

【來源】《百病偏方新解》

【組成】葡萄適量。

【用法】葡萄煎湯頻飲之。

【解秘】葡萄味甘能補，

長於滋養胃陰，善治胃陰不足妊娠嘔吐，發熱口渴，尿少便秘，唇舌乾燥等。正如《滇南本草圖說》：「葡萄治胎氣上衝，煎湯飲之則下，

方 13

【方名】韭菜生薑汁

【來源】《百病偏方新解》

【組成】韭菜、生薑各適量。

【用法】將韭菜、生薑洗淨搗汁，加白糖少許，加開水沖服，1天數次。

【解秘】韭菜味辛性溫，能溫中散寒而止嘔；生薑辛而微溫，能溫胃散寒，和胃止嘔，為「嘔家聖藥」，尤適胃寒嘔吐；加入白糖能滋養胃陰，使之甘甜可口，故多用於妊娠反覆嘔吐，吐出清水痰涎等。

二、妊娠腹痛

妊娠腹痛，又稱胞阻，是指妊娠期間，小腹疼痛為主症的病證。臨床表現為妊娠期間，小腹冷痛或脹痛或綿綿作痛，伴有形寒肢冷或噯氣吞酸為其特徵。基本病機為素體陽虛、血虛，或肝氣鬱結等導致氣血運行不暢所致。

常可見於現代醫學的先兆流產的症狀之一；或認為婦女在懷孕期間腸蠕動減弱，糞便在腸中停留而出現便秘；盆腔充血，加之增大的子宮對腸管擠壓，以及妊娠反應嚴重或營養攝入不足，致維生素缺乏等均可導致腸管脹氣而出現游走不定的疼痛；或中晚期妊娠時增大的子宮因跌仆損傷，出現宮體局部瘀血或胎盤少量出血而致疼痛。

方 01

【方名】山楂紅糖生薑湯

【來源】《百病偏方新解》

【組成】山楂 15～30，紅糖 30，生薑 3 片。

【用法】將山楂、生薑放入鍋內，加適量水，先用大火煮開，用小火再煮 20～30 分鐘，加入紅糖溶化，頓服，1

天 1 劑。

【解秘】山楂酸甘微溫，長於消食化積，能通行氣血，化瘀散結而止痛；紅糖活血散瘀止痛；生薑辛溫散寒，溫胃止嘔。三藥配伍，酸甜可口，妊婦喜食，共奏活血止痛，和胃止嘔之功。

適用於瘀血阻滯之少腹疼痛，食少嘔吐等。

方 02

【方名】蓮房散

【來源】《百病偏方新解》

【組成】蓮房 1 個。

【用法】將蓮房燒成炭存性，研為細末，用溫黃酒 1 杯，泡蓮房炭服。

【解秘】蓮房為蓮的成熟花托，苦澀溫之品，功能止血化瘀，燒炭存性止血作用增強，使之活血化瘀止痛而不致血液妄行；黃酒通行血脈助藥效，二藥配伍，共奏行氣止痛，止嘔安胎。

適用於肝鬱氣滯之妊娠期間小腹脹滿疼痛，甚至胎漏下血，伴有噁心嘔吐等。

方 03

【方名】火龍散

【來源】《中華偏方大全》

【組成】艾葉末 15 克，茴香 15 克，炒川楝子 15 克。

【用法】樂研為細末。每取 6 克，用水煎服，1 天 2～3 次，1 天 1 劑。

【解秘】艾葉辛香苦燥性溫，長於溫經脈，止冷痛；茴香味辛性溫，歸肝經，散寒止痛，善治肝經受寒，少腹冷痛；川楝子苦寒降洩，歸肝經善疏肝洩熱，行氣止痛，與溫燥之艾葉、茴香配伍，去性取用，使之溫而不燥，主治寒凝肝脈，氣機阻滯之小腹疼痛，胸脅脹滿等。

方 04

【方名】白朮湯

【來源】《中華偏方大全》

【組成】白朮 18 克，黃芩 9 克，赤芍藥 12 克。

【用法】上藥研末，用水煎服，1 天 2～3 次，1 天 1

劑。

【解秘】白朮甘溫苦燥，善益氣健脾，兼能安胎；配伍清熱安胎的黃芩，寒熱並用，共奏益氣健脾，清熱安胎之效；赤芍藥活血祛瘀止痛，三藥配伍，既能健脾清熱，活血止痛，又能安胎，則妊娠期間，小腹疼痛自除。

方 05

【方名】火府丹

【來源】《中華偏方大全》

【組成】木通 10 克，生地黃 10 克，黃芩 10 克，淡竹葉 10 克。

【用法】水煎服，1 天 2～3 次，1 天 1 劑。

【解秘】生地黃甘寒而潤，清熱涼血養陰；木通味苦性寒，入心與小腸經，既可助生地黃清心降火，又可利尿通淋以導熱下行；二藥配伍，滋陰制火而不斂邪，利水通淋而不傷陰。竹葉甘淡清心除煩，導熱下行；黃芩清熱安胎，涼血止血。

諸藥配伍，利水道以導心火下行，熱清胎安而腹痛止。

方 06

【方名】催生滑胎散

【來源】《中華偏方大全》

【組成】炒麥芽 20 克，炒槐花 20 克，滑石 20 克，炒貝母 20 克，炒當歸 20 克。

【用法】水煎服，1 天 2～3 次，1 天 1 劑。

【解秘】炒麥芽消食化積；炒槐花、炒當歸活血止血止痛；炒貝母、滑石祛濕可以化痰，諸藥配伍，使痰濕祛，飲食消，出血止，腹痛除。

方 07

【方名】當歸飲子

【來源】《中華偏方大全》

【組成】阿膠 10 克，當歸 10 克，炙甘草 5 克。

【用法】將當歸、炙甘草研細末，水煎去渣，加阿膠加熱溶化。加蔥白 2 莖，1 天 2～3 次，1 天 1 劑。

【解秘】當歸、阿膠均長於補血，而當歸辛溫兼能辛溫

行氣活血，散寒止痛。二藥配伍，適用於血虛氣滯，經脈失養，胞脈受阻之小腹綿綿作痛，且按之痛減，伴有頭暈目眩，面色萎白等證。

方08

【方名】扁豆湯

【來源】《中國民間靈驗偏方》引甘肅省蘭州市偏方

【組成】炒扁豆適量

【用法】水煎服，1天2～3次，1天1劑。

【解秘】方中扁豆甘而微溫，補而不膩，化濕不燥，為健脾化濕之要藥，對脾胃虛弱，運化失常，濕濁內生，氣機不暢的妊娠期少腹疼痛，嘔吐不食，大便溏瀉等。

方09

【方名】桑皮湯

【來源】《中華偏方大全》

【組成】桑白皮10克，茯苓10克，白朮10克，陳皮10克，木瓜10克，秦艽10克。

【用法】水煎服，1天2～3次，1天1劑。

【解秘】白朮苦溫健脾燥濕；茯苓甘淡利水滲濕；桑白皮能洩降肺氣，通調水道而祛濕；木瓜、秦艽祛風除濕；陳皮理氣健脾祛濕。諸藥配伍，使脾虛得健，濕濁得除，氣滯得行，共奏健脾祛濕，行氣止痛之效。

適用於脾虛濕停之小腹疼痛，嘔吐食少等。

方10

【方名】紅棗糯米粥

【來源】《百病偏方新解》

【組成】紅棗10枚，糯米100。

【用法】將紅棗、糯米按常法煮粥，常服，1天2～3次。

【解秘】紅棗益氣健脾，養血安神；糯米健脾，以助血生化之源，且能養血滋陰。二藥配伍，既能補血健脾，而且甘甜可口。

煮粥常服，適用於氣血不足之小腹綿綿作痛，面色萎

黃，頭暈目眩等。

方11

【方名】人參艾葉煮雞蛋

【來源】《百病偏方新解》

【組成】人參 10，艾葉 12，雞蛋 2 枚。

【用法】將人參、艾葉和雞蛋放入砂鍋內，加適量水，煮開後用小火慢煮，蛋熟後去殼繼續煲 30 分鐘，飲湯食蛋，1 天 1 劑。

【解秘】人參峻補氣血；艾葉溫經散寒，通行血脈而止痛，且能安胎；雞蛋滋陰潤燥，養血安胎。三藥配伍，使衝任得以潤養，妊娠腹痛得以緩解，共奏溫補氣血，散寒止痛之功。

適用於氣血不足，衝任虛寒之少腹冷痛，面色萎黃，頭暈目眩等。

方12

【方名】當歸芍藥湯

【來源】《中華偏方大全》

【組成】當歸 30 克，白朮 45 克，澤瀉 30 克，川芎 30 克，茯苓 30 克。

【用法】水煎服，1 天 2～3 次，1 天 1 劑。

【解秘】白朮苦溫健脾燥濕；茯苓甘淡利水滲濕；澤瀉淡滲利濕；當歸補血活血；川芎活血行氣。諸藥配伍，重在燥濕、滲濕治標，補氣健脾治本，並佐以當歸、川芎補血活血，濕瘀同治，主治營血虛滯，脾虛濕停之少腹疼痛，伴有嘔吐，或泄瀉，或頭暈頭痛，或面色萎白等。

三、妊娠感冒

妊娠感冒是婦女在妊娠期間，感受風邪，邪犯衛表而引起的常見外感疾病，臨床表現以鼻塞、流涕、噴嚏、咳嗽、頭痛、惡寒、發熱、全身不適、脈浮為其特徵。

基本病機為六淫、時行病毒，侵襲肺衛，以致衛表不和，肺失宣肅而為病。常可見於現代醫學的妊娠合併上呼吸道感染而表現感冒特徵者。

方 01

【方名】羌活酒

【來源】《中華偏方大全》

【組成】防風 30 克，羌活 45 克，黑豆 50 克，酒 500 毫升。

【用法】將防風‧羌活研末，好酒 500 毫升浸 1 宿。每取 200 毫升，把黑豆炒出煙，和藥末共煎服，1 天 2～3 次，1 天 1 劑。連服 1～2 天。

【解秘】羌活辛苦性溫，散表邪，祛風濕，利關節，利痺痛，為治風寒濕邪在表之要藥；防風辛甘微溫，長於祛風除濕，散寒止痛，兩藥配伍，散寒除濕止痛；黑豆補脾益腎；酒通行血脈助藥效，又助羌活、防風散寒祛濕而止痛。

適用於外感風寒濕表證，症見惡寒發熱，無汗，頭痛項強，肢體酸楚疼痛。

方 02

【方名】四味紫蘇和胎飲

【來源】《中華偏方大全》

【組成】黃芩 4.5 克，蘇葉 4.5 克，白朮 4.5，甘草 3 克。

【用法】上藥加生薑為引，用水煎，熱服，1 天 2～3 次，1 天 1 劑。連服 1～2 天。

【解秘】紫蘇葉味辛性溫，既發汗解表散寒，又宜肺止咳，兼理氣安胎，適用妊婦外感風寒兼咳嗽胸悶者；黃芩苦寒長於清肺熱而止咳，兼清熱安胎；白朮苦溫健脾燥濕而化痰止咳，兼健脾安胎，甘草調和諸藥。諸藥配伍，使表寒解，裏熱除，濕邪祛，又均具安胎之效。適用於外感風寒濕邪，兼有裏熱之惡寒發熱，頭痛項強，肢體酸楚疼痛，口苦咽乾等。

方 03

【方名】白朮湯

【來源】《中華偏方大全》

【組成】石膏 60 克，白朮 60 克，何首烏 60 克，葛根 60 克，麻黃 90 克，炙甘草 60 克。

【用法】上藥研為粗末。每服 10 克，加水 150 毫升，加蔥 1 根，煎取 100 毫升，去渣溫服，不拘時間。

【解秘】麻黃辛苦而溫，發汗解表；石膏辛甘大寒清肺熱以生津，二藥配伍，既發汗解表，又清洩裏熱；且麻黃用量多於石膏，使本方重在辛溫發汗解表；葛根辛甘涼，為陽明經之表藥，能發汗解肌，善治表證發熱，頭痛項強；白朮苦溫燥濕，補氣健脾；生用何首烏補益力弱，無收斂之性，與發汗峻藥麻黃配伍，使之祛邪不傷正；炙甘草調和諸藥，又緩和麻黃發汗太過猛而耗傷正氣。諸藥配伍，使表寒得解，裏熱得清。

適用於外感風寒濕邪，兼有裏熱者，以惡寒發熱，頭痛項強，肢體酸楚疼痛，兼口苦咽乾，心煩等。

方 04

【方名】異功湯

【來源】《中華偏方大全》

【組成】蒼朮 60 克，麻黃 120 克，川芎 45 克，白朮 60 克，炙甘草 45 克。

【用法】上藥研為粗末。每服 10 克，加水 150 毫升，加蔥 1 根，煎取 100 毫升，去渣溫服，1 天 2～3 次。連服 1～2 天。

【解秘】麻黃辛溫發汗解表；蒼朮辛溫苦燥，發汗祛濕；白朮健脾祛濕；川芎辛溫之口，能上行頭目，下行血海，通行氣血，宣痺而止頭身疼痛；炙甘草調和諸藥，又緩和麻黃發汗太過猛而耗傷正氣。諸藥配伍，表寒得解，表濕得除。

適用於四時感冒風寒濕邪，惡寒發熱，頭痛無汗，肢體酸楚疼痛等。

方 05

【方名】前胡七物湯

【來源】《中華偏方大全》

【組成】知母 15 克，前胡 15 克，大青葉 5 克，石膏 25 克，黃芩 5 克，梔子 5

克，蔥白 3 根。

【用法】用水 500 毫升，煮取 300 毫升，去渣，分 3 次服用，每 2 小時服用 1 次。

【解秘】石膏、知母清洩肺熱，潤肺燥；黃芩、梔子清肺熱而解熱毒；前胡解表邪，降氣化痰而止咳；蔥白辛溫發汗解表。諸藥配伍，清肺熱，解熱毒，解表邪，止咳嗽。

適用於外感風熱，邪熱壅肺之咳嗽氣急，痰黃黏稠，咽喉腫痛，伴有惡寒發熱等。

方 06

【方名】前胡白朮湯

【來源】《中華偏方大全》

【組成】白朮 4.5 克，前胡 4.5 克，梔子仁 6 克，炒黃芩 6 克，知母 6 克，木香 6 克。

【用法】加水 300 毫升，竹瀝 20 毫升，蔥白 2 根，和上藥同煎成 150 毫升，不拘時服用。

【解秘】梔子、黃芩、知母清肺熱；前胡解表降氣化痰；白朮健脾祛濕化痰；木香理氣化痰；竹瀝清熱化痰；蔥白解表散寒。諸藥配伍，使熱清火降，氣順痰消，表邪宣散，共奏清熱化痰，宣肺解表之效。

適用於外感風寒，痰熱壅肺之咳嗽，痰稠色黃，咳痰不爽，兼有惡寒發熱等。

方 07

【方名】黃芩白朮湯

【來源】《中華偏方大全》

【組成】黃芩 15 克，紫蘇葉 7.5 克，土炒白朮 15 克。

【用法】上藥研成末。加生薑 5 片，水煎去渣溫服，1 天 2～3 次。連服 1～2 天。

【解秘】紫蘇葉辛溫之品，既發汗解表散寒，又宣肺止咳，兼理氣安胎，適用妊婦外感風寒兼咳嗽胸悶者；黃芩苦寒長於清肺熱而止咳，兼清熱安胎；白朮苦溫健脾燥濕而化痰止咳，兼健脾安胎，諸藥配伍，既能安胎，又能發汗解表，理氣化痰兼清肺熱而止

咳。適用於妊婦外感風寒，痰熱壅盛之咳嗽，痰黃黏稠，伴有惡寒發熱等證。

方08

【方名】赤茯苓散

【來源】《中華偏方大全》

【組成】白朮 30 克，赤茯苓 30 克，人參 30 克，麥門冬 30 克，黃蓍 30 克，半夏 15 克。

【用法】上藥研為末。每服 10 克，用水 250 毫升，入生薑 4 克，大棗 10 克，煎至 150 毫升，去渣溫服，不限時間。

【解秘】人參、黃蓍、白朮、茯苓益氣健脾祛濕；麥冬養陰潤肺；半夏燥濕化痰；生薑辛溫解表散寒。

諸藥配伍，益氣健脾，化痰養陰。適用於妊婦素體氣虛，外感風寒，肺氣不宣，寒痰壅肺，兼肺燥陰虛之咳嗽有痰，或痰少而黏，咽乾口渴，日久不癒，伴有食少疲倦，大便糖瀉等。

方09

【方名】前胡人參湯

【來源】《中華偏方大全》

【組成】人參 60 克，前胡 60 克，白朮 60 克，石膏 60 克，黃芩 60 克。

【用法】上藥研為粗末。每服 9 克，加水 200 毫升，加蔥 1 根，去渣，空腹時溫服，

【解秘】人參、白朮補益脾肺，祛濕而化痰；石膏、黃芩清肺熱而止咳；前胡解表降氣化痰而止咳；蔥白解表散寒。諸藥配伍，使氣虛得補，痰濁得除，肺熱得清，表邪得解。適用於素體脾肺氣虛，內生痰濕，兼外感風寒，入裏化熱，肺熱壅盛，以咳嗽，痰黃黏稠，伴有惡寒發熱者。

四、妊娠腫脹

妊娠腫脹，亦稱子腫，是指在妊娠中晚期，肢體面目發生腫脹為主症的病證。臨床表現以妊娠數月，面目四肢浮腫，或遍及全身，經過休息一

夜不可消失為其特徵。基本病機多素體脾腎陽虛，妊娠期間，陰血聚於養胎，有礙腎陽溫化，脾陽運化，或氣滯水停，以致水濕氾濫而為腫脹。常可見於現代醫學的妊娠高血壓輕症、妊娠水腫。

如在妊娠 7～8 個月後，只是足部輕度浮腫，無其他不適者，為妊娠晚期常見現象，可不必治療，產後自消。

方 01

【方名】千金飲

【來源】《中華偏方大全》

【組成】防己 3.6 克，廣木香 3.6 克，地骨皮 3.6 克，五加皮 3.5 克，桑白皮 3 克，紫蘇 3 克，木瓜 3 克。

【用法】上藥研末，加燈芯 30 莖，用水煎湯，空腹溫服。

【解秘】防己、五加皮、桑白皮利水消腫；地骨皮清熱涼血；木瓜酸溫，醒脾化濕，並澀津斂液而護陰，使之利水不傷陰；紫蘇、木香辛溫氣香

之品，行氣燥濕利水，消脹除滿，氣行則水行。諸藥配伍，行氣利水。

適用妊娠各種妊娠水腫，症見一身悉腫，肢體沉重，小便不利等。

方 02

【方名】妊娠腫脹湯

【來源】《百病偏方新解》

【組成】赤小豆 30 克，冬瓜皮 30 克，陳葫蘆 30 克，玉米鬚 15～30 克，車前子 30 克。

【用法】上藥任選數味或單味煎煮，溫服，1 天 2～3 次。連服 5～7 天。

【解秘】赤小豆、冬瓜皮、陳葫蘆、玉米鬚、車前子均能利水消腫，適用於妊娠腫脹，症見症見一身悉腫，小便不利等。

方 03

【方名】漢防己散

【來源】《中華偏方大全》

【組成】漢防己 22.5 克，木香 7.5 克，桑白皮 30 克，

大腹皮 22.5 克，紫蘇 30 克，赤茯苓 30 克。

【用法】上藥研成粗末。每服 12 克，用水 120 毫升，加生薑 3 片，煎至 70 毫升，去渣，食前溫服。1 天 2～3 次，連服 5～7 天。

【解秘】防己、桑白皮、茯苓利水消腫；木香、紫蘇、大腹皮辛溫氣香之品，行氣燥濕利水，消脹除滿，使氣行則水行。諸藥配伍，行氣利水，適用於妊娠水腫，小便不利，脘腹脹滿等。

方 04

【方名】寄生飲

【來源】《中華偏方大全》

【組成】炒桑白皮 22.5 克，桑寄生 30 克，紫蘇莖葉 30 克，木香 15 克，大腹皮 18 克。

【用法】把上藥研為細末。每服 9 克，加水 150 毫升，煎至 100 毫升，去渣，溫服，1 天 2～3 次，連服 5～7 天。

【解秘】桑白皮洩降肺氣，通調水道而利水消腫，尤宜於陽水實證；紫蘇、木香、大腹皮辛溫氣香之品，行氣燥濕利水，消脹除滿，使氣行則水行；桑寄生祛風除濕。諸藥配伍，行氣利水。

適用妊娠水腫，症見一身悉腫，腰以下為甚，腰膝關節疼痛，小便不利等。

方 05

【方名】鯉魚冬瓜湯

【來源】《百病偏方新解》

【組成】鯉魚 1 條，冬瓜 100 克，鹽、調味品適量。

【用法】將鯉錢去磷和內臟，放入鍋內煮熟，加適量鹽、調味品，吃魚喝湯，連服 5～7 次。

【解秘】鯉魚味甘性涼，功能補脾益胃，利水消腫；冬瓜利水消腫。

諸藥配伍，適用於脾虛妊娠水腫，症見妊娠數月，面目四肢浮腫，或遍及全身，小便不利等。

方 06

【方名】苓朮湯

【來源】《中華偏方大全》

【組成】白朮 18 克，茯苓 18 克，旋覆花 9 克（包煎），黃芩 12 克，杏仁 12 克。

【用法】上藥共研粗末，用水 600 毫升，煮取 250 毫升，1 天分 3 次服，連服 5～7 天。

【解秘】白朮、茯苓健脾祛濕利水；黃芩清熱燥濕利水；杏仁宣肺降氣，通調水道；旋覆花降氣消痰行水。諸藥配伍，利水消腫，健脾清熱。適用脾虛水熱互結之妊娠水腫，症見肢體浮腫，小便不利，發熱，口渴欲飲等。

方 07

【方名】葶藶飲

【來源】《中華偏方大全》

【組成】白朮 30 克，葶藶子 30 克，桑白皮 30 克，茯苓 12 克，鬱李仁 12 克。

【用法】上藥研成粗末。用水 600 毫升，煎取 200 毫升，1 天 2～3 次，連服 5～7 天。

【解秘】葶藶子苦辛大寒，能洩肺氣之壅閉而通調水道，利水消腫；白朮、茯苓健脾祛濕利水；桑白皮洩降肺氣，通調水道而利水消腫，尤宜於陽水實證；鬱李仁既潤腸通便利水，又通利小便而利水消腫。

諸藥配伍，健脾利水。適用於脾虛妊娠水腫，症見四肢浮腫，或遍及全身，兼脘腹脹滿，大便秘結等。

方 08

【方名】防己紫蘇湯

【來源】《中華偏方大全》

【組成】赤茯苓 3 克，防己 3 克，紫蘇 3 克，桑白皮 3 克，木香 1.5 克。

【用法】水煎溫服。1 天 2～3 次，連服 5～7 天。

【解秘】茯苓、防己、桑白皮利水消腫；紫蘇、木香辛溫氣香之品，行氣燥濕利水，消脹除滿，氣行則水行。

諸藥配伍，行氣利水。適用各種妊娠水腫，症見一身悉腫，肢體沉重，小便不利等。

方09

【方名】千金鯉魚湯

【來源】《中華偏方大全》

【組成】鯉魚1尾，茯苓12克，炒白朮15克，白芍藥6克，當歸9克，陳皮1.5，生薑7片。

【用法】把鯉魚去磷、內臟，加陳皮，生薑7片，用水煮湯，取汁500毫升去魚，將藥放入魚汁內，煎至100毫升，空腹溫服。

【解秘】鯉魚味甘性涼，功能補脾益胃，利水消腫；茯苓、白朮健脾利水消腫；當歸養血活血利水，利水不傷陰；白芍利水消腫；陳皮行氣利水，生薑宣肺氣，散水濕。

諸藥配伍健脾化濕，行氣利水。適用脾虛妊娠水腫，症見妊娠數月，面目四肢浮腫，或遍及全身，兼脘腹脹滿，食少嘔吐等。

方10

【方名】鯉魚湯

【來源】《中華偏方大全》

【組成】鯉魚1000克，白朮150克，芍藥90克，生薑90克，當歸90克，茯苓120克。

【用法】把鯉魚去磷、內臟，諸藥切片。將魚放入鍋內加適量水煮熟，澄清，取其汁，納藥煎，分5次服。

【解秘】鯉魚味甘性涼，功能補脾益胃，利水消腫；白朮、茯苓益氣健脾利水；芍藥利水消腫；當歸補血活血利水，使之利水不傷陰；生薑宣肺氣，散水濕。

諸藥配伍，適用脾虛妊娠水腫，症見妊娠數月，面目四肢浮腫，或遍及全身，兼食少嘔吐等。

方11

【方名】麥芽陳皮糯米飯

【來源】《中華偏方大全》

【組成】小麥芽、糯米糖、陳皮各適量。

【用法】將上 3 味磨成粉做飯糰子，蒸熟食之。每天食 3～5 個，10 天為一個療程。

【解秘】小麥芽健脾消食；糯米糖補氣健脾；陳皮理氣健脾，燥濕化痰利水。做成飯糰，共奏補氣健脾，行氣利水之功。適用脾虛妊娠水腫，症見妊娠數月，面目四肢浮腫，或遍及全身，兼氣短乏力，食少納呆等。

方 12

【方名】赤豆花生鯉魚湯

【來源】《中華偏方大全》

【組成】紅鯉魚 1 條，赤小豆 200 克，花生仁 150 克，大蒜 25 克，紅辣椒 3 枚。

【用法】將鯉魚去磷、內臟洗淨，放入砂鍋內，再放入赤小豆、花生仁、大蒜和紅辣椒，加水適量，混合煲熟，食魚肉喝湯，分 2 次服完，連服 3～5 天。

【解秘】鯉魚味甘性涼，功能補脾益胃，利水消腫；赤小豆利水消腫；花生仁性平味甘，健脾養胃，以助運化；大蒜、紅辣椒調味。

諸藥配伍，健脾利水。適用適用脾虛妊娠水腫，症見妊娠數月，面目四肢浮腫，或遍及全身，兼氣短乏力等。

方 13

【方名】冬瓜大棗湯

【來源】《中華偏方大全》

【組成】大棗 20 枚，冬瓜 50 克。

【用法】共煮湯食。可常食之。

【解秘】大棗益氣養血；冬瓜利水消腫，二藥配伍，補脾助運，利水不傷陰。

適用脾虛妊娠水腫，症見妊娠數月，面目四肢浮腫，下肢為甚，按之沒指等。

方 14

【方名】山藥棗桂粥

【來源】《中華偏方大全》

【組成】大棗 20 枚，山藥 30 克，薏苡仁 30 克，肉桂 0.5 克。

【用法】同煮粥食。1 天

1 次，連服 4～5 天。

【解秘】 山藥、大棗補氣健脾，促進運化；薏苡仁健脾利水滲濕；肉桂補火助陽。諸藥配伍，溫補結合，溫陽補脾，利水消腫。適用脾腎陽虛之妊娠水腫，症見妊娠數月，面目四肢浮腫，或遍及全身，兼有畏寒肢冷等。

方15

【方名】 黃蓍豬小腸湯

【來源】《百病偏方新解》

【組成】 黃蓍 60，豬小腸 1 副，黑豆 30，赤小豆 30，鹽、調味品適量。

【用法】 將黑豆、赤小豆放入洗淨的豬腸內，放入砂鍋內，加入黃蓍和適量水、鹽，用大火煮開，小火煮至腸爛，加調味。吃腸喝湯。

【解秘】 小腸能分清泌濁。長期食用豬小腸則增強人體小腸分清泌濁的功能而利水消腫；黃蓍健脾利水消腫；赤小豆利水消腫；黑豆補脾腎。

諸藥配伍，益腎補脾，通

陽利水。適用脾腎陽虛水腫，症見下肢浮腫，小便不利，畏寒肢冷等。

五、妊娠小便淋痛

妊娠小便淋痛，古稱「子淋」，是指妊娠期間，出現尿頻、尿急、淋漓澀痛為主症的病證。臨床表現為妊娠期間，少腹拘急，灼熱疼痛，小便頻數，甚至尿血為其特徵。基本病機為心火亢盛，移熱小腸；或濕熱內侵，蘊結膀胱；或陰虛火旺，移熱於膀胱，灼傷津液等導致膀胱氣化不行，水道不利，則小便淋漓而下。

常可見於現代醫學的妊娠合併尿道炎、膀胱炎、腎盂腎炎等泌尿系感染性病證。

方01

【方名】 海蛤湯

【來源】《中華偏方大全》

【組成】 木通 15 克，海蛤 15 克，冬葵子（微炒）7.5 克，豬苓 15 克，滑石 7.5 克。

【用法】 上藥研成末。每

服 9 克，加水 120 毫升，加燈芯 10 根，同煎成 70 毫升，去渣，食前溫服。1 天 2～3 次，連服 5～7 天。

【解秘】木通、海蛤、冬葵子、豬苓、滑石均能清熱瀉火，利尿通淋，

適用於濕熱下注之小便淋痛，症見小便頻數而急，尿黃赤，艱澀不利，灼熱刺痛等。

方 02

【方名】鮮馬齒莧汁

【來源】《百病偏方新解》

【組成】鮮馬齒莧 250 克。

【用法】榨汁，每天分 3 次服。

【解秘】馬齒莧味酸性寒，能清熱解毒，涼血止痢，適用濕熱下注之小便淋痛。

症見尿頻、尿急、尿時澀痛，尿中帶血等。

方 03

【方名】掃帚草湯

【來源】《百病偏方新解》

【組成】鮮掃帚草 200 克。如在冬季，用乾掃帚草梢。

【用法】水煎溫服。1 天 2～3 次，連服 5～7 天。

【解秘】掃帚草又名地膚子，性溫，味苦、辛。

能清熱利濕，祛風止癢，適用於濕熱蘊結膀胱之尿頻、尿急及小便澀痛。其嫩苗亦有利尿通淋、清肝明目作用。

方 04

【方名】五淋散

【來源】《中華偏方大全》

【組成】梔子 6 克，赤芍藥 6 克，當歸 3 克，赤茯苓 3.6 克，黃芩 1.8 克，甘草 1.5。

【用法】上藥研細末，用水煎服。1 天 1 劑，連服 5～7 天。

【解秘】梔子清洩三焦濕熱；黃芩苦寒清熱燥濕，瀉火解毒；當歸養血滋陰；赤茯苓利水滲濕；甘草調和諸藥，諸藥配伍，清熱熱瀉火，利水通淋。適用於濕熱下注之小便淋

痛，症見小便頻數而急，尿黃赤，艱澀不利，灼熱刺痛，心煩口渴等。

方 05

【方名】當歸貝母苦參丸

【來源】《中華偏方大全》

【組成】貝母 60 克，當歸 60 克，苦參 60 克。

【用法】上藥研成細末，煉蜜為丸，似小豆大。每服 3 丸，用米粥送下，漸加至 10 丸。

【解秘】苦參苦寒清熱燥濕，利尿通淋；當歸養血滋陰；貝母清熱化痰祛濕。三藥配伍，清熱瀉火，利尿通淋。適用於濕熱之小便淋痛。

症見小便頻數而急，尿黃赤，艱澀不利，灼熱刺痛，舌苔黃膩，脈滑數等。

方 06

【方名】冬葵子散

【來源】《中華偏方大全》

【組成】炒冬葵子 30 克，柴胡 30 克，赤茯苓 30 克，桑白皮 30 克，赤芍藥 20 克，炒當歸 20 克。

【用法】上藥研成末。每服 12 克，加水 150 毫升，加生薑 3 克，蔥白 2 根，煎至100 毫升，去渣，不拘時溫服之。1 天 1 劑，連服 5～7 天。

【解秘】冬葵子、赤芍藥、桑白皮、赤茯苓利水消腫；當歸養血滋陰；柴胡疏肝解鬱，諸藥配伍，適用於肝經濕熱下注之小便淋痛。

症見小便頻數而急，尿黃赤，艱澀不利，灼熱刺痛，脅痛口苦，頭痛目赤等。

方 07

【方名】冬葵子

【來源】《中華偏方大全》

【組成】黃芩 15 克，冬葵子 20 克，芍藥 30 克，赤茯苓 30 克，車前子 30 克（包煎）。

【用法】上藥研成粗末。每服 15 克，用水 300 毫升，煎至 240 毫升，去渣，空腹時溫服。

【解秘】黃芩苦寒清熱燥

濕，瀉火解毒；冬葵子、赤茯苓、車前子、芍藥利尿通淋止痛。諸藥配伍，清熱瀉火，利尿通淋，適用於濕熱下注之小便淋痛。

症見小便頻數而急，尿黃赤，覲澀不利，灼熱刺痛，甚至尿中帶血等。

方 08

【方名】清利飲

【來源】《中華偏方大全》

【組成】茯苓 4.5 克，木通 4.5 克，車前子 4.5 克，麥冬 4.5 克，大腹皮 4.5 克，淡竹葉 15 克。

【用法】上藥研細末，加燈芯 30 根，用水煎，空腹時服之。

【解秘】茯苓、車前子利尿通淋；麥冬養陰清熱；大腹皮行氣，消脹，使氣行則水行；木通清心降火，下利濕熱；淡竹葉可導熱下行，清熱除煩。諸藥配伍，共奏清熱瀉火，利水通淋之效。

適用於濕熱下注之小便淋

痛。症見尿頻尿急，尿時澀痛，淋瀝不暢，口燥咽乾，舌苔黃膩等。

方 09

【方名】子淋方

【來源】《中華偏方大全》

【組成】阿膠 10 克（烊化），生地 10 克，黑山梔 10 克，黃芩 10 克，木通 10 克，甘草 3 克。

【用法】水煎溫服。1 天 2～3 次，連服 5～7 天。

【解秘】黃芩苦寒清熱燥濕，瀉火解毒；木通清心降火，下利濕熱；黑山梔清洩三焦濕熱；生地涼血止血，養陰清熱；阿膠滋陰養血潤燥，可防滲利之品再傷陰；甘草調和諸藥。諸藥配伍，利水不傷陰，滋陰不斂邪。適用於水熱互結之小便淋痛。症見小便不利，灼熱疼痛，發熱，口渴欲飲，心煩不寐等。

方 10

【方名】苦參丸

【來源】《中華偏方大全》

【組成】炒貝母 90 克，當歸 90 克，滑石 15 克，苦參 90 克。

【用法】上藥研成細末，煉蜜為丸，似小豆大。每服 20 丸，用米粥送下，不拘時間。

【解秘】滑石清熱利尿通淋；苦參苦寒清熱燥濕，祛風止癢；當歸養血滋陰；貝母清熱化濕。諸藥配伍，利水滲濕，清熱養陰，使之利水不傷陰，滋陰不斂邪。

適用於水熱互結之小便淋痛。症見小便不利，灼熱疼痛，發熱，口渴欲飲，咳嗽，大便溏薄等。

方 11

【方名】豬苓散

【來源】《中華偏方大全》

【組成】紫蘇莖葉 30 克，豬苓 60 克，木通 30 克。

【用法】上藥研成細末。每服 6 克，空腹時用溫水調下。

【解秘】豬苓利水消腫；木通清心降火，下利濕熱；紫蘇莖葉理氣寬中，兼能安胎。二藥配伍，適用於心火亢盛之小便淋痛。

症見尿少色深黃，艱澀而痛，面赤心煩，口舌生瘡等

方 12

【方名】檳榔散

【來源】《中華偏方大全》

【組成】檳榔 30 克，赤茯苓 100 克。

【用法】上藥研成粗末。每服 15 克，用水 300 毫升，煎至 180 毫升，去渣，空腹時溫服。

【解秘】茯苓甘淡之品，利水滲濕；檳榔行氣利水，二藥配伍，共奏益氣健脾，行氣利水之功。適用於脾胃氣虛，氣機阻滯之小便淋痛。

症見小便不利，脘腹脹滿，大便溏薄等。

方 13

【方名】安榮散

【來源】《中華偏方大全》

【組成】白芍藥 3 克，當

歸 3 克，麥冬 3 克，人參 3 克，石斛 3 克，通草 3 克，山梔 3 克。

【用法】上藥研細末，用水煎空腹服。1 天 1 劑，連服 5～7 天。

【解秘】白芍藥、通草利小便、滲濕濁；山梔清洩三焦濕熱；人參益氣健脾；當歸、石斛、麥冬養血滋陰。

諸藥配伍，利水不傷正，補虛不斂邪。適用於氣陰兩虛之小便淋痛。症見小便頻淋漓，灼熱刺痛，量少色黃，形體消瘦，疲倦乏力，短氣食少，口渴咽乾，大便不暢等。

方 14

【方名】助氣補漏湯

【來源】《中華偏方大全》

【組成】炒白芍藥 15 克，人參 30 克，炒生地 9 克，炒黃芩 9 克，川斷 6 克，益母草 3 克，甘草 3 克。

【用法】水煎溫服。1 天 2～3 次，連服 5～7 天。

【解秘】炒白芍藥利小

便；黃芩苦寒清熱燥濕，瀉火解毒；人參益氣健脾；生地涼血止血，養陰清熱；益母草活血祛瘀，利水消腫；川斷補肝腎安胎；甘草調和諸藥。諸藥配伍，清熱涼血，利尿通淋。適用於氣陰兩虛之小便淋痛。

症見小便頻淋漓，灼熱刺痛，量少色黃，形體消瘦，疲倦乏力，短氣食少，口渴咽乾，大便不暢，胎漏下血等。

方 15

【方名】黃耆燉豬小腸

【來源】《百病偏方新解》

【組成】黃耆 60 克，豬小腸 1 副，黑豆 30 粒，赤小豆 30 克。

【用法】將黑豆、赤小豆洗淨，放入洗淨的豬小腸內，用清水將豬小腸與黃耆同燉煮熟，去藥渣。吃豬腸及豆，喝湯。

【解秘】黑豆、黃耆補虛扶正；赤小豆利尿，豬小腸引藥入經。諸藥配伍，益氣補腎，利水滲濕。適用於脾腎兩

虛之小便淋痛。

症見小便不利，氣短乏力，食少，大便溏薄等。

六、妊娠小便不通

妊娠小便不通，古稱「轉胞」或「胞轉」，是指妊娠期間，排尿困難，甚或小便閉塞不通為主症的病證。臨床表現為妊娠期間，小便不通，甚至小腹脹急疼痛，心煩不得臥為其特徵。其中「癃」是指病勢緩，小便不利，涓滴而下者；「閉」是指病勢急，小便不通，欲溲而不下者。

基本病機為氣虛或腎虛等原因導致胎氣下墜，壓迫膀胱，以致膀胱不利，水道不通，溺而不出。常可見於現代醫學的妊娠尿瀦留等病證。

方01

【方名】冬葵子散

【來源】《中華偏方大全》

【組成】冬葵子60克，滑石60克，梔子60克。

【用法】上藥研成末。用生蔥汁調膏，貼於臍中。

【解秘】冬葵子、滑石清熱利尿通淋；梔子清洩三焦濕熱，三藥配伍，清熱瀉火，利尿通淋。

適用於濕熱互結，導致膀胱氣化不利，小便不通，兼見咽乾口燥、少腹脹滿等證。

方02

【方名】葵髮散

【來源】《中華偏方大全》

【組成】炒冬葵子200克，血餘炭100克。

【用法】上藥研細末。每服3克，燈芯湯送服。

【解秘】冬葵子利尿通淋；血餘炭收斂止血。二藥配伍，利尿通淋，收斂止血。

適用於濕熱蘊結膀胱之小便不利，兼尿中帶血等證。

方03

【方名】四味葵根散

【來源】《中華偏方大全》

【組成】車前子90克，冬葵根60克，炙阿膠60克，木通90克。

【用法】上藥研成粗末。每服 21 克，加水 300 毫升，煎至 240 毫升，去渣，食前溫服。

【解秘】車前子、冬葵根、木通均能清熱利尿通淋；阿膠阿膠滋陰養血潤燥，可防滲利之品傷陰。諸藥配伍，利水滲濕，清熱養陰。適用於濕熱蘊結膀胱，水熱互結，熱邪傷陰之小便不利，兼有發熱，渴欲飲水，心煩不寐等證。

方04

【方名】木通散

【來源】《中華偏方大全》

【組成】滑石 30 克，車前子 15 克，瞿麥 15 克，木通 15 克，冬葵根 9 克，炙甘草 15 克。

【用法】上藥研成細末。每服 9，水煎溫服，1 天 1 劑，1 天 2～3 次，服至小便利後停服。

【解秘】滑石、車前子、瞿麥、木通、冬葵根皆能清熱瀉火，利尿通淋。適用於濕熱蘊結膀胱之妊娠小便不通。

症見小便頻數量少，小腹脹急疼痛，坐臥不安等。

方05

【方名】榆白皮散

【來源】《中華偏方大全》

【組成】榆白皮 30 克，滑石 30 克，王不留行 30 克。

【用法】上藥研成細末。每服 6 克，煎燈芯湯調下，1 天 1 劑，1 天 2～3 次，至小便利後停服。

【解秘】榆白皮、滑石、燈芯利尿通淋；王不留行苦平之品，性善下行，能活血利尿通淋。諸藥配伍，清濕熱，利小便。適用瘀熱互結於膀胱之小便不通，症見妊娠期間，小便不通，或頻數量少，小腹脹滿疼痛等。

方06

【方名】四季蔥湯

【來源】《中國民間靈驗偏方》引吉林省長春市偏方

【組成】四季蔥（連鬚用）500 克。

【用法】將蔥洗淨，用手截斷，放入鍋內炒熱，分 2 次輪流使用。每次 250 克，用布或毛巾包裹，熱熨下腹部（自臍部順次向恥骨部熨之），冷則易之。1 天 1 次，每次 30 分鐘。

【解秘】四季蔥辛溫散寒通陽，外用善治寒凝氣阻，小便不通。

方 07

【方名】豆豉枇杷子湯

【來源】《中國民間靈驗偏方》引江西省萍鄉縣偏方

【組成】淡豆豉 9 克，枇杷子 7 個。

【用法】水煎溫服。1 天 1 劑，1 天 2～3 次，至小便利後停服。

【解秘】淡豆豉苦辛涼之品，宣散鬱熱而除煩；枇杷子性味苦平，化痰止咳，疏肝理氣，由化痰理氣而利水濕。

二藥配伍，適用妊婦小便不通內兼鬱熱而心煩者。

方 08

【方名】荷葉湯

【來源】《中國民間靈驗偏方》引湖南省湘鄉縣偏方

【組成】乾荷葉 50 克（鮮者 100 克）。

【用法】水煎溫服。1 天 1 劑，1 天 2～3 次，至小便利後停服。

【解秘】荷葉為荷之葉片，鮮者或乾者均可，性平味苦，長於清暑利濕，用於夏月天氣炎熱，妊婦感受暑熱之邪，小便不通。

方 09

【方名】木通豬苓桑白皮湯

【來源】《中華偏方大全》

【組成】木通 45 克，豬苓 45 克，桑白皮 45 克。

【用法】上藥研成粗末。每服 9 克，加水 150 毫升，燈芯 20 根，同煎至 100 毫升，去渣，空腹時溫服，至小便利後停服。

【解秘】木通、豬苓、桑

白皮皆能利小便。

適用妊娠小便不通，或頻數量少。

方 10

【方名】豬苓湯

【來源】《中國民間靈驗偏方》引吉林省株洲市偏方

【組成】豬苓 30 克。

【用法】水煎服，1 天 1 劑，1 天 2～3 次，服至小便利後停服。

【解秘】豬苓甘淡性平，利水滲濕力強，適用妊娠小便不通，或頻數量少等。

方 11

【方名】花椒蔥白貼

【來源】《中國民間靈驗偏方》引山西省太原偏方

【組成】花椒（炒）15克，食鹽（炒）15 克，蔥白（炒）3 根。

【用法】共搗 1 處，貼臍中，至小便利後取去。

【解秘】花椒辛溫之品，長溫中散寒而止痛；蔥白辛溫散寒通陽，外用善治寒凝氣

阻，小便不通；二藥與食鹽一同炒後搗一處，貼臍中，臍中即神闕穴，任脈上穴位，能溫通血脈，通利小便，適用於妊娠小便不通。

方 12

【方名】木通丸

【來源】《中華偏方大全》

【組成】黃芩 30 克，木通 30 克，乾地黃 30 克，微炒冬葵子 30 克。

【用法】上藥研細末，用麵糊為丸，似梧桐子大。每服 20 丸，食前燈芯湯送服。

【解秘】木通、冬葵清熱利尿通淋；黃芩苦寒清熱燥濕，瀉火解毒；乾地黃涼血止血，養陰清熱。諸藥配伍，利水不傷陰，養陰不斂邪。

適用於下焦濕熱，日久不癒，津液耗損，導致腎陰不足而致小便不利，兼見消瘦額紅、口燥舌乾等證

方 13

【方名】通便散

【來源】《中華偏方大全》

【組成】人參 3 克，赤茯苓 3 克，龍膽草 6 克，車前子 6 克，木通 6 克，川芎 1.8 克，甘草 1.8 克。

【用法】上藥研成細末，加燈芯 30 莖，水煎溫服。1 天 1 劑，1 天 2～3 次，連服 5～7 天。

【解秘】赤茯苓、車前子、木通皆能利尿通淋；龍膽草草苦寒清熱燥濕，清肝瀉火；人參補氣健脾以載胎；川芎活血祛瘀以利水；甘草調和諸藥。諸藥配伍，補氣健脾，利尿通淋。

適用脾胃氣虛之妊娠小便不通，或頻數量少，小腹脹急疼痛，坐臥不安等。

方 14

【方名】赤茯苓散

【來源】《中華偏方大全》

【組成】赤茯苓 100 克，冬葵子 100 克。

【用法】上藥研成細末。每服 6 克，用開水調服，1 天 1 劑，1 天 2～3 次，至小便利後停服。

【解秘】赤茯苓健脾滲濕；冬葵子利水通淋。二藥配伍，健脾利水。

適用於脾胃氣虛之小便不通。症見妊娠期間，小便不通，或頻數量少，小腹脹急疼痛等。

方 15

【方名】升麻黃耆湯

【來源】《中華偏方大全》

【組成】當歸 12 克，生黃耆 15 克，瞿麥 6 克，升麻子 6 克。

【用法】水煎溫服。1 天 2～3 次，1 天 1 劑，至小便利後停服。

【解秘】黃耆補氣升陽，健脾以載胎；升麻升舉陽氣舉胎；當歸養血滋陰；瞿麥利尿通淋。

諸藥配伍，益氣養血，昇陽利尿，適用氣血不足，中氣下陷，清陽不升之小便不利，或頻數量少，小腹脹急疼痛等證。

第四節・產後病

一、產後腹痛

產後腹痛，又稱「兒枕痛」，是指妊婦分娩以後小腹疼痛為主症的病證。臨床表現為妊娠生產以後小腹疼痛，喜按或拒按，惡露或淡或黯為其特徵。基本病機為產後氣血不足或產後起居不慎，寒邪乘虛而入，或飲食生冷，血為寒凝，或產後情懷不暢，肝氣鬱結氣滯血瘀，或產後惡露排泄不暢等。本病有虛有實，虛者痛勢隱隱，腹柔軟，痛時喜按；實者病勢急遽，按之痛更甚，甚或痛處有塊。

常可見於現代醫學的產後宮縮痛等證證。但生理性宮縮痛隱隱持續，2～3 天可自行消失，無需處理。

方 01

【方名】絲瓜絡湯

【來源】《百病偏方新解》

【組成】絲瓜絡適量。

【用法】將絲瓜絡放入砂鍋內，加適量燒酒，煎服，1 天 1 劑，1 天 2～3 次，連服 2～3 天。

【解秘】絲瓜絡味甘性平，通經活絡，清熱化痰；酒溫通血脈。二藥配伍，適用瘀血阻滯之小腹疼痛。症見產後小腹疼痛，拒按，惡露量少，澀滯不暢，色紫黯有塊等。

方 02

【方名】玉蜀黍纓湯

【來源】《百病偏方新解》

【組成】玉蜀黍纓 100 個，紅糖 50。

【用法】水煎服，1 天 1 劑，1 天 2～3 次，連服 2～3 天。

【解秘】玉蜀黍纓即玉米鬚，性平味甘，作用溫和，利小便祛濕；紅糖甘溫活血散瘀，二藥配伍，活血止痛，適用瘀血阻滯之小腹疼痛。症見產後小腹疼痛，拒按，惡露量少，澀滯不暢，色紫黯有塊，面色青白，四肢不溫等。

方 03

【方名】山楂湯

【來源】《百病偏方新解》

【組成】山楂 50 克，紅糖 50 克。

【用法】以山楂煎湯調紅糖服，輕者 1 劑，重者 2～3 劑。

【解秘】山楂酸甘微溫，入肝經血分，能活血化瘀；紅糖味甘能補，性溫能通行血脈。二藥配伍，活血散瘀而不傷血，適用瘀血阻滯之小腹疼痛。

症見產後小腹脹滿疼痛，拒按，惡露量少，澀滯不暢，色紫黯有塊等。

方 04

【方名】鬼箭羽湯

【來源】《中國民間靈驗偏方》引湖北省恩施地區偏方

【組成】鬼箭羽 10 克。

【用法】水煎服，1 天 1 劑，1 天 2～3 次。

【解秘】鬼箭羽味苦性寒，能活血祛瘀，通經活絡。

適用於產後瘀血阻滯腹痛。

症見小腹疼痛，拒按，惡露量少，澀而不暢，色紫黯有塊，肢體關節疼痛等。

方 05

【方名】乾地黃散

【來源】《中華偏方大全》

【組成】川芎 60 克，生乾地黃 10 克。

【用法】上藥研成粗散。每服 6 克，用水、酒合煎服，1 天 1 劑，1 天 2～3 次。

【解秘】川芎辛散溫通，走而不守，下達血海，可治血瘀氣滯諸證，尤善治血瘀諸證；生地黃甘寒質潤養陰，苦寒降洩而清熱涼血止血。二藥配伍，寒熱並用，活血而不傷血，止血而不留瘀，適用於婦女產後瘀血阻滯之腹痛。

症見產後小腹疼痛，惡露量多色黯紅等。

方 06

【方名】芍藥散

【來源】《中華偏方大全》

【組成】牡蠣粉 30 克，

白芍藥 30 克，石膏 30 克，生乾地黃 30 克，炙甘草 3 克，桂心 15 克。

【用法】上藥研成末。每取 12 克，加入薑、棗，水煎服，1 天 1 劑，1 天 2～3 次。

【解秘】牡蠣味鹹能軟堅散結；白芍養血柔肝止痛；石膏清熱瀉火，與桂心同用，去性取用，去桂心之溫燥，取其溫通經脈止痛之作用；乾地黃甘寒質潤養陰，苦寒降洩而清熱涼血止血；炙甘草調和諸藥，合白芍緩急止痛。諸藥配伍，活血散結，通經止痛。

適用於婦女產後瘀血阻滯之腹痛。症見小腹疼痛，拒按，惡露量少，澀滯不暢，色紫黯有塊，口渴欲飲等。

方07

【方名】蘇木血見愁湯

【來源】《中國民間靈驗偏方》引河南省鄭州市偏方

【組成】血見愁 30 克，蘇木 15 克，黃酒、紅糖各適量

【用法】前二味水煎，對黃酒、紅糖 1 次服，1 天 1 劑。

【解秘】血見愁化瘀止血；蘇木活血祛瘀通經，善治婦產科瘀滯諸證，產後血瘀腹痛；酒與紅糖均能活血散瘀。諸藥配伍，活血而不致血液妄行，止血而不滯血，適用於產後寒凝血瘀腹痛。

症見小腹冷痛，拒按，惡露量多，色紫黯有塊，面色青白，四肢不溫等。

方08

【方名】延胡索散

【來源】《中華偏方大全》

【組成】當歸 30 克，延胡索 30 克，桂心 30 克。

【用法】上藥研成末，每取 9 克，用酒和水各 50 毫升，加薑 15 克，水煎服，1 天 1 劑，1 天 2～3 次。

【解秘】當歸甘溫，養血活血止痛，既補營血之虛，又行血脈之滯；延胡索辛散溫通，為活血行氣止痛之要藥；

桂心辛甘大熱，香氣濃烈，性體純陽，峻補命門，能益火消陰，行血中之滯而溫經散寒而止痛。諸藥配伍，溫經散寒，活血止痛。適用於婦女產後寒凝血滯之腹痛。

症見小腹疼痛，拒按，惡露量少，澀滯不暢，色紫黯有塊，四肢不溫等。

方09

【方名】薑黃散

【來源】《中華偏方大全》

【組成】肉桂 60 克，薑黃 60 克。

【用法】上藥研成散。每服 6 克，用黃酒調服。

【解秘】肉桂辛甘大熱，香氣濃烈，性體純陽，峻補命門，能益火消陰，行血中之滯而溫經散寒而止痛；薑黃辛散溫通苦洩，破血行氣，通經止痛，治寒凝血滯之疼痛難忍。二藥配伍，溫經散寒，活血止痛。適用婦女產後寒凝血瘀之腹痛。

症見小腹冷痛，拒按，惡露量少，澀滯不暢，色紫黯有塊，四肢不溫等。

方10

【方名】四神散

【來源】《中華偏方大全》

【組成】川芎 3 克，當歸 6 克，炮乾薑 1.5 克，炒白芍 3 克。

【用法】上藥研成細末，每服 5 克，用水煎服，1 天 1 劑，1 天 2～3 次。

【解秘】當歸、川芎活血行氣止痛；炮乾薑溫中散寒止血止痛；白芍養血柔肝止痛。諸藥配伍，溫經散寒，活血止痛。適用於婦女產後寒凝血滯腹痛。

症見產後小腹冷痛，惡露量多色黯紅等。

方11

【方名】芍藥湯

【來源】《中華偏方大全》

【組成】肉桂 38 克，白芍藥 75 克，炙甘草 38 克。

【用法】上藥研成末。每服 6 克，水煎服，1 天 1 劑，

1 天 2～3 次。

【解秘】肉桂辛甘大熱，香氣濃烈，性體純陽，峻補命門，能益火消陰，行血中之滯而溫經散寒而止痛；白芍藥配甘草緩急止痛。三藥配伍，溫經散寒，緩急止痛。適用於寒凝血滯之腹痛。

症見小腹冷痛，拒按，惡露量少，澀滯不暢，色紫黯有塊，四肢不溫等。

方 12

【方名】肉荳蔻散

【來源】《中華偏方大全》

【組成】桂心 15，肉荳蔻 15，檳榔 15，人參 15。

【用法】上藥研成末，水煎服，1 天 1 劑，1 天 2～3 次。

【解秘】桂心、肉荳蔻溫通經脈，散寒止痛；檳榔辛散行氣止痛。三藥配伍，溫經散寒，行氣止痛。適用於寒凝氣滯之腹痛。

症見產後小腹脹滿疼痛，拒按，惡露量少，澀滯不暢，色紫黯有塊，四肢不溫等。

方 13

【方名】柚子皮湯

【來源】《百病偏方新解》

【組成】柚子皮適量

【用法】水煎服，1 天 1 劑，1 天 2～3 次，連服 2～3 天。

【解秘】柚子皮味辛苦性溫，理氣寬中，燥濕化痰，行氣化痰而活血，適用產後氣滯血瘀之少腹疼痛。

症見產後小腹脹滿疼痛，拒按，惡露量少，澀滯不暢，色紫黯有塊，胸脅脹痛等。

方 14

【方名】木香散

【來源】《中華偏方大全》

【組成】芍藥 15 克，當歸 30 克，川芎 9 克，桂心 15 克，木香 3 克。

【用法】上藥研成末。每次取 9 克，放入生薑，水酒各半煎服，1 天 1 劑，1 天 2～3 次。

【解秘】當歸、川芎、木

香活血行氣止痛；桂心溫通經脈，散寒止痛；白芍柔肝止痛。諸藥配伍，溫經散寒通脈，行氣活血止痛。適用於婦女產後寒凝氣滯血瘀之腹痛。

症見產後小腹脹滿疼痛，拒按，惡露量少，澀滯不暢，色紫黯有塊，四肢不溫等。

方 15

【方名】殿胞煎

【來源】《中華偏方大全》

【組成】川芎 3 克，當歸 30 克，茯苓 3 克，肉桂 3 克，炙甘草 3 克。

【用法】上藥研為末，加水 200 毫升，煎 8 分，熱服之。

【解秘】當歸、川芎活血行氣止痛；茯苓健脾滲濕；肉桂辛甘大熱，香氣濃烈，性體純陽，峻補命門，能益火消陰，行血中之滯而溫經散寒而止痛；炙甘草調和諸藥。諸藥配伍，溫經散寒，活血止痛。適用於婦女產後寒凝血滯，氣機阻滯之小腹疼痛。

症見產後小腹脹滿疼痛，拒按，惡露量少，澀滯不暢，色紫黯有塊，四肢不溫，小便不利等。

方 16

【方名】赤小豆湯

【來源】《中國民間靈驗偏方》引江蘇省杭州市偏方

【組成】赤小豆 60 克，紅糖適量。

【用法】將赤小豆炒焦，與紅糖同煮服，1 天 1 劑，1 天 2～3 次。

【解秘】赤小豆甘酸平之品，能祛濕解毒消腫止痛；紅糖活血化瘀。二藥配伍，清熱瀉火，活血止痛。適用於產後瘀熱互結之腹痛。

症見小腹疼痛，拒按，惡露量少，澀而不暢，色紫黯有塊，口乾欲飲，小便不利等。

方 17

【方名】芭蕉根湯

【來源】《中國民間靈驗偏方》引湖北省武漢市偏方

【組成】芭蕉根 120 克。

【用法】將芭蕉根洗淨，分 2 次煎服，1 天 1 劑。

【解秘】芭蕉根味甘性寒，能清熱解毒，利尿通淋。適用於婦女產後瘀熱互結腹痛。症見小腹疼痛，惡露量多，口乾欲飲，小便不利等。

方 18

【方名】貫眾散

【來源】《中國民間靈驗偏方》引湖南省汝城縣偏方

【組成】貫眾適量，酒適量。

【用法】將貫眾燒灰存性研為細末，對酒有，1 天 2 次。

【解秘】貫眾味苦微寒，有小毒，歸脾、肝經，既能清解血分熱毒，又能涼血止血；酒活血通脈助藥力。二藥配伍，涼血止血，活血止痛。

適用於妊婦產後熱入血分，瘀熱互結之腹痛。症見產後小腹疼痛，惡露量多不止，色紫暗黯而夾有血塊等。

方 19

【方名】絡石藤湯

【來源】《中國民間靈驗偏方》引安徽省合肥市偏方

【組成】絡石藤 60 克，酒適量。

【用法】絡石藤用水、酒各半煎汁分 2 次服，1 天 1 劑。

【解秘】絡石藤味苦性涼，能祛風通絡，涼血消腫；酒行氣活血，以助藥效。適用婦女產後瘀熱互結之腹痛。

症見小腹疼痛，拒按，惡露量少，澀而不暢，色紫黯有塊，肢體關節疼痛等。

方 20

【方名】鳳尾草汁

【來源】《中國民間靈驗偏方》引江西省南昌市偏方

【組成】鮮鳳尾草 1 把。

【用法】將鮮鳳尾草洗淨搗爛，用開水沖服，1 天 1 次。

【解秘】鳳尾草味淡微苦性寒，能清熱利濕，消腫解毒而止痛。適用於產後瘀熱互結腹痛。

症見產後小腹疼痛，惡露量多，口渴欲飲等。

方 21

【方名】甘草湯

【來源】《中華偏方大全》

【組成】炙甘草 150 克，羊肉 900 克，通草 90 克，芍藥 150 克。

【用法】先煮羊肉，再取汁煎藥，分 5 次服。

【解秘】羊肉甘溫健脾溫中，補腎壯陽，溫陽養血能補虛禦寒，歷來作為補陽佳品；芍藥柔肝止痛；通草活血通經止痛；炙甘草調和諸藥，與芍藥合用緩急止痛。諸藥配伍，溫陽散寒，通經止痛。適用於婦女產後腎陽不足，寒凝血滯之腹痛。

症見小腹疼痛，拒按，惡露量少，澀滯不暢，色紫黯有塊，四肢不溫，小便不利等。

方 22

【方名】黃酒燉公雞

【來源】《中國民間靈驗偏方》引內蒙古包頭市偏方

【組成】全公雞 1 隻，黃酒 250k 克。

【用法】雞去毛，切碎，用黃酒煮爛，飲湯吃肉，餘者，下次加熱再服。

【解秘】公雞性溫味甘，入脾胃經善溫中益氣，補精填髓；酒溫通血脈。二藥配伍，溫經止痛，益氣補精。適用於產後氣虛精虧，寒凝血滯之腹痛。症見小腹冷痛，拒按，惡露量少，澀而不暢，色紫黯有塊，面色萎白，腰膝痠軟，頭暈目眩，四肢不溫等。

方 23

【方名】當歸羊肉湯

【來源】《中國民間靈驗偏方》引浙江省金華市偏方

【組成】羊肉適量，當歸 10 克，白芍 10 克，甘草 3 克。

【用法】將羊肉洗淨放入砂鍋內，再放入當歸、白芍和甘草，加適量水，浸泡 15～20 分鐘。用大火煮開，再用小火煮至肉爛，食肉喝湯，1

天 1 劑，1 天 2～3 次。

【解秘】當歸甘辛微苦性溫，歸肝、心、脾經，具補血活血、調經止痛之功；「羊肉補中益氣，性甘，大熱。」（《本草綱目》）歷代作為補陽佳品；白芍配伍甘草緩急止痛。諸藥配伍，當歸溫陽活血以通經脈，羊肉溫陽養血能補虛禦寒，芍藥甘草湯緩急止痛。適用於婦女產後氣血虧虛，陽氣不足，寒凝血滯之腹痛。症見脘腹冷痛，惡露量少，澀而不暢，色紫黯有塊，四肢不溫等。

方 24

【方名】甘草湯

【來源】《中華偏方大全》

【組成】炙甘草 90 克，大黃 120 克，桂心 90 克，阿膠 90 克。

【用法】將炙甘草、大黃、桂心加水煎湯，阿膠烊化，分 3 次服。

【解秘】肉桂辛甘大熱，長於溫通經脈，散寒止痛；大黃苦寒既可下瘀血，又可清瘀熱；阿膠既能補血，又能止血；炙甘草調和諸藥。諸藥配伍，下瘀血，清瘀熱，通血脈，補血虛，兼止血。

適用於婦女產後血虛，瘀熱互結，血行不暢之腹痛。

症見產後少腹疼痛，惡露量多，面色萎白，四肢不溫，口渴欲飲，大便秘結等。

方 25

【方名】益母草豬肉湯

【來源】《中國民間靈驗偏方》引江蘇省南京市偏方

【組成】鮮益母草 30 克（乾者 15 克），豬肉適量，黃酒少許。

【用法】將益母草和豬肉放入砂鍋內，加適量水，大火煮開後，用小火煮至肉爛，加白酒和服。

【解秘】益母草苦洩辛散性微寒，功善活血調經，祛瘀生新，為婦科經產要藥，尤多用於產後腹痛等證；豬肉甘鹹微寒，歸脾胃腎經，能補腎滋

陰，益氣養血；酒溫通血脈以助藥力。諸藥配伍，活血不傷正。適用於婦女產後氣血不足，瘀血阻滯之腹痛。

症見症見小腹冷痛，拒按，惡露量多，色紫黯有塊，面色青白，四肢不溫等。

方 26

【方名】當歸黃蓍湯

【來源】《中華偏方大全》

【組成】黃蓍 60 克，當歸 90 克，芍藥 60 克。

【用法】上藥研為末。每取 12 克，放薑 3 片，用水煎服，1 天 1 劑，1 天 2～3 次。

【解秘】用黃蓍大補脾肺之氣，以資氣血生化之源；當歸甘溫，養血活血止痛，既補營血之虛，又行血脈之滯；白芍養血和營，緩急止痛，助當歸補益營血。諸藥配伍，益氣補血，緩急止痛。適用於婦女產後氣血不足之腹痛。

症見產後小腹隱隱作痛而軟，喜按，惡露量少，色淡，疲倦多汗等。

二、產後惡露不下

產後惡露不下，是指胎兒娩出後，惡露應自然排出體外，如果停留不下，或下亦甚少為主症的病證。臨床表現為產後惡露停留不下，或量甚少，或惡露下而忽然又斷，多伴腹痛，或有發熱為其特徵。

基本病機為產後傷於七情或風冷所襲，氣血運行不暢所致。常可見於現代醫學的產後宮縮不良等病證。

方 01

【方名】益母草湯

【來源】《百病偏方新解》

【組成】益母草適量

【用法】水煎服，1 天 1 劑，1 天 2～3 次。

【解秘】益母草苦洩辛散性微寒，功善活血調經，祛瘀生新，為婦科經產要藥，尤多適用於產後瘀血阻滯之惡露不下。症見產後惡露甚少或不下，色紫黯，小腹疼痛拒按，痛處有塊，小便不利等。

方 02

【方名】艾葉湯

【來源】《百病偏方新解》

【組成】艾葉適量。

【用法】水煎服，1 天 1 劑，1 天 2～3 次。

【解秘】艾葉溫經散寒而活血，適用於婦女產後寒凝血滯之惡露不下。症見產後惡露甚少或不下，色紫黯，小腹冷痛，痛處有塊，四肢不溫等。

方 03

【方名】沒藥丸

【來源】《中華偏方大全》

【組成】桂心 15 克，炒當歸 30 克，虻蟲 30 枚，沒藥 15 克，炒水蛭 30 枚。

【用法】上藥研成細末，醋糊為丸，似梧桐子大。每服 3 克，用醋湯送服。

【解秘】當歸、水蛭、虻蟲、沒藥破血祛瘀；桂心溫經散寒。諸藥配伍，溫經散寒，破血逐瘀。適用於產後寒凝血瘀之惡露不下。症見產後惡露甚少或不下，色紫黯，小腹疼痛拒按，痛處有塊等。水蛭、虻蟲均為破血逐瘀之品，非瘀血重證忌服，氣虛所致的惡露不下者忌服。

方 04

【方名】藕汁飲

【來源】《中華偏方大全》

【組成】生地黃汁 60 毫升，藕汁 30 毫升，生薑汁 15 毫升，酒 60 毫升。

【用法】首先煎生地黃汁令沸，次下薑汁、藕汁、酒，更煎 3～5 沸，溫服之。

【解秘】生地黃清熱涼血止血；藕汁化瘀止血；生薑辛溫散寒；酒溫通血脈。諸藥配伍，寒熱並用，活血祛瘀，清熱生津。適用於產後瘀熱互結之惡露不下。症見後惡露不下，色紫黯，口渴欲飲等。

方 05

【方名】當歸血蠍丸

【來源】《中華偏方大全》

【組成】血竭 60 克，五靈脂 120 克，芍藥 60 克，當歸 60 克，炮莪朮 60 克。

【用法】上藥研為末，醋麵糊丸，似梧桐子大。每取40丸，用溫粥送服。

【解秘】血竭、五靈脂、莪朮活血祛瘀；芍藥、當歸補血活血。諸藥配伍，活血而不傷血，共奏活血祛瘀，養血斂陰之功。適用於瘀血阻滯之惡露不下。

症見產後惡露甚少或不下，色紫黯，小腹疼痛拒按，痛處有塊等。

方 06

【方名】鬼箭羽散

【來源】《中華偏方大全》

【組成】鬼箭羽30克，當歸30克。

【用法】上藥研成末。每服9克，用酒送服。

【解秘】鬼箭羽味苦性寒，能活血祛瘀，通經活絡；當歸補血活血。二藥配伍，活血祛瘀。適用於產後瘀血阻礙滯之惡露不下。

症見產後惡露甚少或不下，色紫黯，小腹疼痛拒按，痛處有塊，肢體疼痛等。

方 07

【方名】芸苔散

【來源】《中華偏方大全》

【組成】澤蘭3克，當歸尾3克，紅花3克，桃仁3克，牛膝3克，延胡索3克。

【用法】水煎服，1天1劑，1天2～3次。

【解秘】澤蘭、當歸尾、紅花、桃仁、牛膝、延胡索均能活血祛瘀。適用於產後瘀血阻滯之惡露不下。

症見產後惡露甚少或不下，色紫黯，小腹疼痛劇烈拒按，痛處有塊等。

方 08

【方名】地黃湯

【來源】《中華偏方大全》

【組成】炙甘草50克，白芍50克，丹參75克。

【用法】上藥研成末。每劑6克，水煎，去渣入地黃汁10毫升，蜜5毫升，生薑10克，更煎數沸，空腹溫服。

【解秘】丹參活血祛瘀；

白芍、甘草緩急止痛。三藥配伍，活血祛瘀，緩急止痛。

適用於產後瘀血阻滯之惡露不下。症見產後惡露甚少或不下，色紫黯，小腹疼痛劇烈拒按，痛處有塊等。

方 09

【方名】澤蘭湯

【來源】《中華偏方大全》

【組成】甘草 50 克，澤蘭葉 50 克，白芍藥 125 克，當歸 75 克。

【用法】上藥研成末。每劑 6 克，加生薑 3 片，大棗 2 枚，生地黃，水煎服。

【解秘】當歸補血活血；澤蘭活血祛瘀；白芍、甘草緩急止痛。諸藥配伍，活血祛瘀，緩急止痛。適用於產後瘀血阻滯之惡露不下。

症見產後惡露甚少或不下，色紫黯，小腹疼痛劇烈拒按，痛處有塊等。

方 10

【方名】烏金丸

【來源】《中華偏方大全》

【組成】木香 30 克，大黃 240 克，沒藥 30 克。

【用法】將木香、沒藥研成末，煎大黃膏為丸。每服 9 克，用酒送服。

【解秘】木香行氣止痛；大黃、沒藥活血祛瘀。三藥配伍，行氣活血。適用於產後氣滯血瘀惡露不下。

症見產後惡露甚少或不下，色紫黯，小腹脹滿疼痛拒按，痛處有塊，大便秘結等。

方 11

【方名】山楂湯

【來源】《百病偏方新解》

【組成】生山楂 25，紅糖適量。

【用法】將山楂炒後加適量紅糖，水煎服，1 天 1 劑，1 天 2～3 次。

【解秘】山楂酸甘微溫之品，入經血分能活血化瘀；紅糖溫經活血，理氣解鬱。二藥配伍，行氣活血，溫經散寒。適用於產後寒凝血瘀之惡露不下。症見產後惡露甚少或不下

下，色紫黯，小腹疼痛拒按，痛處有塊等。

方 12

【方名】牡丹飲

【來源】《中華偏方大全》

【組成】大黃 50 克，牡丹皮 50 克，桃仁 40 枚，肉桂 50 克。

【用法】上藥研成粗末。每劑 6 克。水煎服，1 天 1 劑，1 天 2～3 次。

【解秘】大黃瀉熱通便，活血祛瘀；丹皮清熱涼血，活血祛瘀；桃仁活血祛瘀，潤腸通便；肉桂溫經通脈，散寒止痛。諸藥配伍瀉下通便，活血止痛。適用於產後寒凝血瘀惡露不下，少腹疼痛，伴有大便燥結者。

方 13

【方名】當歸湯

【來源】《中華偏方大全》

【組成】當歸 75 克，白芍藥 75 克，桃仁 40 枚，肉桂 50 克。

【用法】上藥研為末。每劑 6 克。水煎服，1 天 1 劑，1 天 2～3 次。

【解秘】當歸補血活血，祛瘀生新；白芍養血柔肝，緩急止痛；桃仁活血祛瘀；肉桂溫經通脈，散寒止痛。諸藥配伍，養血通脈，祛瘀止痛。

適用於產後血虛，寒凝血脈，血行不暢之惡露不下，小腹疼痛等。

方 14

【方名】通瘀飲

【來源】《中華偏方大全》

【組成】大黃 9 克，當歸尾 9 克，木通 3 克，白朮 3 克，紅花 1.5 克。

【用法】將上藥放入砂鍋內，加水 500 毫升，黃酒 50 毫升，煎 2 滾，入桃仁 30 枚，再煎 2 滾，去渣，溫服之。

【解秘】大黃、當歸、紅花、木通活血止痛；白朮健脾祛濕；諸藥配伍，益氣健脾，活血止痛。適用於產後瘀血阻滯，脾胃氣虛之惡露不下，食少疲倦等。

方15

【方名】二母散

【來源】《中華偏方大全》

【組成】貝母 15 克，知母 15 克，茯苓 15 克，人參 15 克，杏仁（去皮尖）3 克，桃仁（去皮尖）3 克。

【用法】上藥研細末，每服 9 克，用水煎服。

【解秘】人參、茯苓益氣健；桃仁活血祛瘀；貝母、知母、杏仁清熱化痰，潤肺止咳。諸藥配伍，益氣活血，清熱止咳。適用於產後氣虛血瘀兼肺熱壅盛之惡露不下。

症見產後惡露不下，或下之甚少，疲倦乏力，伴有咳嗽，口乾咽痛等。

三、產後惡露不絕

產後惡露不絕，又稱「惡露不淨」，胎兒娩出後，胞宮內遺留的餘血和濁液，稱為「惡露」。正常惡露，一般在產後三週左右乾淨。產後惡露不絕是指惡露超過 20 天後仍然淋漓不絕為主症的病證。臨床表現為產後惡露過期不止，淋漓不斷，量多或量少，色淡紅或黯紅為其特徵。

基本病機為瘀血阻滯、氣虛不能攝血、陰虛血熱等衝任不固，氣血運行失常所致。

常可見於現代醫學的產後宮縮不良、盆腔炎或組織殘留等病證。

方01

【方名】荊芥當歸湯

【來源】《中國奇方全書》

【組成】當歸炭 30 克，荊芥炭 15 克。

【用法】水煎去渣，頓服。

【解秘】當歸、荊芥均炒製成炭，增其收斂止血作用。適用於產後惡露不止，或淋漓不止，量多等。

方02

【方名】棉花籽散

【來源】《中國奇方全書》

【組成】棉花籽 10 克。

【用法】炒成炭，研細

末，白開水、黃酒各 20 毫升兌勻，沖服。

【解秘】棉花籽能收斂止血，炒炭後更能增強其止血作用。適用於產後惡露不盡，量多不止等。

方 03

【方名】山楂飲

【來源】《百病偏方新解》

【組成】生山楂、焦山楂、山楂炭各 25 克。

【用法】水煎服，1 天 1 劑，1 天 2～3 次。

【解秘】生山楂酸甘微溫，入肝經血分，能通行氣血，化瘀散結；焦山楂消積導滯；山楂炭收斂止血。三藥配伍，行氣活血而不致血液妄行，收斂止血而不留瘀。

適用於產後瘀血阻滯，惡露淋漓澀滯不爽，量少，色紫黯有塊，伴有小腹疼疼痛拒按者。

方 04

【方名】益母草湯

【來源】《百病偏方新解》

【組成】益母草 30 克，紅糖適量。

【用法】水煎服，1 天 1 劑，1 天 2～3 次。

【解秘】益母草苦洩辛散性微寒，功善活血調經，祛瘀生新，為婦科經產要藥；紅糖甘甜可口，亦能活血化瘀。二藥配伍，活血祛瘀。

適用於產後瘀血阻滯，惡露淋漓澀滯不爽，量少，色紫黯有塊，伴有小腹疼疼痛拒按，小便不利等。

方 05

【方名】蒲黃當歸益母靈脂散

【來源】《中國民間靈驗偏方》引北京市偏方

【組成】蒲黃、當歸、益母草、五靈脂等量

【用法】將上藥共研細末，1 次 10 克，開水送服，1 天 2 次。

【解秘】當歸補血活血，祛瘀生新；益母草活血祛瘀；蒲黃、五靈脂化瘀止血。諸藥

配伍，養血止血，活血化瘀。

適用於瘀血阻滯之產後惡露不盡。症見惡露淋漓不盡，量少色黯紅有塊，伴有小腹疼痛拒按等。

方 06

【方名】加減五味消毒飲

【來源】《中國奇方全書》

【組成】金銀花、連翹、蒲公英、紫花地丁、地榆、仙鶴草、白及各 10 克。

【用法】水煎服，1 天 1 劑，1 天 2～3 次。

【解秘】金銀花、連翹、蒲公英、紫花地丁清熱解毒；地榆清熱解毒，涼血止血；仙鶴草、白及收斂止血。諸藥配伍，清熱解毒，涼血止血。

適用於熱入血分，迫血妄行所致的產後惡露不盡，色鮮紅，質黏稠等。

方 07

【方名】馬齒莧湯

【來源】《百病偏方新解》

【組成】馬齒莧 30 克。

【用法】水煎服，1 天 1 劑，1 天 2～3 次。

【解秘】馬齒莧清熱解毒，涼血止血。適用於熱入血分，迫血妄行所致的產後惡露不盡，色鮮紅，質黏稠，瀉痢後重等。

方 08

【方名】雞冠花煮雞蛋

【來源】《百病偏方新解》

【組成】紅雞冠花 1 個，雞蛋 2 枚。

【用法】將雞冠花洗淨，放入砂鍋內，加適量水，再放入雞蛋，煮至蛋熟，用此湯送雞蛋 1 次服。

【解秘】雞冠花清熱解毒，收斂止血。正如《辭海》載雞冠花：「清熱止血，主治赤痢，便血，崩漏，帶下等證。」雞蛋滋陰清熱。二藥配伍，涼血收斂止血。

適用於熱入血分，迫血妄行所致的產後惡露不盡，色鮮紅，質黏稠等。

方 09

【方名】當歸乾薑桃仁湯

【來源】《中國民間靈驗偏方》引雲南省昆明市偏方

【組成】當歸、炮薑、桃仁各6克。

【用法】水煎服，1天1劑，1天2～3次。

【解秘】當歸補血活血，祛瘀生新；桃仁活血祛瘀；炮薑入血分散寒，溫經止痛。諸藥配伍，養血化瘀，溫經止痛。適用於產後血虛受寒，瘀血阻滯所致的惡露不盡，量少色黯紅有塊，伴有小腹疼痛拒按等。

方 10

【方名】黃耆大棗湯

【來源】《百病偏方新解》

【組成】黃耆60克，大棗15克。

【用法】水煎服，1天1劑，1天2～3次。

【解秘】黃耆、大棗均能補氣健脾，「氣能攝血」、「脾能統血」。適用於脾胃氣虛，氣不統血之產後惡露不止，色淡紅，量多，質稀等。

四、產後缺乳

產後缺乳，又稱「乳汁不足」，是指產後乳汁甚少或全無為產症的病證。臨床表現為產後婦女在哺怨期內，乳汁分泌少，甚或全無，乳汁清稀，乳房柔軟或胸脅脹悶為其特徵。基本病機為身體虛弱，氣血生化不足；或肝鬱氣滯，乳汁受阻所致。

常可見於現代醫學的產後營養不良、乳腺炎等病證。

方 01

【方名】老萵苣湯

【來源】《百病偏方新解》

【組成】結籽老萵苣梗1條。

【用法】水煎服，1天1劑，1天2～3次。

【解秘】萵苣甘苦涼之品，歸胃、小腸經。能清熱解毒，通乳。

適用於產後熱毒蘊結之乳汁過少，伴有乳房脹硬或疼痛者。

方 02

【方名】枳殼薤白陳皮湯煮粥

【來源】《偏方秘方大全》

【組成】粳米 100 克，薤白、枳殼各 10 克，陳皮 15 克，豆豉 10 克，大棗 8 枚，生薑汁適量。

【用法】先薤白、枳殼、陳皮煎湯去渣取汁，再加入粳米、豆豉、大棗煮粥，待粥熟後調入生薑汁，空腹溫服。

【解秘】粳米健脾益氣；大棗益氣養血；薤白、枳殼、陳皮行氣導滯，加入生薑汁、豆豉調味，諸藥配伍，補氣養血，理氣通乳。

適用於產後氣虛血少，肝鬱氣滯之乳汁鬱積不通所致的乳汁過少，乳房脹痛等。

方 03

【方名】豬蹄通草湯

【來源】《百病偏方新解》

【組成】豬蹄 2 支，通草適量。

【用法】將豬蹄洗淨切段，放入砂鍋內，再加入通草，加適量的水。用大火煮開，再用小火煮至肉爛湯成，去通草，加適量鹽等調味品，食肉喝湯。

【解秘】《隨息居飲食譜》所載豬蹄：「填腎精而健腰腳，滋胃液以滑肌膚，長肌肉可癒漏瘍；助血脈，能充乳汁。較肉尤補。」《本草圖經》記載豬蹄：「主行婦人乳脈，滑肌膚，去寒熱。」通草下乳通經。通草燉豬蹄，相須為用，下乳汁，效果甚佳。

適用於產後氣血不足，血行不暢之乳汁過少。

方 04

【方名】薑醋豬蹄

【來源】《中華偏方大全》

【組成】生薑 50 克，豬前蹄 2 支，醋 800 毫升。

【用法】將生薑洗淨拍裂，豬蹄去毛洗淨砍塊，一同放入砂鍋內，加入醋，用大火煮開，除去浮沫，小火燉到酥爛，放入適量鹽，調勻。分

1～2次食肉喝湯。

【解秘】《隨息居飲食譜》所載豬蹄：「填腎精而健腰腳，滋胃液以滑肌膚，長肌肉可癒漏瘍；助血脈，能充乳汁。較肉尤補。」《本草圖經》記載豬蹄：「主行婦人乳脈，滑肌膚，去寒熱。」生薑辛溫散寒，醋去異味。

適用於產後失血過多，氣虛血少，外感寒邪，周身不適的乳汁過少。

方 05

【方名】豆腐紅糖飲

【來源】《偏方秘方大全》

【組成】豆腐 120 克，紅糖 30 克，黃酒 1 小杯。。

【用法】將豆腐、紅糖加水 600 毫升，放入砂鍋內，用大火煮開後，改用小火煮至水約 400 毫升時，加入黃酒調服。吃豆腐，喝湯。

【解秘】豆腐補脾益胃，以助氣血生化之源；紅糖活血祛瘀；酒通行血脈。三藥配伍，補脾益胃，活血通乳。

適用於產後脾胃氣虛，氣血生化不足，血脈瘀阻之乳汁不行，乳無汁。有熱者更宜服用。

方 06

【方名】豌豆紅糖飲

【來源】《中華偏方大全》

【組成】乾豌豆 50 克，紅糖適量。

【用法】將豌豆放入砂鍋內，加水 400 毫升，大火煮開後，小火燉至酥爛。加紅糖，至糖溶後，分 1～2 次食豆喝湯。

【解秘】豌豆性味甘平，補中氣，消癰腫，長於治產後脾胃氣虛乳汁過少或乳汁不通；紅糖甘甜可口，能活血祛瘀。二藥配伍，補氣活血通乳。適用於產後氣虛血瘀的乳汁過少。

方 07

【方名】豬尿脬雞蛋

【來源】《百病偏方新解》

【組成】豬尿脬 1 個，雞蛋不拘。

【用法】共煮熟，頓服。

【解秘】豬尿脬、雞蛋均能補益、行滯血、化乳汁，適用於產後氣虛血少，乳汁化源不足，或無乳可下。

方 08

【方名】絲瓜蓮子散

【來源】《百病偏方新解》

【組成】絲瓜、蓮子各適量。

【用法】將絲瓜、蓮子燒存性，研末，5～10克，酒送服。

【解秘】絲瓜活絡通乳；蓮子燒存性，研末酒送服，補益氣血，疏通經脈而通乳。適用於產後氣虛血少之乳汁不通或乳汁過少。

方 09

【方名】黑芝麻豬蹄湯

【來源】《中華偏方大全》

【組成】黑芝麻250克，豬蹄湯適量。

【用法】將黑芝麻炒熟後研成細末，每次取15～20，用熬好的豬蹄湯沖服。

【解秘】豬蹄補氣血，通乳汁；黑芝麻甘平之品，補肝腎，益精血。二藥配伍，同用益精養血，通乳汁。適用於產後氣血不足之乳汁過少。

方 10

【方名】黑芝麻

【來源】《中華偏方大全》

【組成】黑芝麻50克，鹽適量。

【用法】將鍋洗淨，用火燒乾後，放入黑芝麻和鹽，用小火共炒至芝麻味香即成。1天2次，連服數天。

【解秘】黑芝麻味甘性平，補肝腎，益精血。適用於產後血虛之乳汁過少。

方 11

【方名】蓍參湯

【來源】《中華偏方大全》

【組成】黃蓍30克，全當歸、黨參、王不留行、大棗各15克，穿山甲、通草各10克，白芷12克。鮮豬蹄1支。

【用法】將豬蹄洗淨切

段，放入砂鍋內，再加入黃耆、當歸、黨參、王不留行、大棗、穿山甲、通草、白芷，加適量水，用大火煮開後，改用小火煮至肉爛，食肉喝湯，1天1次。

【解秘】豬蹄補氣血，通乳汁；黃耆、當歸、黨參、大棗補益氣血；穿山甲、王不留行、通草通經下乳。諸藥配伍，益氣養血，通經下乳。

適用於產後氣血不足之乳汁過少或乳汁不通。

方12

【方名】天冬瘦肉湯

【來源】《偏方秘方大全》

【組成】天冬60克，豬瘦肉500克。

【用法】將豬瘦肉洗淨切塊，放入砂鍋內，再放入天冬，加適量水，用大火煮開，再用小火煮至肉熟爛，食肉飲湯。

【解秘】豬瘦肉補腎滋陰，益氣養血；天冬滋腎陰。二藥配伍，益氣養血，益髓養陰，適用於產後氣血兩虛，腎精不足之乳汁不通。

方13

【方名】黨參覆盆子紅棗粥

【來源】《偏方秘方大全》

【組成】黨參9克，覆盆子9克，紅棗20克，粳米60克。

【用法】將黨參、覆盆子、紅棗用紗布袋包好，加水煎湯去渣後入粳米煮成粥，1天1劑。

【解秘】黨參、紅棗益氣養血；覆盆子補益肝腎而補血；粳米健脾益氣。

諸藥配伍，益氣養血。適用於氣血不足之乳汁過少。

五、產後自汗、盜汗

產後自汗、盜汗是以產後晝夜汗出，持續不止等為主症的病證。其中產後白天出汗出多，持續時間較長，動則益甚者，則為「產後自汗」；睡後汗出濕衣，醒來即止者，則為

「產後盜汗」。

　　基本病機為產後中氣虛弱，衛陽不固或陰虛內熱，陽浮不斂，迫汗外溢所所致。常可見於現代醫學的產後體虛營養不良等病證。

方01

【方名】黃耆山藥羊肉湯

【來源】《偏方秘方大全》

【組成】黃耆 15 克，羊肉 90 克，桂圓肉眼 10 克，懷山藥品 15 克。

【用法】將羊肉洗淨切塊，放入鍋內，加水煮開後，撈出後即用冷水浸泡以除膻味；將砂鍋放入適量水煮開，放入羊肉、黃耆、桂圓肉、山藥同煮至肉爛湯成，食肉喝湯。

【解秘】「羊肉補中益氣，性甘，大熱。」（《本草綱目》），具有健脾溫中，補腎壯陽，益氣養血作用，歷來作為補陽佳品；黃耆益氣固表止汗；桂圓健脾養血；山藥補氣養陰，兼能收斂固澀。諸藥配伍，滋陰養血，益氣固表。

　　適用於產後氣陰不足或陽虛衛表不固之自汗或盜汗證。尤宜於治氣虛不固之自汗。

方02

【方名】紅棗糯米羊肚湯

【來源】《偏方秘方大全》

【組成】羊肚 1 個，糯米 60 克，紅棗 5 枚。

【用法】將羊肚洗淨，糯米用水浸透，把糯米和紅棗一同放入羊肚內，縫好口，放盆內隔水蒸熟，切開羊肚，加入適量調味品，佐餐食用。

【解秘】羊肚味甘性溫，歸脾胃經，具有益氣健脾之功，固表止汗；糯米補中益氣，收斂止汗；紅棗補益養血。三藥配伍，補中益氣，固表止汗。

　　適用於氣虛衛表不固之自汗不止等。

方03

【方名】黃耆人參豬肚粥

【來源】《偏方秘方大全》

【組成】豬肚 1 個，黃耆

15 克，人參 3 克，粳米 50～100 克，蓮實 30 克。

【用法】將豬肚用鹽搓洗乾淨，與小麥同煮至半熟，取出豬肚細切。將黃蓍、人參切碎，裝入紗布袋，扎口。將豬肚、藥袋一同放入砂鍋內，加適量水，大火煮開後，改用小火煮至熟爛，去藥袋及豬肚，再下粳米、蓮實煮粥，臨熟時入蔥，調味後隨意食豬肚喝粥。

【解秘】豬肚味甘性溫，補虛損，益脾胃；黃蓍益氣固表止汗；人參補氣生津；粳米健脾益氣；蓮實益氣健脾，固表止汗。諸藥配伍，共奏益氣健脾，固表止汗之功。

適用於產後氣虛不固之自汗，量少不止者。

方 04

【方名】黃蓍黑豆羊肚湯

【來源】《偏方秘方大全》

【組成】羊肚 1 個，黑豆 50 克，黃蓍 40 克。

【用法】將羊肚剖洗乾淨，細切成片，每用 100 克與黑豆、黃蓍共煮成湯，1 天 2 次，連服 5～7 天。

【解秘】羊肚味甘性溫，具有益氣健脾，固表止汗；黑豆甘平之品，歸脾腎經，能健脾益腎；黃蓍能益氣固表止汗。三藥配伍，益氣養血，固表止汗。

適用於產後氣血不足之自汗或盜汗證。

方 05

【方名】糯稻根泥鰍湯

【來源】《偏方秘方大全》

【組成】糯稻根 30，泥鰍 90。

【用法】先將泥鰍宰殺洗淨，用食油煎至金黃，用清水 2 碗煮糯稻根，煮至於碗時，放入泥鰍煮湯，加入適量的鹽及調味品，連湯帶魚同食，1 天 2 次，連服 5～7 天。

【解秘】泥鰍味甘性平，能補益脾腎，善止盜汗；糯稻根甘平質輕，固表止汗，益胃生津，通虛熱。

二藥配伍，能補益脾腎，固表止汗。適用於產後脾腎虛弱自汗或盜汗證。

方 06

【方名】小麥糯米紅棗粥

【來源】《偏方秘方大全》

【組成】小麥仁 60 克，糯米 30 克，大棗 15 枚，白糖少許。

【用法】將小麥仁、糯米、大棗洗淨，共煮作粥，入白糖令溶。1 天 2 次，連服 5～7 天。

【解秘】小麥仁固表止汗；糯米補中益氣，收斂止汗；紅棗益氣養血。

諸藥配伍，益氣養血，固表止汗。適用於氣血不足自汗或盜汗證。

方 07

【方名】黃精豬肉湯

【來源】《偏方秘方大全》

【組成】豬肉、生薑、白蜜各 100 克，黃精 50 克。

【用法】將生薑搗茸，煎取濃汁 100 克，與豬肉、黃精、白蜜同煎熬成膏，1 次服 10 克，1 天服 2～3 天，連服 5～7 天。

【解秘】豬肉甘鹹性微寒，補腎滋陰，益氣養血；黃精性味甘平，歸脾、肺、腎經，補氣養陰。二藥配伍，益氣養陰。適用於氣陰兩虛之自汗、盜汗證。

方 08

【方名】牡蠣麥麩散

【來源】《偏方秘方大全》

【組成】豬肉適量，牡蠣粉、麥麩（炒黃）各等分。

【用法】將豬肉洗淨煮濃湯，並將牡蠣粉、麥麩粉調勻，每取 3 克，調入豬肉湯內服用。1 天 2～3 次，連服 5～7 天。

【解秘】豬肉甘鹹性微寒，補腎滋陰，益氣養血；牡蠣、麥麩均能固表止汗。三藥配伍，既益氣滋陰養血，又能固表止汗。

適用於氣虛或氣陰兩虛之自汗、盜汗。

方 09

【方名】山藥生薑羊肉湯

【來源】《偏方秘方大全》

【組成】精羊肉 500 克，生山藥 100 克，生薑 15 克，牛奶 250 毫升，精鹽適量。

【用法】先將羊肉洗淨切塊，與生薑共置鍋內，加水清燉 1 小時。再將羊肉湯 1 碗放入鍋內，加入去皮洗淨山藥片，煮爛後加入牛奶、精鹽，煮沸即成，1 天 1 劑。

【解秘】「羊肉補中益氣，性甘，大熱。」(《本草綱目》)，具有健脾溫中，補腎壯陽，益氣養血作用，為補陽佳品；山藥益氣養陰，兼能固澀；牛奶補虛損，益肺胃，養血；生薑調味去腥味。

諸藥配伍，溫補脾腎，滋陰養血，固表止汗。

適用於產後陽氣不足，陰血虧虛之自汗、盜汗證。

方 10

【方名】川貝甲魚湯

【來源】《偏方秘方大全》

【組成】甲魚 1 隻，川貝母 5 克，雞清湯 1000 克。

【用法】將甲魚剖開洗淨切塊，放入蒸缽內，加入川貝母、鹽、料酒、花椒、薑、蔥，上籠蒸 1 小時，趁熱佐餐服食。

【解秘】甲魚味甘性平，能滋陰補腎，清退虛熱；川貝母養陰潤肺。

二藥配伍，滋陰降火。適用於陰虛火旺之盜汗證。

六、產後回乳

產後回乳，又稱為斷乳。指婦女分娩後，嬰兒不需要哺乳後，用藥物的方法阻止乳汁分泌的一種方法。臨床表現為奶多或乳脹為其特徵。多為婦女產後氣血旺盛，又無需哺乳，宜適時回乳。

方 01

【方名】炒麥芽湯

【來源】《中華偏方大全》

【組成】麥芽 100 克。

【用法】將麥芽洗淨，晾

乾，置鍋內用文火炒至焦脆，研成細末。用開水送服，1 次 25 克，1 天 2 次，連服 1～2 天。

【解秘】麥芽性味甘性平，能回乳消脹，疏肝解鬱。適用於婦女產後無需哺乳後乳汁鬱積、乳房脹痛。

方 02

【方名】生麥芽湯

【來源】《中華偏方大全》

【組成】生麥芽 60 克。

【用法】水煎分 2 次溫服，可連服 2～3 天。

【解秘】麥芽回乳消脹，疏肝解鬱。適用於婦女哺乳期斷乳或乳汁鬱積引起的乳房脹痛。

方 03

【方名】麥穀芽湯

【來源】《中華偏方大全》

【組成】生麥芽、炒麥芽、生穀芽各 30 克。

【用法】用水煎 2 次，分 2～3 次服，1 天 1 劑，可連服 2～3 天。

【解秘】生麥芽、炒麥芽、生穀芽三藥配伍，回乳消脹，疏肝解鬱，消食導滯。

適用於婦女產後斷乳或乳汁鬱積引起的乳房脹痛。

方 04

【方名】陳皮甘草湯

【來源】《中華偏方大全》

【組成】陳皮 30 克，甘草 15 克。

【用法】用水煎 2 次，分 2～3 次服，1 天 1 劑，可連服 2～3 天。

【解秘】陳皮辛行苦降，芳香溫散，能調理脾肺氣機；甘草清熱解毒。二藥配伍，能清熱解毒，行氣消脹。

適用於產後乳汁鬱積氣致的乳房脹痛等。

方 05

【方名】萊菔子湯

【來源】《中華偏方大全》

【組成】炒萊菔子 30 克。

【用法】將炒萊菔子打碎，用水煎分 2 次溫服，可連服 2～3 天。

【解秘】萊菔子辛甘行散，能消食化積，行氣消脹。適用於產後需要回乳者。

方 06

【方名】紅花當歸湯

【來源】《中華偏方大全》

【組成】當歸、紅花、懷牛膝、赤芍各 15 克，炒麥芽、生麥芽各 60 克。

【用法】用水煎 2 次，分 2～3 次服，1 天 1 劑，可連服 2～3 天。

【解秘】當歸、紅花、懷牛膝、赤芍活血祛瘀，散結止痛；生炒麥芽回乳消脹，疏肝解鬱。三藥配伍，活血祛瘀，消腫止痛，回乳消脹。

適用於產後回乳或產後乳汁鬱積引起的乳房脹痛。

方 07

【方名】花椒紅糖水

【來源】《中華偏方大全》

【組成】紅糖 80 克，花椒 20 克。

【用法】將花椒放入砂鍋內，加水 400 毫升，浸泡 4 小時後煎至 250 毫升，撈去花椒不用，加入紅糖。於斷乳當天 1 次服用，連服 2～3 天。

【解秘】紅糖活血化瘀止痛；花椒溫中散寒。二藥配伍，溫中散寒，活血止痛。

適用於產後斷乳時寒凝血瘀之乳房脹痛等。

方 08

【方名】大黃牛膝麥芽湯

【來源】《百病偏方新解》

【組成】生大黃 6 克，牛膝、炒麥芽各 15 克。

【用法】用水煎 2 次，分 2～3 次服，1 天 1 劑，可連服 2～3 天。

【解秘】生大黃、牛膝活血祛瘀，散結止痛；麥芽回乳消脹，疏肝解鬱。

三藥配伍，活血祛瘀，消腫止痛，回乳消脹。適用於產後回乳或產後乳汁鬱積引起的乳房脹痛。

方 09

【方名】豆豉炒飯

【來源】《中華偏方大全》

【組成】豆豉 60 克，熟米飯、食用油適量。

【用法】將鍋燒熱後放入食用油，待油燒熱後放入豆豉、熟米飯，炒香後，食之。1 天 2 次，連服 1～2 天。

【解秘】廣西《中草藥新醫療法處方集》中記載有治療乳脹及斷乳的方劑：「豆豉半斤，水煎服一小碗，餘下洗乳房。」《千金・食治》：「豆豉味澀。」《珍珠囊》：「豆豉純陰。」故豆豉對生發乳汁有抑制作用，適用於斷乳時乳房脹痛。

方 10

【方名】蒲公英番瀉葉湯

【來源】《中華偏方大全》

【組成】蒲公英 30 克，番瀉葉 3 克。

【用法】將上藥用開水浸泡 10 分鐘，1 天分 2 次服下。

【解秘】蒲公英味苦甘性寒，能清熱解毒，消癰散結，為治乳癰之要藥；番瀉葉通利大便，下行胃氣。

二藥配伍，清熱解毒，消腫止痛。適用於治療婦女乳汁過多或因其他原因不能哺乳，需要回乳者。

方 11

【方名】神麴湯

【來源】《中華偏方大全》

【組成】神麴、蒲公英、麥芽各 60 克。

【用法】水煎分 2 次溫服，可連服 2～3 天。

【解秘】蒲公英味苦甘性寒，能清熱解毒，消癰散結，為治乳癰之要藥；麥芽回乳消脹，疏肝解鬱；神麴消食導滯。

三藥配伍，能清熱解毒，消食導滯，回乳消脹，適用於產後回乳或乳房脹痛等。

方 12

【方名】蒲公英湯

【來源】《中華偏方大全》

【組成】蒲公英 15 克。

【用法】用水煎 2 次，共得藥液 300 毫升，分 2～3 次服，1 天 1 劑，可連服 2～3

天。

【解秘】蒲公英味苦甘性寒，能清熱解毒，消癰散結，為治乳癰之要藥，適用於產後乳汁鬱積，硬結脹痛等。

第五節·雜　病

更年期綜合徵

更年期綜合徵是婦婦在絕經前後，由於卵巢功能衰退，導致內分泌失調，植物神經功能紊亂所產生的潮熱、失眠、出汗為主症的病證。臨床表現以潮熱，潮紅（自覺一股熱沖上就心煩面紅），出汗，焦躁不安，抑鬱失眠，喜怒無常，無端哭笑為其特徵。

基本病機為婦女七七之後，腎氣漸衰，衝任虧虛，精血不足；或情志抑鬱，營陰暗耗，陰陽失調所致。現代醫學亦稱為更年期綜合徵或圍絕經期綜合徵。

方 01

【方名】柴胡龍牡湯

【來源】《偏方秘方大全》

【組成】柴胡 6 克，龍骨、牡蠣各 30 克，生大黃、黃蓍、桂枝、製半夏各 9 克，炙甘草 3 克。

【用法】用水煎 2 次，分 2～3 次服，1 天 1 劑，連服 5～7 天。

【解秘】柴胡疏肝解鬱；龍骨、牡蠣固表止汗；黃蓍益氣固表；桂枝助陽化氣；生大黃瀉熱通便；製半夏燥濕化痰，降逆止嘔；炙甘草益氣健脾，調和諸藥，諸藥配伍，固表止汗，瀉下通便，降逆止嘔。

適用於更年期婦女情志不暢，潮熱，多汗，失眠，伴有大便不暢，噁心嘔吐等症者

方 02

【方名】仙茅知母湯

【來源】《偏方秘方大全》

【組成】仙茅、知母、淫羊藿各 10 克，當歸 6 克，巴戟天 15 克，紅糖 30 克，黃柏 10 克，白糖 30 克。

【用法】將中藥煎湯，去渣，取濾液，再在濾液中加入紅、白糖，煮 1～2 沸，即成。每天早、晚各服 1 次，每次 30～50 毫升，連服 5～7天。

【解秘】仙茅、淫羊藿、巴戟天皆辛溫之品，長於補腎陽，強筋骨；當歸補血活血；黃柏苦寒清熱，製仙茅、淫羊藿、巴戟天之溫燥；紅、白糖甘甜可口，調和諸藥。

諸藥配伍，補腎陽，益精血，強筋骨。適用於腎陽不足，精血虧虛之腰膝痠軟，筋骨無力等證。

方 03

【方名】三棱莪朮湯

【來源】《偏方秘方大全》

【組成】鬱金、三棱、莪朮各 10 克，丹參 30 克，大黃、肉蓯蓉、巴戟天各 10克。

【用法】用水煎 2 次，分2～3 次服，1 天 1 劑，連服15～30 天。

【解秘】鬱金、三棱、莪朮、丹參活血祛瘀；大黃、肉蓯蓉瀉下通便；肉蓯蓉、巴戟天補腎陽，益精血。諸藥配伍，活血祛瘀，溫陽通便。

適用於婦女更年期腎陽不足，瘀血阻滯之畏寒肢冷，腰膝痠軟，少腹刺痛，小便清長，大便秘結等。

方 04

【方名】熟地二仙湯

【來源】《中國奇方全書》

【組成】熟地黃、山藥、黨參、淫羊藿各 30 克，仙茅20 克，山茱萸、白朮各 12克，肉桂 6 克。

【用法】用水煎 2 次，分2～3 次服，1 天 1 劑，連服7～15 天。

【解秘】熟地滋陰補腎，填精益髓；山茱萸補益肝腎；山藥補氣養陰；黨參益氣健脾；淫羊藿、仙茅補腎陽，強筋骨；白朮補氣健脾；肉桂補腎助陽。

諸藥配伍，溫補脾腎。適

用於婦女更年期因脾腎陽虛所致的腰痛腳軟，少腹拘急，小便不利，或小便反多，入夜尤甚等證。

方 05

【方名】龍眼核桃湯

【來源】《偏方秘方大全》

【組成】龍眼肉乾 50，核桃肉 30，白糖適量。

【用法】將龍眼肉乾、核桃肉加水煮熟，加入白糖，分 2～3 次服，1 天 1 劑，連服 7～10 天。

【解秘】龍眼肉甘溫之品，補益心脾，養心安神；核桃肉甘溫之品，溫補腎陽，潤腸通便。二藥配伍，補心益腎，養血安神。

適用於婦女更年期因心脾兩虛，腎陽不足所致的頭暈心悸、失眠健忘、大便秘結等。

方 06

【方名】粟子枸杞羊肉湯

【來源】《偏方秘方大全》

【組成】精羊肉 150，粟子肉 30，枸杞 20，精鹽適量。

【用法】將羊肉洗淨切塊，放入鍋內，加水煮開後，撈出後即用冷水浸泡以除羶味；將砂鍋放入適量水煮開，放入羊肉、粟子肉、枸杞同煮至肉爛湯成，食肉喝湯。1 天 1 劑，連服 7～10 天。

【解秘】「羊肉補中益氣，性甘，大熱。」（《本草綱目》），具有健脾溫中，補腎壯陽，益氣養血作用，歷來作為補陽佳品；粟子益氣健脾，補腎強筋；枸杞甘平質潤，歸肝腎經，能補肝腎，益精血。三藥配伍，補益肝腎，益氣養血。

適用於婦女更年期因肝腎不足，氣血虧虛所致的眩暈心悸，腰膝痠軟，失眠多夢等。

方 07

【方名】黃連酸棗仁湯

【來源】《偏方秘方大全》

【組成】黃連、麥冬、白芍、白薇、丹參、酸棗仁各 9 克，龍骨 15 克。

【用法】用水煎 2 次，分 2～3 次服，1 天 1 劑，連服 15～30 天。

【解秘】黃連苦寒，歸心經而長於清心除煩；麥冬味甘微苦，性微寒，能養心陰，清心火，除煩安神，善治陰虛有熱之心煩不眠；丹參苦寒降洩，歸心肝二經，涼血清心，除煩安神；白芍養血柔肝，斂陰止汗；白薇退虛熱；酸棗仁、龍骨安神定志。諸藥配伍，滋陰養血，清心安神。

適用於婦女更年期因陰血不足，心火亢盛所致的失眠多夢，心煩神亂等。

方 08

【方名】蓮子龍眼肉湯

【來源】《偏方秘方大全》

【組成】蓮子 50 克，龍眼肉 30 克。

【用法】用水煎 2 次，加少許糖，分 2～3 次服，1 天 1 劑，連服 15～30 天。

【解秘】蓮子甘澀性平，補澀兼備而力緩，為藥食兩用之品，能補脾益腎，養心安神；龍眼肉甘溫之品，補益心脾，養心安神。二藥配伍，補益心脾，養心安神。

適用於婦女更年期因心脾兩虛，氣血不足所致的心悸、失眠、多夢等證。

方 09

【方名】粳米酥油粥

【來源】《偏方秘方大全》

【組成】粳米 100 克，酥油 20 克，蜂蜜 15 克。

【用法】將粳米洗淨放入鍋加水煮沸後，滲入酥油、蜂蜜，文火煮粥，作餐食用。

【解秘】粳米甘平，長於健脾益氣，和胃除煩；酥油補五臟，益氣血；蜂蜜補中緩急，潤腸通便。

三藥同煮粥食用，能健脾益氣，養血潤燥。適用於更年期婦女因氣血不足所致的心悸、大便燥結等證。

方 10

【方名】山楂荷葉湯

【來源】《偏方秘方大全》

【組成】山楂 15 克，荷葉 12 克。

【用法】將上藥水煎取汁，代茶飲，1 天 2 劑，連服 7～15 天。

【解秘】山楂活血祛瘀；荷葉清熱利濕。二藥配伍，活血散瘀，清熱利濕，適用於婦女更年期綜合徵之頭脹、心悸、失眠等。

方 11

【方名】百合大棗湯

【來源】《偏方秘方大全》

【組成】百合 30 克，大棗 15 克，冰糖適量。

【用法】將上藥水煎取汁，分 2～3 次服，1 天 1 劑，連服 15～30 天。

【解秘】百合味甘性微寒，長於養心肺之陰，清心安神；大棗養血安神；二藥與清熱養陰的冰糖配伍，潤肺清心，養血安神。

適用於婦女更年期綜合徵因心肺兩虛所致的失眠多夢、虛煩驚悸等。

方 12

【方名】合歡花粥

【來源】《偏方秘方大全》

【組成】合歡花 30 克（鮮品 50 克），粳米 60 克，紅糖適量。

【用法】將粳米按常法煮成粥，合歡花研成細末，加入粳米粥內，再煮數沸，調入紅糖即成。每晚睡前溫服 1 劑。

【解秘】合歡花甘平，歸心肝經，安神解鬱；粳米甘平，長於健脾益氣，和胃除煩；紅糖行氣活血。三藥配伍，疏肝理氣，安神定志。

適用於婦女更年期因忿怒憂鬱所致的煩躁不眠等。

第三章　兒科病證

第一節·肺系病證

一、感　冒

感冒是感受風邪或感時行病毒，邪犯衛表而導致惡寒發熱等為主症的常見外感疾病。臨床表現以發熱惡寒，鼻塞流涕，噴嚏，咳嗽，頭痛，全身不適，脈浮為其特徵。基本病機為感六淫、時行病邪之後，營衛失和，正邪相爭，肺失宣肅而為病。常可見於現代醫學的感冒、流行性感冒、急性上呼吸道感染等病證。

方01

【方名】生薑湯

【來源】《中國民間靈驗偏方》引甘肅省蘭州市偏方

【組成】生薑 3 片，冰溏 15 克。

【用法】水煎趁熱服下，1 天 1～2 次。

【解秘】生薑味辛性微溫，能發散風寒；冰溏味甘性平，生津潤燥，既制生薑發散太過，又能使湯藥甘甜可口，有利於小兒的服用。適用於風寒感冒惡寒發熱，鼻塞，流清鼻涕等。因生薑辛溫發散，對於多汗或風熱感冒者忌服。

方02

【方名】蔥白生薑茶葉湯

【來源】《中國民間靈驗偏方》引安徽省合肥市偏方

【組成】蔥白 7 根，生薑 3 片，茶葉 3 克。

【用法】共搗爛，加紅糖一匙，用開水一小腕沖泡，趁熱服，1 天 1～2 劑。

【解秘】蔥白、生薑皆味辛性溫，發散風寒；茶葉苦涼輕清，不致升散太過；紅糖甘溫補脾。三藥配伍，發散風寒。適用於風寒感冒。因方中

蔥白、生薑皆辛溫發汗，故對多汗或外感風熱者忌用。

方03

【方名】蔥白生薑湯

【來源】《百病偏方新解》

【組成】蔥白（連頭和根鬚）3～7根，生薑3～片。

【用法】水煎取汁後加紅糖適量口服。

【解秘】蔥白、生薑皆辛溫之品，具有辛散風寒，解除表證；蔥白兼能解毒；生薑兼溫肺化飲；紅糖溫散寒邪、扶正祛邪。二藥配伍，辛散表邪，清熱解毒，扶正化飲。

適用於外感風寒證的輕證。風熱表證者忌服。

方04

【方名】白菜根生薑青蘿蔔湯

【來源】《中國民間靈驗偏方》引北京市偏方

【組成】乾白菜根3個，生薑3片，青蘿蔔（切片）1個

【用法】每天1劑，水煎分2次服用。

【解秘】生薑辛溫發汗解表；蘿蔔味辛甘性涼，消食降氣，化痰止咳；乾白菜根甘平，歸胃，養胃和中。

三藥配伍，發汗解表，消食和胃，化痰止咳。適用於外感風寒，內兼痰食積滯之發熱惡寒，咳嗽，食少等。

方05

【方名】紫蘇生薑公英湯

【來源】《中國民間靈驗偏方》引河南省鄭州市偏方

【組成】紫蘇10克，蒲公英10克，生薑2片。

【用法】每天1劑，水煎分3次服。

【解秘】紫蘇、生薑皆辛溫之品，解表散寒；與味苦甘性寒清裏熱的蒲公英配伍，去性取用，散風熱，清裏熱。三藥配伍，祛風解表。

適用於外感風寒、風熱或外感風寒兼有裏熱證。

方06

【方名】薄荷蘆根蘇葉湯

【來源】《中國民間靈驗偏方》引浙江省杭州市偏方

【組成】薄荷、蘆根、紫蘇葉各 10 克。

【用法】每天 1 劑，水煎分 3 次服。

【解秘】小兒感冒風熱者居多，或者初鬱風寒，但小兒為純陽之體，易於化熱，若表寒化熱，也可以表現為風熱之證。故方中用味辛性微溫的紫蘇葉與味辛性涼的薄荷相伍，辛溫、辛涼解表並用，解除在表的風寒或風熱之邪；又配伍味甘性寒的蘆根，既清裏熱，又生津止渴。

三藥配伍，祛風解表，清熱利尿。適用於表寒裏熱或表裏俱熱的惡寒、發熱、咽痛、口渴等證。

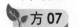
方 07

【方名】蒿薇退熱湯

【來源】《名醫偏方秘方大全》引羅元愷醫師方

【組成】青蒿（後下）6～9 克，白薇 9～12 克，連翹 6～9 克，淡竹葉 8～12 克，滑石 9～12 克，麥芽 15～20 克，鉤藤 6～9 克，蟬衣 3～6 克。

【用法】以水 450 毫升，煎至 150 毫升，3 次溫服。

【解秘】青蒿味苦辛而性寒，解熱而不發汗，是解熱之佳品；白薇味苦鹹性寒，解熱不傷陰，善治素體陰虛，復感溫熱之邪而見發熱者；連翹味苦性寒，既疏散風熱，又能清心火，解熱毒；淡竹葉、滑石味甘淡性寒，利尿通淋，能使熱邪從小便而解；鉤藤、蟬衣能息風止痙，根據小兒發熱易動風的特點，用之清肝熱，息肝風，防患於未然；麥芽消食導滯，兼能解表退熱。

諸藥配伍，能清熱解表，利尿消食。用於外感風熱或感時行病毒初起，高熱不退，小便不利等為主證的表裏實熱證。因方中連翹等藥均長於瀉裏熱，外感風寒鼻塞流清鼻涕者慎用。

方 08

【方名】芥末退熱方

【來源】《偏方秘方大全》

【組成】芥末麵（即普通食用芥末麵）不拘量。

【用法】用開水沖調，攤於布上，貼於喉部、胸上部及背部，用棉花蓋好，20分鐘後取去，以棉花一層蓋上皮膚，再用熱毛巾擰乾蓋在棉花上。輕者1次，重者2次。

【解秘】芥末麵辛熱無毒，其辛辣味能刺激皮膚，發汗解表，適用於小兒感冒發熱。

方 09

【方名】蘆根竹葉湯

【來源】《偏方秘方大全》

【組成】鮮蘆根100克，鮮竹葉50克。

【用法】將蘆根、竹葉煎水1碗。服下即退熱。

【解秘】蘆根甘寒質輕，作用緩和，重在清透肺胃氣分實熱，又能生津止渴，清熱而不傷胃，生津而不斂邪；竹葉甘寒質輕，偏涼散上焦風熱。二藥配伍，疏散風熱，清熱生津。適用於外感風熱發熱，口渴，咳嗽咽痛等。外感風寒者忌服。

方 10

【方名】桑葉湯

【來源】《偏方秘方大全》

【組成】桑葉（不拘多少），生蜜適量。

【用法】用生蜜塗桑葉，線串陰乾，搓碎。水煎內服。

【解秘】桑葉味甘苦性寒，長於輕清宣散，其散表作用緩和，兼能清肺止咳。

適用於外感風熱，內有肺熱之發熱頭痛、咳嗽等。外感風寒者忌服。

方 11

【方名】黃瓜葉湯

【來源】《偏方秘方大全》

【組成】鮮黃瓜葉1000克，白糖500克。

【用法】將黃瓜葉洗淨水煎1小時，去渣小火煎煮，濃縮至乾鍋時停火，冷卻後拌入

白糖混勻曬乾，壓碎裝瓶備用。每次 10 克，以開水沖服，每天 3 次。

【解秘】黃瓜葉味苦性寒，能清濕熱，解腫毒；白糖味甘性寒，清熱養陰生津，並能矯味。適用於小兒外感風熱，入裏化熱所致的發熱口渴，腹瀉不止等。

方 12

【方名】羌活大青馬鞭甘草湯

【來源】《百病偏方新解》

【組成】羌活 5 克，大青葉 10 克，馬鞭草 10 克，甘草 1 克。

【用法】每天 1 劑，水煎分多次服用。

【解秘】大青葉、馬鞭草均具有清熱解毒作用；羌活辛溫，與寒涼之大青葉、馬鞭草配伍，去性取用，發散表邪，解除表證；甘草味甘性平，解毒、緩急止痛，調和諸藥。

諸藥配伍，既能表邪，又能清裏熱。適用於治療小兒外感風熱之發熱不退，惡寒，頭身疼痛，無汗等。

二、咳　嗽

咳嗽，亦稱「咳」或「嗽」，發於初生嬰兒（百天內）稱「百晬嗽」或「乳嗽」。是指肺失宣降，肺氣上逆作聲，咯吐痰液而言為主症的病證。臨床表現以咳嗽、伴有喉中痰鳴或聲音嘶啞為其特徵。

基本病機是由外感風寒、風熱、風燥、暑濕等或內傷飲食、體虛疳瘵導致肺失宣降，肺氣上逆所致。常可見於現代醫學的急、慢性支氣管炎，部分慢性咽喉炎等疾病。

方 01

【方名】蔥白燻鼻方

【來源】《百病偏方新解》

【組成】蔥白適量。

【用法】將蔥白切細，開水泡湯趁熱燻口鼻。每天 2～3 次。

【解秘】蔥白辛溫，氣味芳香，祛風解表散寒，使表邪

除則咳嗽止，鼻流清涕症緩，且氣味芳香，宣通鼻竅而鼻塞除。適用於小兒感冒初起，咳嗽，鼻塞流清鼻涕。

方 02

【方名】生薑蜂蜜湯

【來源】《百病偏方新解》

【組成】生薑 30，蜂蜜適量。

【用法】生薑搗取汁為 1 份，加 4 份蜂蜜，混勻，隔水蒸 10～15 分鐘，分 2～3 次服用。

【解秘】生薑辛溫，解表散寒，溫肺止咳，溫脾暖胃；蜂蜜甘平，補脾潤肺，緩生薑之辛散，使之發散不傷正。二藥配伍，補虛不礙邪，表裏兼顧，祛風解表散寒，溫脾暖胃，補脾潤肺。

適用於風寒咳嗽，亦適用於脾虛夾痰的咳嗽。但風熱咳嗽及痰熱咳嗽者慎服。

方 03

【方名】參椒湯

【來源】《中國民間名醫偏方》

【組成】土黨參 30 克，白胡椒 4.5 克，艾葉 3 克。

【用法】水煎內服，頻飲。

【解秘】土黨參（若無用黨參代替）甘溫之品，補氣健脾；胡椒辛熱溫中祛寒；艾葉辛香苦燥性溫，長於溫經散寒，溫肺止咳。三藥配伍，益氣健脾，溫肺止咳。

適用於小兒久咳不止，遇寒則咳證。因方中白胡椒、艾葉均為辛溫燥烈之品，易傷津耗液，對痰熱咳嗽，陰虛燥咳者忌服。

方 04

【方名】上感咳嗽湯

【來源】《名醫偏方秘方大全》引何秀川醫師方

【組成】白茅根 10～30 克，側柏葉 6～15 克，蟬蛻 4～8 克，杏仁 4～8 克，川貝母 5～9 克，板藍根 10～24 克，甘草 2～5 克。

【用法】水煎服，每天 1 劑。

【解秘】白茅根味甘性寒清洩肺熱；側柏葉味苦性寒，能清肺熱，祛痰止咳；板藍根苦寒解毒利咽；蟬蛻甘寒之品，散風熱，利咽開音；杏仁苦寒降洩止咳；川貝苦甘微寒，清熱化痰，潤肺止咳；甘草調和諸藥。

諸藥配伍，清肺化痰，宣肺止咳。適用於外感風熱，乾咳少痰，發熱，咽紅等證。

因本方長於清肺熱，利咽喉而止咳，若外感風寒及痰多咳嗽者忌服。

方05

【方名】白玉蘭葉冰糖湯

【來源】《中國民間靈驗偏方》引福建省福州市偏方

【組成】白玉蘭葉6～7張，冰糖適量。

【用法】將白玉蘭鮮葉洗淨後加冰糖水煎去渣代茶飲，每天1劑。

【解秘】白玉蘭葉苦辛性平，化痰止咳；冰糖清熱潤肺，化痰止咳。

二藥配伍，甘甜可口，清熱化痰，潤肺止咳。適用於肺熱傷陰咳嗽，咽乾等。

方06

【方名】外感咳嗽方

【來源】《中國民間靈驗偏方》引內蒙古自治區包頭市偏方

【組成】鮮白蘿蔔、好梨各60克，生薑1.5克，綠豆半茶杯，芫荽6克，白砂糖30克。

【用法】蘿蔔、梨、生薑切片，綠豆杵碎。先煮生薑、梨、蘿蔔，煮至蘿蔔爛，再入芫荽煮5～6沸取湯沖綠豆汁，蓋覆須臾，加砂糖熱服，蓋被取微汗，每天1劑。

【解秘】白蘿蔔味辛甘性涼，消食行氣，降氣化痰；梨甘微酸涼，清熱潤肺，化痰止咳；生薑、芫荽發汗解表；綠豆清熱解毒，消暑利尿。

諸藥配伍，發汗解表，清熱化痰，潤肺止咳。適用於表邪未解，肺熱傷陰，痰熱壅肺

之咳嗽，吐痰，咽乾口渴等。

方 07

【方名】桑皮核桃蘿蔔湯

【來源】《中國民間靈驗偏方》引內蒙古自治區包頭市偏方

【組成】桑白皮、白蜜各6 克，核桃 1 枚，白蘿蔔 7 片，熱豆漿適量。

【用法】先將桑白皮、白蜜同炒，再將核桃去殼用肉，以胡麻油浸，燈火燒黃去殼，研碎，加入白蘿蔔，水煎內服，只服頭劑不服渣，臨睡前服。服後用熱豆漿洗肺俞穴。每天 1 劑。

【解秘】桑白皮苦寒洩降，清瀉肺熱兼瀉肺中水氣而止咳平喘；白蘿蔔味辛甘性涼，消食行氣，降氣化痰；核桃溫補脾腎，納氣平喘；白蜜潤肺止咳。諸藥配伍，清熱化痰，止咳平喘。

適用於痰熱咳嗽有痰，色黃黏稠，氣喘，舌苔黃膩等。

方 08

【方名】梨加蜂蜜湯

【來源】《中國民間靈驗偏方》引山東省濟南市偏方

【組成】梨 1 個，蜂蜜 60 克。

【用法】梨去皮核，切成薄片，同蜂蜜調和，蒸熟，每天早晚分 2 次服，病重者多用，以癒為度。服藥時禁辛辣物、肉食、大蔥等。

【解秘】梨、蜂蜜均能潤肺止咳，而梨味甘微酸性涼，能清熱化痰，潤肺止咳。

適用於肺熱傷陰，乾咳少痰。故外感風寒咳嗽者忌服。

方 09

【方名】款冬花湯

【來源】《中國民間靈驗偏方》引湖南省辰溪縣偏方

【組成】款冬花、冰糖各30 克。

【用法】煎水當茶喝，每天 1 劑。

【解秘】款冬花味辛性溫，但溫而不燥，能潤肺下氣，化痰止咳，且止咳作用甚

佳，加入冰糖增強其清熱潤肺，化痰止咳作用。適用於外感、內傷、寒熱虛實的咳嗽有痰，久而不止等。

現代研究款冬花煎劑有顯著鎮咳祛痰和呼吸興奮作用。但款冬性偏溫，肺熱壅盛者慎服。

方 10

【方名】硼砂貝母散

【來源】《中國民間靈驗偏方》引內蒙古自治區包頭市偏方

【組成】硼砂 15，法半夏、川貝母各 3。

【用法】共研為細末，1～5 歲服 0.3，白開水送服，1 天 2 次。

【解秘】半夏燥濕化痰；川貝母甘潤而涼，善清肺、潤肺而化痰止咳；硼砂解毒利咽。三藥配伍，清熱化痰，解毒利咽。適用於痰熱咳嗽，咽喉腫痛等。

方 11

【方名】車前草湯

【來源】《中國民間名醫偏方》

【組成】車前草 9 克。

【用法】水煎服，每天數次。

【解秘】車前草味甘性微寒，能清肺化痰以止咳，適用於肺熱或痰熱咳嗽，日久不癒，善治小兒百日咳。

現代研究證實能鎮咳、祛痰，並對各桿菌和葡萄球菌的抑制作用。故對支氣管炎或肺炎引起的咳嗽療效甚佳。

方 12

【方名】川貝母湯

【來源】《百病偏方新解》

【組成】川貝母、冰糖適量，花椒少許，梨 1 個。

【用法】上藥與梨燉煮，吃梨喝湯。

【解秘】川貝母甘潤而涼，善清肺、潤肺而化痰止咳；冰糖、梨滋陰潤肺，與辛溫之花椒配伍，寒溫並用，清養結合，清熱化痰，潤肺止咳。

適用於各種咳嗽有痰，久而不止。尤宜於肺虛久咳、肺熱燥咳之證。

方13

【方名】甜杏仁散

【來源】《百病偏方新解》

【組成】甜杏仁 6 克，冰糖 10 克。

【用法】研甜杏仁為末，用冰糖沖服。此為 2 歲小兒用藥量，其他年齡段小兒酌情增減劑量。

【解秘】甜杏仁、冰糖均味甘，長於潤肺止咳，適用於肺虛久咳少痰等。外感咳嗽及痰飲者慎服。

方14

【方名】生明礬散

【來源】《百病偏方新解》

【組成】生明礬 50 克，米醋適量。

【用法】將明礬研細末，用米醋調成糊，貼足心。

【解秘】生明礬能化痰，且能潤肺止咳，配伍味酸養陰、斂肺止咳之米醋，祛痰止咳作用更強。

適用於咳嗽有痰。外感咳嗽初起，症見惡寒發熱等表證者忌服。

方15

【方名】新生兒咳嗽方

【來源】《中國民間靈驗偏方》引貴州省貴陽市偏方

【組成】米泡沫 1 小杯，蜂蜜 3 克。

【用法】共蒸服，1 天 2 次。

【解秘】米泡沫能生津止渴，適用於新生兒肺陰不足之乾咳少痰。

三、哮 病

哮病是一種發作性的痰鳴氣喘為主症的病證。臨床表現以呼吸困難，喉中痰鳴，甚則張口抬肩，鼻翼翕動，不能平臥為其特徵。

基本病機為外邪侵襲，引動內伏之痰，氣道阻塞，肺氣升降不利所致。常可見於現代醫學的喘息性支氣管炎、支氣

管哮喘等病證。

方01

【方名】貝蠶定喘湯

【來源】《名醫偏方秘方大全》引午雪嶠醫師方

【組成】殭蠶 4 克，川貝母 4 克，白果 4 克，杏仁 4 克，蘇子 4 克，麻黃 2 克，青黛 3 克，遠志 3 克，甘草 2 克。

【用法】水煎服，1 天 1 劑，分 2～3 次服用。

【解秘】麻黃宣肺散邪，為止咳平喘之良藥；白果斂肺止咳，滌痰定喘，兩藥配伍，一散一斂，既止咳平喘，又防肺氣耗散；蘇子、杏仁能降氣平喘，化痰止咳，且蘇子配麻黃、麻黃配杏仁一宣一降，順應肺的宣降功能；同時川貝母兼能清熱潤肺、殭蠶祛風化痰；青黛清肝瀉火，以治肝火犯肺；甘草調和諸藥。本方麻黃重在「宣」；白果重在「斂」；蘇子重在「降」；遠志、殭蠶重在「祛痰」；青黛、川貝母重在「清」。

諸藥配伍，宣、斂、降、清、消並用，使肺氣宣降，熱清痰消，哮喘自平。對哮喘發作期，症見喘促氣急，伴咳嗽，發熱不高或不發熱，流清涕，喉中痰鳴，滿肺可聞及哮鳴音，舌質淡紅，指紋浮紅等。均可加減使用。

方02

【方名】柚子皮烏雞湯

【來源】《中國民間靈驗偏方》引福建福州市偏方

【組成】柚子 1 個，黑肉雞 1 隻。

【用法】柚子去肉取皮，雞去毛及內臟，以柚子皮納入雞腹內，用紙密封，黃泥包裹，烤熟去泥紙、柚子皮，取雞肉吃，隔 2 天服 1 次，連服 3～4 次。

【解秘】柚子皮味辛甘性溫，理氣寬中，燥濕化痰；黑雞肉味甘性平，歸腎肺經而補益肺腎。柚子皮與黑雞肉配伍，標本兼顧，理氣寬中，燥

濕化痰，補肺益腎。

適用於寒痰壅肺，哮喘反覆發作，天久不癒，寒飲內伏，兼肺腎兩虛，多汗短氣等。如屬熱哮發作期者忌服。

方 03

【方名】清金丹

【來源】《百病偏方新解》

【組成】蘿蔔子、薑汁各適量。

【用法】將蘿蔔碾成細末，用薑汁蒸餅為丸，每次 1 丸，津液下。

【解秘】根據小兒疾病多夾痰夾滯，以及「病痰飲者，當以溫藥和之」的理論，同時哮喘是因宿痰內伏於肺，因外感邪氣而誘發。故用蘿蔔子（即萊菔子）味辛甘性平，能降氣祛痰而止咳平喘，消食積，行氣消脹，氣順則痰消；配伍辛溫之生薑，能解表散寒，溫肺止咳。兩藥配伍，能散表邪，消痰飲，降肺氣，行氣滯，化食積，則咳喘止。熱性哮喘忌服。

方 04

【方名】白前萊菔子湯

【來源】《百病偏方新解》

【組成】白前 6 克，萊菔子 10 克。

【用法】水煎服。

【解秘】萊菔子長於降氣祛痰，消食行氣；白前微溫而不燥，長於祛痰、降肺氣以平喘，無論寒熱新久，外感內傷均可用之，但尤以治寒痰阻肺，肺失宣降之哮喘為宜。

兩藥配伍，降氣平喘，祛痰止咳作用更佳。適用於寒性哮喘，症見咳嗽氣促，咳痰清稀色白，四肢不溫，口中不渴等。熱性哮喘忌服。

方 05

【方名】馬齒莧湯

【來源】《中國民間靈驗偏方》引西藏自治區拉薩市偏方

【組成】馬齒莧、白糖各適量。

【用法】水煎服，1 天 1 劑，分 2～3 次服用。

【解秘】馬齒莧酸寒收斂，具有清熱解毒，涼血止痢作用，肺與大腸互為表裏，通過清大腸之熱而解肺熱；白糖甘寒清熱養陰生津。二藥配伍，清大腸熱，養肺陰，止咳平喘。主治肺熱壅盛咳嗽氣喘。寒性哮喘忌服。

方 06

【方名】絲瓜藤湯

【來源】《中國民間靈驗偏方》引安徽省合肥市偏方

【組成】絲瓜藤（以經霜者為佳）90克。

【用法】水3碗，煎取1碗，分2次服，早晚各1次。

【解秘】絲瓜藤味苦性微寒，化痰止咳，適用於痰熱哮喘，症見咳喘哮鳴，痰稠色黃，發熱面紅等。

寒性哮喘忌服。

方 07

【方名】葶藶地龍湯

【來源】《中國民間靈驗偏方》引甘肅省蘭州市偏方

【組成】地龍10克，葶藶子6克。

【用法】共研細末，每次1.5克，1天3次，開水送服。

【解秘】葶藶子辛散苦洩，大寒沉降，專瀉肺中壅實之水飲及痰火而平喘咳；地龍清熱平喘。兩藥配伍，瀉肺熱，袪熱痰，平喘嗽。

適用於熱哮發作期。寒性哮喘及緩解期忌服。

方 08

【方名】玉竹湯

【來源】《中國民間靈驗偏方》引吉林省長春市偏方

【組成】玉竹3～5克，白梨1個。

【用法】梨切片，加入玉竹水煎，沖糖分3次服，每天1劑。

【解秘】玉竹、梨均能潤肺止咳，而梨味甘微酸性涼，能清熱化痰。適用於肺熱傷陰，咳嗽氣喘。

方中故寒哮發作期忌服。

方 09

【方名】酢漿草湯

【來源】《中國民間靈驗偏方》引江西省南昌市偏方

【組成】酢漿草 9 克，米湯適量。

【用法】以米湯煎酢漿草內服，每天 1 劑，3 次分服。

【解秘】酢漿草酸寒無毒，善清熱利濕，又涼血散瘀；米湯健脾養胃，促藥吸收。

適用於熱壅於肺而致痰瘀互結，症見喘息哮鳴，張口抬肩，舌質紫暗者。

方 10

【方名】仙人掌蜜湯

【來源】《中國民間名醫偏方》

【組成】仙人掌（去針皮）6 克，蜂蜜適量。

【用法】水煎內服，1 天 1 劑，分 2～3 次服用。

【解秘】仙人掌性味苦寒，行氣活血，清熱解毒；蜂蜜既能補氣益肺，又能潤肺止咳。二藥配伍，清熱解毒，止咳平喘。適用於熱毒壅肺之小兒哮喘。

方 11

【方名】麻黃前胡湯

【來源】《中國民間名醫偏方》

【組成】麻黃、石膏、前胡各 3 克。

【用法】水煎內服，每天 1 劑，分數次服。

【解秘】麻黃辛開苦洩，開宣肺氣以平喘，開腠解表以散邪；石膏辛甘大寒，清洩肺熱以生津，辛散解肌以透邪。二藥一辛溫，一辛涼；一以宣肺為主，一以清肺為主，且俱能透邪於外，合用則相反之中寓有相輔之意，既消除致病之因，又調理肺的宣發功能。麻黃得石膏，宣肺平喘不助熱；石膏得麻黃，清解肺熱而不涼遏。前胡降氣化痰，疏散風熱。三藥配伍，疏散風熱，清肺平喘。

適用於外感風熱，邪熱壅肺所致的發熱，咳逆氣急，口渴等。哮喘屬寒者忌服。

方 12

【方名】白茅根桑白皮湯

【來源】《中國民間名醫偏方》

【組成】白茅根、桑白皮各 10 克，冰糖適量。

【用法】水煎去渣取汁，飯後分次頻服。

【解秘】桑白皮甘寒性降，清瀉肺熱，平喘止咳；白茅根性味甘寒，歸肺胃膀胱經，清肺熱而止咳；冰糖清熱潤肺，化痰止咳。三藥配伍，清洩肺熱，止咳平喘。

適用於肺熱壅盛，咳嗽氣喘，皮膚蒸熱，舌紅苔黃等。

方 13

【方名】地龍散

【來源】《百病偏方新解》

【組成】地龍適量。

【用法】地龍研末，每次 1 ～ 3 克，開水送服。

【解秘】地龍鹹寒，能清肺熱而平喘。

適用於熱性哮喘發作期的治療，因地龍兼有息風止痙和利尿作用，若哮喘兼小便不利，驚風者尤宜。

方 14

【方名】鮮竹瀝霧化液

【來源】《百病偏方新解》

【組成】鮮竹瀝水適量。

【用法】鮮竹瀝液為竹新鮮莖稈經火烤灼而流出的淡黃色澄清液汁。取適量，製成竹瀝霧化液，每次吸入 15 ～ 20 分鐘，每天 1 ～ 2 次。

【解秘】由於小兒為「純陽」之體，患病之後，易於化熱，易於入裏，影響肺脾等臟腑功能失常，若脾失健運，肺失清肅，痰濁內生；或邪熱熾盛，內擾心肝。而竹瀝甘寒滑利，祛痰力強，兼能清肺熱，清心開竅，又清肝熱而息風定驚。製成霧化液後，能使藥物直達病所，療效更佳。

適用於痰熱壅肺之哮喘。現代研究已證實竹瀝有明顯鎮咳、祛痰作用。而本品藥味純正，無異味，易被小兒接受，值得推廣使用。

方 15

【方名】胡桃湯

【來源】《中國民間靈驗偏方》引吉林省長春市偏方

【組成】胡桃肉（核桃肉）適量。

【用法】每次生用 3～5 克，1 天 3 次。

【解秘】胡桃肉即核桃仁，味甘性溫，既能溫補肺腎，又能納氣平喘，多用於哮喘緩解期屬肺腎兩虛，平素自汗短氣，動則氣促，怯寒神疲，夜尿多等的治療。

本方多用於哮喘緩解的治療，如屬哮喘發作期者忌服。

第二節·脾胃系病證

一、嘔　吐

嘔吐是由外邪犯胃、內傷飲食、蛔蟲侵擾等導致胃氣上逆以致食物從口中吐出為主症的病證。臨床表現為胃內容物從口中吐出，伴脘腹脹滿，噁心納呆，噯腐食臭，嘔吐物酸餿或清稀黏液為其特徵。基本病機為脾胃功能失調，胃氣上逆所致。常可見於現代醫學的神經性嘔吐、急性胃炎、幽門梗阻、腸梗阻等病證。

方 01

【方名】定吐飲

【來源】《中華偏方大全》

【組成】生薑 60 克，半夏 60 克，肉桂 9 克。

【用法】生薑切成小塊似綠豆大，同半夏和勻，入小鍋中，令香熟帶乾，方下肉桂，待冷卻，撥去黑焦末。每服 6 克，水 60 毫升，薑 3 片，水煎服。

【解秘】半夏辛溫有毒，長於燥濕化痰，降逆止嘔，尤宜於痰飲或胃寒嘔吐；與溫胃止嘔生薑配伍，既增強其止嘔作用，又能解生半夏之毒；肉桂辛甘大熱，能溫脾胃而散寒。諸藥配伍，燥濕化痰，溫胃散寒，降逆止嘔。

適用於胃有寒飲或胃寒嘔吐投他藥不止之重證。胃熱嘔

吐者忌服。

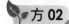 **方 02**

【方名】半丁丸

【來源】《中華偏方大全》

【組成】丁香 3 克，半夏 15 克。

【用法】將半夏洗淨，研為末；丁香碾碎，用麵劑裹包丁香煨令熱，去麵研末，與半夏和勻，生薑自然汁和丸，似麻子大。每服 30 丸，淡生薑湯下。

【解秘】半夏辛溫有毒，長於燥濕化痰，降逆止嘔，尤宜於痰飲或胃寒嘔吐；與少量丁香配伍，丁香辛溫氣香，暖脾胃而行氣滯，尤善降逆治胃寒嘔吐，兩藥與生薑配伍，相得益彰，共奏燥濕化痰，降逆止嘔。適用於寒飲嘔吐。胃熱嘔吐證忌服。

方 03

【方名】聖白丸

【來源】《中華偏方大全》

【組成】丁香 15 克，半夏 15 克

【用法】半夏洗淨，竹片切作片，焙乾，同丁香共杵為末，生薑自然汁和丸，似麻子大。每服 10～15 克，溫湯送服。

【解秘】本方與上方藥物組成相同，但將丁香劑量加大，溫胃散寒作用增強，尤善治胃寒之嘔吐。

胃熱嘔吐忌服。

方 04

【方名】小兒吐方

【來源】《中華偏方大全》

【組成】丁香 9 克，砂仁 30 克，藿香 9 克。

【用法】上藥共研成末。每服 10 克，用薑湯下。

【解秘】丁香辛溫氣香，暖脾胃而行氣滯，尤善降逆治胃寒嘔吐；藿香芳香辛散而不峻，微溫化濕而不燥，既能化脾胃之濕濁，又能和中止嘔，與開胃止嘔，化濕行氣之砂仁配伍，化濕作用增強，三藥配伍，溫胃散寒，化濕和胃。適用於濕阻中焦胃寒之嘔吐。

方05

【方名】香橘餅

【來源】《中華偏方大全》

【組成】丁香 30 克，橘紅 30 克。

【用法】兩藥共研細末，煉蜜為丸，似黃豆大。每服 3 丸，含化。

【解秘】丁香辛溫氣香，暖脾胃而行氣滯，尤善降逆治胃寒嘔吐；橘紅辛行苦降，芳香溫散，歸脾肺經，辛行苦燥溫通，為理氣健脾之要藥，又能溫化寒濕痰涎而止嘔。二藥配伍，溫中行氣，化痰和胃。

適用於痰阻氣滯胃寒之小兒脘腹脹滿，食少吐瀉等。

方06

【方名】封臍丸

【來源】《中華偏方大全》

【組成】雄黃末 3 克，肉豆蔻 4.5 克。

【用法】肉豆蔻麵裏煨熟，研成細末，用雄黃末醋糊為丸，似黃豆大，曬乾。每用 1 丸，醋泡少時，放臍內以膏藥貼之。

【解秘】肉豆蔻辛香溫燥，能溫中行氣，降逆止嘔；雄黃末辛溫性燥有毒，歸心肝胃經，能溫胃止嘔，燥濕祛痰，解毒殺蟲。二藥配伍，溫中行氣，解毒殺蟲。

適用於小兒胃寒氣滯，蛔蟲腹痛，食少嘔吐等。雄黃末有毒，不宜大量長期使用。

方07

【方名】川連紅棗乾薑湯

【來源】《中國民間靈驗偏方》引湖南省瀏陽縣偏方

【組成】川黃連 4.5 克，紅棗、生薑各適量。

【用法】將紅棗去核，納入川黃連合緊，再用老薑裏於紅棗外，又以黃泥包住老薑煨乾，取出川黃連為末，開水泡服，1 天 1 劑，分 3 次服。

【解秘】黃連苦寒，長於瀉胃熱而止嘔，與「嘔家聖藥」生薑同用，清胃熱而和胃止嘔；大棗甘溫補中益氣，緩和藥性，使之清胃不傷胃，共

奏清熱止嘔之功。適用於胃熱嘔吐。胃寒及傷食嘔吐忌服。

方 08

【方名】竹茹黃芩湯

【來源】《中國民間靈驗偏方》引北京市偏方

【組成】竹茹、黃芩各5～9克。

【用法】水煎頻服，1天1劑。

【解秘】竹茹味甘性微寒，長於清胃熱，除煩止嘔，與苦寒清中上二焦濕熱的黃芩配伍，清熱作用更強，共奏清胃止嘔之功。適用於胃熱嘔吐。胃寒、傷食嘔吐忌服。

方 09

【來源】《中國民間靈驗偏方》引湖南省長沙市偏方

【組成】飯鍋巴手掌大1塊，生薑適量。

【用法】飯鍋巴焙焦研末，薑湯送服，1天1劑，2次分服。

【解秘】飯鍋巴消食化積；生薑溫胃散寒，和中降逆以止嘔。二藥配伍，消食和胃。適用於飲食積滯，胃失和降之食少，噁心欲嘔等。

方 10

【方名】橘皮白米生薑湯

【來源】《中國民間靈驗偏方》引雲南省昆明市偏方

【組成】陳皮3，白米1小撮，生薑2片。

【用法】水煎服，1天1劑。

【解秘】陳皮辛行苦降，芳香溫散，辛行苦燥溫通，為理氣健脾之要藥，又能溫化寒濕痰涎而止嘔；大米益氣健脾，和胃除煩止嘔；生薑溫胃散寒，和中降逆以止嘔嘔吐。

三藥配伍，健脾化痰，行氣和胃。適用於脾虛痰阻氣滯之脘腹脹滿，食少嘔吐等。

方 11

【方名】茯苓半夏湯

【來源】《中華偏方大全》

【組成】半夏15克，茯苓60克。

【用法】上藥研成細末，

每服 9 克，用薑水煎湯。

【解秘】半夏燥濕化痰，降逆止嘔；茯苓健脾祛濕；生薑溫胃止嘔，解生半夏之毒。三藥配伍，健脾祛濕，降逆止嘔。適用於脾虛濕停，胃失和降之小兒嘔噦，心下堅痞，痰眩驚悸。胃熱嘔吐忌服。

方 12

【方名】三和丸

【來源】《中華偏方大全》

【組成】茯苓 30 克，木瓜 15 克，烏梅肉 15 克。

【用法】上藥共研成細末，每服 10 克，用水 125 毫升，煎至 75 毫升，溫服

【解秘】茯苓甘補淡滲，作用平和，為健脾利水滲濕之要藥；木瓜消食生津；烏梅味酸生津止渴。三藥配伍，健脾滲濕，消食和胃。

適用於脾虛濕停，飲食積滯之小兒吐利，津液虧少。

方 13

【方名】陰虛有熱嘔吐方

【來源】《中國民間靈驗偏方》引雲南省昆明市偏方

【組成】甘蔗汁 1 杯，白蘿蔔汁 1 小匙。

【用法】頻服，1 天 1 劑。

【解秘】甘蔗汁甘寒可口，善清胃熱，潤燥下氣止嘔，多用於胃熱津傷，乾嘔頻頻；蘿蔔汁味辛甘性涼，能清胃生津，消食導滯，行氣化痰。兩藥配伍，清胃熱，養胃陰，消食積，行氣滯。

多用於胃熱傷陰之嘔吐。胃寒嘔吐證忌服。

方 14

【方名】鐵鏽湯

【來源】《百病偏方新解》

【組成】舊鐵有鏽適量。

【用法】水煎服，1 天 1 劑，分 2～3 次服。

【解秘】舊鐵鏽，質地沉重，性能潛降，具有降逆和胃止嘔之功，適用於小兒各種嘔吐。

方 15

【方名】綠豆蛋清餅

【來源】《百病偏方新解》

【組成】綠豆 15 克，雞蛋 1 枚。

【用法】將綠豆研末，與雞蛋清和為餅，嘔吐者貼囟門，泄瀉者貼足心。

【解秘】囟門穴，即百會穴，經屬督脈，為手足三陽，督脈之會，適用於治療因氣滯不降，甚或不降反升所致的疾患，刺激百會穴具有降逆平衝的作用。胃氣上逆出現嘔吐，宜取百會穴，並選用瀉法，能達良好的降逆止嘔作用。而小兒嘔吐常與泄瀉並見，足心湧泉穴，為全身俞穴最下部，乃是足少陰腎經起穴。足少陰腎經之氣猶如源泉之水，源於足下，湧泉灌溉周身四肢各處，在人體養生、防病、治保健等各個方面顯示出重要的作用。

用上藥刺激湧泉穴，以散熱生津，並加強腎之封藏之功，適用於小兒泄瀉。

小兒上吐或上吐下瀉者，貼百會、湧泉穴。實用方便，值得推廣使用。

二、泄　瀉

泄瀉是感受外邪、內傷飲食或脾胃虛弱等導致脾胃運化失常，以大便次數增多，糞質稀薄或水樣為主症的病證。臨床表現大便次數增多，糞質稀薄或水樣，夾有乳食或不消化食物殘渣，氣味臭穢，或如敗卵，伴脘腹脹滿，噯氣酸腐，不思乳食為其特徵。

基本病機是脾胃運化失職，升降失調所致。常可見於現代醫學急慢性腸炎、炎症性腸病、吸收不良綜合等病證。

方 01

【方名】砂仁蒸豬腰

【來源】《中華偏方大全》

【組成】豬腎 1 個，砂仁 3 克。油、鹽各少許。

【用法】將砂仁研成末，豬腎剖開去導管及網膜，洗淨後切成薄片，與砂仁末拌勻，加油、鹽調料，放入蒸鍋內蒸熟食用。

【解秘】豬腎鹹平，能補

腎益陰，利水，「利小便而實大便」；砂仁辛散溫通，善芳化中焦濕濁，溫裏脾胃滯氣，具有良好的化濕行氣，溫脾止瀉作用，與豬腎配伍，能化濕行氣，滲濕止瀉。

適用於濕阻氣機之小兒腹瀉，小便量少等。

方 02

【方名】石榴皮湯

【來源】《百病偏方新解》

【組成】石榴皮 12 克。

【用法】水煎服，1 天 1劑，分 2～3 次溫服。

【解秘】石榴皮酸澀溫之品，長於澀腸止瀉。為治久瀉久痢常用藥物，可單用煎服有效，傷食瀉、風寒瀉忌服。

方 03

【方名】穀芽散

【來源】《百病偏方新解》

【組成】穀芽適量。

【用法】將穀芽用陳醋浸 6 小時，鍋中焙乾，研細末，每服 3～6 克。若有熱，加胡黃連 3 克，有寒時，加炮薑 3

克，煎湯和服。寒熱不顯時，白水送服。

【解秘】麥芽味甘可口，能消食健脾；陳醋能解毒收斂。二藥配伍，消食導滯，健脾止瀉，適用於食積所致小兒泄瀉，以大便次數多，便稀，加有乳片及食物殘渣，氣味酸臭或如敗卵，伴噯氣酸腐。加胡黃連清熱燥濕，退虛熱，除疳積，伴有熱象時宜加入；炮薑溫中散寒，止嘔止瀉，伴寒象者宜加入。

方 04

【方名】蘋果泥

【來源】《中華偏方大全》

【組成】蘋果 1 個

【用法】將蘋果洗淨去皮，切片，放碗是蒸熟，搗爛如泥，餵食。

【解秘】蘋果蒸熟後補心益氣，健脾和胃，生津止渴。適用於小兒飲食積滯之泄瀉，症見腹瀉、口渴、不思飲食。

方 05

【方名】山楂雞金炮薑散

【來源】《中國民間靈驗偏方》引河南省鄭州市偏方

【組成】山楂炭、雞內金、炮薑炭各適量。

【用法】共研細末，每次1克，開水調服，1天4次。

【解秘】山楂酸甘微溫，入脾胃善消食化積，治各種飲食積滯，尤為消油膩肉積之要藥，炒炭長於止瀉止痢，用治食積食積瀉痢腹痛；與消食化積，健運脾胃的山楂相須為用，增強其消食作用；炮薑苦澀溫之品，長於溫中散寒，澀腸止瀉，諸藥配伍，溫中澀腸，消食止瀉，適用於中焦虛寒，飲食積滯，脾胃升降失常之食少，泄瀉等。

小兒濕熱瀉痢忌服。

方 06

【方名】石榴皮陳穀米湯

【來源】《百病偏方新解》

【組成】石榴皮25克，陳穀米1把（炒焦）。

【用法】上藥水煎用紅糖沖服。服後忌生冷。

【解秘】「久病必虛」，小兒久洩治療應當健脾益氣，助運止瀉。石榴皮澀腸止瀉；配以陳穀米健脾益氣；紅糖暖胃，緩急止痛。三藥配伍，共奏健脾益氣，助運止瀉之功。

適用小兒脾虛泄瀉，傷食瀉、風寒瀉忌服。

方 07

【方名】山藥蓮肉糊

【來源】《中華偏方大全》

【組成】蓮肉100克，山藥100克，麥芽50克，茯苓50克，大米500克，白糖100克。

【用法】把蓮肉、山藥、麥芽、茯苓、大米共磨成細粉，加水煮成糊狀。白糖調服。1天3次。

【解秘】蓮肉甘澀平，能補脾止瀉；山藥既補脾氣，又養脾陰，且性兼澀而能止瀉。為治脾虛腹瀉之要藥，治脾虛食少，大便溏瀉，尤宜於小兒消化不良之泄瀉；茯苓健滲濕止瀉；大米益氣健脾；加入白

糖甘甜可用，小兒喜食。諸藥配伍，健脾祛濕，和胃止瀉。

適用於脾虛濕停之脘腹脹滿，食少腹瀉等。但濕熱泄瀉，舌苔黃膩者忌用。

方 08

【方名】山藥小米粥

【來源】《百病偏方新解》

【組成】山藥 5～10 克，小米適量。

【用法】山藥半生半炒為末，小米煮粥，將山藥末拌入粥中，1 天分 2 次服。

【解秘】山藥甘平之品，補氣養陰，補氣不燥，養陰不膩，為平補氣陰之要藥，且兼收澀之性，善治脾腎兩虛之久瀉；小米粥養胃健脾益腎最佳食品，故本方為藥食兩用之止瀉佳品，能溫補脾腎，澀腸止瀉。適用於脾腎兩虛之久瀉不止。

方 09

【方名】馬齒莧汁

【來源】《中國民間靈驗偏方》引河北省保定市偏方

【組成】馬齒莧 1 杯，蜜 2 匙。

【用法】1 天 1 劑，分 2 次服。

【解秘】馬齒莧酸寒之品，長於治大腸濕熱而止瀉痢；蜜補脾解毒，補脾助運化水濕；二藥配伍，健脾滲濕，止瀉。適用於濕熱洩痢。脾胃虛寒，腸滑作洩者忌服。

方 10

【方名】蜜餞黃瓜

【來源】《中華偏方大全》

【組成】蜂蜜 100 克，黃瓜 5 條。

【用法】把黃瓜洗淨，去瓤，切成條，放入鍋內，加少許水，煮沸後即去多餘的水，趁熱加入蜂蜜，調勻至沸即成，食用。

【解秘】黃瓜甘涼，歸脾胃肺經，能清熱解毒，利尿止瀉；蜂蜜甘平，善益氣補中，緩急止痛。二藥配伍，清熱利尿，滲濕止瀉，益氣補中。

適用於濕熱瀉痢，脘腹疼

痛，食少等。

方11

【方名】乾薑白芷散

【來源】《中國民間靈驗偏方》引安徽省鳳陽縣偏方

【組成】乾薑、白芷各3克。

【用法】共研為細末，酒調敷臍下，1天2次。

【解秘】乾薑辛熱，長於溫中散寒，無論外寒內侵之實寒或脾胃陽氣不足之虛寒均可應用；白芷芳香上達，主歸陽明胃經，善散陽明經的風寒濕邪，又能燥濕止瀉。二藥配伍，解表散寒，燥濕溫中。

適用於風寒直中脾胃之表裏俱寒之的小兒泄瀉，症見惡寒，腹痛吐瀉等。

方12

【方名】豬膽汁扁豆散

【來源】《中國民間靈驗偏方》引陝西省漢陰縣偏方

【組成】豬苦膽（不倒去膽汁）1個，白扁豆、生薑各適量。

【用法】將豬膽內裝滿白扁豆，陰乾。用時取扁豆1～2粒，瓦上焙乾，研末，用生薑湯調服。

【解秘】豬膽汁健脾止瀉；白扁豆健脾化濕止瀉；生薑溫中散寒止瀉。二藥配伍，健脾溫中，祛濕止瀉。適用於外感於寒，內傷於濕之嘔吐、腹瀉等。濕熱瀉忌服。

方13

【方名】烤白果仁雞蛋

【來源】《中華偏方大全》

【組成】白果仁2個，雞蛋1個。

【用法】把白果仁曬乾，研成末，將雞蛋用釘子從上端扎相孔，再把白果粉裝入雞蛋內，將雞蛋豎在烤架上微火烤至熟。去皮食之。

【解秘】白果甘苦澀平，有毒，能收斂而固澀下焦而止瀉；雞蛋滋陰養血潤燥。二藥配伍，澀腸止瀉，養陰潤燥。適用於小兒瀉痢天久，陰液耗傷之口乾食少，大便溏瀉等。

三、腹　痛

腹痛是由外感寒邪、乳食積滯、臟氣虛冷、氣滯血瘀等導致氣機壅滯，以腹部胃脘以下，恥骨毛際以上部位發生疼痛為主症的病證。臨床表現以腹部疼痛，陣陣發作，或伴有噯氣吞酸，噁心嘔吐為其特徵。基本病機是氣機壅滯，經脈失養，凝滯不通所致。

常見於現代醫學的消化不良、腸梗阻、急慢性胃腸炎、腸道寄生蟲等病證。

方 01

【方名】生薑貼

【來源】《百病偏方新解》

【組成】生薑1塊。

【用法】生薑1塊，放入隱火中燒至皮焦，剝開敷臍中，貼數次，直到不痛不脹為止。

【解秘】生薑燒至皮焦，溫散寒邪力增強，「能走能守」，敷臍能溫中散寒，消脹止痛。對於感受寒邪，臟腑虛冷或氣滯所致的腹脹、腹痛均為適宜。

方 02

【方名】柚子皮散

【來源】《百病偏方新解》

【組成】柚子皮適量。

【用法】將柚子皮曬乾，瓦上煅黑，研成細末，每天服2～3次，每次2～4克。

【解秘】生柚子皮行氣寬中，煅黑後則行氣溫中力增強，有助於行宿食，消食積，散胃寒。適用於乳兒積滯，胃脹腹痛，對於感受寒邪，臟腑虛冷或氣滯所致的腹痛、腹脹均可使用。

方 03

【方名】荳蔻粥

【來源】《中華偏方大全》

【組成】肉荳蔻5～10克，粳米30克，生薑2片。

【用法】將肉荳蔻搗碎研細末，用粳米煮粥。等煮沸後加入肉荳蔻末及生薑，同煮為粥，早、晚服用。

【解秘】肉荳蔻辛溫，溫

中行氣，澀腸止瀉；粳米甘平，長於健脾益氣，和胃除煩；生薑溫胃散寒，降逆止嘔。三藥配伍，溫中止嘔，健脾止瀉。

適用於中焦虛寒，腹痛喜溫喜按，嘔吐腹瀉等。

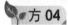 **方04**

【方名】當歸吳茱萸湯

【來源】《中華偏方大全》

【組成】吳茱萸 12 克，當歸 12 克，小茴香 12 克，木香 12 克，甘草 12 克。

【用法】吳茱萸炮焙乾，上藥煎服。

【解秘】吳茱萸辛熱溫散，苦洩燥濕，歸肝脾經，又走胃腎，長散肝經寒邪而痛，又能疏肝和胃；小茴香辛溫，散寒止痛，理氣和中；木香辛行苦洩溫通，善行脾胃大腸之氣滯又健脾消食，為行氣止痛之要藥；當歸養血和營；甘草益氣和中，調和諸藥。諸藥配伍，溫經散寒，行氣止痛。

適用於寒凝肝脈，氣機阻滯之脘腹脹痛，遇寒加重，嘔吐食少等。

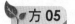 **方05**

【方名】延茴散

【來源】《中華偏方大全》

【組成】小茴香 15 克，延胡索 15 克。

【用法】將上藥炒研成末。每服 6 克，空腹米湯送服。

【解秘】小茴香辛溫，散寒止痛，理氣和中；延胡索辛散溫通，能行血中之氣滯，氣中之血滯，為活血行氣止痛之要藥。二藥配伍，溫中散寒，活血止痛。適用於胃寒氣滯之脘腹脹痛，嘔吐食少等。

方06

【方名】蓬仙丸

【來源】《中華偏方大全》

【組成】桂心 15 克，莪朮 15 克，乳香 15 克。

【用法】上藥共研細末，酒糊為丸，似麻子大。量小兒年齡用量，1 歲小兒服 20～30 丸，食前服用。

【解秘】乳香辛香走竄，味苦通洩，長於活血行氣止痛；莪朮辛行苦降溫通，能破血行氣，消積止痛；桂心長於溫脾胃而散寒邪。

三藥配伍，溫中散寒，行氣活血，消積止痛。適用於脾胃受寒，氣滯血瘀，飲食積滯所致的小腹刺痛，遇寒加重，飲食減少等。

方 07

【方名】當歸湯

【來源】《中華偏方大全》

【組成】人參 3 克，當歸 3 克，白芍 3 克，桔梗 3 克，陳皮 3 克。

【用法】上藥研成末，每取 1.5 克，水煎頻服。

【解秘】人參甘溫，補氣健脾；當歸養血和營，與人參配伍，補氣養血；白芍既助當歸補血，又能緩急止腹痛；陳皮行氣止痛；桔梗宣肺氣，利大腸，通腸腑。諸藥配伍，補氣養血，行氣止痛。

適用於脾虛氣滯，腹痛食少，大便不暢等。

方 08

【方名】鉤藤膏

【來源】《中華偏方大全》

【組成】乳香 45 克，木香 45 克，沒藥 45 克，殭蠶 45 克。

【用法】上藥共研成末，用水和為丸，似梧桐子大。每服 10～30 丸，鉤藤湯送服。

【解秘】乳香、沒藥辛香走竄，味苦通洩，長於活血行氣止痛；木香辛行苦洩溫通，歸脾胃大腸膽經。善行脾胃大腸之氣滯又健脾消食，為行氣止痛之要藥；殭蠶祛風化痰；鉤藤清肝熱息風。諸藥配伍，活血行氣，祛風止痛。

適用於氣血瘀滯之腹部或脹或痛，兼有多夢易驚者。

方 09

【方名】椒麵粥

【來源】《中華偏方大全》

【組成】白麵粉 90 克，蜀椒 5 克，生薑 3 片。

【用法】將蜀椒研成細

末，每次取適量同麵粉和勻，調入水中煮粥，後加生薑稍煮即可，作餐食用。

【解秘】白麵粉（大麥粉）味甘性涼，能健脾和胃，行氣止瀉；蜀椒溫中止痛；生薑溫胃散寒，降逆止嘔。三藥配伍，溫中散寒，行氣止痛。

適用於胃寒氣滯之腹痛，食少，嘔吐，腹瀉，小便不利等。熱證腹痛不可用。

方 10

【方名】青皮散

【來源】《中華偏方大全》

【組成】赤芍藥 30 克，青皮 30 克，桔梗 30 克。

【用法】上藥研成末。每服 3 克，用水煎服。

【解秘】赤芍活血散瘀；青皮辛散苦洩，性峻烈，既疏肝膽，破氣滯，又能消積化滯；桔梗宣肺氣，利大腸，通腸腑。

三藥配伍，行氣導滯，消積止痛。適用食阻氣滯脘腹脹痛，大便不通等。

方 11

【方名】參香丸

【來源】《中華偏方大全》

【組成】木香 12 克，乳香 12 克，人參 12 克，石菖蒲 12 克，高良薑 12 克。

【用法】上藥研成末，酒糊丸，似麻子大。1 歲小兒 10 丸，食後 2 小時米湯送下，量小兒年齡大小用量加減。

【解秘】木香辛行苦洩溫通，善行脾胃大腸之氣滯又健脾消食，為行氣止痛之要藥；乳香辛香走竄，味苦通洩，長於活血行氣止痛；人參補氣健脾；高良薑溫中散寒止痛；石菖蒲化濕和胃。

諸藥配伍，溫中散寒，理氣健脾，化濕和胃。適用於脾胃虛寒，濕阻氣滯之脘腹冷痛，喜溫喜按，嘔吐食少等。

方 12

【方名】溫胃丹

【來源】《中華偏方大全》

【組成】木香 30 克，人參 30 克，高良薑 15 克，炮白

朮 30 克，五味子 15 克，當歸 15 克。

【用法】上藥研成末，麵糊為丸，似黍米大。每服 10 丸，用水煎，分 3 次服。

【解秘】木香辛行苦洩溫通，善行脾胃大腸之氣滯又健脾消食，為行氣止痛之要藥；人參、白朮補氣健脾；高良薑溫中散寒止痛；當歸養血和營；五味子澀腸止瀉。諸藥配伍，溫中散寒，理氣健脾。

適用於脾胃虛寒，氣機阻滯之脘腹脹痛，嘔吐下利等。

方 13

【方名】小香連丸

【來源】《中華偏方大全》

【組成】木香 30 克，黃連 15 克，訶子肉 30 克。

【用法】將上藥共研細末，飯和丸，似綠豆大。米湯下 10～50 丸，食前服。

【解秘】木香辛行苦洩溫通，善行脾胃大腸之氣滯又健脾消食，為行氣止痛之要藥；黃連苦寒清熱燥濕而止瀉痢，

與木香配伍清熱燥濕，行氣止痛；訶子澀腸止瀉。

三藥配伍，清熱燥濕，行氣止痛。適用於濕熱瀉痢，裏急後重等。

方 14

【方名】胡黃連丸

【來源】《中華偏方大全》

【組成】木香 3 克，胡黃連 15 克。

【用法】上藥研成細末，糯米飯和丸，似綠豆大。每取 5 丸，粥湯送服。

【解秘】木香香辛行苦洩溫通，善行脾胃大腸氣滯又能健胃消食，為行氣止痛之要藥；胡黃連苦寒清熱燥濕，二藥配伍，清熱燥濕，行氣止痛。適用於腸胃濕熱，氣機阻滯腹痛、腹瀉、肛門灼熱等。

方 15

【方名】大黃丸

【來源】《中華偏方大全》

【組成】鬱李仁 9 克，大黃 30 克，枳殼 9 克，梔子 9 克。

【用法】將上藥共研細末，煉蜜為丸，似麻子大。每服 5 丸，開水送服。

【解秘】大黃苦寒通降，瀉熱通便，蕩滌腸胃實熱積滯；枳殼行氣消痞以助下氣通便；鬱李仁行氣導滯，潤腸通便；梔子清熱利濕。諸藥配伍，攻下熱結，行氣止痛。

適用於熱結腸中，氣機阻滯，大便秘結，腹痛腹脹等。

四、厭 食

小兒厭食是指小兒（主要是 3～6 歲）較長時間見食不貪，食慾不振，甚則拒食為主症的病證。臨床表現以食慾不振，拒禁飲食，形體消瘦，嘔吐便秘為其特徵。基本病機為平素飲食不節，或餵養不當，傷及脾胃運化功能所致。

常見於現代醫學的消化功能紊亂等病證。

方 01

【方名】山藥山楂湯

【來源】《中國奇方全書》

【組成】山藥 10 克，山楂、雞內金、白扁豆各 5 克，甘草 4 克。

【用法】加水煎沸 15 分鐘，濾出藥液，再加水煎 20 分鐘，去渣，兩藥液兌勻，分服，1 天 1～2 劑。

【解秘】山藥甘平，既補氣，又養陰，補氣不燥，養陰不膩，為平氣陰之要藥，且兼澀性，有輕微收斂作用；扁豆甘微溫，歸脾胃經，健脾化濕；山楂、雞內金消食導滯；甘草益氣和中，調和諸藥。

諸藥配伍，健脾益氣，消食導滯。適用於脾胃氣虛，食慾不振，大便溏瀉等。

方 02

【方名】山藥穀麥芽餅

【來源】《中國奇方全書》

【組成】山藥、山楂、雞內金、麥芽、穀芽、芝麻、白糖各 5 克。

【用法】上藥各炒，共為末，加麵粉和餅，烙餅，分次食之，1 天 1～2 劑。

【解秘】山藥甘平，既補氣，又養陰，補氣不燥，養陰不膩，為平氣陰之要藥；山楂、雞內金、麥芽、穀芽消食導滯；芝麻潤腸通便。

諸藥配伍，益氣健脾，消食導滯。適用於脾胃氣虛，食慾不振，大便秘結等。

方 03

【方名】山藥神麴散

【來源】《中國奇方全書》

【組成】山藥 200 克，神麴 150 克，茯苓 100 克，丁香 20 克。

【用法】共為細末，每次沖服 15，1 天 3 次。

【解秘】山藥甘平，既補氣，又養陰，補氣不燥，養陰不膩，為平氣陰之要藥，且兼澀性，有輕微收斂作用；神麴健脾消食；茯苓健脾滲濕；丁香溫胃散寒。

諸藥配伍，健脾祛濕，溫中消食。適用於脾胃氣虛，寒濕中阻之食少，大便溏瀉等。有熱者忌服。

方 04

【方名】神麴粳米粥

【來源】《偏方秘方大全》

【組成】神麴 10～15 克，粳米適量。

【用法】先將神麴搗碎，煎取藥汁後，入粳米，一同煮為粥，作餐食用。

【解秘】神麴作用溫和，善消澱粉食積，又健脾開胃；粳米益氣健脾，和胃除煩。二藥配伍，健脾開胃之功倍增。適用於脾胃氣虛食慾不振，稍食多則不消化等。

方 05

【方名】南瓜飯

【來源】《偏方秘方大全》

【組成】大米 500 克，南瓜 2～3 斤，紅糖適量。

【用法】將大米淘淨，加水煮至七、八成熟時，濾起，南瓜去皮，挖去瓤，切成塊，用油、鹽炒過後，即將過濾過的大米倒入南瓜上，加適量紅糖，慢火蒸熟。作餐食用。

【解秘】大米甘平，益氣

健脾，和胃除煩；《食物考》記載南瓜「開胃益氣。」二藥配伍，加入紅糖，味甘可口，小兒喜食，適用於脾胃氣虛所致的厭食等。

方 06

【方名】蠶豆粉

【來源】《偏方秘方大全》

【組成】蠶豆 500 克，紅糖適量。

【用法】將蠶豆用水浸泡後，去殼曬乾即成。1 次服 30～60 克，加入紅糖適量，沖入熱服調勻服用。

【解秘】蠶豆味甘性平，健脾利水，加入紅糖味甘可口，小兒喜食。適用於脾虛不健，飲食量少，大便溏瀉等。

方 07

【方名】香薷砂仁散

【來源】《中國奇方全書》

【組成】香薷、砂仁、草果、陳皮、五味子、甘草各 10 克。

【用法】共為細末，每次沖服 3，1 天 2～3 次。

【解秘】香薷、砂仁、草果化濕和胃；陳皮理氣健脾；五味子澀腸止瀉；甘草益氣和中，調和諸藥。諸藥配伍，化濕行氣，健脾止瀉。

適用於濕阻中焦食少，噁心穀嘔，大便泄瀉等。

方 08

【方名】沙參玉竹瘦肉湯

【來源】《偏方秘方大全》

【組成】北沙參、玉竹、百合、山藥各 15 克，豬瘦肉 500～1000 克。

【用法】將豬肉洗淨切塊，與上藥加水燉熟，飲湯食肉與藥。

【解秘】北沙參、玉竹、百合、山藥均能養胃陰，且山藥兼能補中益氣；豬肉補氣養陰。諸藥配伍，益氣養陰。適用於氣陰兩虛之食慾不振。

方 09

【方名】石斛玉竹甘蔗湯

【來源】《偏方秘方大全》

【組成】鮮石斛 12 克，玉竹 9 克，北沙參 15 克，麥

冬 12 克，山藥 10 克，甘蔗汁 250 克。

【用法】前五味藥水煎取汁，合甘蔗汁和勻，代茶飲

【解秘】石斛、玉竹、北沙參、麥冬、山藥均能養胃陰，且山藥兼能補中益氣；加入甘蔗汁味甘可口，且能生津潤燥，諸藥配伍，適用於胃陰不足所致的食慾不振，口乾舌燥等。

方 10

【方名】鮮麥冬膏

【來源】《偏方秘方大全》

【組成】鮮麥冬 500 克，白蜜適量。

【用法】將鮮麥冬搗汁，入白蜜，隔水蒸至飴糖狀。1 次服用 2～3 匙，用溫酒或白開水化服。

【解秘】麥冬甘微苦微寒質潤之品，既能養胃陰生津潤，又能清心火而除煩安神；白蜜補中益氣，滑腸通便。二藥配伍，養陰潤腸，除煩安神。適用於小兒氣陰不足之食

少，心煩不眠，大便燥結等。

方 11

【方名】黨參玉竹扁豆湯

【來源】《偏方秘方大全》

【組成】炒扁豆、黨參、玉竹、山梔、烏梅各等份，白糖適量。

【用法】加水煎沸 15 分鐘，濾出藥液，再加水煎 20 分鐘，去渣，兩藥液兌勻，加入白糖和勻，分服，1 天 1～2 劑。

【解秘】黨參味甘性平，不燥不膩，補中益氣；扁豆甘微溫，健脾化濕，與黨參配伍，增其健脾作用；山梔清熱瀉火；烏梅澀腸止瀉，兼能消食，生津止渴。諸藥配伍，益氣養陰，化濕清熱。

適用於脾胃氣陰兩虛，濕熱阻於中焦之食慾不振，噁心欲嘔，口乾，大便溏瀉等。

方 12

【方名】韭菜籽餅

【來源】《偏方秘方大全》

【組成】韭菜籽 9 克，麵

粉適量。

【用法】將韭菜籽研末，調入麵粉和勻，製成餅，蒸熟，1 天分 3 次服用，連服 3～5 天。

【解秘】韭菜籽補腎陽，與麵粉製成餅，味香可口，易於消化吸收，適用於小兒食慾不振兼見自汗、面白、形體消瘦等症。

五、積　滯

積滯是指小兒內傷乳食，停滯不化，氣滯不行所形成的以食而不化為主症的病證。臨床表現以不思飲食，食而不化，腹部脹滿，大便不調為其特徵。基本病機為飲食內積，脾胃運化失常所所致。

常見於現代醫學的慢性消化功能紊亂等病證。

方 01

【方名】牛黃散

【來源】《中華偏方大全》

【組成】大黃、黑牽牛子各 10 克。

【用法】上藥研成末。根據年齡大小每服 0.5～1.5 克，蜜湯調下。

【解秘】大黃苦寒沉降，善於蕩滌腸胃積滯，推陳致新，瀉下力強；黑牽牛子苦寒有毒，能峻下積滯。

二藥配伍，峻下積滯，適用於胃腸積滯，大便秘結，一般藥物未能奏效的重證患兒。大便通暢即止，不可久服。

方 02

【方名】楊氏消脹丸

【來源】《中華偏方大全》

【組成】木香、萊菔子、檳榔、黑牽牛子各 30 克。

【用法】上藥研成末，水糊丸，似梧桐子大。每服 3 克，開水送服。

【解秘】木香、檳榔均能行氣消脹；萊菔子行氣消食；黑牽牛子苦寒有毒，能峻下積滯。諸藥配伍，峻下積滯，行氣消食。適用於食積氣滯所致的腹部脹滿，噯氣呃逆，大便結而不行等。大便通暢即止，

不可久服。

方 03

【方名】茯苓丸

【來源】《中華偏方大全》

【組成】川黃連、茯苓、枳殼各 30 克。

【用法】上藥研成末，煉蜜為丸，似梧桐子大。每服 1 丸，乳汁調下，1 天 2 次。

【解秘】黃連苦寒清熱瀉火，茯苓健脾滲濕止瀉；枳殼行氣消積，三藥配伍，行氣消積，清熱止瀉。適用於積滯化熱，脘腹脹滿，噯氣吞酸，大便泄瀉，肛門灼熱等。積滯屬寒者忌服。

方 04

【方名】檳榔散

【來源】《中華偏方大全》

【組成】檳榔、厚朴各 15 克，丁香 3 克。

【用法】厚朴用生薑汁炒；與檳榔、丁香同研成細末。每服 3 克，加水 100 毫升，煎至 50 毫升，去渣溫服，不拘時間。

【解秘】厚朴苦下氣，辛散結，溫燥濕，既下有形之實滿，又除在形之濕滿，與薑汁同炒，更兼降逆和胃之功；檳榔行氣消脹；丁香溫中散寒，降逆止嘔。三藥配伍，行氣消積，溫中止嘔。適用於脾胃有寒，食積氣滯，胃失和降所致的腹部脹滿，噯氣呃逆等。積滯屬熱者忌服。

方 05

【方名】食積簡便方

【來源】《中華偏方大全》

【組成】紫蘇、生薑各 50 克。

【用法】上藥搗爛，炒熱，用布包趁熱燙胸腹，如冷再炒再燙。

【解秘】紫蘇理氣寬中；生薑溫胃散寒，降逆止嘔，炒熱後外用，溫裏散寒，消導積滯。適用於冷食積滯之脘腹脹滿，噁心欲嘔等。燙熨時宜控製藥的溫度，避免燙傷皮膚。

方 06

【方名】人參丸

【來源】《中華偏方大全》

【組成】人參、半夏、白朮各 30 克，乾薑 0.5 克，陳皮 0.5 克。

【用法】上藥研成末，煉蜜為丸，似梧桐子大。3 歲小兒每取 10 丸，溫開水送服，1 天 2 次。

【解秘】人參、白朮益氣健脾；乾薑溫中散寒；半夏、陳皮理氣化痰祛濕。諸藥配伍，益氣健脾，溫中散寒，理氣化痰。適用於脾胃虛寒，濕阻氣滯所致的腹滿喜按，食而不化，形體消瘦，面色萎黃，睏倦乏力等。

方 07

【方名】小兒腹脹方

【來源】《中華偏方大全》

【組成】韭菜根 30 克，豬脂適量。

【用法】韭菜根搗汁，與豬脂共同煎服。

【解秘】韭菜根散瘀活血；豬脂補虛，潤燥，治臟腑枯澀，大便不利。

二藥配伍，消積化滯，和胃潤腸。適用於胃腸積滯，大便乾結等。

方 08

【方名】丁香散

【來源】《中華偏方大全》

【組成】陳皮、厚朴、白朮、人參、丁香、桂心各 30 克。

【用法】上藥共研成末。每取 3，薑、棗煎服。

【解秘】人參、白朮益氣健脾；陳皮、厚朴行氣導滯；丁香、桂心溫中散寒；薑棗調和脾胃。諸藥配伍，益氣健脾，溫中散寒，行氣導滯。

適用於脾胃虛寒，氣機阻滯之脘腹脹滿，遇寒加重，噁心欲嘔，大便不暢等。積滯屬熱者忌服。

方 09

【方名】消食餅

【來源】《中華偏方大全》

【組成】蓮肉、茯苓、山藥、神麴、麥芽、扁豆各 50 克。

【用法】上藥共研成末。每 150 克用 700 克麵粉，用水同和，烙煎餅，作餐常食。

【解秘】蓮肉、茯苓、山藥、扁豆益氣健脾；神麴、麥芽消食導滯。諸藥配伍，消補並行，健脾消食。

適用於脾胃氣虛，飲食積滯之面色萎黃，睏倦無力，不思飲食，食則飽脹等。

方 10

【方名】七氣湯

【來源】《中華偏方大全》

【組成】半夏 150 克，肉桂、人參各 30 克，甘草 15 克。

【用法】上藥研成末。每服 9 克，加薑、棗水煎服。

【解秘】半夏化痰消積，降逆止嘔；肉桂溫中散寒；人參、甘草益氣健脾。四藥配伍，益氣溫中，化痰消積。

適用於脾胃虛寒，痰食積滯所致的脘腹脹滿，嘔吐痰涎，不思飲食，食則飽脹等。積滯屬熱者忌服。

六、疳 積

疳積以神萎、面黃肌瘦、毛髮焦枯、肚大筋露、納呆便溏為主症的病證。臨床表現以面黃肌瘦、毛髮稀疏枯焦、腹部膨隆、肚大青筋，精神萎靡為其特徵。好發於幼弱小兒，多發生於 5 歲以下的嬰幼兒。基本病機為飲食不節，餵養不當，脾胃受損，營養不足，氣血精微不能濡養臟腑所致。

常可見於現代醫學的小兒餵養不良、病後失調、慢性腹瀉、腸道寄生蟲等病證。

方 01

【方名】雞內金散

【來源】《中國奇方全書》

【組成】雞內金 30 克，砂仁 6 克，荔枝核 3 克。

【用法】共研細末，每服 5 克，1 天 2～3 次，連服 7～15 天為一療程，連服 2～3 個療程。

【解秘】雞內金消食化積，健運脾胃，善療脾虛食

滯，小兒疳積；砂仁化濕和胃，溫脾止瀉；荔枝核行氣散結。三藥配伍，消食行氣，祛濕止瀉。適用於小兒疳積形體消瘦，飲食量少，食則不化，或時有大便溏瀉等。

方02

【方名】雞內金餅

【來源】《中華偏方大全》

【組成】白麵粉100，雞內金2個，白糖少許。

【用法】將雞內金放在瓦上焙乾，研成細末，和白麵粉、白糖加水攪拌，如烙餅樣烙熟，佐餐常食。

【解秘】雞內金消食化積，健運脾胃，善療脾虛食滯，小兒疳積，與麵粉、白糖烙成餅，佐餐食用，香甜可口，小兒喜食，適用於小兒食慾不佳，形體消瘦。長期服用，可增強食慾，疳證可除。

方03

【方名】鴨內金湯

【來源】《中華偏方大全》

【組成】蘿蔔500克，鴨內金25克。。

【用法】先將鴨內金洗淨，放入砂鍋內，加適量水，大火煮開後，用小火煮1小時，再加入蘿蔔煮半小時。每次飲湯100毫升，1天2次。

【解秘】蘿蔔消食下氣；鴨內金消食磨積，二藥配伍，消食化積，行氣消脹。適用於食積氣滯之脘腹痞滿，腹大露筋，身體虛弱，食不消化，頭髮焦枯，喜食異物等。

方04

【方名】大黃紅棗丸

【來源】《偏方秘方大全》

【組成】大棗肉100枚，大黃30克，白麵100克。

【用法】將大棗去核，再將大黃研末，做成如棗核大的丸，塞入大棗內，外面裹白麵，在火煅極熟，除去外面白麵，研成細末，製成丸，如棗核大，1次服4丸，1天2～3次，連服7～15天為一療程，連服2～3個療程。

【解秘】大黃苦寒沉降，

善於蕩滌腸胃積滯，推陳致新，瀉下通便，煅後制其苦寒，與益氣補中的大棗、白麵配伍，適用於小兒疳積，肚腹膨脹，食慾不振，大便秘結等。

方 05

【方名】黑白丑餅。

【來源】《偏方秘方大全》

【組成】黑丑、白丑各 60 克。

【用法】先將二丑炒香，研成極細粉末，調和麵粉，入白糖適量，焙製成餅乾。每片 3 克，1 次數 1～2 片，1 天 3 次。

【解秘】黑白丑苦寒有毒，能峻下積滯，製成餅乾，味香可口，適用於小兒食積之肚腹膨脹，形體消瘦，大便秘結不通等。大便通暢即止，慎勿過劑。

方 06

【方名】麥芽山楂神麴散

【來源】《偏方秘方大全》

【組成】麥芽 30 克，山楂、神麴各 10 克。

【用法】將上三味藥放入鍋中炒焦存性，研成細末，分成小包，每包 3 克，1 次 1～2 包，1 天 1 次。連服 7～15 天為一療程，服 2～3 個療程。

【解秘】麥芽、山楂、神麴均能消食化積，炒焦後兼能止瀉。適用於飲食積滯所致的食慾不佳，形體消瘦等。

方 07

【方名】麥芽荷葉茶

【來源】《偏方秘方大全》

【組成】荷葉、生麥芽各 15 克，陳皮 10 克，炒山楂 3 克。

【用法】將陳皮、荷葉切絲，與山楂、麥芽一同加水煎半小時，取汁代茶飲。

【解秘】麥芽、山楂消食化積；陳皮理氣健脾；荷葉清暑利濕。諸藥煎湯取汁代茶飲，能消食化積，利濕行氣。

適用於食積濕滯之疳積食少，食不消化，大便泄瀉，形

體消瘦等。

方08

【方名】山楂雞內金散

【來源】《中國奇方全書》

【組成】炒山楂、雞內金、枳殼、白朮各 20 克。

【用法】上藥共為細末，1 次沖服 5 克，1 天 2～3 次，連服 7～15 天為一療程，連服 2～3 個療程。

【解秘】山楂消食化積，善消各種飲食積滯，尤善消油膩肉食之積滯，配雞內金消磨積，消食作用更強；枳殼理氣消積；白朮益氣健脾。四藥配伍，消食導滯，理氣健脾。適用於脾胃氣虛，氣機阻滯之形體消瘦，面色萎黃少華，食慾不振，大便溏或秘等。

方09

【方名】小兒疳積方

【來源】《中國奇方全書》

【組成】山楂、雞內金、神麴、檳榔、使君子、白朮、山藥、鳳凰衣各 20 克

【用法】共研細末，每服 3 克，1 天 2～3 次，連服 7～15 天為一療程，連服 2～3 個療程。

【解秘】山楂、雞內金、神麴消食化積；山藥、白朮補氣健脾；檳榔、使君子驅蟲消疳；鳳凰衣養陰潤燥。諸藥配伍，益氣健脾，驅蟲消食。

適用於脾胃氣虛，腸道蟲積所致的腹痛，面黃肌瘦，毛髮稀疏，煩躁口渴，乳食減少，或多吃善飢等。

方10

【方名】豬肝珍珠湯

【來源】《中華偏方大全》

【組成】珍珠草 25 克，豬肝 50 克。

【用法】將豬肝洗淨切片，與珍珠一同放入砂鍋內，煮熟，食肝飲湯。

【解秘】珍珠草味甘苦性涼，清熱利濕；豬肝補氣健脾。二藥配伍，補氣健脾，清熱利濕。

適用於脾胃氣虛，濕熱內蘊所致的身體虛弱，食不消

化，大便泄瀉，小便短赤等。

方 11

【方名】山藥扁豆粥

【來源】《偏方秘方大全》

【組成】山藥、炒扁豆各60克，大米50克。

【用法】按常法煮粥。作餐食用，1天2～3次，連服7～15天為一療程，服2～3個療程。

【解秘】山藥、扁豆補氣健脾；大米甘平，益氣健脾，和胃除煩。煮粥食用，味甘可口，小兒喜食，能補氣健脾。

適用於脾胃氣虛所致的食慾不佳，形體消瘦等。

方 12

【方名】丁香薑汁奶

【來源】《中華偏方大全》

【組成】薑汁1匙，丁香2粒，牛奶250毫升，白糖15克。

【用法】把丁香、薑汁、牛奶共同放入鍋內煮沸，除去丁香。加白糖調飲。

【解秘】薑汁、丁香溫中散寒，降逆和胃；牛奶、白糖補虛損，益肺胃，養血生津。四藥配伍，溫中散寒，補虛益損，降逆和胃，適用於胃虛有寒，胃失和降之身體虛弱，食不消化，嘔吐呃逆等。疳證屬熱者忌服。

第三節・其他病證

一、口　瘡

口瘡是以口舌生瘡為主症的病證。臨床表現為口頰、舌邊、上顎、齒齦等處出現黃白色潰瘍，或伴發熱為特徵。若發於口唇兩側者，稱為燕口瘡；滿口糜爛、色紅作痛者，稱口糜。基本病機為脾胃積熱，或心火上炎，或虛火上浮所致。常可見於現代醫學口腔潰瘍等病證。

方 01

【方名】荸薺散

【來源】《百病偏方新解》

【組成】荸薺適量。

【用法】荸薺燒灰存性，

研末摻之。

【解秘】荸薺口感甜脆多汁，營養豐富，含蛋白質、脂肪、粗纖維、胡蘿蔔素、維生素 B、維生素 C、鐵、鈣、磷和碳水合物，燒灰存性後增加了斂瘡生肌的作用，研末摻之，治療口瘡，能減輕疼痛，縮短病程。

故荸薺有清熱解毒、養陰生津、利濕化痰作用。適用於熱毒壅盛，陰液已傷之口渴、口舌生瘡等。

方 02

【方名】五倍子兒茶冰片散

【來源】《中國民間靈驗偏方》引安徽省宿縣偏方

【組成】五倍子、兒茶各 30 克，冰片 3 克。

【用法】共研細末，每次適量吹入患處，1 天 2～3 次。

【解秘】五倍子、兒茶、冰片外用收濕斂瘡，冰片兼能清熱解毒。適用於熱毒壅盛之咽痛，口舌生瘡等。

方 03

【方名】一枝黃花湯

【來源】《中國民間靈驗偏方》引河南省鄭州市偏方

【組成】一枝黃花湯 30 克。

【用法】水煎分 2 次服，1 天 1 劑。

【解秘】一枝黃花辛苦涼之品，清熱解毒，消腫散結。適用於熱毒蘊結所致的口舌生瘡，紅腫疼痛。

方 04

【方名】黑參丸

【來源】《中華偏方大全》

【組成】黑參、天冬、麥冬各 30 克。

【用法】天冬、麥冬均去心，同黑參共研成末，煉蜜綿裹，嗛化咽津。

【解秘】黑參即玄參，甘苦鹹微寒，既能清熱解毒，散結消腫，又能滋陰；天冬、麥冬能滋陰潤燥。三藥配伍，滋陰降火，解毒散結。

適用於熱毒壅盛兼陰虛所

致的口舌生瘡。

方 05

【方名】板藍根大青葉湯

【來源】《中國民間靈驗偏方》引河南省鄭州市偏方

【組成】板藍根、大青葉各 15～30 克。

【用法】水煎，分 2 次服，1 天 1 劑。

【解秘】大青葉、板藍根均性味苦寒，寒能清熱，有較強的涼血解毒消瘡作用。適用於熱毒上攻之口舌生瘡等。

方 06

【方名】硼砂散

【來源】《中華偏方大全》

【組成】硼砂 6 克，青黛0.9 克，熟石膏 3 克。

【用法】上藥共研成末，塗於患處。

【解秘】硼砂、青黛外用清熱解毒，散結消腫；熟石膏收斂生肌。

三藥外用，清熱解毒，收濕斂瘡。適用於熱毒壅盛之咽喉腫痛，口舌生瘡等。

方 07

【方名】綠袍散

【來源】《中華偏方大全》

【組成】黃柏 120 克，青黛 30 克，生甘草 60 克。

【用法】先將黃柏、生甘草杵為末，再入青黛同和勻。每用 1.5 克，乾搽於口內。

【解秘】黃柏、青黛、生甘草均能清熱解毒。

適用於熱毒壅盛之咽喉腫痛，口舌生瘡等

方 08

【方名】胡黃連散

【來源】《中華偏方大全》

【組成】胡黃連 15 克，黃連 9 克，細辛 9 克，藿香 3克。

【用法】上四藥研為末。每用 1.5 克，乾搽於口中，頻頻吐之。

【解秘】胡黃連、黃連均能清熱解毒；細辛辛溫有小毒，既能以毒攻毒，又有良好的止痛作用；藿香芳香辛散，化濕而不燥。四藥和勻外用，

清熱瀉火，解毒止痛。

適用於火熱上炎之口舌生瘡，紅腫疼痛。因方中細辛有小毒，只宜外用，不宜吞服。

方09

【方名】當歸連翹湯

【來源】《中華偏方大全》

【組成】連翹 9 克，白芷 9 克，當歸尾 3 克，薄荷 3 克，煨大黃 3 克。

【用法】水煎，分 2 次服，1 天 1 劑。

【解秘】連翹輕清透散，長於清熱解毒，透散上焦之熱；煨大黃瀉下通便，引熱下行；白芷、薄荷升散透達，可宣達鬱遏之伏火，有「火鬱發之」之意；當歸養血活血，以助消腫止痛。諸藥配伍，清熱解毒，清上洩下。適用於上中二焦邪鬱生熱之口舌生瘡，煩躁口渴，大便不暢等。

方10

【方名】仙鶴草湯

【來源】《中國民間靈驗偏方》引河南省鄭州市偏方

【組成】仙鶴草 30 克。

【用法】水煎分 2 次服，1 天 1 劑。

【解秘】仙鶴草苦澀平，能解毒療瘡。適用於心火亢盛之口舌生瘡。

方11

【方名】魚腥草湯

【來源】《中國民間靈驗偏方》引雲南省昆明市偏方

【組成】魚腥草 15 克。

【用法】用淘米水浸泡，蘸水搽洗患處，1 天 3 次。

【解秘】魚腥草外用清熱解毒，適用於脾胃積熱，或心火上炎之口瘡。

方12

【方名】黃連升麻散

【來源】《中華偏方大全》

【組成】黃連 22.5 克，升麻 45 克

【用法】上藥共研成末，綿裹，含咽汁下。

【解秘】黃連苦寒，清胃火；升麻甘辛微寒，既能清熱解毒，又能升散透達，可宣達

鬱遏之伏火，有「火鬱發之」之意。二藥配伍，清胃瀉火。

適用於胃有積熱，循經上炎之口舌生瘡，口氣熱臭，口乾舌燥等。

方13

【方名】甘蔗冰片散

【來源】《百病偏方新解》

【組成】甘蔗適量，冰片1克。

【用法】先將甘蔗皮洗淨曬乾，燒灰存性，研末，加冰片和勻，摻之。

【解秘】甘蔗皮口感甜脆多汁，營養豐富，含有蛋白質、維生素、微量元素等，具有清熱解毒、養陰生津、利水滲濕等功效。燒灰，研末，增加了斂瘡生肌作用，單用適用於小兒虛證口瘡。正如《簡便單方》記載：「治小兒口瘡，蔗皮燒研摻之。」冰片清熱解毒，單用治實證口瘡。

兩藥相伍，相須為用，清熱解毒，斂瘡生肌。適用於各種口瘡。

方14

【方名】口瘡方

【來源】《百病偏方新解》

【組成】大栗子適量。

【用法】將大栗子煮熟，天天與之。

【解秘】栗子，味甘性溫，無毒，香甜可口，是補益脾腎佳品，兼能清熱解毒、活血消腫、止血。根據「甘溫除熱」及「氣能生津」的理論，通過補益脾腎，化生津液，壯水制火，深寓治病求本之意。因此將大栗煮熟，天天與之，清解與補虛並用，攻補兼顧，標本同治，健脾益氣，清熱解毒，活血止血。

適用於各種口瘡。

二、鵝口瘡

鵝口瘡，又名雪口。是由先天胎熱內蘊，或口腔不潔，感受穢毒之邪，以口腔及舌上滿佈白屑為主症的病證。臨床表現為口腔、舌上滿佈白屑，白屑周圍繞有微赤色的紅暈，

互相粘連，狀如凝固的乳塊，隨拭隨生，不易清除，嚴重者蔓延至鼻道、咽喉、食道等部位，並伴有吞嚥困難及呼吸不暢為其特徵。基本病機為心脾積熱，或虛火上浮所所致。

現代醫學認為本病多見於新生兒或久病體弱、消化紊亂、營養不良及長期服用抗生素的嬰幼兒，感染白色念珠菌所致的口腔炎。

方 01

【方名】玄參甘橘湯

【來源】《名醫偏方秘方大全》引羅禹田醫師方

【組成】玄參 8 克，桔梗 4 克，升麻 3 克，黃芩 6 克，石膏 10 克，焦梔子 3 克，天花粉 5 克，牡丹皮 3 克，木通 3 克，生地黃 5 克，甘草 2 克。

【用法】每天 1 劑，頻頻當茶飲，不分次數。

【解秘】黃芩、石膏、焦梔子、天花粉清熱瀉火；玄參甘苦鹹微寒，既能清熱解毒，散結消腫，又能滋陰；升麻甘辛微寒，既能清熱解毒，又能升散透達，可宣達鬱遏之伏火，有「火鬱發之」之意；丹皮、生地黃涼血滋陰；木通清心利尿；甘草清熱解毒，調和諸藥。

諸藥配伍，清熱解毒，涼血養陰。適用於心脾積熱之口靡重證，滿口生瘡，連及咽喉，飲食困難者。

方 02

【方名】瀉脾湯

【來源】《名醫偏方秘方大全》引陳家揚醫師方

【組成】川黃連 2 克，黃芩 4 克，炒山梔 4 克，生地黃 6 克，赤茯苓 8 克，生石膏 15 克。

【用法】將生膏先煎 15 分鐘，然後關火，倒入它藥，泡半小時，再煎，開鍋後將火調小，慢火再煎 15 分鐘，取藥汁，溫時灌服。此方劑量為 3～6 歲量，1 劑藥煎 2 次，每次 1 煎，1 天 2 次。1～2

歲幼兒，1 煎分 2 次服，每 6 小時服 1 次，1 天 4 次。

【解秘】黃連、黃芩、山梔均為苦寒之品，清熱燥濕，瀉火解毒；生地黃清熱涼血；赤茯苓利水滲濕，引熱下行。諸藥配伍，清胃瀉火，涼血解毒。適用於治療心脾積熱之小兒鵝口瘡，症見口舌腫，生白膜，疼痛難食，口流涎，或口舌生瘡潰破，哭鬧不休。

方 03

【方名】五倍子冰片散

【來源】《中國奇方全書》

【組成】五倍子 20 克，冰片 3 克。

【用法】將上藥共研為細末，吹於患處，每天 2 次。

【解秘】五倍子、冰片外用均能解毒斂瘡。適用於心脾積熱之小兒鵝口瘡，症見滿口生瘡，連及咽喉，飲食困難等。

方 04

【方名】五倍子白礬散

【來源】《中國奇方全書》

【組成】五倍子、白礬各等分，冰片適量。

【用法】將五倍子、白礬分別搗碎如米粒和勻放於砂鍋內文火炙炒，並用竹筷不斷拌攪，溶合釋放出水分如枯礬狀，離火冷固取出，研極細末，另研冰片少許加入拌勻，貯瓶備用。用時以淨指蘸冷開水粘藥粉少許塗患處，每天 1～3 次，1～3 天即可痊癒。

【解秘】五倍子、冰片外用均能解毒斂瘡，白礬酸澀寒，外用收斂力強，並能解毒療瘡。三藥製散外用，能解毒斂瘡。

適用於心脾積熱之小兒鵝口瘡，症見口中生瘡，生白膜，疼痛難食等。

方 05

【方名】黃連大青湯

【來源】《中國民間靈驗偏方》引福建省福州市偏方

【組成】黃連 3 克，大青葉 6 克。

【用法】水煎濃汁去渣濾

過，內服並外用。每天1劑，分3次服用。

【解秘】黃連苦寒，善清熱燥濕，瀉心胃之火；大青葉苦大寒之品，大寒清熱，有較強的涼血解毒消瘡作用鵝。二藥內服和外用，清熱瀉火。

適用於火熱熾盛之鵝口瘡，症見口舌腫，生白膜，疼痛難食，口流涎，或口舌生瘡潰破，哭鬧不休。

方06

【方名】黃連乾薑散

【來源】《中國民間靈驗偏方》引山東省濟南市偏方

【組成】黃連、乾薑各9克。

【用法】共研細末，撒在小兒口中，任流涎沫，每天可撒數次，每次適量。

【解秘】黃連苦寒，善清熱燥濕，瀉心胃之火；乾薑辛溫，溫中散寒；二藥配伍，寒熱並用，去性取用，外撒口中，能解毒斂瘡。

適用於心脾積熱之小兒鵝口瘡，症見口中生瘡，生白膜，疼痛難食，口流涎等。

方07

【方名】烏梅冰片散

【來源】《中國民間靈驗偏方》引山東省濟南市偏方

【組成】烏梅5個，冰片0.3克。

【用法】共研細末，每天搽3～4次。

【解秘】冰片外用解毒消腫，與外用消瘡毒的烏梅同用，共同起解毒療瘡作用。

適用於治療火毒熾盛之小兒鵝口瘡，症見口舌生瘡潰破，哭鬧不休等。

方08

【方名】桑枝明礬散

【來源】《百病偏方新解》

【組成】新鮮桑樹粗枝1根，明礬1塊。

【用法】將桑樹枝木棒一頭挖一個槽，將明礬放在裏面，在火上鍛成枯礬，研細末，撒敷患處。

【解秘】新桑樹枝，即桑

枝,現代研究桑枝中所含桑色素有利尿、解痙及抗癌活性;顯著降壓,並有抗感染、提高淋巴細胞轉換率、有增強免疫的作用。故桑枝能清熱解毒;明礬放在桑枝裏面,在火上煅成枯礬,則枯礬吸收了桑枝清解毒之功,又增強了收斂生肌之效。配合外用能解毒斂瘡,適用於心脾積熱之小兒鵝口瘡,症見口中生瘡,生白膜,疼痛難食,口流涎等。

方09

【方名】加味連理湯

【來源】《名醫偏方秘方大全》引羅禹田醫師方

【組成】白朮 5 克,黨參 5 克,茯苓 5 克,黃連 2 克,乾薑 2 克,生石膏 10 克,山藥 6 克,甘草 2 克。

【用法】1 天 1 劑,分 3 次服。

【解秘】黃連、生石膏清胃瀉火;白朮、黨參、茯苓、山藥、甘草健脾祛濕;乾薑溫中散寒。諸藥配伍,寒熱並用,補瀉兼施,苦寒瀉火不傷胃,溫中健脾不助熱,共奏健脾祛濕,清胃瀉火之功。

適用於胃熱脾虛所致的口糜口臭等。

方10

【方名】雞內金散

【來源】《百病偏方新解》

【組成】雞內金 6 克,乳汁適量。

【用法】將雞內金,研細末,用適量乳汁調服。

【解秘】《本草綱目》記載雞內金:「治小兒食瘧,療大人(小便)淋漓、反胃,消食積,主喉閉、乳蛾,一切口瘡,牙疳諸瘡。」雞內金甘平,歸脾、胃、小腸、膀胱經,既善消化食積,又能健運脾胃。將其為末,用乳汁調服,能消導積滯,有助於口腔的清潔,故對小兒鵝口瘡有輔助治療作用。

三、夜 啼

小兒夜啼是指初生嬰兒,

白天如常，入夜則啼哭不安為主症的病證。臨床表現以白天能安靜入睡，入夜則啼哭不安，時哭時止，或每夜定時啼哭，甚則通宵達旦為其特徵。

啼哭是嬰兒一種本能性反應，如飢餓、口渴、衣著過冷或過熱、尿布潮濕、臀部腋下皮膚糜爛、濕疹作癢，或蟲咬等原因，或養成愛抱的習慣，均可引起患兒哭鬧。這種哭鬧均屬正常的本能性反映，無需治療。基本病機為脾寒、心熱、驚恐所致。

常可見於現代醫學的佝僂病所致的睡眠障礙等病證。

方 01

【方名】二薑粥

【來源】《偏方秘方大全》

【組成】乾薑 1～3 克，高良薑 3～5 克，粳米粉 2 兩。

【用法】先煎乾薑、高良薑取汁，去渣，再入粳米同煮成粥。加入少許糖，飲其米湯。

【解秘】乾薑、高良薑溫中散寒；粳米甘平，益氣健脾，和胃除煩。煮粥飲湯，易於嬰兒服用，適用於脾胃虛寒所致的小兒夜啼。

方 02

【方名】六神散

【來源】《中華偏方大全》

【組成】扁豆 60 克，茯苓 60 克，白朮 30 克，人參 30 克，山藥 30 克，炙甘草 21 克。

【用法】上藥研成末，1 次服 3 克，用開水送服。

【解秘】人參、茯苓、白朮、山藥、炙甘草益氣健脾，茯苓、人參兼能安神。

適用於小兒腹冷痛夜啼。

方 03

【方名】黃連乳汁飲

【來源】《偏方秘方大全》

【組成】黃連 3 克，乳汁 100 毫升，食糖 15 克。

【用法】將黃連水煎取汁 30，兌入乳汁中調入食糖，作餐食用。

【解秘】黃連苦寒清心除

煩；乳汁乃人體精血所化，養陰清熱；食糖甘甜可口。

三藥為飲，清心熱，養心陰，除煩惱。適用於心經有熱，夜啼不安。

方 04

【方名】蓮子心甘草飲

【來源】《偏方秘方大全》

【組成】蓮子心 2 克，生甘草 3 克。

【用法】開水泡服，1 天數次。

【解秘】蓮子心清心瀉火；生甘草清熱解毒，調和藥性。兩者泡茶飲，能清心除煩。適用於心火熾盛所致的小兒夜啼。

方 05

【方名】淡竹葉粥

【來源】《偏方秘方大全》

【組成】淡竹葉 30 克，北粳米 50 克，冰糖適量。

【用法】將淡竹葉加水煎湯，去渣後加入粳米、冰糖煮粥。早、晚各服 1 次。

【解秘】淡竹葉清心利

尿；粳米、冰糖，益氣健脾，和胃除煩。煮粥飲湯，能清心除煩。適用於心火亢盛之小兒夜啼。

方 06

【方名】治小兒夜啼方

【來源】《中華偏方大全》

【組成】薑製黃連 3 克，竹葉 11 片，甘草 3 克。

【用法】水煎服。

【解秘】黃連、竹葉清心除煩；甘草調和藥性。適用於心火亢盛之小兒夜啼。

方 07

【方名】鉤藤乳汁飲

【來源】《偏方秘方大全》

【組成】鉤藤 6 克，乳汁 100 毫升。

【用法】將鉤藤水煎 15 分鐘取汁 30 毫升，入乳汁中，食藥乳，1 次 20～30 毫升。

【解秘】鉤藤甘微寒，清肝定驚；乳汁乃人體精血所化，養陰清熱。

二藥配伍，清肝熱，益肝

陰，定驚悸。

適用於小兒驚駭啼哭。

方 08

【方名】蟬蛻內金散

【來源】《偏方秘方大全》

【組成】蟬蛻 9 克，雞內金 15 克。

【用法】將上藥研成極細粉末，1 次 1，1 天 3 次。

【解秘】蟬蛻清肝定驚；雞內金消食化積。

二藥配伍，既能安神定驚，又能消食化積。適用於小兒夜驚啼哭，乳食積滯等。

方 09

【方名】龍齒散

【來源】《中華偏方大全》

【組成】龍齒、鉤藤、蟬蛻、茯苓、人參各 12 克。

【用法】上藥研成末。每服 3 克，用水 50 毫升，煎至 30 毫升，去渣睡前溫服。

【解秘】龍齒、鉤藤、蟬蛻、茯苓、人參均能安神定驚，適用於受驚所致的小兒夜啼。

方 10

【方名】蟬花散

【來源】《中華偏方大全》

【組成】薄荷 3 克，蟬蛻 10 隻。

【用法】蟬蛻下半截炒，研成末，初生兒 0.3 克

【解秘】蟬蛻清肝定驚；薄荷疏肝解鬱。

二藥配伍，安神定驚。適用於小兒夜驚啼哭。

方 11

【方名】小兒驚啼方

【來源】《偏方秘方大全》

【組成】人參 6 克，黃芩 6 克。

【用法】上藥共研成末。每服 0.3 克，用水飲下

【解秘】黃芩清熱瀉火；人參安神定驚。二藥配伍，清熱安神。

適用於小兒驚啼。

方 12

【方名】葛根羹

【來源】《偏方秘方大全》

【組成】葛根 5 克，蜂蜜

適量。

【用法】葛根研粉，開水沖泡，加入蜂蜜飲服。

【解秘】葛根甘涼清熱生津；蜂蜜滋陰潤燥。常服有助小兒安睡。

四、遺 尿

遺尿又稱遺溺、尿床，是小兒睡中小便自遺，醒後方覺為主症的病證。臨床表現見於 3 歲以上小兒，睡眠較深，不易喚醒，每夜或隔幾天發生尿床，甚則一夜尿床數次為其特徵。基本病機為腎氣不足，下元虛寒；脾肺氣虛，膀胱失約；肝經濕熱，火熱內迫或不良習慣所致。

常可見於現代醫學的原發型遺尿和繼發型遺尿等病證。

方 01

【方名】核桃膏

【來源】《新編偏方秘方大全》

【組成】核桃肉 100 克，蜂蜜 15 克。

【用法】將核桃肉放在鍋內乾炒發焦，取出晾乾。調蜂蜜內服。

【解秘】核桃肉補肺溫腎，定喘潤腸，加入蜂蜜增其補益之功，且使之味甘可口，適用於小兒久咳引起的遺尿，面臉微腫等。

方 02

【方名】雞蛋白胡椒

【來源】《偏方秘方大全》

【組成】白胡椒 7 粒，雞蛋 1 枚。

【用法】將雞蛋一端敲一小孔，放入白胡椒，然後用紙糊堵小孔，蒸熟即可食。1 天 1 次。

【解秘】白胡椒氣味俱厚，陽中之陽，入雞蛋中，蒸熟食，有益氣養血，溫腎陽，暖腸胃，除寒濕之功。

適用於腎陽不足，寒凝經脈所致的遺尿。屬肝經濕熱者忌服。

方 03

【方名】韭菜籽餅

【來源】《偏方秘方大全》

【組成】白麵粉、韭菜籽各適量。

【用法】將韭菜籽研為細粉，和入麵少量，加水揉作餅蒸熟食之。

【解秘】韭菜籽溫腎壯陽，與白麵餅蒸熟食之。

適用於腎陽不足，膀胱失約之遺尿。

方04

【方名】雞腸餅

【來源】《偏方秘方大全》

【組成】麵粉250克，公雞腸1具。

【用法】把雞腸剪開，洗淨，焙乾，用麵杖擀碎，和麵粉混拌。加水適量和成麵糰，可稍加油、鹽調味，如常法烙成餅。1次或分次食用。

【解秘】《神農本草經》曰雞腸：「主遺溺。」《名醫別錄》曰雞腸：「小便數不禁。」公雞腸與麵粉烙餅食用，固腎止遺。主治腎氣不固之遺尿。

方05

【方名】金櫻子膏

【來源】《新編偏方秘方大全》

【組成】金櫻子（去子）適量。

【用法】酌加白糖，熬膏。1次服匙，1天2次。

【解秘】金櫻子酸澀收斂，藥性平和，功專收斂固澀，治腎虛膀胱失約的遺尿尿頻有效。

方06

【方名】桑螵蛸胡桃湯

【來源】《新編偏方秘方大全》

【組成】桑螵蛸9克，胡桃2個（去殼）。

【用法】水煎服，分2天服完。8歲以上兒童可1天服完，早晚空腹服。

【解秘】桑螵蛸、胡桃均能溫腎助陽，且桑螵蛸能縮尿止遺。

適用於腎陽不足，膀胱失約之遺尿。

方 07

【方名】白果紅棗湯

【來源】《新編偏方秘方大全》

【組成】白果肉 30 粒，大紅棗 10 枚

【用法】濃煎取汁，睡前服，可加適量白糖調味。

【解秘】白果味澀收斂，擅長縮尿止遺，配伍紅棗益氣補中，適用於小兒脾胃氣虛，膀胱失約的遺尿。因白果有毒，不可多用。

方 08

【方名】桂枝飴糖飲

【來源】《新編偏方秘方大全》

【組成】飴糖 2 匙，桂枝 15 克，白芍 10 克，甘草 10 克。

【用法】先將桂枝、白芍、甘草煎湯去渣，沖入飴糖，每天分 2 次服。

【解秘】桂枝溫陽氣，祛寒邪；白芍斂營陰；飴糖溫中補虛；配伍甘草益氣和中，調

和諸藥。諸藥配伍，辛甘化陽，酸甘化陰，益陰和陽，使中氣強健。適用於中焦虛寒所致的小兒遺尿。

方 09

【方名】洋參龍眼燉豬腎

【來源】《中國奇方全書》

【組成】西洋參、龍眼肉、鮮豬腎臟各 10 克。

【用法】加水共煮，熟後，盡服之，1 天 1 劑。

【解秘】豬腎鹹平之品，能補腎益陰；西洋參補氣；龍眼肉補益心脾，養血安神，三藥配伍，補腎益氣，養心安神。適用於脾腎氣虛，膀胱失約之遺尿等。

五、汗 證

小兒汗證，是指小兒在安靜狀態下，全身或局部出汗過多為主症的病證。臨床表現以不正常全身或局部汗出過多，甚則大汗淋漓為其特徵。汗證分為自汗、盜汗，睡後汗出，醒後汗止者稱為盜汗；不分晝

寐，無故汗出稱為自汗。嬰幼兒睡後頭部微有汗出，以及氣候炎熱，衣被過厚，劇烈活動，乳食過急等導致的汗出，均屬正常生理現象，不為病態。基本病機為體質虛弱，陰陽失調，氣血受損，營衛不和，腠理疏鬆所致。

常可見於現代醫學的佝僂病中經常汗出者屬此範疇。

方 01

【方名】黃柏知母湯

【來源】《中華偏方大全》

【組成】炒黃柏、炒知母各 5 克，甘草 1.5 克

【用法】水煎，食前熱服，1 天 2～3 次。

【解秘】黃柏、知母瀉火以除煩，清熱以堅陰；甘草調和藥性。三藥配伍，熱清則火不內擾，陰堅則汗不外洩，共奏滋陰降火止汗之功。適用於陰虛火旺之盜汗證。

方 02

【方名】通神丸

【來源】《中華偏方大全》

【組成】龍膽草適量。

【用法】上藥共研成末，醋糊丸。似綠豆大，每服 5～7 丸。

【解秘】龍膽草苦寒洩降，善清肝膽實火而止汗。適用於肝膽火旺之盜汗證。

方 03

【方名】胡連丸

【來源】《中華偏方大全》

【組成】柴胡、胡黃連各 90 克。

【用法】上藥共研成末，蜜丸似雞頭大。每次 1～3 丸，放入銀器中用黃酒化開，再入水 50 毫升，煮 30 沸，溫服，連藥渣飲盡。

【解秘】柴胡透表洩熱；胡黃連退虛熱。二藥配伍，熱清則火不內擾，汗不外洩。

適用於陰虛之盜汗證。

方 04

【方名】茯苓白朮散

【來源】《中華偏方大全》

【組成】茯苓 60，白朮 100，生薑 3 片，棗 2 枚

【用法】上藥共研粗末，加水 250 毫升煎至 150 毫升，分 3 次空腹溫服。

【解秘】白朮益氣健脾，兼固表止汗；茯苓健脾滲濕；薑、棗調和營衛而止汗。諸藥配伍，益氣健脾，固表止汗。

適用於脾胃氣虛，衛表不固之自汗證。

方 05

【方名】牡蠣防風散

【來源】《中華偏方大全》

【組成】牡蠣、防風、白朮各 12 克。

【用法】上藥共研成末。每服 1 克，溫開水送服，1 天 2 次。

【解秘】牡蠣味酸收斂固澀止汗；白朮益氣健脾，兼固表止汗；防風走表而散風禦邪。三藥配伍，益氣固表止汗。適用於脾胃氣虛，衛表不固，汗出惡風等。

方 06

【方名】黃蓍甘草湯

【來源】《中華偏方大全》

【組成】黃蓍 180 克，甘草 30 克。

【用法】上藥各用蜜炙十數次，研成末。每服 15 克，水煎服。

【解秘】黃蓍甘而微溫，既善補脾肺之氣，又能益衛固表止汗，為治體弱表虛，肌表不固，自汗盜汗之良藥；甘草加強黃蓍補氣作用，調和藥性。二藥配伍，益氣固表止汗。適用於素體氣虛，衛外不固之自汗、盜汗，易感冒等證。

方 07

【方名】團參湯

【來源】《中華偏方大全》

【組成】當歸、人參各 9 克。

【用法】上藥共研細末，用豬心 1 個切 3 瓣。每服 6 同豬心 1 瓣加水 100 毫升煎至 70 毫升，食前分 2 次服。

【解秘】人參補氣；當歸補血；豬心補血養心，安神定驚。三藥配伍，補心氣，養心

血，安心神。適用於心脾兩虛之心悸，自汗失眠等。

方 08

【方名】牡蠣杜仲散

【來源】《中華偏方大全》

【組成】牡蠣、杜仲各 30克。

【用法】上藥共為細末，合搗篩細

【解秘】牡蠣味酸收斂固澀止汗；杜仲溫補腎陽。二藥配伍，溫補腎陽，固表止汗。適用於陽氣不固之自汗證。

方 09

【方名】防風散

【來源】《中華偏方大全》

【組成】人參、川芎各 5克，防風 10 克。

【用法】上藥共研成末。每服 0.5 克，臨臥，米湯調下。

【解秘】人參補氣；防風、川芎走表而散風禦邪。人參得防風、川芎，補氣而不留邪；防風、川芎得人參，則祛風而不傷正。適用於氣虛自汗，或氣虛易感冒者。

方 10

【方名】治諸汗證方

【來源】《中華偏方大全》

【組成】黑豆、黃蓍各 12克。

【用法】上藥共煎湯飲之。

【解秘】黃蓍甘而微溫，既善補脾肺之氣，又能益衛固表止汗，為治體弱表虛，肌表不固，自汗盜汗之良藥；黑豆甘平，健脾益腎，利水祛濕。與黃蓍配伍，補益脾腎，固表止汗。適用於體虛自汗、盜汗證。

方 11

【方名】治小兒自汗、盜汗方

【來源】《中華偏方大全》

【組成】五倍子適量。

【用法】上藥焙研，用水和研成餅，用布貼於臍上。

【解秘】五倍子收斂止汗，適用於體虛自汗、盜汗證。

方12

【方名】治虛熱盜汗方

【來源】《中華偏方大全》

【組成】黃耆、煅牡蠣、生地黃各12克。

【用法】上藥共研成末，加水煎服，不拘時間。

【解秘】煅牡蠣鹹澀微寒，斂陰潛陽，固澀止汗；黃耆味甘微溫，益氣實衛，固表止汗；生地黃清熱涼血，使血熱清而汗止。合而成方，補斂並用，兼潛心陽，共奏益氣固表，清熱止汗之功。適用於體虛自汗、盜汗證。

六、滯頤

滯頤又稱流涎或流口水，是指小兒口中唾液不自覺從口中溢出為主症的病證。臨床表現以唾液增多，不斷流涎，浸漬於兩頤及胸前，伴口腔周圍發生粟樣紅疹及糜爛為其特徵。基本病機為脾臟虛冷，或脾胃熱，津液不收所致。

常可見於現代醫學口腔炎、唾液分泌亢進等病證。

方01

【方名】石榴汁

【來源】《中華偏方大全》

【組成】鮮石榴1個。

【用法】把石榴洗淨，連皮一共切碎搗爛，加少量水，絞取石榴汁，頻頻塗口內二頤及舌。

【解秘】石榴固澀收斂，生津。適用於脾胃積熱型小兒流涎，症見口涎自流，口舌疼痛不安，口腔或咽黏膜紅赤糜爛，或有潰瘍、疱疹、煩躁拒食、尿黃短少、大便乾結等。脾胃虛寒之多涎者忌服。

方02

【方名】綠豆甘草湯

【來源】《中華偏方大全》

【組成】綠豆30克，甘草4克。

【用法】把綠豆、甘草水煎取汁，頻服含漱，然後嚥下。1天1劑。連服7天。

【解秘】綠豆味甘性寒，清熱解毒，是藥食兩用佳品；

甘草清熱解毒，調和藥性。二藥配伍，適用於脾胃積熱型小兒流涎，量多不止，色黃質稠，有異味者。

脾胃虛寒之多涎者忌服。

方03

【方名】菊花湯

【來源】《中華偏方大全》

【組成】杭菊花 10 克，蜂蜜適量。

【用法】把杭菊花水煎取汁，候溫，調入蜂蜜即成。1 天 1 劑，1 天 2～3 次，連服5～7 天。

【解秘】杭菊花清熱解毒；蜂蜜潤腸通便而清胃中積熱。二藥作湯，適用於脾胃積熱型小兒流涎，量多不止，色黃質稠，有異味者。

脾胃虛寒之多涎者忌服。

方04

【方名】滑石散

【來源】《新編偏方秘方大全》

【組成】滑石 1 份，白糖1 份。

【用法】2 藥混合，每服3～5，開水調服。

【解秘】滑石苦淡性寒，能清熱利尿而除濕；白糖養陰生津。二藥配伍，利尿而不傷陰，可導脾胃濕熱下行。適用於脾胃積熱型小兒流涎，量多不止，色黃質稠，有異味者。

脾胃虛寒之多涎者忌服。

方05

【方名】四味扁豆散

【來源】《中華偏方大全》

【組成】炒白朮 6 克，炒白扁豆 10 克，青皮、炮薑 1.5克，白糖適量。

【用法】炒白朮、炒白扁豆、青皮、炮薑共研成細末，混匀，加入白糖，用開水調後分 3 次服下。1 天 1 劑，連服5～7 天。

【解秘】白朮甘濕苦燥，善補脾益氣，燥濕利水；扁豆甘微溫，補而不膩，化濕不燥，為健脾化濕之要藥；青皮行氣而祛濕，三藥配伍益氣健脾，行氣祛濕而止涎。炮薑溫

中散寒。諸藥配伍，溫陽健脾，行氣祛濕。

適用於脾胃虛寒型小兒流涎，症見口涎自流，量多不止，色白清稀無味，面色蒼白，四肢不溫，畏寒等。脾胃積熱型小兒流涎者忌服。

方 06

【方名】蓍尤糯米粥

【來源】《中華偏方大全》

【組成】炒白尤6克，黃蓍10克，乾薑15克，甘草3克，糯米100克。

【用法】將炒白尤、黃蓍、乾薑、甘草用水煎取濃汁，兌入糯米粥內，再煮1～2沸即成。1天1劑，1天2～3次，連服7～10天。

【解秘】白尤甘溫苦燥，善補脾益氣，燥濕利水；黃蓍甘而微溫，能補氣利水祛濕；乾薑溫中散寒；甘草益氣健脾，調和諸藥；糯米補中益氣。諸藥配伍，溫中健脾。

適用於脾胃虛寒型小兒流涎，症見口涎自流，量多不止，色白清稀無味，面色蒼白，四肢不溫，畏寒等。脾胃積熱型小兒流涎者忌服。

方 07

【方名】韭菜奶

【來源】《中華偏方大全》

【組成】牛奶100毫升，韭菜30克。

【用法】把韭菜擇洗乾淨，搗爛絞汁，兌入牛奶中，飼喂小兒，1天1劑，連服7～10天。

【解秘】脾在液為涎，腎在液唾，韭菜溫補腎陽，補火生土；牛奶具有補虛損，益肺胃，生津潤腸作用；二藥配伍，溫脾攝津。

適用於脾腎虛寒型小兒流涎，量多不止，色白清稀無味，面色蒼白，四肢不溫，畏寒等。脾胃積熱型小兒流涎者忌服。

方 08

【方名】泥鰍散

【來源】《新編偏方秘方大全》

【組成】泥鰍 1 條。

【用法】泥鰍去內臟，焙乾研末。用黃酒送服，1 天 2 次，連服 2 天。

【解秘】脾在液為涎，腎在液唾，泥鰍甘平，歸脾肝腎經，補益脾腎而利水。適用於脾腎兩虛小兒流涎。

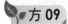 **方 09**

【方名】豬尾湯

【來源】《新編偏方秘方大全》

【組成】金櫻子 20 克，刺蝟皮 15 克，五倍子 15 克，益智仁 15 克，蒼朮 15 克，豬尾 1 條。

【用法】上藥研末，每服 6 克，將豬尾巴煎湯送下。

【解秘】益智仁味辛性溫，善溫脾腎而兼收澀之性，尤善攝唾止涎；蒼朮辛散苦溫性燥，善燥濕運脾；金櫻子、刺蝟皮、五倍子收斂固澀止涎；豬尾補腎益髓。

諸藥配伍，溫補脾腎，收斂固澀。適用於脾腎虛寒型小

兒流涎，量多不止，色白清稀無味，面色蒼白，四肢不溫，畏寒等。脾胃積熱型小兒流涎者忌服。

方 09

【方名】白朮益智紅棗湯

【來源】《新編偏方秘方大全》

【組成】白朮、益智仁各 15 克，紅棗 20 克。

【用法】1 天 1 劑，水煎，分 3 次服。

【解秘】益智仁味辛性溫，善溫脾腎而兼收澀之性，尤善攝唾止涎；白朮甘溫苦燥，善補脾益氣，燥濕利水；紅棗補中益氣，調味和藥。三藥配伍，溫補脾腎，脾腎虛寒型小兒流涎，量多不止，色白清稀無味，四肢不溫等。脾胃積熱型小兒流涎者忌服。

方 11

【方名】益智內金白朮湯

【來源】《新編偏方秘方大全》

【組成】益智仁、雞內金

各 10 克，白朮 6 克。

【用法】1 天 1 劑，水煎，分 3 次服。

【解秘】益智仁味辛性溫，善溫脾腎而兼收澀之性，尤善攝唾止涎；白朮甘溫苦燥，善補脾益氣，燥濕利水；雞內金收斂固止涎。

三藥配伍溫補脾腎，收斂固澀，標本兼顧。適用於脾腎虛寒型小兒流涎，量多不止，色白清稀無味，四肢不溫，小便頻數或遺尿等。脾胃積熱型小兒流涎者忌服。

方 12

【方名】白朮茯苓湯

【來源】《新編偏方秘方大全》

【組成】白朮、茯苓各 10 克。

【用法】上藥加水煎沸 15 分鐘，濾出藥液，再加水煎 20 分鐘，去渣，兩煎所得藥液兌勻，每天 1～2 劑。

【解秘】白朮甘溫苦燥，善補脾益氣，燥濕利水；茯苓味甘淡性平，善健脾滲濕，二藥配伍，既益氣健脾治本，又祛濕利水治標，標本兼顧。

適用於脾虛濕停型小兒多涎，量多不止，色白清稀，大便溏瀉等。脾胃積熱型小兒流涎者忌服。

方 13

【方名】白朮散

【來源】《新編偏方秘方大全》

【組成】白朮 10 克。

【用法】將白朮研成粗末，加水煎，去渣，加白糖適量，分 3～5 口服，1 天 1 劑。

【解秘】白朮甘溫苦燥，善補脾益氣，燥濕利水，適用於脾胃氣虛型小兒多涎，量多不止，色白清稀無味等。脾胃積熱型小兒流涎者忌服。

七、五遲五軟

五遲和五軟均屬小兒發育障礙，成長不足的病證。五遲臨床表現以立遲、行遲、語遲、發遲、齒遲為其特徵；五

軟臨床表現以頭項軟、口軟、手軟、足軟、肌肉軟為其特徵。基本病機為先天稟賦不足，後天餵養失宜，又久居室內，少見陽光，先後天不足，脾腎虧損而致病。

常可見於現代醫學的腦發育不全、智力低下、腦性癱瘓、佝僂病等病證。

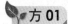 **方 01**

【方名】骨頭湯

【來源】《中華偏方大全》

【組成】任選豬、牛、雞、羊、魚等骨頭適量。

【用法】將骨頭砸碎，加水經常熬湯食用。

【解秘】動物骨能補肝腎，強筋骨。現代醫學認為動物骨中含有豐富人體所需要的鈣、磷，經常熬湯食用，能補腎填精，適用於肝腎不足所致齒生過緩，立遲行遲，囟門遲閉，頭方肋翻，甚至雞胸等證。

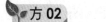 **方 02**

【方名】豬骨菠菜湯

【來源】《中華偏方大全》

【組成】豬腿骨或豬脊骨、菠菜各適量。

【用法】把骨關頭砸碎，用水熬成濃湯，加入洗淨的切成小段的菠菜稍煮即成。飲湯吃菜，最後將骨髓也服之。1天2次，可連續服用。

【解秘】豬骨能補肝腎，強筋骨。現代醫學認為動物骨中含有豐富人體所需要的鈣、磷，經常熬湯食用，能補腎填精；菠菜甘平，具有養血潤燥之功，與骨頭同煮補腎填髓，養血潤燥適用於肝腎不足，精血虧虛所致齒生過緩，立遲行遲，囟門遲閉，頭方肋翻，甚至雞胸等證。

方 03

【方名】龜甲散

【來源】《偏方秘方大全》

【組成】龜甲適量。

【用法】將龜甲碾成極細粉末，每次1克，1天2～3次，溫開水送服。

【解秘】龜甲甘鹹性寒質

重，能補腎健骨，滋陰養血。適用於肝腎不足之骨痿、小兒囟門不合、齒遲、行遲等。

方 04

【方名】蛤殼雙甲丸

【來源】《中華偏方大全》

【組成】炮山甲片、蛤殼、炮鱉甲片各等分，蜂蜜適量。

【用法】將炮山甲片、蛤殼、炮鱉甲片研成極細粉末，煉蜜為丸，用米湯送服。每服5，1天2次。

【解秘】炮山甲活血散瘀；蛤殼、炮鱉甲片補腎健骨，滋陰降火，且均含有豐富人體所需要的鈣、磷。三藥配伍，補腎健骨。

適用於腎陰不足之潮熱盜汗，齒生過緩，立遲行遲，囟門遲閉，頭方肋翻，甚至雞胸，下肢彎曲等。

方 05

【方名】蜜餞黃精

【來源】《中華偏方大全》

【組成】蜂蜜200克，乾黃精100克。

【用法】黃精洗將放入鋁鍋內，用水浸泡透發，再用小火煎煮至熟爛，液乾，加入蜂蜜煮沸，調勻即成。待冷，裝瓶以備用。每次1湯匙。

【解秘】黃精味甘性平，補氣養陰，健脾滋腎，與養陰潤燥的蜂蜜製成蜜餞，適用於脾腎不足，氣陰兩虛之下肢痿軟無力，立遲行遲等。

方 06

【方名】粟子糕

【來源】《中華偏方大全》

【組成】白糖250克，生板粟500克。

【用法】將板粟放入鍋內加水煮半小時，等涼，剝去皮，放在碗內再蒸40分鐘，趁熱用勺將板粟壓拌成碎泥，放入白糖攪勻。用塑料瓶蓋或其他模具，把板粟泥做成餅狀，擺在盤中即成色味俱佳的食品。供小兒常食用。

【解秘】板粟味甘微鹹性平，益氣健脾，補腎強筋，與

益氣生津的白糖配伍，甘甜可口，適用於小兒脾腎不足，筋骨不健，軟弱無力等。

方 07

【方名】黃耆五味豬肝湯

【來源】《偏方秘方大全》

【組成】黃耆 30 克，五味子 3 克，豬肝 50 克，豬腿骨（連骨髓）500 克。

【用法】先將豬骨敲碎，與黃耆、五味子一同加水煮沸，改用小火煮 1 小時，濾去骨片與藥渣，將豬肝洗淨切片入湯中煮熟，加鹽與少許味精調味，食肝喝湯。1 劑可分 2～3 次服完，宜常服，直至病癒。

【解秘】黃耆味甘微溫，善補脾益氣；五味子味酸收斂，甘溫而潤，能寧心神，滋腎陰；豬肝補肝，「以肝養肝」；豬骨補肝腎，強筋骨，現代醫學認為動物骨中含有豐富人體所需要的鈣、磷，經常熬湯食用，能補腎填精；豬肝補氣健脾。

諸藥配伍，補脾益腎。適用於脾腎不足之肢軟無力，立遲行遲等。

方 08

【方名】炒雞肉

【來源】《偏方秘方大全》

【組成】鮮雞肉 500 克，青辣椒、蔥、火腿、蒜各 50 克，豬油 250 克，醬油 20 克。

【用法】將雞肉洗淨削去皮，揩乾淨，切為滾刀，炒鍋內放入豬油，待油溫上升 50℃ 時，將雞肉入鍋中炸一下撈起，鍋內留油 25 克，將餘油倒出，先下大蒜片，再下青椒、火腿、蔥炒一下，再把雞肉倒入鍋內，加入醬油，加一匙肉湯，用澱粉勾芡，加入少許味精、芝麻油即成。宜常服，直至病癒。

【解秘】雞肉味甘性溫，補益肝腎，強壯筋骨，與調料做菜食用，適用於脾腎不足之齒生過緩，立遲行遲，囟門遲閉，頭方肋翻，甚至雞胸，下

肢彎曲等。

方 09

【方名】黃蓍菟絲白尤湯

【來源】《偏方秘方大全》

【組成】黃蓍、菟絲子、白尤各 10 克。

【用法】水煎服,上藥煎成 200 毫升,裝入瓶中備用,每次服用 10 毫升,1 天 3 次。2 個月為一療程。

【解秘】黃蓍、白尤益氣健脾;菟絲子甘溫,溫補脾腎。三藥配伍,溫補脾腎。

適用於脾腎陽虛所致的齒生過緩,立遲行遲,囟門遲閉,下肢彎曲等。

方 10

【方名】雞蛋皮

【來源】《中華偏方大全》

【組成】雞蛋皮適量

【用法】首先將雞蛋皮洗淨,烤乾,然後研粉過籮極細。1 週歲以下每次 0.5 克,1～2 歲每次 1 克,1 天 2 次。

【解秘】雞蛋皮製酸補鈣,適用於鈣質缺乏之手足搐

搦症,立遲行遲,囟門遲閉等。

方 11

【方名】烏賊骨湯

【來源】《中華偏方大全》

【組成】龜甲 12 克,烏賊骨 10 克,茜草克 6,紅糖適量。

【用法】用水煎加紅糖。1 天分 2～3 次服用。

【解秘】龜甲滋腎陰,補腎健骨;烏賊骨制酸止痛,且含豐富鈣;茜草涼血止血,活血散瘀。三藥配伍,滋陰養血。適用於陰血不足之小兒齒生過緩等證。

第四章　外科病證

第一節・外　瘍

一、癤

癤，俗稱「癤子」，是一個毛囊及其所屬皮脂腺的急性化膿性感染病證。癤常發生於毛囊和皮脂腺豐富的部位。臨床表現最初局部出現紅、腫、痛的小結節，逐漸腫大，後化膿，再後膿栓脫落，排出膿液為其特徵。

基本病機為夏季炎熱，感受暑毒，復經搔抓，破傷感染；或體內濕熱、蘊蒸肌膚所致。常可見於現代醫學的化膿菌侵入毛囊及周圍組織引起的急性化膿性炎症等病證。

方01

【方名】疏風清解湯

【來源】《中醫外科心得集》

【組成】金銀花 30 克，防風 6 克，連翹 10 克，黃連 10 克，當歸 10 克，赤芍 10 克，甘草 6 克。

【用法】水煎服。每天 1 劑。

【解秘】金銀花、連翹、黃連清熱解毒、且金銀花、連翹疏風散邪；防風辛散疏風透邪，暢通肌表營衛，散結消腫；當歸、赤芍活血祛瘀，散結消腫，所謂「治風先治血」。甘草清熱解毒，調和諸藥。諸藥配伍，共奏疏風清熱，活血散邪之效。

適用於上焦風熱之癤紅、腫、痛、熱，並對反覆發作、纏綿難癒的髮際瘡等也能收到滿意的療效。

方02

【方名】解毒洗藥

【來源】《燻洗療法》

【組成】蒲公英 30 克，

苦參、黃柏、連翹、木鱉子各 12 克，金銀花、白芷、赤芍、丹皮、生甘草各 10 克。

【用法】上藥加水 1000～2000 毫升煎湯，過濾去渣取汁，趁熱燻洗或漬漬患處，1 天 2 次，1 次 1～2 小時。

【解秘】蒲公英、金銀花、黃柏、連翹、木鱉子清熱解毒，消腫散結；白芷辛散疏風透邪，暢通肌表營衛，散結消腫；赤芍、丹皮活血祛瘀，消腫散結；甘草清熱解毒，調和諸藥。

諸藥配伍，共奏清熱解毒，散結消腫之功。適用於癤之紅、腫、痛、熱等。

方 03

【方名】乳香散

【來源】《中華偏方大全》

【組成】乳香 30 克，綠豆粉 120 克。

【用法】上藥同研為極細末。每服 3 克，1 天 2 次。

【解秘】乳香活血祛瘀，消腫散結；綠豆粉清熱解毒。

二藥配伍，消腫散結，清熱解毒。

適用於癤之紅、腫、痛、熱等。

方 04

【方名】二黃散

【來源】《中華偏方大全》

【組成】大黃（一半炭火煨熟，一半生）60 克，大甘草節 60 克。

【用法】上藥共研為細末。每服 10 克，空腹時溫酒調下，1 天 2 次。

【解秘】大黃為苦寒之品，清熱解毒，活血消腫；甘草清熱解毒，調和諸藥；酒行血脈而止痛，助藥力直達病所。諸藥配伍，共奏清熱解毒，散結消腫之功。適用於癤之紅、腫、痛、熱等。

方 05

【方名】大黃湯

【來源】《中華偏方大全》

【組成】甘草 10 克，大黃 10 克，升麻 10 克，炙黃芩 10 克，梔子 15 克。

【用法】上藥加水 800 毫升，煮取 250 毫升，口服，1 天 1 劑。

【解秘】大黃、升麻、栀子均清熱解毒，且大黃能活血消腫；甘草清熱解毒，調和諸藥。諸藥配伍，共奏清熱解毒，散結消腫。適用於癤之紅、腫、痛、熱等。

方 06

【方名】大青散

【來源】《中華偏方大全》

【組成】生石膏 90 克，硼砂 22.5 克，硃砂（水飛）25.5 克，冰片 0.3 片。

【用法】上藥研為極細末，外摻瘡口，1 天 2 次。

【解秘】生石膏清熱瀉火，生肌斂瘡；硼砂外用清熱解毒；硃砂有毒，以毒攻毒，散結消腫；冰片清熱消腫。諸藥製成散劑外用，解毒斂瘡。

適用於癤之腫痛，或潰破久不收口等。

方 07

【方名】千捶膏

【來源】《中華偏方大全》

【組成】松香 90 克，鮮桃仁 30 克，硃砂 1.5 克，樟腦 9 克。

【用法】將桃仁搗碎，入松香再搗，然後入樟腦、硃砂同搗成膏，敷在患處，1 天 1 次。

【解秘】松香辛香散結；桃仁活血散結；硃砂、樟腦有毒，以毒攻毒，散結消腫。諸藥合而外用，解毒散結。

適用於癤之紅、腫、痛、熱等。硃砂、樟腦均有毒，只宜外用，不宜內服。

方 08

【方名】五倍子膏。

【來源】《瘡瘍外用本草》

【組成】五倍子 120 克。

【用法】五倍子炒黑，研細後用蜂蜜、米醋各半調成糊狀，外敷。

【解秘】五倍子收濕斂瘡；米醋散瘀消積，解毒散結；蜂蜜養膚潤燥。

諸藥合而製膏外用，解毒

散結，收濕斂瘡。適用於癤潰破後久不收口。

方09

【方名】薄荷葉淋射法

【來源】《中醫外治療法》

【組成】薄荷葉 120 克，白芷 120 克。

【用法】藥物放砂鍋內，兌入涼水 300 克，煎沸去渣，乘熱將藥水裝在帶細眼的新噴壺內，不斷淋射患處。下接搪瓷盆，如果藥水已涼，加熱，再倒入小噴壺內，再繼續淋射一番。1 天可淋射二次共四番，每劑藥可用兩天。

【解秘】薄荷葉、白芷均辛散疏風透邪，暢通肌表營衛，消腫散結。適用於癤之紅、腫、痛、熱等。

方10

【方名】菊薄淐漬法

【來源】《中醫外治療法》

【組成】甘菊花 30 克，薄荷葉 30 克。

【用法】將以上二味放小搪瓷盆中，滾開水沖泡 10 分鐘，過濾，毛巾蘸敷患處，稍溫再換，可用必條毛巾輪換使用。成作一紗布袋，開水沖後 10 分鐘即可淐漬，這樣可不必過濾了。

【解秘】菊花、薄荷葉均辛香散結消腫，且菊花能清熱解毒。適用於癤之紅、腫、痛、熱等。

方11

【方名】蔥蜜塗法

【來源】《中醫外治療法》

【組成】鮮大蔥 120 克，蜂蜜 30 克。

【用法】將大蔥沖洗乾淨，放瓷缽中，兌入涼開水一小勺，搗成蔥泥，倒入乾淨杯中，與蜂蜜合勻，調塗患處。夏季過夜之藥不要用。

【解秘】鮮大蔥外用解毒散結；蜂蜜蜂蜜養膚潤燥。諸藥合而外用，解毒散結。

適用於癤之腫痛。

方12

【方名】貼豆腐法

【來源】《中醫外治療法》

【組成】熱豆腐二斤（剛出鍋的較好。涼豆腐在砂鍋裏煮熱也可。切厚片備用）。

【用法】將熱豆腐片，貼在患處。剛作出鍋的熱豆腐，效果更高。

【解秘】豆腐甘涼瀉火解毒。適用於癤之紅、腫、痛、熱等。

方 13

【方名】大黃散

【來源】《皮膚病中醫外治法及外用藥的配製》

【組成】大黃、蒼朮、黃柏各等份。

【用法】取金銀花或菊花煎汁，或用涼開水調成糊狀，塗擦。亦可用植物油調塗。

【解秘】大黃、黃柏苦寒瀉火解毒；蒼朮辛溫散結；金銀花或菊花均能清熱解毒。

諸藥合而外用，清熱解毒，散結消腫。適用於癤之紅、腫、痛、熱等。

方 14

【方名】二味消毒散

【來源】《中華偏方大全》

【組成】明雄黃 6 克，白礬 30 克。

【用法】上藥共為細末，以清茶調化，敷用於患處，1 天 1 次。

【解秘】明雄黃有毒，以毒攻毒，散結消腫；白礬解毒殺蟲，燥濕止癢。

二藥製成散劑外用，解毒散結，祛風止癢。適用於癤之紅、腫、痛、熱、瘙癢等

二、癰、發

癰是發生於皮肉之間的急性化膿性炎症。或由多個癤融合而成。癰之大者名發。根據發病的部位不同有不同的名稱，發於腦後名腦後發，發於背部者為背部的稱發背，俗稱搭背。臨床表現以初起時，局部皮膚有一個紅、腫、熱、痛，再發展為化膿、壞死、破潰，再壞死的組織與膿液自潰孔，或伴有惡寒、發熱等為其特徵。

基本病機為天氣炎熱，感受熱毒，復經搔抓，破傷感染；或體內濕熱、蘊蒸肌膚所致。常可見於現代醫學中的皮膚急性化膿疾病等病證。

方 01

【方名】大黃湯

【來源】《中華偏方大全》

【組成】大黃 28 克，升麻 28 克，梔子 10 克，黃芩 14 克，芒硝 3 克。

【用法】上五味加水 500 毫升煮開，取汁 100 毫升內服，1 天 1 次。

【解秘】大黃、升麻、梔子、黃芩皆苦寒清熱解毒，消腫散結，且大黃能瀉下通便；芒硝清熱軟堅，瀉下通便。諸藥配伍，清熱解毒，消腫散結，瀉下通便。

適用於癰之紅、腫、痛、熱，發熱惡寒，大便秘結等。癰潰破久不收口者忌用。

方 02

【方名】玄參丸

【來源】《中華偏方大全》

【組成】生地黃 30 克，大黃 15 克，玄參 30 克。

【用法】上藥為末，煉蜜為丸龍眼核大。每服 1 丸，1 天 1 次。

【解秘】生地黃、玄參清熱涼血，且玄參兼能清熱解毒；大黃清熱解毒，活血消腫。諸藥配伍，清熱解毒，散結消腫。適用於癰之紅、腫、痛、熱等。

方 03

【方名】黃蓍活蝦湯

【來源】《新編偏方秘方大全》

【組成】大活蝦 10 隻，生黃蓍 15 克。

【用法】將黃蓍與大活蝦共燉湯。食蝦肉喝湯。

【解秘】活蝦補腎助陽，益精血；黃蓍補中益氣，托毒生肌。佐餐食用，溫陽補氣，托毒生肌。

適用於陽氣不足，瘡癰潰破久不收口。瘡瘍初起紅腫痛熱者忌服。

方 04

【方名】菠菜湯

【來源】《新編偏方秘方大全》

【組成】菠菜 100。

【用法】將水煮沸，放入洗淨切段的菠菜，煎煮 20 分鐘即可。飲湯，1 天 2 次。

【解秘】菠菜清熱涼血，利尿解毒。適用於癰之紅腫、瘙癢、化膿，反覆不不癒者。

方 05

【方名】牛肉紅棗湯

【來源】《新編偏方秘方大全》

【組成】牛肉 250，紅棗 10 枚。

【用法】將牛肉洗淨切塊，與紅棗文火燉熟，飲湯，1 天 2 次。

【解秘】牛肉、紅棗均能補脾胃，益氣血，且牛肉兼強筋骨。二者作餐食用，益氣養血，助肌生長。

適用於陽氣不足，精血虧虛之瘡癰潰破久不收口。

方 06

【方名】綠豆雞蛋清

【來源】《新編偏方秘方大全》

【組成】綠豆、雞蛋清各適量。

【用法】綠豆研末，過蘿篩取極細粉末，與雞蛋清調和均勻。敷貼於患處，1 天 2 次。

【解秘】綠豆清熱解毒；雞蛋清潤燥養膚。雞蛋清調綠豆末敷貼於患處，清熱解毒。

適用於癰之紅、腫、痛、熱等。

方 07

【方名】豬油蛋黃

【來源】《新編偏方秘方大全》

【組成】豬油、蛋黃 2：1 量。

【用法】煮熟的雞蛋黃及熬化無渣的豬油按比例配製，量視所需而定。將 2 味放入瓷盅攪拌，放火上燻烤，並不斷攪拌溶解均勻，待鼓起大量油

泡完全呈稀糊狀即可。同時創面以 0.1%新潔爾滅液洗淨，敷上豬油蛋黃膏，蓋上無菌紗布包紮即可。

【解秘】蛋黃、豬油均潤燥養膚，生肌長肉。適用於癰之潰破後久不收口。

方08

【方名】鮮絲瓜

【來源】《新編偏方秘方大全》

【組成】鮮絲瓜 1 個。

【用法】將鮮絲瓜洗淨切碎，搗爛絞汁。頻頻塗於患處。

【解秘】鮮絲瓜外用，散瘀、止血、消腫。適用於癰瘡口太深不斂。

方09

【方名】芙蓉湯

【來源】《中華偏方大全》

【組成】黃柏 20 克，芙蓉葉 20 克，五倍子 20 克，大黃 20 克，白及 20 克。

【用法】上藥研為末，水調外敷於患處周圍，1 天 1 次。

【解秘】黃柏、芙蓉葉、大黃清熱解毒，消腫散結；五倍子、白及收濕斂瘡。諸藥合而外用，解毒散結，生肌斂瘡。適用於癰之潰破餘毒未盡，局部紅腫，久不收口。

三、疔 瘡

疔瘡是初起形小根深，底腳堅硬如釘為主症的病證。因發病部位和形狀不同，而有「人中疔」、「虎口疔」、「紅絲疔」等名稱。臨床表現以初起狀粟粒，色或黃或紫，或起膿水疱、膿疱，根結堅硬如釘，自覺麻癢而疼痛輕微，繼則紅腫灼熱，疼痛增劇，多有寒熱為其特徵。

按照發病部位和性質不同，分為顏面疔、手足疔、紅絲疔、爛疔、疫疔五種。如見壯熱煩躁，眩暈嘔吐，神識昏憒者，為疔瘡內攻之象，稱為「疔瘡走黃」。基本病機為毒熱內盛則流竄經絡所致。常可

見於現代醫學的皮膚急性化膿性感染性疾病。

方 01

【方名】五疔五發奇效丸

【來源】《中華偏方大全》

【組成】沒藥 30 克，乳香 30 克，木香 30 克，血竭 30 克，巴豆 30 克。

【用法】上藥成末，煉蜜丸似龍眼核大。1 次 1 丸，1 天 1 次。

【解秘】沒藥、乳香、木香、血竭行氣通絡，活血化瘀，消腫止痛；巴豆峻下逐水；蜂蜜潤燥滑腸。諸藥配伍，消腫散結，峻下寒積。

適用於疔瘡腫痛，大便乾結。因巴豆作用峻猛，宜中病即止，慎勿過劑。

方 02

【方名】小蟾酥丸

【來源】《中華偏方大全》

【組成】雄黃 0.9 克，蟾酥 0.3 克，蜈蚣 1 條。

【用法】上藥研成末，酒糊為丸，似豌豆大。每服 1 丸，1 天 1 次。

【解秘】雄黃、蟾酥、蜈蚣均有毒，以毒攻毒，消腫散結；酒通行血脈而止痛，助藥力直達病所。諸藥配伍，解毒散結，通絡止痛。適用於疔瘡腫痛。雄黃、蟾酥、蜈蚣均有毒，不宜久服。

方 03

【方名】小奪命散

【來源】《中華偏方大全》

【組成】紫花地丁 10 克，槐實 10 克，地膚子 10 克。

【用法】用水煎服，1 天 1 劑。

【解秘】紫花地丁清熱解毒，為治療瘡之良藥；槐實清肝瀉火解毒；地膚子清熱利濕。三藥配伍，清熱解毒。適用於疔瘡紅、腫、痛、熱。

方 04

【方名】二妙湯

【來源】《中華偏方大全》

【組成】甘草 12 克，白菊花 120 克。

【用法】用水 750 毫升，

煎至 250 毫升，1 天 1 劑。

【解秘】白菊花、甘草均能清熱解毒。適用於疔瘡紅、腫、痛、熱的輔助治療。

方 05

【方名】五黃湯

【來源】《中華偏方大全》

【組成】黃連 7.5 克，生黃蓍 30 克，黃柏 7.5 克，黃芩 7.5 克，大黃 7.5 克。

【用法】上藥共同銼碎。1 次取藥 6 克，加水 100 毫升，煎其至 70 毫升，1 天服用 1 次。

【解秘】黃連、黃柏、黃芩、大黃苦寒清熱解毒，大黃兼能活血消腫，瀉下通便；黃蓍補中益氣，托毒生肌。諸藥配伍，清熱解毒，托毒生肌。

適用於疔瘡紅、腫、痛、熱，成膿不潰或久潰不斂，大便乾結等。

方 06

【方名】二黃散

【來源】《中華偏方大全》

【組成】雌黃 3 克，雄黃 3 克。

【用法】上兩味成末。先以針刺疔瘡四周和中心，再用醋和藥末塗之，1 天 1 次。

【解秘】雌黃、雄黃均有毒，外用以毒攻毒，消腫散結；醋活血散瘀，解毒消腫。合而製成散劑外用，解毒散結。適用於疔瘡紅、腫、痛、熱。

方 07

【方名】土鬼丹

【來源】《中華偏方大全》

【組成】膽礬 3 克，蜈蚣（全）1 條，麝香 0.3 克，海螵蛸 6 克。

【用法】上藥研成細末，以紙捻蘸麻油，粘藥引入瘡中，1 天 1 次。

【解秘】膽礬解毒殺蟲，燥濕止癢；蜈蚣有毒，解毒消腫，祛風止癢；麝香活血祛瘀，消腫止痛；海螵蛸斂瘡生肌；麻油養膚潤燥。諸藥製成丹劑外用，解毒消腫，祛風止癢，斂瘡生肌。

適用於疔瘡潰破，紅腫疼痛，瘙癢難忍，久不收口。

方 08

【方名】萬金丸

【來源】《中華偏方大全》

【組成】草烏頭 30 克，海浮石 30 克，乳香 15 克，巴豆 20 粒，沒藥 15 克。

【用法】上藥研成細末，用醋打糊為丸，似豌豆大。1 次 7～9 粒，飯前服用，1 天 1 次。

【解秘】草烏頭、巴豆均有毒，外用以毒攻毒，消腫散結；乳香、沒藥活血止痛，收斂生肌；海浮石斂瘡生肌。

諸藥配伍，消腫散結，斂瘡生肌。適用於疔瘡潰破，紅腫疼痛，久不收口。

方 09

【方名】五寶丹

【來源】《中華偏方大全》

【組成】硃砂 24 克，磁石 36 克，雄黃 15 克，冰片 1 克。

【用法】上藥共為細末，敷於患處，1 天 1 次。

【解秘】硃砂、雄黃有毒，以毒攻毒，消腫散結；冰片清熱消腫；磁石《本草綱目》載：「止金瘡血」；《玉楸藥解》載：「治陽痿，脫肛，金瘡，腫毒。」諸藥配伍，散結消腫。

適用於疔瘡腫痛。硃砂、雄黃有毒，只宜外用，不可內服。

方 10

【方名】一筆消

【來源】《中華偏方大全》

【組成】生南星 30 克，生大黃 120 克，白及 30 克，生半夏 30 克，黃連 30 克。

【用法】上藥生曬脆，磨粉，以豬膽汁調和做錠，療瘡時用菊花水磨汁，外塗於患處，1 天 1 次。

【解秘】生南星、生半夏均有毒，外用消腫散結；生大黃、黃連、菊花清熱解毒，消腫散結；白及消腫生肌。

諸藥製劑外用，清熱解

毒，散結消腫，適用於疔瘡紅、腫、痛、熱。

四、瘰癧

瘰癧，俗稱「老鼠瘡」，是指在頸部皮肉間可捫及大小不等的核塊，互相串連為主症的病證。腫塊小者如瘰，大者為癧，大小腫塊串生如貫珠狀，故名瘰癧。臨床表現以頸部核塊如黃豆大小，一個或數個，可同時出現或相繼發生，皮色不變，質稍硬，表面光滑，不熱不痛，推之能活動為其特徵。

基本病機為情志失調、外感風熱、或素體陰虛火旺等導致痰火鬱結所致。相當於現代醫學的頸淋巴結。

方 01

【方名】甘草蜂蜜

【來源】《中華偏方大全》

【組成】蜂蜜、甘草各適量。

【用法】取適量甘草粉碎，加蜂蜜調成糊狀。塗在淋巴結核疙瘩上，並用紗布包好，每2天更換1次，幾週後疙瘩自消。

【解秘】蜂蜜養膚潤燥；甘草解毒散結。二藥調成糊狀外用，解毒散結，養膚潤燥。適用於瘰癧。

方 02

【方名】芝麻連翹

【來源】《中華偏方大全》

【組成】連翹、芝麻等分。

【用法】搗碎，研末。頻頻食用。

【解秘】連翹苦微寒，善清熱解毒，消癰散結；芝麻益精血，潤腸燥。

二藥配伍，解毒散結，潤腸通便。適用於瘰癧日久不癒，大便乾結等。

方 03

【方名】蝌蚪紅糖水

【來源】《中華偏方大全》

【組成】蝌蚪15克，紅糖適量。

【用法】把蝌蚪搗爛成泥，加入紅糖開水煨。初起者

服 1 次，已潰者 3 或 4 次可癒。

【解秘】蝌蚪解毒散結；紅糖活血散瘀。二藥配伍，解毒散結。適用於瘰癧，局部結日久不散等。

方 04

【方名】蜈蚣蛋

【來源】《中華偏方大全》

【組成】雞蛋 1 個，大蜈蚣 1 條。

【用法】將蜈蚣瓦上焙乾，研成細末。雞蛋打一小孔，裝入蜈蚣粉末，封閉小孔，放入有蓋茶杯內蒸熟。每晚食用 1 個。

【解秘】蜈蚣有毒，以毒攻毒，散結消腫；雞蛋滋陰養血。二藥配伍，滋陰養血，散結消腫。適用於陰虛火旺，痰火鬱結之瘰癧等。

方 05

【方名】蝗蟲焙乾

【來源】《中華偏方大全》

【組成】蝗蟲（蚱蜢）。

【用法】蝗蟲去翅、足，焙乾研粉。用溫開水送下，每服 5 克，每天 2 或 3 次。

【解秘】蝗蟲辛散溫通，通絡散結。適用於瘰癧日久不癒。

方 06

【方名】蝸牛燉豬肉

【來源】《中華偏方大全》

【組成】瘦豬肉 150 克，鮮蝸牛肉 100 克（乾品減半），鹽、醬油少許。

【用法】蝸牛洗淨，然後用沸水燙死，並以針挑出蝸牛肉，再洗，然後同豬肉共燉。飲湯食肉。

【解秘】瘦豬肉補腎滋陰，益氣養血，消腫散結；蝸牛肉消腫療瘡。

二藥配伍，滋陰補腎，消腫散結。適用於陰虛火旺，痰火鬱結之瘰癧等。

方 07

【方名】糯米槐花散

【來源】《中華偏方大全》

【組成】槐花（選未開放者）100 克，糯米 50 克。

【用法】共炒黃，研末。每早空腹服用 15 克。

【解秘】槐花清肝瀉火；糯米補氣健脾，解毒散結。

二藥配伍，瀉火解毒，補氣健脾。適用於瘰癧日久不癒，神疲食少等。

方 08

【方名】麒麟菜海帶

【來源】《中華偏方大全》

【組成】麒麟菜、海帶各 50 克，夏枯草 20 克，澤瀉 25 克。

【用法】用水煎。1 天早晚各 1 次。

【解秘】麒麟菜、海帶消痰軟堅，且麒麟菜兼能清熱解毒；夏枯草消腫散結；澤瀉洩濕熱。

諸藥配伍，消痰軟堅，散結解毒。適用於瘰癧結塊堅硬日久不癒。

方 09

【方名】海帶湯

【來源】《中華偏方大全》

【組成】海帶 1000 克。

【用法】用水煮之。飲湯，儘量服之。

【解秘】海帶消痰軟堅。水煮飲湯，適用於瘰癧結塊堅硬日久不癒。

方 10

【方名】蛤粉

【來源】《中華偏方大全》

【組成】蛤粉 20 克，牡蠣 25 克，海蒿子 25 克，夏枯草 30 克。

【用法】共煎湯。1 天早晚分服。

【解秘】蛤粉、牡蠣、夏枯草、海蒿子散結消腫，且蛤粉、海蒿子兼能消痰軟堅。

諸藥配伍，消痰軟堅，散結消腫。適用於瘰癧結塊堅硬日久不癒。

方 11

【方名】海帶海蒿子

【來源】《中華偏方大全》

【組成】海蒿子 15 克，海帶 30 克，夏枯草 30 克，白芥子 15 克。

【用法】加水共同煎煮。

每天飲用 2 次。

【解秘】海蒿子、海帶消痰軟堅，散結消腫；夏枯草散結消腫；白芥子化痰散結。

諸藥配伍，消痰軟堅，散結消腫。適用於瘰癧結塊堅硬日久不癒。

方 12

【方名】芋芳丸

【來源】《中華偏方大全》

【組成】海蜇 100 克，生芋芳（芋頭）1000 克，荸薺 100 克。

【用法】芋芳曬乾，研細。海蜇、荸薺洗淨，加水煮爛去渣，然後和入芋芳粉製成丸，似綠豆大。並以溫水送服，每服 5～10 克，1 天 2 或 3 次。

【解秘】海蜇清熱化痰，消腫散結；芋頭、荸薺解毒消腫。諸藥配伍，化痰散結，解毒消腫。適用於瘰癧結塊堅硬日久不癒。

方 13

【方名】首烏酒

【來源】《中華偏方大全》

【組成】生何首烏、夜交藤、白酒各適量。

【用法】首先將首烏切細，然後以 60 度的白酒浸泡於瓷瓶中，密封，隔水燉 3～5 小時。隨時適量飲用。

【解秘】何首烏補肝腎，益精血；夜交藤通經活絡，散結消腫；白酒通行血脈而止痛，助藥力直達病所。諸藥配伍，滋陰補血，散結消腫。

適用於陰虛火旺，痰火鬱結之瘰癧等。

方 14

【方名】桑葚膠

【來源】《中華偏方大全》

【組成】糯米 500 克，鮮桑椹 1000 克，酒麴適量。

【用法】將桑葚洗淨，搗爛以紗布絞擠取汁，並將汁與糯米按常法煮燜成於飯，待涼後，加入酒麴，拌勻，發酵成為酒釀。1 天隨量佐餐食用。

【解秘】糯米補中益氣，解毒散結；桑葚滋陰養血；酒

通行血脈而止痛，助藥力直達病所。製酒內服，益氣滋陰，解毒散結。

適用於氣陰虛兩虛，陰虛火旺，痰火鬱結之瘰癧等。

方 15

【方名】豬膽膏

【來源】《中華偏方大全》

【組成】陳醋 500 克，豬膽汁 10 個。

【用法】膽汁與醋共同熬為膏狀備用。用時先使用花椒熬水洗患處，然後將藥膏攤於布上。1 天敷換 1 次。

【解秘】陳醋、豬膽汁外用均能解毒散結。適用於瘰癧結塊堅硬日久不癒。

方 16

【方名】荔枝療法

【來源】《中華偏方大全》

【組成】鮮荔枝 10 枚。

【用法】荔枝洗淨，搗爛如泥。外敷於患處，每天更換 1 次。

【解秘】荔枝外用散結消腫。搗爛如泥，外敷於患處。

適用於瘰癧結塊堅硬日久不癒。

第二節·乳腺疾病

乳 癰

乳癰，俗稱奶瘡，是以乳房腫脹疼痛，乳汁排出不暢，甚至結膿成癰為主症的病證。多發於產後哺乳的產婦，尤其是初產婦更為多見。發生於哺乳期者，稱外吹乳癰；發生於懷孕期者，名內吹乳癰；在非哺乳期和非懷孕期發生者，名非哺乳期乳癰。

臨床特點為乳房部結塊、腫脹疼痛，伴有全身發熱，潰後膿出稠厚為其特徵。

基本病機為情志失調、過食肥甘、乳汁瘀積等導致肝鬱氣滯，胃熱熾盛，氣血蘊熱阻滯，結腫成癰而成。常可見於現代醫學的乳腺炎等病證。

方 01

【方名】橘葉湯

【來源】《中華偏方大全》

【組成】橘葉、蒲公英、象貝母、夏枯草、青皮、當歸、赤芍、花粉、香附、黃芩。

【用法】水煎服。1 天 2 次，1 天 1 劑。

【方解】橘葉化痰行氣，「消腫散毒，乳癰脅痛用之行經」（《本草衍義補遺》）；象貝母化痰散結；花粉清熱化痰消腫；當歸、赤芍活血化瘀；香附、青皮疏肝破氣；夏枯草清熱散結；黃芩、蒲公英清熱解毒，善消乳癰結腫。

諸藥配伍，清熱與化痰結合，活血與行氣結合，共奏清熱解毒，化痰消腫，行瘀破氣之功。適用於乳癰之紅腫熱痛未成膿或初釀膿者，用之均可使其消散。潰破久不收口者忌服。

方 02

【方名】內消散

【來源】《中華偏方大全》

【組成】生自然銅 30 克，炙穿山甲 30 克，木通 20 克。

【用法】上藥共研成細末。1 次 6 克，1 天 3 次。

【解秘】自然銅活血散瘀而止痛；穿山甲活血破瘀止痛，通經下乳，善治氣血壅滯，乳汁鬱積；木通通經下乳。三藥配伍，通經下乳，活血止痛。

適用於乳癰初起乳房腫脹疼痛，腫塊或有或無，皮色不變或微紅，乳汁排泄不暢等。潰破久不收者忌服。

方 03

【方名】一醉膏

【來源】《中華偏方大全》

【組成】瓜蔞 10 克，沒藥 6 克，生甘草 6 克。

【用法】上藥研細，用黃酒 200 毫升，煎其至 100 毫升，除去渣放溫，分 3 次口服，1 天 1 劑。

【解秘】瓜蔞化痰寬胸，散結止痛；沒藥活血祛瘀，行氣止痛；生甘草清熱解毒，調和諸藥；黃酒通行血脈止痛。

諸藥配伍，活血散結，消

腫止痛。適用於乳癰初起乳房
腫脹疼痛，腫塊或有或無等。
潰破久不收者忌服。

方04

【方名】五白散

【來源】《中華偏方大全》

【組成】白蘚皮 30 克，
白芷 30 克，白薇 30 克，白及
30 克，白薇 30 克。

【用法】上藥共成細末。
1 次 10 克，1 天 3 次。

【解秘】白蘚皮、白薇清
熱解毒，消癰散結；白芷辛散
疏風透邪，暢通肌表營衛，散
結消腫；白及消腫生肌；白薇
解毒療瘡，消腫止痛。諸藥配
伍，清熱解毒，斂瘡生肌。

適用於乳癰初起乳房腫脹
疼痛，或潰破後仍紅腫疼痛，
久不收口等。

方05

【方名】開結散

【來源】《中華偏方大全》

【組成】製乳香 30 克，
炒白芷 30 克，浙貝母 30 克，
製沒藥 30 克，當歸 30 克。

【用法】上藥共成細末。
1 次 10 克，1 天 3 次。

【解秘】乳香、沒藥、當
歸活血化瘀，消腫止痛；白芷
辛散疏風透邪，暢通肌表營
衛，散結消腫；浙貝母清熱化
痰排膿，消腫散結止痛。諸藥
配伍，活血消腫，散結止痛。
適用於乳癰初起乳房腫脹疼
痛，腫塊或有或無，皮色不變
或微紅等。乳癰紅腫痛甚者忌
服，潰破久不收口者忌服。

方06

【方名】澤及湯

【來源】《中華偏方大全》

【組成】白及 10 克，澤
蘭葉 30 克。

【用法】用水煎服。1 天
3 次，1 天 1 劑。

【解秘】白及消腫生肌；
澤蘭活血止痛，清熱解毒。二
藥配伍，清熱解毒，活血止
痛，消腫生肌。

適用於乳癰乳房腫脹疼
痛，皮色不變或微紅，或潰破
後久不收口等。

方 07

【方名】青皮散

【來源】《中華偏方大全》

【組成】炒穿山甲 20 克，青皮 30 克，浙貝母 20 克，白芷 20 克，生甘草 20 克。

【用法】上藥共研為細末。1 次 6 克，1 天 3 次。

【解秘】穿山甲活血破瘀止痛，通經下乳，善治氣血壅滯，乳汁鬱積；青皮疏肝氣，散結止痛；浙貝母清熱化痰排膿，消腫散結止痛；白芷辛散疏風透邪，暢通肌表營衛，散結消腫；生甘草清熱解毒，調和諸藥。諸藥配伍，通乳止痛，活血散結。

適用於乳癰初起乳腫脹疼痛，腫塊或有或無，皮色不變或微紅，乳汁排泄不暢等。潰破久不收者忌服。

方 08

【方名】內消散

【來源】《中華偏方大全》

【組成】黃芩 30 克，川軍 30 克，黃柏 30 克，黃連 30 克，地龍 30 克，乳香 30 克。

【用法】上藥共研為細末，以鮮生地黃汁調塗於患處，1 天 2 次。

【解秘】黃芩、黃柏、黃連、川軍（即大黃）苦寒清熱解毒，消腫止痛，且大黃能瀉下通便，導熱下行；地龍通絡止痛；乳香活血止痛。

諸藥配伍，清熱解毒，活血止痛。適用於乳癰初起乳房紅腫疼痛等。潰破久不收口忌服。

方 09

【方名】露蜂房散

【來源】《中華偏方大全》

【組成】鹿角 20 克，露蜂房 30 克。

【用法】上藥燒成灰，研細。1 次 3 克，用溫酒調服，1 天 3 次。

【解秘】鹿角補腎助陽，生精補髓，強筋骨；露蜂房苦平有毒，以毒攻毒，消腫散結；酒通行血脈止痛。諸藥配

伍，溫陽補血，散結止痛。

適用於素體陽虛，營血不足，瘀血阻滯之乳癰患處皮色不變，漫腫無邊，痠痛無熱等。乳癰局部紅腫痛熱者忌服。

方 10

【方名】和乳湯

【來源】《中華偏方大全》

【組成】天花粉 20 克，蒲公英 30 克，貝母 10 克，當歸 20 克，生甘草 6 克，穿山甲 10 克。

【用法】用水煎服，1 天1 劑。

【解秘】蒲公英清熱解毒，善消乳癰結腫；天花粉、貝母清熱化痰排膿，消腫散結止痛；當歸活血止痛；穿山甲活血破瘀止痛，通經下乳；生甘草清熱解毒，調和諸藥。諸藥配伍，清熱解毒，消腫散結，通乳止痛。

適用於乳癰初起乳房腫脹疼痛，腫塊或有或無，皮色不變或微紅，乳汁排泄不暢等。

潰破久不收者忌服。

方 11

【方名】芷貝散

【來源】《中華偏方大全》

【組成】貝母 60 克，白芷 60 克。

【用法】上藥共研為細末。1 次 6 克，1 天 3 次。

【解秘】貝母清熱化痰排膿，消腫散結止痛；白芷辛散疏風透邪，暢通肌表營衛，散結消腫。二藥配伍，散結消腫。適用於乳癰初起乳腫脹疼痛，腫塊或有或無，皮色不變或微紅等。

潰破久不收者忌服。

方 12

【方名】軍門立效散

【來源】《中華偏方大全》

【組成】川椒 20 克，生甘草節 10 克，皂角刺 10 克，天花粉 15 克，乳香末 3 克。

【用法】上藥前四味酒水同煎，服時加乳香末沖服之，一天 1 劑。

【解秘】川椒辛溫散結止

痛；天花粉清熱消腫散結；皂角刺走竄行散通絡，潰堅消癰，無膿可潰，有膿可透膿，為治癰瘍之良藥；乳香活血化瘀，消腫止痛；生甘草清熱解毒，調和諸藥；酒通行血脈而止痛，助藥力直達病所。

諸藥配伍，解毒散結，消腫潰堅。適用於乳癰乳房腫脹疼痛等。

方13

【方名】樺皮散

【來源】《中華偏方大全》

【組成】樺皮（手掌大）1塊，皂角子6個。

【用法】上藥燒成灰，混勻，分2次口服，1天1劑。

【解秘】樺皮（即樺樹皮）解毒消腫；皂角有毒，以毒攻毒，消腫散結。二藥燒灰存性，散結消腫。

適用於乳癰乳房腫脹疼痛，有結塊，按之堅硬不移等

方14

【方名】內托升麻湯

【來源】《中華偏方大全》

【組成】瓜蔞仁15克，升麻6克，甘草節6克，連翹10克，青皮6克。

【用法】水煎服之，一天1劑。

【解秘】瓜蔞仁化痰寬胸，散結止痛；升麻、連翹清熱解毒；青皮疏肝破氣，散結止痛；甘草清熱解毒，調和諸藥。諸藥配伍，清熱解毒，消腫散結。適用於乳癰乳房腫脹疼痛，腫塊或有或無，皮色不變或微紅等。

方15

【方名】二甲蟅蟲散

【來源】《中華偏方大全》

【組成】醋鱉甲50克，醋山甲50克，山楂50克，土鱉蟲50克，山藥50克，萊菔子50克。

【用法】上藥研細。1次6克，1天3次。

【解秘】鱉甲軟堅散結；穿山甲活血破瘀止痛，通經下乳；土鱉蟲破血化瘀，消腫止痛；山藥益氣健脾；山楂、萊

菔子消食化積，且萊菔兼能行氣消脹。

諸藥配伍，消腫散結，健脾消食。適用於乳癰初起乳腫脹疼痛，腫塊或有或無，皮色不變或微紅，乳汁排泄不暢，伴有食少腹脹等。潰破久不收口忌服。

方 16

【方名】二角散

【來源】《中華偏方大全》

【組成】煅黃牛角 30 克，炒鹿角 30 克，枯白礬 10 克。

【用法】上藥共研為細末。1 次 3 克，1 天 3 次。

【解秘】煅黃牛角清熱涼血，解毒散結；鹿角補腎助陽，生精補髓，強筋骨；白礬解毒散結。三藥配伍，補腎助陽，消腫散結。適用於素體陽虛，營血不足，瘀血阻滯之乳癰患處皮色不變，漫腫無邊，痠痛無熱等。乳癰局部紅腫痛熱者忌服。

方 17

【方名】水晶丸

【來源】《中華偏方大全》

【組成】半夏 30 克，南星 10 克，益智仁 50 克，滑石 50 克，巴豆霜 6 克。

【用法】上藥共研為細末，水泛為丸。1 次 3 克，1 天 3 次。

【解秘】半夏、南星化痰消腫散結；滑石清熱利尿；益智仁溫補脾腎；巴豆霜瀉下逐水。諸藥配伍，化痰散結，利濕通便。

適用於痰凝經脈之乳癰患處皮色不變，漫腫無邊，伴有大便秘結，小便不利等。因巴豆為峻下逐水藥，作用峻猛，宜中病即止，慎勿過劑。

方 18

【方名】開鬱流氣散

【來源】《中華偏方大全》

【組成】遠志 60 克，炒槐花 60 克。

【用法】上藥成末。1 次 6 克，1 天 3 次。

【解秘】遠志化痰散結，安神定志；炒槐花清肝瀉火。

二藥配伍，清肝瀉火，化痰散結。適用於適用於痰凝經脈之乳癖患處紅腫疼痛，伴有煩躁失眠者。

方 19

【方名】神效瓜蔞散

【來源】《中華偏方大全》

【組成】當歸 15 克，瓜蔞 20 克，沒藥 15 克，乳香 15 克，炙甘草 15 克。

【用法】以水煎服，1 天 1 劑。

【解秘】瓜蔞化痰寬胸，消腫散結；沒藥、乳香、當歸活血化瘀，消腫止痛；炙甘草調和諸藥。

諸藥配伍，祛痰活血，散結消腫。適用於痰瘀互結之乳癖患者腫脹疼痛等。

方 20

【方名】銀花湯

【來源】《中華偏方大全》

【組成】金銀花 30 克，當歸 15 克，黃蓍 20 克，橘葉 10 克，炙甘草 6 克。

【用法】用水煎服，1 天 1 劑。

【解秘】金銀花清熱解毒；橘葉化痰行氣，「消腫散毒，乳癖脅痛用之行經」（《本草衍義補遺》）；當歸活血化瘀，消腫止痛；黃蓍、炙甘草益氣補中，且黃蓍兼能托毒生肌。諸藥配伍，清熱解毒，消腫散結，托毒生肌。

適用於乳癖之乳房腫痛減輕，但瘡口膿水不斷，膿汁清稀，癒合緩慢等。乳癖初起，局部紅腫疼痛者忌服。

方 21

【方名】瘰癧疏肝丸

【來源】《中華偏方大全》

【組成】海浮石 100 克，昆布 100 克，牡蠣 100 克，川貝 100 克，天葵子 30 克。

【用法】上藥共研為細末，以夏枯草湯泛丸。1 次 6 克，1 天 3 次。

【解秘】海浮石、昆布、川貝化痰軟堅散結；天葵子通乳。諸藥配伍，化痰軟堅，通乳散結。

適用於乳癰初起乳房腫脹疼痛，腫塊或有或無，皮色不變或微紅，乳汁排泄不暢等。乳癰初起，局部紅腫疼痛及潰破久不收口者忌服。

方 22

【方名】犀黃丸

【來源】《中華偏方大全》

【組成】麝香 5 克，犀牛黃 3 克，乳香（研細）30 克，沒藥（研細）30 克。

【用法】上藥混勻，加入適量黃米飯，搗爛為丸，曬乾備用。每服 3 克，1 天 3 次。

【解秘】麝香、乳香、沒藥活血祛瘀，消腫止痛；牛黃清熱解毒。諸藥配伍，活血消腫，清熱解毒。

適用於乳癰紅腫疼痛等。潰破久不收口者忌服。

方 23

【方名】鯽魚膏

【來源】《中華偏方大全》

【組成】鮮山藥（去皮）500 克，活鯽魚 500 克，麝香 3 克。

【用法】鯽魚刮鱗去腸，洗淨取肉，和鮮山藥共搗如泥，再加麝香，混勻，塗腫塊處，1 天 1 次。

【解秘】麝香辛行溫散善於活血散結，消腫止痛；山藥益氣養陰；鯽魚通血脈止痛，兼健脾和胃。諸藥配伍，活血消腫，益氣健脾。

適用於乳癰腫脹疼痛等。

方 24

【方名】神功飲

【來源】《中華偏方大全》

【組成】蒲公英 10 克，忍冬藤 10 克，金銀花 10 克，甘草節 10 克，瓜蔞（連殼）15 克。

【用法】用水煎服，1 天 1 劑。

【解秘】蒲公英清熱解毒，善消乳癰結腫；忍冬藤、金銀花清熱解毒，且忍冬藤兼能通經活絡止痛；瓜蔞化痰消腫散結；甘草清熱解毒，調和諸藥。

諸藥配伍，清熱解毒，消

腫散結。適用於乳癰紅腫疼痛等。潰破久不收口者忌服。

方 25

【方名】救生湯

【來源】《中華偏方大全》

【組成】當歸 20 克，炒芍藥 20 克，丁香 20 克，木香 20 克，炮附子 50 克。

【用法】上藥研細。1 次 6 克，1 天 3 次。

【解秘】當歸、炒芍藥養血活血止痛；丁香、附子溫經散寒止痛；木香行氣止痛。

諸藥配伍，溫經活血，散寒止痛。適用於素體陽虛，營血不足，瘀血阻滯之乳癰患處皮色不變，漫腫無邊，痠痛無熱等。乳癰局部紅腫痛熱者忌服。附子有毒，不宜大量或長期使用，以防中毒現象的發生。

方 26

【方名】二味拔毒散

【來源】《中華偏方大全》

【組成】明雄黃白礬等分。

【用法】上藥共為末，用青茶調化，鵝翎蘸掃患處。

【解秘】明雄黃外用取其解毒、燥濕、殺蟲及去腐之力，用於癰疽腫毒初起可使之內消，用於潰瘍瘡面能去腐肉死肌，用治濕爛之瘡則能燥濕止癢，用治濕瘡則能去腐斂瘡。配伍清熱解毒且具收濕斂瘡的白礬，更增解毒消腫，燥濕消瘡之功。

適用於乳癰紅腫疼痛等。

方 27

【方名】乳癰洗方

【來源】《瘡瘍外用本草》

【組成】劉寄奴 30 克，蒲公英 30 克，紅花 9 克。

【用法】用水 1000 毫升煎上藥開沸 2～3 分鐘，乘熱洗漬，1 次 20 分鐘，1 天 2 次。

【解秘】劉寄奴、紅花活血消腫止痛；蒲公英清熱解毒，消腫止痛。三藥煎水外洗，清熱解毒，消腫止痛。

適用於乳癰初起局部紅腫

疼痛等。

方 28

【方名】南星半夏散

【來源】《中華偏方大全》

【組成】半夏 30 克，南星 30 克，炒五倍子 30 克，炒皂角 30 克。

【用法】上藥成末，混勻，米醋調敷患處，1 天 3 次。

【解秘】半夏、南星、皂角均有毒，以毒攻毒，消腫散結；炒五倍子收濕斂瘡；諸藥研末，米醋調敷患處，解毒消腫，散結止痛。適用於乳癰初起局部紅腫疼痛等。

方 29

【方名】回生膏

【來源】《中華偏方大全》

【組成】澤瀉 500 克，川貝母 250 克，夏枯草 500 克，芝麻油 2000 克。

【用法】把上藥浸麻油中 7 天，倒入銅鍋中煎熬，先文火，後武火，以藥枯為度，除去渣，放入鉛丹收膏備用：局部外用，1 天 1 次。

【解秘】川貝母清熱化痰排膿，消腫散結止痛；澤瀉清洩濕熱；夏枯草清熱消腫散結；芝麻油養膚潤燥。諸藥合而外用，清熱解毒，消腫散結。乳癰腫脹疼痛等。

方 30

【方名】香附餅

【來源】《中華偏方大全》

【組成】蒲公英 30 克，香附 30 克，麝香 3 克。

【用法】香附研為細末，蒲公英水煎取汁，入麝香、香附，混勻，外敷於患處，1 天 2 次。

【解秘】蒲公英清熱解毒，善消乳癰結腫；麝香辛行溫散善於活血散結，消腫止痛；香附辛散通脈止痛。諸藥研末，外敷於患處，清熱解毒，消腫止痛。

適用於乳癰紅腫疼痛等。

方 31

【方名】二消散

【來源】《中華偏方大全》

【組成】芒硝 10 克，海螵

蛸 10 克。

【用法】上藥共研細末，用蘆葦稈盛 0.5 克，藥末吹入於鼻中，一天 5 次，也可同時用麻油調塗患處，1 天 3 次。

【解秘】芒硝外用，有良好清熱消腫止痛作用；海螵蛸（即烏賊骨）外用斂瘡生肌；麻油養膚潤燥。

諸藥研末，調塗患處，消腫止痛，斂瘡生肌。適用於乳癰潰破久不收口等。乳癰初起，紅腫痛熱者忌用。

方 32

【方名】鹿角散

【來源】《中華偏方大全》

【組成】生甘草 20 克，鹿角 50 克。

【用法】上藥共研細末，取雞子黃加溫，調藥末塗在患處，1 天 3 次。

【解秘】生甘草清熱解毒；鹿角托毒生肌；雞子黃養膚潤燥。諸藥研末，取雞子黃加溫，調藥末塗在患處，托毒生肌，潤燥養膚。

適用於乳癰之乳房腫痛減輕，但瘡口膿水不斷，膿汁清稀，癒合緩慢等。乳癰初起，局部紅腫疼痛者忌用。

方 33

【方名】地丁膏

【來源】《中華偏方大全》

【組成】紫花地丁 200 克，蒲公英 200 克。

【用法】上藥煎汁去渣，再熬成膏，敷貼於患處，1 天 1 次。

【解秘】紫花地丁、蒲公英清熱解毒，消腫散結，且蒲公英尤善消乳癰結腫。二藥熬成膏，敷貼於患處，清熱解毒，消腫散結。

適用於乳癰紅腫疼痛等。乳癰潰破久不收口忌服。

方 34

【方名】無比散

【來源】《中華偏方大全》

【組成】炒甘草末 20 克，蛇蛻皮 20 克。

【用法】蛇蛻皮燒灰，甘草末研細，兩藥混勻，1 次 3

克，1 天 3 次；如破，用香油調藥末塗患處，1 天 2 次。

【解秘】蛇蛻皮祛風止癢，解毒散結；炒甘草緩急止痛。香油養膚潤燥。

諸藥研末塗患處，解毒散結，止痛止癢。適用於乳癧腫脹疼痛等。

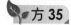

方 35

【方名】皂角散

【來源】《中華偏方大全》

【組成】蛤粉 30 克，皂角 30 克。

【用法】上藥共研細末，用酒調塗於患處，一天 3 次。

【解秘】蛤粉、皂角消痰軟堅散結，且皂角有毒，以毒攻毒，消腫散結；酒通行血脈而止痛。二藥研細末，酒調塗於患處，解毒散結。適用於乳癧腫脹疼痛等。

方 36

【方名】太保丹

【來源】《中華偏方大全》

【組成】公丁香 6 克，露蜂房 10 克，細辛 6 克，蓽茇

6 克，百草霜 6 克，製乳香 6 克。

【用法】上藥共研成細末。用時以太乙膏烘烊，藥末少許撒於中間，外敷於患處，1 天 1 次。

【解秘】公丁香、細辛、蓽茇辛溫散結止痛；露蜂房苦平有毒，以毒攻毒，消腫散結；乳香活血祛瘀，散結止痛；百草霜斂瘡生肌。諸藥合而外用，溫經通脈，消腫散結，斂瘡生肌。

適用於寒凝血滯之乳癧患處皮色不變，漫腫無邊，潰破久不收口等。

第三節・前陰疾病

疝　氣

疝氣是指人體組織或器官一部分離開了原來的部位，通過人體間隙、缺損或薄弱部位進入另一部位為主症的病證。

臨床表現以向體外突出的疝內容物多為小腸和大網膜，

女孩多為卵巢和輸卵管，並常伴有不同程度酸、脹、痛感為其特徵。基本病機為寒濕凝於肝脈，氣機阻滯所致。現代醫學亦稱疝氣。

方 01

【方名】橘核丸

【來源】《文琢之中醫外科經驗集》

【組成】橘核、柚核、荔枝核、昆布、海藻、川楝、枳實、延胡、厚朴各 30 克，桃仁、木通、木香各 15 克。

【用法】共為末，煉蜜為丸，如梧桐子大備用。每服 9 克，1 天 3 次，白開水送下，兒童酌減。

【解秘】橘核、柚核、荔枝核善於行氣治疝；木香、川楝子人氣分，以行氣止痛；桃仁、延胡索入血分，以活血散結；桂心溫肝腎以散寒邪；枳實、厚朴破氣化積滯；海藻、海帶、昆布鹹潤軟堅散結；木通通利下焦濕熱，活血止痛。

諸藥配伍，可行氣止痛，軟堅散結。可用於疝氣疼痛等。

方 02

【方名】導氣湯

【來源】《沈氏尊生書》

【組成】川楝子 12 克、木香 9 克、小茴香 6 克、吳茱萸 3 克。

【用法】煎服，1 天 1 劑。

【解秘】川楝苦寒，既能疏肝行氣止痛，又能導小腸膀胱之熱，從小水下行，為治疝之主藥；木香升降諸氣，通利三焦，疏肝而和脾；小茴香、吳茱萸溫經散寒止痛。

四藥配伍，寒熱並用，行氣止痛。適用於疝氣疼痛等。

方 03

【方名】海石散

【來源】《中華偏方大全》

【組成】香附 6 克，海石 10 克。

【用法】上藥為末。1 次 3 克，以川芎 6 克、山梔 6 克煎湯，放薑汁令辣，調服，1 天 2 次。

【解秘】香附疏肝理氣止痛；海石軟堅散結；川芎活血行氣；山梔清熱瀉火；生薑辛溫散結止痛。

諸藥配伍，活血散結，行氣止痛。適用於氣滯血瘀之疝氣疼痛等。

方 04

【方名】大茴香丸

【來源】《中華偏方大全》

【組成】良薑 15 克，炒茴香 15 克，官桂 15 克，蒼朮（泔水浸）30 克。

【用法】上藥研成末，酒糊為丸，似梧桐子大。1 次 10 丸，薑湯調服，1 天 3 次。

【解秘】良薑、茴香、官桂溫散寒邪而止痛；蒼朮苦溫燥濕；生薑辛溫散結止痛。

諸藥配伍，溫經散寒，散結止痛。適用於寒凝經脈之疝氣疼痛等。

方 05

【方名】乳薑湯

【來源】《中華偏方大全》

【組成】乳香末 6 克，生薑汁 6 克。

【用法】上藥用水 350 毫升，同煎沸 3 分鐘左右，口服，1 天 1 劑。

【解秘】乳香活血止痛；生薑辛溫散結止痛。

二藥配伍，溫經散寒，活血止痛。適用於寒凝血瘀之疝氣疼痛等。

方 06

【方名】青木香散

【來源】《中華偏方大全》

【組成】吳茱萸（分作 2 份，各有酒、醋浸 1 宿，焙乾）30 克，香附子 30 克，木香 15 克，蓽澄茄 15 克。

【用法】上藥研末，米糊為丸，似梧桐子大。1 次 30 丸，空腹時以鹽湯送下，1 天 3 次。

【解秘】吳茱萸、蓽澄茄溫散寒邪而止痛；香附子、木香疏肝行氣。

諸藥配伍，溫經散寒，行氣止痛。適用於寒凝氣滯之疝氣疼痛。

方 07

【方名】期頤餅

【來源】《中華偏方大全》

【組成】生雞內金 90 克，生芡實 180 克，白面 250 克，白砂糖不拘多少。

【用法】先把芡實以水淘去浮皮，曬乾，軋細，過羅；再把雞內金（中有瓦石糟粕，洗淨）軋細過羅，置盆內浸以滾水，半天許；再入芡實、白糖、白麵，用所浸原水，和做極薄小餅，烙成焦黃色，隨意食用。

【解秘】雞內金為消食和胃，澀精止遺之品，由消食而化滯，化滯而行氣止痛；芡實收斂固澀；白面補腎；白砂糖和中緩急止痛。

諸藥配伍，消食化滯，固澀止痛。適用於食阻氣滯之疝氣疼痛等。

方 08

【方名】木香楝子散

【來源】《中華偏方大全》

【組成】川楝子（與巴豆 20 枚同炒至黃赤色，去巴豆）30 個，萆薢 15 克，炒木香 30 克，炒石菖蒲 30 克，炒荔枝核 20 枚。

【用法】上藥研成細末，加麝香少許。一次 6 克，空腹時用炒茴香鹽酒調下，1 天 2 次。

【解秘】川楝子苦寒用巴豆炒製其苦寒，疏肝理氣；木香行氣止痛；萆薢、石菖蒲逐寒袪濕；荔枝核行氣散結止痛；或用炒茴香暖肝行氣。

諸藥配伍，行氣止痛，兼逐寒袪濕。適用於寒濕所致的疝氣疼痛，痛引臍腹等。

方 09

【方名】延胡索散

【來源】《中華偏方大全》

【組成】乾蠍 10 克，鹽炒延胡 10 克。

【用法】上藥研成細末。1 次 3 克，以溫酒服下，1 天 2 次。

【解秘】乾蠍辛平有毒，長於消腫散結止痛，為外科常

用藥;延胡索活血行氣止痛。酒通血脈而止痛;諸藥配伍,消腫散結,行氣止痛。

適用於疝氣疼痛難忍,痛引臍腹等。乾蠍有毒,用量不宜過大,亦不宜長期服用。

方 10

【方名】烏沉湯

【來源】《中華偏方大全》

【組成】沉香 150 克,天台烏藥 300 克,人參 90 克,甘草 135 克。

【用法】上藥研成末。1 次 15 克,入生薑 3 片,鹽少許,空腹時沸湯口服,1 天 3 次。

【解秘】沉香芳香辛散,溫通祛寒,善散陰寒而行氣止痛,為寒凝氣滯腹痛常用藥;天台烏藥溫腎散寒,行氣止痛;人參、甘草益氣健脾;生薑辛溫散寒。諸藥配伍,溫中健脾,行氣止痛。

適用於陽氣不足,寒凝氣滯之疝氣疼痛等。

方 11

【方名】延附湯

【來源】《中華偏方大全》

【組成】炮附子(去皮、臍)30 克,炒延胡索(去皮)30 克,木香 15 克。

【用法】上藥研為末,水 220 毫升,放生薑 7 片,煎至 160 毫升,去渣溫服,不拘時候,1 天 1 劑。

【解秘】炮附子祛寒止痛;炒延胡索、木香行氣活血止痛;生薑辛溫散寒止痛,且制附子之毒。諸藥配伍,溫經散寒,行氣止痛。

適用於寒凝氣滯之疝氣疼痛等。附子有毒,宜久煎至口中無麻味,方可服用。

方 12

【方名】抽刀散

【來源】《中華偏方大全》

【組成】川楝子(與巴豆 3 個同炒黃色,去巴豆)30 克,茴香(用鹽炒黃,去鹽)30 克。

【用法】上藥共成細末。

一次 6 克，空腹時以蔥白酒調下，1 天 3 次。

【解秘】川楝子苦寒用巴豆炒制其苦寒，疏肝理氣；茴香暖肝行氣；酒通行血脈而止痛。諸藥配伍，溫經散寒，行氣止痛。適用於寒凝氣滯之疝氣疼痛等。

方 13

【方名】木香丸

【來源】《中華偏方大全》

【組成】炒陳皮 30 克，木香 30 克，炒青皮 30 克，炒萊菔子 30 克，肉桂 30 克，炒牽牛子 30 克。

【用法】上藥研成末，煉蜜為丸，似梧桐子大。1 次 10 丸，溫酒送下，1 天 3 次。

【解秘】陳皮、木香、青皮、萊菔子行氣止痛；肉桂溫通血脈，散寒止痛；牽牛子有毒，瀉下逐水，通利二便，使水濕從二便而出；酒通脈止痛。諸藥配伍，行氣祛濕，散寒止痛。

適用於寒濕凝滯，氣機阻滯之疝氣疼痛。牽牛子有毒，宜炒用以降其毒性，並注意不宜過量使用。

方 14

【方名】奪命丹

【來源】《中華偏方大全》

【組成】澤瀉（去毛、土）60 克，吳茱萸（去枝、梗）620 克。

【用法】把吳茱萸分為四份，用醋、酒、鹽湯、童便分別浸 1 宿，焙乾，和澤瀉共研為末，酒煮麵糊丸，似梧桐子大。1 次 20 丸，空腹時用鹽湯或酒服下，1 天 3 次。

【解秘】澤瀉利水滲濕；吳茱萸溫經散寒，行氣止痛；酒、童便通行血脈；鹽、醋解毒散結。諸藥研末，酒煮麵糊丸內服，祛濕行氣，散寒止痛。適用於濕阻氣滯之疝氣疼痛等。

方 15

【方名】蒺藜湯

【來源】《中華偏方大全》

【組成】製附子（炮裂、

去皮、臍）30 克，炒蒺藜子（去角）30 克，梔子仁 30 克。

【用法】上藥研碎似麻豆。1 次用 15 克，取水 250 毫升，煎至 180 毫升，去渣，空腹時溫服，1 天 3 次。

【解秘】附子祛寒止痛；蒺藜疏肝理氣；梔子仁消腫止痛。三藥配伍，疏肝理氣，散寒消腫。

適用於寒凝氣滯之疝氣疼痛等。附子有毒，宜久煎至口中無麻味，方可服用。

方 16

【方名】胡桃散

【來源】《中華偏方大全》

【組成】炒破故紙 30 克，胡桃肉（湯浸，去皮）30 克，大棗（煮，去皮、核）30 克。

【用法】上藥各成細末，和勻。1 次 6 克，空腹時以溫酒調下，1 天 3 次。

【解秘】破故紙（即補骨脂）、胡桃肉補腎助陽；大棗益氣養血；酒通行血脈而止痛。

諸藥配伍，補腎助陽。適用於陽氣不足疝氣疼痛等。

方 17

【方名】黑散

【來源】《中華偏方大全》

【組成】黃芩 6 克，黃連 6 克，黃柏 6 克，大黃 6 克。

【用法】上藥同燒存性，研為極細末，加豬膽汁和蜜同調，敷患處，1 天 3 次。

【解秘】黃芩、黃連、黃柏、大黃、豬膽汁外用均能清熱解毒，散結止痛。

適用於疝氣紅腫疼痛，局部腫塊堅硬，疼痛難忍等。

第四節·肛腸疾病

一、痔　瘡

痔瘡肛周腫物突出或脫出為主症的病證。分為內痔、外痔、混合痔。臨床表現以便血，肛門不適，肛周腫物突出或脫出為其特徵。

基本病機為過食辛辣，風濕燥熱蘊結大腸，氣血凝滯，

痰瘀互結所致。現代醫學認為直腸末端黏膜下和肛管皮膚下靜脈叢發生擴張和屈曲所形成的柔軟靜脈團所致。

方01

【方名】清金散

【來源】《中華偏方大全》

【組成】枳殼 3 克，黃連 10 克，乳香 3 克，陳皮 3 克，沒藥 1.5 克。

【用法】上藥用水煎，空腹時口服，1 天 1 劑。

【解秘】枳殼、陳皮理氣行滯；乳香、沒藥行氣活血，化瘀止痛；黃連清熱燥濕，瀉火解毒。諸藥配伍，清熱解毒，行氣活血。

適用於痔瘡腫痛等。

方02

【方名】臟連丸

【來源】《中華偏方大全》

【組成】黃連（研淨末）240 克，公豬大腸（水洗淨，肥者 1 段）長 1 尺 2 吋。

【用法】把黃連末裝入豬大腸內，兩端線紮緊，放入沙鍋內，以黃酒 1250 毫升，慢火煮熬，酒將乾為宜，取其藥腸共搗如泥，如藥濕再曬一時許，復搗，做丸似梧桐子大。1 次 30 丸，飯前以溫開水或米酒調下，1 天 2 次。

【解秘】黃連苦寒清熱燥濕，瀉火解毒；豬大腸潤燥止血；酒通行血脈以助藥效。

三藥配伍，清熱解毒，活血止血。適用於痔瘡腫痛，出血等。

方03

【方名】梧根散

【來源】《中華偏方大全》

【組成】地榆 30 克，臭梧樹根 30 克，伏龍肝 30 克，黃蓍 30 克，炒當歸 9 克。

【用法】上五味，搗篩為散。每次 9 克，1 天 3 次。

【解秘】地榆、伏龍肝均能止血，且地榆兼能涼血解毒；臭臭梧樹根通絡止痛；當歸辛散溫通，能活血消腫止痛。諸藥配伍，消腫止痛，收斂止血。

適用於痔瘡腫痛，出血等。

方 04

【方名】苦參地黃丸

【來源】《中華偏方大全》

【組成】苦參（切片，用酒浸濕，蒸曬 9 次為度，炒黃，研成細末）500 克，生地黃（酒浸 1 夜，蒸熟搗爛）120 克。

【用法】上藥混勻，煉蜜為丸似梧桐子大。每服 10 克，溫酒或溫開水送下，每天 2 次。

【解秘】苦參苦寒清利下焦濕熱，祛風殺蟲止癢；生地清熱涼血；酒通行血脈以助藥效；蜂蜜潤燥滑腸。諸藥配伍，清熱燥濕，祛風止癢。

適用於痔瘡腫痛，大便乾結，出血等。

方 05

【方名】黑木耳柿餅湯

【來源】《新編偏方秘方大全》

【組成】黑木耳 3〜6 克，柿餅 30 克。

【用法】將黑木耳、柿餅去雜質洗淨，切碎，加水煎湯服用。1 天 2 劑。

【解秘】黑木耳活血止痛；柿餅收斂止血，且能潤肺燥，通大便。二藥配伍，清熱潤燥，收斂止血。適用於痔瘡出血，大便乾結等。

方 06

【方名】柿餅

【來源】《新編偏方秘方大全》

【組成】柿餅 2〜3 個。

【用法】將柿餅去蒂，切碎，加水煎湯服食。1 天 1 劑。

【解秘】柿餅清熱潤燥，收斂止血。適用於痔瘡出血，大便乾結等。

方 07

【方名】無花果湯

【來源】《新編偏方秘方大全》

【組成】鮮無花果 1〜2 個。

【用法】將無花果洗淨，去皮切碎，加水煎湯服食，亦可空腹生食。1 天 2 劑。

【解秘】無花果解毒消腫止痛。適用於痔瘡出血等。

方 08

【方名】楊桃湯

【來源】《新編偏方秘方大全》

【組成】鮮楊桃果 2～3 個。

【用法】將楊桃果洗淨搗爛，以涼開水沖服。1 天 2～3 次。

【解秘】楊桃清熱解毒，生津利水。適用於痔瘡出血等。

方 09

【方名】赤小豆湯

【來源】《新編偏方秘方大全》

【組成】赤小豆 200 克，米醋 250 毫升。

【用法】將赤小豆用米醋煮熟，曬乾，再浸入醋中至醋盡乃止，研為細末，每服 3 克，1 天 3 次，黃酒送服。

【解秘】赤小豆清熱解毒，利水消腫；米醋解毒消積，化瘀止血；酒活血止痛。諸藥配伍，清熱解毒，化瘀止血。適用於痔瘡出血等。

方 10

【方名】槐花瘦肉湯

【來源】《新編偏方秘方大全》

【組成】豬瘦肉 120 克，鮮槐花 50 克，調料適量。

【用法】將豬瘦肉洗淨切片，放入砂鍋內，加適量不，先用大火煮開，再用小火煮至肉爛，加入鮮槐花，煮沸，加入調料即成。1 天 2～3 次，1 天 1 劑。

【解秘】鮮槐花苦寒，長於清腸涼血止血，為治血熱便血、痔血之要藥；豬瘦肉滋陰潤燥而通便。

熬湯內服，潤腸通便，涼血止血。適用於痔瘡出血，大便乾結等。

方 11

【方名】山茶花散

【來源】《新編偏方秘方大全》

【組成】山茶花 100 克。

【用法】將山茶花研為細末，1 次服用 6 克，1 天 3 次，溫開水送服。

【解秘】山茶花消腫散瘀，涼血止血。適用於痔瘡出血等。

方 12

【方名】凌霄花散

【來源】《新編偏方秘方大全》

【組成】凌霄花 100 克。

【用法】將凌霄花研為細末，1 次服用 5 克，1 天 3 次，空腹糯米煎湯送服。

【解秘】凌霄花涼血化瘀，研末用補中益氣的糯米煎湯送服。

適用於痔瘡腫痛出血等。

方 13

【方名】赤小豆當歸湯

【來源】《新編偏方秘方大全》

【組成】赤小豆 100 克，當歸 20 克。

【用法】將上 2 味藥洗淨，加水煮熟，去當歸，吃豆喝湯，1 天 2～3 次，1 天 1 劑。

【解秘】赤小豆清熱解毒，利水消腫；當歸活血止痛。二藥配伍，解毒消腫，活血止痛。

適用於痔瘡腫痛出血等。

方 14

【方名】桑葚粥

【來源】《新編偏方秘方大全》

【組成】桑葚 30 克，冰糖 25 克，粳米 100 克。

【用法】將桑葚、粳米洗淨，放入砂鍋內，加適量水，先用大火煮開，再用小火煮成粥，加入白糖即成。1 天 2～3 次，1 天 1 劑，連服 5～7 為 1 療程。

【解秘】桑葚滋陰補血，生津潤燥；冰糖清熱生津潤燥；粳米補中益氣，和胃除煩。三藥配伍，補氣養血，潤

燥通便。適用於痔瘡出血，大便乾結等。

方 15

【方名】黑木耳紅棗湯

【來源】《新編偏方秘方大全》

【組成】黑木耳 30 克，紅棗 20 枚。

【用法】水煎服。1 天 2～3 次，1 天 1 劑。

【解秘】黑木耳活血止痛；紅棗益氣補血。二藥配伍，益氣養血，活血止痛。適用於痔瘡腫痛等。

方 16

【方名】絲瓜豬瘦肉湯

【來源】《新編偏方秘方大全》

【組成】絲瓜 200 克，豬瘦肉 120 克，調料適量。

【用法】按常法煮湯服食。1 天 2 次，1 天 1 劑，連服 5～7 為 1 療程。

【解秘】絲瓜清熱涼血，解毒消腫；豬瘦肉養陰潤燥而通便。

熬湯內服，涼血解毒，潤燥通便。適用於痔瘡腫痛，大便乾結，出血等。

方 17

【方名】蒸茄子

【來源】《新編偏方秘方大全》

【組成】茄子 1 個，調料適量。

【用法】將茄子洗淨，上籠蒸熟，取出，撕碎，加調料拌勻，佐餐食用。1 天 1 劑。

【解秘】茄子清熱解毒，消腫止痛。蒸熟，加調料拌勻，佐餐食用。

適用於痔瘡腫痛等。

方 18

【方名】蘿蔔麥芽糖

【來源】《新編偏方秘方大全》

【組成】蘿蔔適量，麥芽糖 30～50 克。

【用法】將蘿蔔洗淨切碎，搗爛，絞取汁液，加入麥芽糖，隔水蒸熟，趁熱服用。1 天 1 劑。

【解秘】蘿蔔消食下氣，且能止血；麥芽糖補中益氣，緩急止痛，潤肺滑腸。二藥配伍，健脾消食，止血止痛。

適用於痔瘡腫痛，出血，大便乾結等。

方 19

【方名】絲瓜花槐花飲

【來源】《新編偏方秘方大全》

【組成】絲瓜花 10 克，槐花 5 克。

【用法】將絲瓜花、槐花放入杯中，用沸水沖泡，代茶飲用。1 天 2 劑。

【解秘】絲瓜花清熱解毒；槐花苦寒，長於清腸涼血止血，為治血熱便血、痔血之要藥。二藥配伍，清熱解毒，涼血止血。適用於痔瘡腫痛，出血等。

方 20

【方名】喚痔散

【來源】《中華偏方大全》

【組成】炒食鹽 1 克，枯白礬 1.5 克，生草烏 3 克，煅刺蝟皮 3 克，麝香 1.5 克，冰片 0.6 克。

【用法】上藥研為細末，先以溫水洗淨肛門，隨後以唾津調藥 10 克，填進肛門內，片刻取出，1 天 2 次。

【解秘】枯白礬解毒殺蟲，燥濕止癢；炒食鹽解毒；生草烏外用有較好的麻醉止痛作用；煅刺蝟皮收斂止血，化瘀止痛；麝香活血消腫止痛；冰片清熱消腫止痛。諸藥製劑外用，解毒散結，活血止痛，收斂止血。

適用於痔瘡腫痛，出血等。生草烏有毒，注意本藥只宜外用，不可內服，並注意藥物的保管，避免誤食中毒。

方 21

【方名】洗痔枳殼湯

【來源】《中華偏方大全》

【組成】蛤蟆草 30 克，枳殼 30 克。

【用法】上兩味用藥水煎，先燻後洗，洗後搽五倍子散，1 天 2 次。

【解秘】蛤蟆草清熱解毒，涼血止血；枳殼寬腸行氣。二藥煎水外用燻洗，清熱解毒，涼血止血。

適用於痔瘡出血等。燻洗後五倍子外用能斂瘡止血，更能止血。

方 22

【方名】繁縷湯

【來源】《新編偏方秘方大全》

【組成】鮮繁縷（又名鮮鵝腸草）適量，食鹽少許。

【用法】將鮮繁縷洗淨搗爛，與食鹽共置鍋內，加水煎湯，乘溫洗浴患處。1天2次。

【解秘】鮮繁縷清熱解毒，利尿消腫。

適用於痔瘡腫痛等。

方 23

【方名】無花果葉湯

【來源】《新編偏方秘方大全》

【組成】無花果葉適量。

【用法】將無花果葉洗淨，加水煎湯，候溫，坐浴患處。1天2次。

【解秘】無花果葉祛濕消腫，解毒止痛。適用於痔瘡腫痛，出血等。

方 24

【方名】糯稻草洗劑

【來源】《新編偏方秘方大全》

【組成】糯稻草、黃酒各適量。

【用法】將糯稻草燒灰淋汁，加入等量的熱黃酒，混合，洗滌患處。1天2～3次。

【解秘】糯稻草燒灰收斂止血；黃酒活血止痛，解毒消腫。二藥混合洗滌患處，解毒消腫，化瘀止血。適用於痔瘡腫痛，出血等。

方 25

【方名】燻痔湯

【來源】《中華偏方大全》

【組成】李根皮30克，苦桃皮30克，苦參30克，萹蓄30克。

【用法】上藥搗碎，用水煎除去渣，趁熱燻洗，1天2

次。

【解秘】李根皮、苦桃皮清熱解毒；苦參、萹蓄清熱祛濕，殺蟲止癢。諸藥煎水燻洗，清熱解毒，燥濕止癢。

適用於痔瘡出血，肛周瘙癢疼痛等。

方 26

【方名】田螺水

【來源】《中華偏方大全》

【組成】冰片 0.15 克，大田螺 1 枚。

【用法】以刀尖挑起螺靨，入冰片末 0.15 克，平放在瓷盤內，等片刻，螺竅內滲出漿水，用雞翎蘸汁塗於患處，1 天多次。

【解秘】冰片清熱消腫止痛；大田螺清熱利水。二藥合而外用，清熱消腫止痛。適用於痔瘡疼痛，肛周瘙癢等。

方 27

【方名】五倍子湯

【來源】《新編偏方秘方大全》

【組成】朴硝、桑寄生、蓮房、荊芥、五倍子各 20 克。

【用法】煎湯燻洗患處。

【解秘】朴硝清熱消腫，瀉下軟堅；桑寄生、荊芥辛散疏風；蓮房收斂止血，化瘀止痛；五倍子斂瘡止血。

諸藥煎湯燻洗，清熱消腫，止血止痛。適用於痔瘡疼痛，大便乾結，出血等。

二、脫 肛

脫肛指直腸或直腸黏膜脫出肛門外為主症的病症。臨床表現以早期便後有黏膜自肛門脫出，並可自行縮回；以後漸漸不能自行回覆，需用手上托能復位；再後在咳嗽、噴嚏、走路、久站或稍一用力即可脫出，脫出後局部有發脹感，局部充血、水腫、糜爛、潰瘍、瘙癢為其特徵。

基本病機為中氣不足，氣虛下陷，固攝失司所致。常可見於現代醫學的直腸脫垂等病證。

方 01

【方名】香朮丸

【來源】《中華偏方大全》

【組成】乾地黃 250 克，白朮（糯米泔浸 3 天）500 克。

【用法】將白朮細銼，以慢火炒焦，為末，乾時黃洗淨，用碗盛，於甑上蒸爛細研，入白朮末，共搗一、二千杵，如太硬，滴好酒少許，相和再搗。和丸似梧桐子大，焙乾。一次 15～20 丸，空腹時粥飲送下，1 天 3 次。

【解秘】乾地黃養陰生津；白朮燥濕健脾。二藥配伍，益氣健脾，潤燥通便。

適用於脫肛，局部水腫，大便乾結等。

方 02

【方名】縮砂湯

【來源】《中華偏方大全》

【組成】縮砂仁 20 克，木賊 20 克，黃連 20 克。

【用法】上藥為末。每次 6 克，用米飲調下，1 天 3 次。

【解秘】縮砂仁芳香化濕止瀉；木賊解表升散止瀉；黃連苦寒清熱燥濕止痢。

三藥配伍，祛濕止瀉。適用於脫肛，大便泄瀉等。

方 03

【方名】萹蓄湯

【來源】《中華偏方大全》

【組成】萹蓄 30 克。

【用法】用水煎服，1 天 2 次，1 天 1 劑，連服 5～7 為 1 療程。

【解秘】萹蓄清熱祛濕，殺蟲止癢。

適用於脫肛糜爛或潰瘍，引起肛周瘙癢等。

方 04

【方名】臟頭丸

【來源】《中華偏方大全》

【組成】牙皂 20 克，槐子 30 克，糯米 750 克，黃連 120 克。

【用法】上藥研為細末，並用豬大腸 1 條，去油洗淨，將上藥入內，兩頭紮住，入沙鍋內煮爛，搗均為丸，似梧桐

子大。一次 30 丸，米湯調下，1 天 3 次。

【解秘】牙皂辛溫有小毒，消腫散結；槐子清熱涼血止血而止瀉痢；糯米補中益氣，健脾止瀉；黃連苦寒清熱燥濕止痢。

諸藥配伍，益氣健脾，消腫散結，止血止瀉。適用於瀉痢不止，時有脫肛等。

方 05

【方名】赤石脂散

【來源】《中華偏方大全》

【組成】伏龍肝 8 克，赤石脂 8 克。

【用法】上藥細研為散。每以 1.5 克，敷於腸頭，1 天 3 次。

【解秘】伏龍肝即灶心土溫脾陽，止瀉痢，多用於久瀉不止；赤石脂酸澀入下焦，長於澀腸止瀉。

二藥配伍，溫中散寒，澀腸止瀉。適用虛寒型久瀉久瀉，時有脫肛等。屬熱瀉所致的脫肛者忌服。

方 06

【方名】澀腸散

【來源】《中華偏方大全》

【組成】炮訶子 30 克，龍骨 30 克，赤石脂 30 克。

【用法】上藥研為細末。每次用藥末 10 克，醋茶少量，和藥拌摻腸頭上，絹帛揉入。

【解秘】訶子、龍骨、赤石脂三者製劑外用，收斂固澀而止瀉痢。適用於久瀉久痢所致的脫肛等。

方 07

【方名】附子散

【來源】《中華偏方大全》

【組成】龍骨 30 克，附子（生，去皮、臍）30 克。

【用法】上藥搗細羅為散。每用散 3 克，敷在肛門上，捋按令入，頻頻用之，以愈為度。

【解秘】龍骨收斂固澀；附子溫中散寒而止痛。二藥搗細羅為散，敷在肛門上，散寒止痛，收斂固澀。適用於脫

肛，局部腫脹疼痛等。

方 08

【方名】橡斗膏

【來源】《中華偏方大全》

【組成】豬脂 200 克，橡斗子（燒存性）30 克。

【用法】上藥研細入豬脂內，熔化混勻，局部外敷，1 天 2 次。

【解秘】橡斗子即橡實，澀腸固脫；豬脂潤燥養膚。橡斗子研細入豬脂內，局部外敷，收斂固澀。適用於脫肛。

方 09

【方名】蟠龍散

【來源】《中華偏方大全》

【組成】風化朴硝 6 克，乾地龍（去土）30 克。

【用法】前藥銼、焙、研為細末，與朴硝和勻。每次用 6～9 克，肛門濕潤者乾摻；如乾燥，用清油調塗。用時先用荊芥、生蔥煮水，待濕洗淨，輕輕拭乾，然後敷藥。

【解秘】風化朴硝清熱消腫止痛；乾地龍清熱祛風止

癢。二藥製散乾滲，清熱消腫止痛。適用於脫肛局部滲出，瘙癢疼痛等。

方 10

【方名】槿花散

【來源】《中華偏方大全》

【組成】木槿花適量。

【用法】用水煎數沸，用大盆盛，先以氣噓，然後用手洗之或木槿花為末塗之。

【解秘】木槿花外用清熱利濕止癢。適用於脫肛局部滲出，瘙癢等。

三、肛 癰

肛癰是指肛門直腸周圍膿腫，紅腫疼痛為主症的病證。臨床表現以淺表膿腫以局部紅腫、成膿時會有波動感為主，深部膿腫以惡寒發熱全身表現為其特徵。

基本病機為過食辛辣肥甘，濕熱內生，蘊久化熱，熱敗肉腐所致。常可見於現代醫學的肛周急性化膿性感染和慢性化膿性感染等病證。

方01

【方名】椿皮丸

【來源】《中華偏方大全》

【組成】蒼朮（去皮）60克，臭椿白皮（去粗皮，焙乾）100克，炒枳殼60克。

【用法】上藥研細，蜜煉為丸，似梧桐子大。每次10克，1天3次。

【解秘】蒼朮、臭椿白皮清熱燥濕；炒枳殼化痰消腫散結。三藥配伍，清熱燥濕，化痰散結。

適用於肛癰局部紅腫疼痛，舌苔黃膩者。

方02

【方名】鱉甲散

【來源】《中華偏方大全》

【組成】炙刺蝟皮15克，鱉甲（炙黃）15克，檳榔10克，蛇蛻皮（燒灰）10克，炙露蜂房10克，麝香（細研）3克。

【用法】上藥共為細末。每次6克，飯前口服，1天3次。

【解秘】炙刺蝟皮、麝香活血化瘀，消腫止痛；鱉甲軟堅散結；檳榔行氣消積；蛇蛻皮解毒散結；炙露蜂房苦平有毒，以毒攻毒，消腫散結。諸藥配伍，解毒散結，活血消癰。適用於肛癰局部紅腫疼痛，伴有脘腹脹滿等。

方03

【方名】靈秘散

【來源】《中華偏方大全》

【組成】生薑20克，黃連30克。

【用法】黃連研為末，生薑切片，慢火炒焦，除薑不用，服黃連。1次2克，1天3次。

【解秘】黃連苦寒清熱解毒，用生薑制炒焦後，且有散結止痛之功，適用於肛癰局部紅腫疼痛等。

方04

【方名】三黃丸

【來源】《中華偏方大全》

【組成】製大黃100克，沒藥30克，乳香30克，雄精

6 克，麝香 1 克，犀牛黃 3 克。

【用法】先把大黃以黃酒浸透，隔水蒸軟，搗爛，再放餘藥，搗捶為丸，如梧桐子大。1 次 6 克，1 天 3 次。

【解秘】沒藥、乳香、麝香、雄精活血消腫；製大黃、牛黃清熱解毒，瀉下通便。

諸藥配伍，清熱解毒，消腫止痛。適用肛癰局部腫脹疼痛，大便時加重等。

方 05

【方名】皂莢丸

【來源】《中華偏方大全》

【組成】瓜蔞 50 克，皂莢（去黑皮及子）60 克，刺蝟皮 20 克，白礬 20 克。

【用法】上藥放入瓷瓶內，燒令煙盡，冷卻後研細，煉蜜丸似梧桐子大。1 次 10 丸，1 天 3 次。

【解秘】瓜蔞、皂莢化痰散結；刺蝟皮化瘀止痛；白礬清熱消痰。諸藥配伍，化痰散結，活血止痛。適用於肛癰初起，肛門紅腫疼痛等。

方 06

【方名】生肌丸

【來源】《中華偏方大全》

【組成】沒藥 50 克，乳香 50 克，象牙末 100 克，血竭 50 克，黃蠟 500 克。

【用法】前四味藥研細，放進黃蠟中，熔化混勻，冷卻後製丸。每次 6 克，1 天 3 次。

【解秘】沒藥、乳香、血竭活血消腫止痛；象牙拔毒生肌；黃蠟養膚潤燥。

諸藥製丸外用，活血消腫，拔毒止痛。適用肛癰局部腫脹疼痛等。

方 07

【方名】將軍散

【來源】《中華偏方大全》

【組成】貝母 30 克，煨大黃 30 克，生甘草 30 克，白芷 30 克。

【用法】上藥為末研勻。1 次 6 克，1 天 3 次。

【解秘】貝母化痰消腫散結；白芷消腫辛散疏風透邪，

暢通肌表營衛，散結消腫；煨大黃清熱解毒，瀉下通便，活血消腫；生甘草清熱解毒，調和諸藥。諸藥配伍，清熱解毒，消腫散結。

適用於肛癰肛緣紅腫疼痛，便時加重，尚未出膿等。

方 08

【方名】秦艽鱉甲湯

【來源】《中華偏方大全》

【組成】柴胡 20 克，地骨皮 20 克，秦艽 12 克，鱉甲 20 克，知母 12 克，當歸 12 克。

【用法】水煎服，1 天 1 劑。

【解秘】柴胡、當歸行氣活血；地骨皮、知母清熱瀉火，退虛熱；秦艽清熱利濕；鱉甲軟堅散結。諸藥配伍，清熱瀉火，活血消腫。

適用肛癰局部腫脹不適，微紅，有黏液溢出等。

方 09

【方名】九龍丹

【來源】《中華偏方大全》

【組成】血竭 10 克，兒茶 10 克，沒藥 10 克，乳香 10 克，巴豆霜 10 克，木香 10 克。

【用法】上藥共研為細末，蜜水調膏。1 次 2 克，1 天 3 次。

【解秘】血竭、兒茶、沒藥、木香行氣活血散結；巴豆霜瀉下通便。諸藥配伍，消腫散結，瀉下通便。

適用於肛癰肛緣紅腫疼痛，便時加重，流膿不止等。巴豆峻下通便，宜中病即止，慎勿過劑。

方 10

【方名】露蜂房散

【來源】《中華偏方大全》

【組成】槐花 50 克，露蜂房 50 克，黃耆 50 克。

【用法】上藥共成細末。1 次 6 克，飯前口服，1 天 3 次。

【解秘】槐花苦寒，長於清腸解毒；露蜂房苦平有毒，解毒消腫；黃耆補中益氣，托毒生肌。三藥配伍，解毒消腫，托毒生肌。

適用於肛癰潰破，局部腫脹疼痛，久不收口等。

方 11

【方名】血餘散

【來源】《中華偏方大全》

【組成】血餘炭 30 克，側柏葉 30 克，雞冠花根 30 克。

【用法】血餘燒灰和另兩味研細，混勻。每次 6 克，睡前以溫酒調下，1 天 1 次。

【解秘】血餘炭、側柏葉收斂止血生肌，且血餘炭兼能活血消腫；雞冠花根涼血止血；酒通行血脈以助藥效。諸藥配伍，生肌斂瘡，活血消腫。適用於肛癰潰破，滲血，久不收口等。

方 12

【方名】四神湯

【來源】《中華偏方大全》

【組成】生黃蓍 15 克，當歸 20 克，生甘草 10 克，金銀花 15 克。

【用法】用水煎服，1 天 1 劑。

【解秘】生黃蓍補中益氣，托毒生肌；當歸補血活血，消腫止痛；金銀花清熱解毒；甘草清熱解毒，調和諸藥。諸藥配伍，益氣養血，解毒消腫。

適用於肛癰日久，氣血不足，肛門墜脹不適，有黏液滲出，久不收口。

方 13

【方名】五灰散

【來源】《中華偏方大全》

【組成】穿山甲 20 克，蜈蚣 20 克，鵝毛 20 克，生鹿角 20 克，血餘炭 20 克。

【用法】上藥煆存性，研末混勻。1 次 6 克，1 天 3 次。

【解秘】穿山甲活血消腫散結；蜈蚣有毒，以毒攻毒，消腫散結；生鹿角溫腎陽，益精血；鵝毛解毒消腫；血餘炭化瘀止痛。諸藥配伍，溫陽補血，消腫散結。適用肛癰局部皮色不變，漫腫無邊，痠痛無熱，天久不癒等。肛癰局部紅腫痛熱者忌服。

方 14

【方名】玉露油膏

【來源】《藥籨啟秘》

【組成】芙蓉葉（去梗莖，曬乾）細末 60 克，凡士林 240 克。

【用法】先將凡士林烊化冷卻，再將芙蓉葉細末徐徐調入即成。並可加入醫用石碳酸 10 滴，還可用麻油、菊花露、銀花露調敷用處。

【解秘】《本草綱目》云：「芙蓉花並葉，氣平而不寒不熱。味微辛而性滑涎黏，其治癰疽之功，殊有神效。」故芙蓉葉解毒消癰；凡士林賦形潤燥。製劑外用，解毒消癰，適用於肛癰局部紅腫疼痛等。

方 15

【方名】六黃散

【來源】《中醫外科外治法》

【組成】黃連、黃柏、黃芩、薑黃、大黃、蒲黃各等份。

【用法】將上藥研成粉末，包裝備用。用時取藥粉適量，用 50% 酒精調勻外敷患部，1 天 1～2 次，1 次 4～6 小時，至紅、腫、熱、痛消失為止。

【解秘】黃連、黃柏、黃芩、大黃清熱解毒消腫，且大黃兼能活血止痛；薑黃、蒲黃活血止痛。

諸藥製劑外用，清熱解毒，活血消腫。適用於肛癰局部紅腫疼痛等。

方 16

【方名】黃連膏

【來源】《中華偏方大全》

【組成】當歸 20 克，黃連 20 克，薑黃 15 克，生地 20 克，麻油 500 克，黃蠟 100 克。

【用法】前四味藥放麻油內浸漬 1 天，用文火將藥熬至枯黃，除去渣，加入黃蠟，攪勻，冷卻成膏，局部外用，1 天 2 次。

【解秘】當歸、薑黃活血散結；黃連清熱解毒；麻油、黃蠟養膚潤燥。

諸藥製劑外用，清熱解毒，活血消腫。適用於肛癰局部紅腫疼痛等。

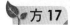 **方 17**

【方名】洗痔腫痛方

【來源】《中華偏方大全》

【組成】苦楝根 30 克，魚腥草 30 克，芒硝（沖）30 克，馬齒莧 30 克，瓦楞子 30 克。

【用法】用水煎湯，先燻後洗，1 天 2 次。

【解秘】魚腥草、馬齒莧、芒硝清熱消腫；苦楝根苦寒有毒，以毒攻毒，解毒殺蟲止癢；瓦楞子消痰軟堅，化瘀散結。諸藥水煎燻洗，解毒消腫止痛，清熱燥濕止癢。

適用於肛癰局部紅腫疼痛，瘙癢等。

方 18

【方名】回陽玉龍膏

【來源】《中華偏方大全》

【組成】煨烏薑 30 克，炒草烏 15 克，炒赤芍藥 15 克，白芷 15 克，煨南星 15 克，肉桂 10 克。

【用法】上藥共研細末，熱酒調敷於患處，1 天 2 次。

【解秘】煨烏薑即將薑煨製成黑色，與肉桂均能辛溫散結；炒草烏局部外用有良好麻醉止痛作用；炒赤芍藥活血止痛；白芷消癰排膿；煨南星消腫散結。

諸藥製劑外用，消腫散結，活血止痛。適用於肛癰疼痛等。因草烏有毒，只宜外用，不宜內服；並注意藥物的保管，避免誤食中毒。

四、腸 癰

腸癰是熱毒壅於腸腑，以急性腹痛為主症的病證。臨床表現以轉移性右下腹痛、右下腹固定性壓痛為特徵。基本病機為濕熱鬱蒸，氣血凝聚，結於腸中所致。

常可見於現代醫學的急性單純性闌尾炎、急性化膿性闌尾炎、壞疽性及穿孔性闌尾炎和闌尾周圍膿腫等病證

方 01

【方名】內癰奇方

【來源】《中華偏方大全》

【組成】枯礬 10 克，活鯽魚（約 500 克）1 條。

【用法】鯽魚剖腹去腸，刮鱗洗淨，枯礬研細入魚腹內 2 小時後洗去枯礬，魚煎熟分 3 次食用，1 天 1 條。

【解秘】枯礬清熱消痰，消腫散結；鯽魚通血脈止痛，利水濕消腫。將枯礬研細入魚腹煎熟食用，清熱利濕，消腫散結。適用於腸癰腹痛的輔助治療。

方 02

【方名】化毒飲

【來源】《中華偏方大全》

【組成】製大黃 10 克，黃連 10 克，木通 6 克，青皮 10 克，乳香 10 克，沒藥 10 克。

【用法】用水煎服，1 天 1 劑。

【解秘】大黃、黃連苦寒清熱解毒；木通清熱利濕，活血止痛；青皮、乳香、沒藥行氣活血，消腫止痛。諸藥配伍，瀉熱破瘀，消腫散結。

適用於腸癰初起，症見右下腹疼痛拒按，或有時時發熱等。腸癰已潰忌服。

方 03

【方名】四聖散

【來源】《中華偏方大全》

【組成】乳香 10 克，生黃瓜蔞 20 克，沒藥 10 克，生甘草 10 克。

【用法】上藥入紅酒 500 毫升內，慢火煎其至 250 毫升，分 2 次服下，1 天 1 劑。

【解秘】乳香、沒藥活血止痛；瓜蔞化痰散結；生甘草清熱解毒，調和諸藥。

諸藥配伍，散結消腫，活血止痛。適用於腸癰初起，症見右下腹疼痛拒按等。腸癰已潰忌服。

方 04

【方名】立消湯

【來源】《中華偏方大全》

【組成】蒲公英 30 克，金銀花 30 克，玄參 20 克，當

歸 30 克。

【用法】水煎服，一天 1 劑。

【解秘】蒲公英、金銀花、玄參清熱解毒；活血祛瘀，消腫止痛。諸藥配伍，清熱解毒，活血止痛。

適用於腸癰初起，症見右下腹疼痛拒按，甚則局部腫痞，時時發熱等。腸癰已潰忌服。

方 05

【方名】保安散

【來源】《中華偏方大全》

【組成】甜瓜子 60 克，蛇蛻 10 克，當歸 30 克。

【用法】以水煎服，1 天 1 劑。

【解秘】甜瓜子甘寒滑利，清腸利濕，排膿消癰，善治內癰；蛇蛻解毒散結；當歸活血祛瘀，消腫止痛。諸藥配伍，清熱利濕，解毒散結。

適用於腸癰初起，症見右下腹疼痛拒按，時時發熱等。腸癰已潰忌服。

方 06

【方名】活腸敗毒丹

【來源】《中華偏方大全》

【組成】金銀花 60 克，當歸 60 克，地榆 10 克，牛膝 30 克，生甘草 10 克。

【用法】水煎服，1 天 1 劑。

【解秘】金銀花、地榆清熱解毒；當歸、牛膝活血祛瘀，消腫止痛；生甘草清熱解毒，調和諸藥。諸藥配伍，清熱解毒，活血消腫。

適用於腸癰初起，症見右下腹疼痛拒按，時時發熱等。腸癰已潰忌服。

方 07

【方名】薏苡仁湯

【來源】《中華偏方大全》

【組成】瓜蔞仁 12 克，薏苡仁 12 克，桃仁 10 克，丹皮 10 克，白芍 10 克。

【用法】用水煎服，1 天 1 劑。

【解秘】薏苡仁甘淡善清腸胃之濕而清熱排膿；瓜蔞仁

化痰消腫散結，兼能潤腸通便；桃仁、丹皮活血止痛，且桃仁兼能潤腸通便；白芍緩急止痛。諸藥配伍，清熱利濕，消腫止痛。

適用於腸癰初起，症見右下腹疼痛拒按，時時發熱，大便乾結等。腸癰已潰忌服。

方 08

【方名】王公湯

【來源】《中華偏方大全》

【組成】蒲公英 30 克，王不留行 30 克，車前子（包）10 克，生甘草 10 克。

【用法】用水煎服，1 天 1 劑。

【解秘】蒲公英清熱解毒，消癰散結；王不留行活血消癰；車前子清熱利濕；生甘草清熱解毒，調和諸藥。諸藥配伍，清熱解毒，活血消癰。

適用於腸癰初起，症見右下腹疼痛拒按，時時發熱等。腸癰已潰忌服。

方 09

【方名】赤小豆當歸散

【來源】《中華偏方大全》

【組成】當歸 30 克，赤小豆 60 克。

【用法】將赤小豆用水浸泡至出芽，曬乾，然後與當歸共研細末。1 次 10 克，1 天 3 次。

【解秘】當歸活血祛瘀，消腫止痛；赤小豆清熱解毒，利濕消腫。二藥配伍，清熱解毒，活血止痛。

適用於腸癰初起，症見右下腹疼痛拒按的輔助治療。

方 10

【方名】腸癰湯

【來源】《中華偏方大全》

【組成】薏苡仁 30 克，牡丹皮 20 克，冬瓜仁 30 克，桃仁 20 克。

【用法】水煎服，1 天 1 劑。

【解秘】薏苡仁甘淡善清腸胃之濕而清熱排膿；冬瓜仁甘寒滑利，清腸利濕，排膿消癰，善治內癰；牡丹皮、桃仁均破血散瘀，消腫止痛，且桃

仁能潤腸通便。諸藥配伍，清熱解毒，活血消癰。

適用於腸癰初起，症見右下腹疼痛拒按，時時發熱等。腸癰已潰忌服。

方 11

【方名】苦菜湯

【來源】《中華偏方大全》

【組成】苦菜（即敗醬草）100 克。

【用法】用水煎。1 天分 2 次服。

【解秘】敗醬草辛苦微寒，清熱解毒，消癰排膿，祛瘀止痛，為治腸癰之要藥。

適用於腸癰初起，症見右下腹疼痛拒按等。

方 12

【方名】葫蘆子

【來源】《中華偏方大全》

【組成】大血藤 50 克，葫蘆子 50 克，繁縷 50 克。

【用法】水煎之。分早晚 2 次服。

【解秘】大血藤清熱解毒，活血止痛，為治腸癰之要藥；葫蘆子、繁縷清熱解毒，利尿祛濕。三藥配伍，清熱利濕，活血消癰。

適用於腸癰初起，症見右下腹疼痛拒按，時時發熱等。腸癰已潰忌服。

方 13

【方名】消毒散

【來源】《串雅內編》

【組成】大黃、芙蓉葉各 30 克，芒硝 9 克。

【用法】上藥研細末，以米酯調成厚糊，塗於患處四周，則不時用醋蘸濕。

【解秘】大黃、芒硝清熱解毒，消腫散結；《本草綱目》云：「芙蓉花並葉，氣平而不寒不熱。味微辛而性滑涎黏，其治癰疽之功，殊有神效。」故芙蓉葉解毒消癰。諸藥製劑外用，清熱解毒，消癰散結。

適用於腸癰初起右下腹疼痛拒按的輔助治療。

方 14

【方名】鮮薑芋頭泥

【來源】《中華偏方大全》

【組成】鮮芋頭、鮮薑、麵粉各適量。

【用法】先把薑和芋頭去粗皮，洗淨，搗爛為泥，再加入適量麵粉調勻。外敷患處，每天換藥 1 次，每次敷 3 小時。

【解秘】鮮芋頭解毒消腫；鮮薑辛溫散結；麵粉為摻藥。諸藥製劑外用，解毒消腫，散結止痛。

適用於腸癰初起右下腹疼痛拒按的輔助治療。

第五節・其他外科疾病

一、燒燙傷

燒燙傷是熱力（火焰、灼熱的液體、氣體等）作用於人體而引起的機體損傷。臨床表現以紅腫熱痛、感覺過敏、水疱，甚則痛覺消失，皮膚堅硬如革為主要特徵。現代醫學中的燒燙傷屬此範疇。

方 01

【方名】慈航膏

【來源】《中醫驗方匯選》

【組成】側柏葉 240 克，大黃 60 克，當歸 60 克，地榆 60 克，露蜂房 1 個，血餘炭 90 克，樟腦 9 克，黃蠟 150 克，麻油 1000 克。

【用法】棉紙土約 0.1 公分厚，敷於患處，外貼 1 張蠟紙，再敷紗布並固定。每天 1 換，製成軟膏，去火毒，外敷時，須先刺破水泡，拭乾毒水，然後將此膏攤至癒為止。

【解秘】側柏葉苦寒清熱，味澀收斂；大黃清熱解毒；地榆解毒斂瘡，為治水火燙傷之要藥；露蜂房甘平有毒，其質輕揚，善走表達裏，能祛風邪，療瘡毒，以毒攻毒，為外科常用之品；血餘炭收斂生肌，活血止痛；樟腦有毒以毒攻毒，解毒消腫。諸藥配伍，解毒療瘡，斂瘡止痛。適用於Ⅰ、Ⅱ度燒燙傷。

方 02

【方名】燙傷膏

【來源】《新編偏方秘方大全》

【組成】生地 75 克，當歸 75 克，血餘炭 120 克，紫草 120 克，寒水石 90 克，黃柏麵 90 克，大黃麵 60 克，地榆麵 30 克，白蠟 17 克。

【用法】用香油煎前 4 味藥，至頭髮熔解，去渣，入白蠟熔化，再入寒水石等 4 味藥，調勻成膏。

若加鯨魚油更效。用時外敷患處，每天 1 換藥。

【解秘】生地、紫草清熱涼血；寒水石、黃柏、大黃清熱瀉火解毒；當歸活血止痛；地榆解毒斂瘡，為治水火燙傷之要藥。

諸藥配伍，瀉火解毒，活血斂瘡。適用於燒燙傷紅腫疼痛等。

方 03

【方名】銀花甘草湯

【來源】《外科十法》

【組成】金銀花 60 克，甘草 6 克。

【用法】煎湯，外用洗滌創面。

【解秘】金銀花、甘草清熱解毒。煎湯，外用洗滌創面。

適用於燒燙傷紅腫疼痛，感覺過敏等。

方 04

【方名】虎杖灼塗液

【來源】《中醫外科外治法》

【組成】虎杖適量。

【用法】將虎杖粉研成粗末，用 6 倍量的乙醇冷浸漉 3 天，滲出掖經減壓濃縮得虎杖浸膏。再加 4 倍量的熱水充分攪拌，乘熱過濾，濾液濃縮到原浸膏重量的 1.5 倍，放置 24 小時以上，過濾，濾液用碳酸氫鈉調節 pH 到 5～6，加 0.2 的呋喃西林裝瓶，高壓消毒。使用將塗液塗於燒傷斜面，每天 1 次，最好採用暴露療法，用於Ⅱ度燒傷較為理想。

【解秘】虎杖苦寒清熱解毒，散瘀利濕。

適用於燒燙傷紅腫疼痛，感覺過敏，水泡等。

方 05

【方名】燒傷液

【來源】《中醫外科外治法》

【組成】虎杖、地榆、夏枯草、白及各 1000 克，黃連 500 克，冰片 50 克。

【用法】將洗淨的虎杖、地榆、夏枯草、黃連加蒸餾水（浸過藥面量）浸泡 12 小時，另將白及同樣浸泡 12 小時。浸後加水煎煮 3 飲，每次 30 分鐘，合併 3 次藥液，濃縮至共 2000 毫升，趁熱加入苯甲酸鈉 18 克，冷後加入冰片 50 克，混勻，分裝，蒸氣流通消毒 1 小時。

用時將燒傷創面消毒，即塗以燒傷液；若陳舊性創面，除去死皮，消毒後再塗藥。一般以暴露療法為主，每天塗藥 2～3 次。亦可包紮：先將無菌紗布浸透藥液，平鋪於創面上，外加無菌紗布包紮，3～5 天後換藥。

【解秘】虎杖苦寒清熱瀉火解毒，散瘀利濕止痛；地榆解毒斂瘡，為治水火燙傷之要藥；夏枯草、黃連、冰片清熱消腫止痛；白及消腫生肌。

諸藥配伍，解毒消腫，活血止痛。適用於燒燙傷紅腫疼痛等。

方 06

【方名】收乾生肌藥粉

【來源】《趙炳南臨床經驗集》

【組成】乳香麵 30 克，沒藥麵 30 克，琥珀麵 6 克，血竭麵 12 克，兒茶麵 15 克，水飛爐甘石麵 21 克。

【用法】細末共研勻。薄摻手瘡面或製成藥捻用。若膿毒來淨者慎用。

【解秘】乳香、沒藥活血止痛，消腫生肌；琥珀、血竭、兒茶活血止痛，且血竭能止血生肌；爐甘石收濕生肌斂瘡。諸藥配伍，活血止痛，斂瘡生肌。

適用於燒燙傷紅腫疼痛，水泡，滲出液多等。

方 07

【方名】冰片雞蛋油

【來源】《趙炳南臨床經驗集》

【組成】雞蛋黃油 30 克，冰片 1.5～3 克。

【用法】將冰片細末兌入雞蛋黃油內，溶盡後外搽皮損瘡面或滴入瘻管內。化膿性瘡面及有腐敗組織瘡面勿用。

【解秘】雞蛋黃油潤膚生肌；冰片清熱消腫止痛。將冰片細末兌入雞蛋黃油內，溶盡後外搽皮損瘡面，消腫止痛，潤膚生肌。適用於燒燙傷疼痛，皮膚乾燥等。

方 08

【方名】大黃油

【來源】《中醫外科外治法》

【組成】生大黃 30 克，冰片 12 克，芝麻油 100 克。

【用法】先把大黃碾碎，過篩。將油置鍋內文火燒沸，倒入大黃末，攪拌，過 5 分鐘取下，加入冰片，待涼裝瓶備用。用時，先以 1 新潔爾滅液消毒，剪去大水泡和剝脫皮膚；用生理鹽水沖洗，濕棉球輕輕拭去傷面水分，再用乾淨毛筆攪勻藥液，塗抹患處，4 小時 1 次，至痂皮堅硬乾燥時停藥。傷面不可包紮，以利乾燥。

【解秘】生大黃清熱解毒；冰片清熱消腫止痛；芝麻油潤膚生肌。三藥配伍外用，清熱解毒，消腫止痛，潤膚生肌。適用於燒燙傷紅腫疼痛，皮膚乾燥等。

方 09

【方名】燙火止痛散

【來源】《中華偏方大全》

【組成】當歸 30 克，炒大黃 30 克。

【用法】上藥共研為細末，香油調敷於患處，1 天 3 次。

【解秘】當歸活血止痛，與清熱解毒的大黃配伍，香油調敷於患處，清熱解毒，活血止痛。適用於燒燙傷紅腫疼痛

等。

方 10

【方名】毛粉散

【來源】《中華偏方大全》

【組成】豬毛（煅存性）10 克，白硼砂 30 克，輕粉 10 克。

【用法】豬毛煅存性，和輕粉、白硼砂共研為細末，混勻，香油調塗患處，1 天 3 次。

【解秘】豬毛煅存性斂瘡生肌；白硼砂清熱解毒；輕粉有大毒，消腫散結，通絡止痛；香油養膚潤燥。諸藥製劑外用，解毒消腫，斂瘡生肌。

適用於燒燙傷紅腫疼痛等。輕粉有大毒，且易被皮膚吸收而中毒，只宜外用，不宜內服，亦不可大面積塗敷。

方 11

【方名】清煙膏

【來源】《中華偏方大全》

【組成】京墨 1 根，雞子清 30 克。

【用法】以京墨磨雞子清塗於患處，1 天 3 次。

【解秘】京墨止血生肌；雞蛋清清熱解毒，潤膚生肌。二藥合而外用，清熱解毒，潤膚生肌。適用於燒燙傷紅腫疼痛，皮膚乾燥等。

方 12

【方名】薤葉膏

【來源】《中華偏方大全》

【組成】赤石脂 30 克，薤葉 30 克。

【用法】上藥搗泥，外敷於患處，1 天 2 次。

【解秘】赤石脂生肌斂瘡；薤葉解毒消腫。二藥搗泥外用，解毒斂瘡。適用於燒燙傷紅腫疼痛等。

方 13

【方名】二黃膏

【來源】《中華偏方大全》

【組成】黃柏 30 克，大黃 30 克。

【用法】上藥共研為細末，取適量黃蠟熔化，放入藥末，攪勻冷卻，局部外用，1 天 2 次。

【解秘】黃柏、大黃研末

外用，清熱解毒。適用於燒燙傷紅腫疼痛等。

方 14

【方名】神仙一把抓

【來源】《中華偏方大全》

【組成】鉛丹 30 克，樟腦 10 克。

【用法】上藥共為細末，蜜水調塗於患處，1 天 3 次。

【解秘】鉛丹有毒拔毒生肌，殺蟲止癢；樟腦有毒，除濕殺蟲。二藥研細末，蜜水調塗於患處，除濕生肌，殺蟲止癢。適用於燒燙傷疼痛，水泡滲出，皮膚瘙癢等。

方 15

【方名】黃金散

【來源】《中華偏方大全》

【組成】黃柏 60 克，白及 100 克。

【用法】上藥共研細末，局部外用，1 天 3 次。

【解秘】黃柏清熱解毒；白及消腫止肌。

二藥製散外用，解毒生肌。適用於燒燙傷紅腫疼痛

等。

方 16

【方名】大黃寒水散

【來源】《中華偏方大全》

【組成】生寒水石 20 克，生大黃 30 克。

【用法】上藥共為細末，香油調塗用於患處，1 天 3 次。

【解秘】生寒水石、生大黃均清熱瀉火，且大黃能解毒消腫。

二藥製劑外用，適用於燒燙傷紅腫疼痛等。

方 17

【方名】一九散

【來源】《中華偏方大全》

【組成】黃柏 90 克，細辛 10 克。

【用法】上藥共研細末，破皮者乾敷，1 天 3 次；未破皮者以麻油調敷，1 天 3 次；起皰者以針刺破，藥末乾敷之，1 天 3 次。

【解秘】黃柏清熱解毒；細辛有毒以毒攻毒，解毒止痛。二藥製劑外用，清熱解

毒。適用於燒燙傷紅腫疼痛
等。

方18

【方名】立應膏

【來源】《中華偏方大全》

【組成】生柏葉（焙乾）
60克，糯米（焙乾）90克。

【用法】上藥共研細末，
然後用茶水調敷患處，1天3
次。

【解秘】側柏葉苦寒清
熱，味澀收斂；糯米生肌斂
瘡。二藥製劑外用，斂瘡生
肌。適用於燒燙傷久不收口。

方19

【方名】自然銅散

【來源】《中華偏方大全》

【組成】蜜佗僧30克，
自然銅30克，生甘草60克，
黃柏60克。

【用法】上藥共研細末，
茶水調涂患處，1天3次。

【解秘】蜜佗僧消腫殺
蟲，收斂防腐；自然銅活血止
痛；生甘草、黃柏清熱解毒。
諸藥研細末，茶水調塗患處，

清熱解毒，活血止痛。適用於
燒燙傷紅腫疼痛等。

方20

【方名】綠雲散

【來源】《中華偏方大全》

【組成】芙蓉葉30克，
側柏葉30克。

【用法】上藥共研為細
末，局部外用，1天3次。

【解秘】芙蓉葉清熱解
毒，涼血消腫；側柏葉苦寒清
熱，味澀收斂。

二藥研細末外用，清熱解
毒，斂瘡消腫。適用於燒燙傷
紅腫疼痛等。

方21

【方名】薄芥湯

【來源】《中華偏方大全》

【組成】荊芥10克，薄
荷10克，苦參10克。

【用法】煎湯外洗，1天
3次。

【解秘】荊芥、薄荷均祛
風止癢；苦參清熱燥濕，祛風
殺蟲止癢。三藥煎水外洗，祛
風殺蟲止癢。適用於燒燙傷皮

膚瘙癢等。

二、凍傷

凍傷人體遭受寒邪侵襲所引起的局部性或全身性損傷。中醫稱為凍瘡。

凍瘡是冬天的常見病，凍瘡一旦發生，在寒冷季節裏常較難快速治癒，要等天氣轉暖後才會逐漸癒合，欲減少凍瘡的發生，關鍵在於入冬前就應開始預防。

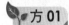 方 01

【方名】甘草芫花水

【來源】《瘡瘍外用本草》

【組成】甘草、芫花各 15 克。

【用法】用水 1000 毫升，煎上藥後，未潰者乘熱洗漬，已潰者於洗後用黃連水紗條換藥。

【解秘】據研究，甘草能促進局部細胞代謝，收縮血管，吸收滲透到血管外之血漿及代謝產物，故能使紅腫之凍瘡迅速治癒。其能治皮膚壞死

與潰瘍老機制，則考慮和甘草有激素類作用有關，或與抗潰瘍因子維生素 U 有關。芫花配甘草，屬有意地使用十八反藥之一例。據臨床觀察，本方對 I～II 凍陳傷效果甚佳，能促使紅斑、水腫較快地吸收，促進潰瘍癒合。其藥液以 5% 濃度溫用為宜。故《理瀹駢文》曾云：「治在外則無禁制，無窒礙，無牽掣；無沾滯。世有博通之醫，當於此見其才。」

方 02

【方名】桃紅洗劑

【來源】《中醫皮膚病學簡編》

【組成】桃仁 90 克，桂枝 90 克，紅花 30 克，川芎 30 克。

【用法】水煎取液，燻洗患部。

【解秘】桂枝辛甘溫煦，能溫通經脈，散寒止痛；桃仁、紅花、川芎活血止痛。諸藥煎水燻洗，溫經活血，散寒

止痛。

適用於凍瘡的預防或凍瘡初起疼痛，腫脹等。凡已破皮者不宜用。

方03

【方名】凍瘡未潰藥水

【來源】《中華偏方大全》

【組成】辣椒酊5毫升，樟腦3克，甘油15毫升，95％酒精增至100毫升。

【用法】搖勻，每天外搽3～4次。

【解秘】辣椒辛熱，辛散溫通，外用散寒止痛；酊樟腦外用溫散止痛；甘油養膚潤燥；酒精解毒活血。諸藥製劑外搽，溫經止痛。

適用於凍瘡腫脹疼痛等。

方04

【方名】凍瘡酒

【來源】《中華偏方大全》

【組成】當歸60克，紅花30克，海椒（辣椒）30克，細辛15克，樟腦15克，肉桂15克。

【用法】上藥共扞絨，入白酒1500克內浸泡7天備用。冬季用此酒每天塗搽易生凍瘡處，1天3次。凡已破皮者不宜用。

【解秘】當歸、紅花活血止痛；海椒、細辛、樟腦、肉桂溫經通脈，散寒止痛。

諸藥製劑外用，活血祛瘀，散寒止痛。適用於凍瘡的預防或凍瘡初起疼痛，腫脹等。凡已破皮者不宜用。

方05

【方名】複方烏頭酊

【來源】《中華偏方大全》

【組成】生川烏、生草烏各50克，桂枝50克，芒硝40克，細辛20克，紅花20克，樟腦15克，60％酒精1000毫升。

【用法】先將川烏、草烏、桂枝、細辛、紅花研粗末，再與芒硝、樟腦相混後，入酒精內密閉浸漬7天，濾藥液備用。

用時用棉花籤蘸藥汁塗患處（潰後只塗患部周圍，潰瘍

面按外科潰瘍處理），趁濕頻頻揉擦，每天早晚各 1 次，每次搽藥約 5 分鐘左右。

【解秘】生川烏、生草烏辛熱升散，祛風除濕，散寒止痛，外用有明顯麻醉止痛作用；桂枝、細辛、樟腦溫通經脈，散寒止痛；紅花活血止痛；芒硝清熱消腫止痛；酒精解毒活血。諸藥製劑外用，溫經活血，散寒止痛。

適用於凍瘡的預防或凍瘡初起疼痛，腫脹等。凡已破皮者不宜用；生川烏、生草烏有毒，注意只宜外用，不宜內服，並注意藥物的保管，避免誤食中毒。凡已破皮者不宜用。

方 06

【方名】定痛散

【來源】《中華偏方大全》

【組成】蜂蜜 500 克，黃柏 100 克。

【用法】黃柏研為細末，入蜂蜜中調勻，局部外塗，1天 3 次。

【解秘】黃柏苦寒清熱燥濕，瀉火解毒；蜂蜜養膚潤燥。二者製劑外塗，清熱解毒，祛濕潤燥。

適用於凍瘡潰破，腫脹疼痛，滲出瘙癢等。凡未破皮者不宜用。

方 07

【方名】附子散

【來源】《中華偏方大全》

【組成】炮薑 20 克，生附子 10 克。

【用法】上藥共研為細末，用紗布裝藥，每天置於患處，不限時間；若凍瘡破潰，以豬脂調藥末外敷，1 天 2 次。

【解秘】炮薑苦澀收斂，溫以散寒；生附子辛甘大熱有毒，其性純陽，溫散走竄力強，為散陰寒，除寒濕，止疼痛之要藥。二藥製劑外用，散寒止痛，解毒斂瘡。

適用於凍瘡疼痛，未潰或已潰者均可用之。附子有毒，只宜外用，不可內服，並注意

藥物保管,避免誤食中毒。

方 08

【方名】蜀椒湯

【來源】《中華偏方大全》

【組成】鹽 50 克,蜀椒 50 克,白酒 500 毫升。

【用法】蜀椒、鹽製粗末,放入白酒中,浸泡 7 天,用藥酒揉搓患處,1 天 5 次。

【解秘】蜀椒辛散溫通,長於散寒止痛;鹽、白酒解毒活血。

三藥製劑外搓,散寒止痛。適用於凍瘡腫脹疼痛等。凡未破皮者不宜用。

方 09

【方名】丹脂散

【來源】《中華偏方大全》

【組成】豬脂 100 克,鉛丹 20 克。

【用法】把鉛丹研細,豬脂加熱熔化,人鉛丹,冷卻,攪勻,局部外用,1 天 3 次。

【解秘】鉛丹有毒,外用拔毒生肌,與解毒潤燥養膚豬脂製劑外用,能解毒潤燥,收斂生肌。

適用於適用於凍瘡潰破疼痛,久不收口等。有毒,禁止內服,外用不可過量或持續使用,以免蓄積中毒。

方 10

【方名】小膏子

【來源】《中華偏方大全》

【組成】豆豉 10 克,丹參 30 克,黃蠟 10 克,蔥白 10 克。

【用法】取香油 250 毫升,入丹參、豆豉、蔥白煎枯,除去藥渣,入黃蠟熔化,攪勻冷卻,局部外用,1 天 3 次。

【解秘】豆豉味辛解表;蔥白辛散溫通,解表散寒通陽;丹參活血止痛;黃蠟潤燥養膚。諸藥製劑外用,散寒止痛,活血祛瘀。

適用於凍瘡腫脹疼痛等。

方 11

【方名】木香散

【來源】《中華偏方大全》

【組成】乳香 6 克,木香

6 克，麝香 1 克，母丁香 6 克。

【用法】上藥研細，取雞蛋 1 枚，一端打眼，倒出蛋黃，入藥末和蛋清攪勻，棉紙封蓋，蒸熟。1 天 1 枚，分 2 次服之。

【解秘】乳香、麝香活血止痛；木香辛散苦洩溫通而止痛；母丁香溫經通脈，散寒止痛。四味芳香走竄之品製劑外用，溫經散寒，活血止痛。適用於凍瘡腫脹疼痛等。

方 12

【方名】二黃散

【來源】《中華偏方大全》

【組成】黃連 30 克，黃柏 30 克。

【用法】上藥共研為細末，用麻油調敷於患處，1 天 3 次。

【解秘】黃柏、黃連均為苦寒之品，能清熱燥濕，瀉火解毒。

二藥製劑外用，適用於凍瘡潰破疼痛等。

方 13

【方名】靈異雷

【來源】《中華偏方大全》

【組成】甘草 20 克，川鬱金 30 克，黃蠟 100 克，生地 50 克，豬脂 500 克。

【用法】把前三味藥切碎入豬脂內，煎枯除去渣，再入黃蠟，熬化攪勻，冷卻，局部外用，1 天 3 次。

【解秘】川鬱金活血止痛；生地清熱涼血；甘草清熱解毒；黃蠟、豬脂潤燥養膚。諸藥製劑外用，清熱解毒，活血止痛。

適用凍瘡潰破疼痛等。

方 14

【方名】黃柏膏

【來源】《中華偏方大全》

【組成】白蘞 30 克，黃柏 30 克，生芝麻 50 克，白及 20 克，蘿蔔 100 克，白酒 100 毫升。

【用法】把前三味藥研細末，生芝麻用水杵爛，蘿蔔蒸熟，入上藥及白酒，搗爛成

膏，局部外用，1 天 3 次。

【解秘】白蘝、白及外用生肌斂瘡；黃柏清熱燥濕，瀉火解毒；生芝麻潤燥養膚；蘿蔔、白酒解毒活血。

諸藥藥製劑外用，生肌斂瘡，解毒止痛。適用於凍瘡潰破，腫脹疼痛等。凡未破皮者不宜用。

方 15

【方名】黃柏散

【來源】《中華偏方大全》

【組成】白蘝 30 克，黃柏 30 克。

【用法】上藥共研為細末，以香油調敷於患處，1 天 3 次。

【解秘】白蘝外用生肌斂瘡；黃柏瀉火解毒。二藥用香油調敷患處，解毒斂瘡。適用凍瘡潰破疼痛，久不收口等。

三、破傷風

破傷風是外傷之後，感受風毒之邪所致的以牙關緊閉，身體強直，角弓反張為主症的病證。臨床表現以牙關緊閉，口撮唇緊，身體強直，角弓反張，甚則咬牙縮舌為期牡。基本病機為皮肉創傷之後，感受風毒之邪，邪侵肌腠經脈，引動內風所致。

現代醫學認為是指人體受傷後梭狀芽孢桿菌從傷口侵入人體，在傷口生長繁殖、產生毒素可引起的一種急性特異性感染。本病中西醫同名。只是中醫有不同的名稱，外傷所致者稱「金創痙」；產後發生者稱「產後痙」；新生兒斷臍所致者稱「小兒臍風」或「臍風撮口」。

方 01

【方名】救命丹

【來源】《中華偏方大全》

【組成】半夏 60 克，製草烏頭 60 克，巴豆 30 克。

【用法】上藥共研細末，加大棗肉製丸，似櫻桃大。每次半丸，甚者 1 丸，1 天 2 次。

【解秘】半夏辛溫有毒，燥濕化痰；草烏頭辛熱升散有

毒，袪風除濕，散寒止痛；巴豆辛熱大毒之品，袪痰散結。三藥配伍袪風化痰。

適用於破傷風之牙關緊閉，角弓反張等。

方中藥物均有毒，宜嚴格控製劑量，避免中毒。

方 02

【方名】榆丁散

【來源】《中華偏方大全》

【組成】紫花地丁 30 克，地榆 30 克，馬齒莧 30 克，防風 30 克。

【用法】上藥共研細末。內服，1 次 10 克，1 天 3 次。

【解秘】紫花地丁、地榆、馬齒莧均清熱解毒；防風袪風止痛。

四藥配伍，清熱解毒，袪風止痙。適用於破傷風局部紅腫疼痛等。

方 03

【方名】急風散

【來源】《中華偏方大全》

【組成】製草烏 20 克，丹砂 20 克，製川烏 6 克，麝香 3 克。

【用法】上藥共研成細末。每次 2 克，溫酒送服，1 天 3 次。

【解秘】草烏、川烏均辛熱升散有毒，袪風除濕，散寒止痛；丹砂有毒，有較強的清熱解毒作用；麝香辛散溫通，能行血中之瘀滯，開經絡之壅遏，通經散結止痛；溫酒通行血脈止痛，行藥勢以助藥效。諸藥配伍，解毒散結，活血袪風。

適用於破傷風局部疼痛腫脹等。因方中草烏、川烏、丹砂均有毒，用時宜嚴格控製劑量，確保用藥的安全。

方 04

【方名】玉真散

【來源】《中華偏方大全》

【組成】防風 30 克，製南星 30 克。

【用法】上藥共成細末。每次 3 克，用溫酒調下，1 天 3 次；有瘡口者藥末外用，1 天 2 次。

【解秘】防風辛溫疏散經絡中風毒，導邪外出；天南星辛溫，善祛經絡之風痰，定搐止痙。二藥配伍，祛風化痰，定搐止痙。

適用於破傷風之牙關緊閉，角弓反張，身體強直等。天南星為有毒之品，用量宜慎。

方 05

【方名】天麻丸

【來源】《中華偏方大全》

【組成】製川烏 3 克，天麻 20 克，雄黃 3 克，製草烏 3 克。

【用法】上藥研成末，酒糊為丸，似梧桐子大。每次 6 丸，1 天 3 次。

【解秘】製草烏、製川烏均辛熱升散有毒，祛風除濕，散寒止痛；雄黃辛溫性燥有毒，燥濕祛痰；天麻息風止痙。諸藥配伍，解毒散結，祛風化痰，定搐止痙。適用於破傷風之牙關緊閉，角弓反張，身體強直，局部紅腫疼痛等。

川烏、草烏、雄黃均有毒之品，用量宜慎。

方 06

【方名】大芎黃湯

【來源】《中華偏方大全》

【組成】羌活 30 克，川芎 50 克，製大黃 30 克，黃芩 30 克。

【用法】用水煎服，1 天 1 劑。

【解秘】羌活、川芎辛溫疏散經絡中風毒，導邪外出，且川芎兼能活血止痛；製黃芩、大黃清熱解毒，且大黃能瀉下通便，引熱下行。

四藥配伍，祛風止痙，清熱解毒。適用於破傷風局部疼痛腫脹等。

方 07

【方名】逐風湯

【來源】《中華偏方大全》

【組成】當歸 12 克，生黃蓍 20 克，獨活 10 克，羌活 10 克，全蠍 6 克，全蜈蚣 6 克。

【用法】水煎服之，1 天

1 劑。

【解秘】獨活、羌活辛溫疏散經絡中風毒，導邪外出；全蠍、全蜈蚣祛風止痙；黃蓍、當歸補益氣血。諸藥配伍，祛風止痙，補益氣血。

適用破傷風之牙關緊閉，角弓反張，身體強直，面色萎白，疲倦乏力等。

 方 08

【方名】雄辛散

【來源】《中華偏方大全》

【組成】細辛 10 克，雄黃 10 克，麝香 3 克，蓽茇 10 克。

【用法】上藥共研成細末。每次 3 克，1 天 3 次。

【解秘】細辛辛溫疏散經絡中風毒，導邪外出；雄黃辛溫性燥有毒，燥濕祛痰；麝香辛散溫通，能行血中之瘀滯，開經絡之壅遏，通經散結止痛；蓽茇溫中散寒止痛。諸藥配伍，祛風止痙，活血止痛。

適用於破傷風之牙關緊閉，角弓反張，身體強直，局部紅腫疼痛等。雄黃、細辛均有毒，用量宜慎。

方 09

【方名】芎黃湯

【來源】《中華偏方大全》

【組成】黃芩 20 克，川芎 30 克，生甘草 10 克。

【用法】以水煎服，1 天 1 劑。

【解秘】黃芩、生甘草清熱解毒；川芎活血止痛，且兼能辛散祛風，引邪外出。三藥配伍，清熱解毒，活血祛風。

適用於破傷風局部疼痛腫脹等。

方 10

【方名】立效散

【來源】《中華偏方大全》

【組成】白芷 20 克，雄黃 10 克，黃酒 500 毫升。

【用法】上藥銼細，入黃酒 500 毫升，煎其至 250 毫升，分 3 次服用，1 天 1 劑。

【解秘】白芷辛散祛風，引邪外出，又長於止痛；雄黃辛溫性燥有毒，燥濕祛痰；黃

酒通行血脈止痛，行藥勢以助藥效。諸藥配伍，解毒散結，祛風化痰，定搐止痙。

適用於破傷風之牙關緊閉，角弓反張，身體強直，局部紅腫疼痛等。雄黃為有毒之品，用量宜慎。

方 11

【方名】地榆防風散

【來源】《中華偏方大全》

【組成】防風 30 克，地榆 30 克，馬齒莧 30 克，丁香 30 克。

【用法】上藥共研細末。每次 6 克，溫酒調服，1 天 3 次。

【解秘】防風辛散祛風，引邪外出；地榆、馬齒莧清熱解毒；丁香溫中降逆，製地榆、馬齒莧之寒涼。

諸藥配伍，祛風止痙，清熱解毒，降逆止呃。用於破傷風之牙關緊閉，局部紅腫疼痛，伴有呃逆不止等。

方 12

【方名】天南星散

【來源】《中華偏方大全》

【組成】製南星 3 克，蜈蚣（炙、去頭足）1 條，防風 10 克，製草烏 3 克。

【用法】上藥共成細末。每次 1 克，用溫酒送服，1 天 3 次。

【解秘】天南星辛溫，善祛經絡之風痰，定搐止痙；防風辛溫疏散經絡中風毒，導邪外出；蜈蚣祛風止痙；草烏辛熱升散有毒，祛風除濕，散寒止痛。諸藥配伍，祛風化痰，定搐止痙。

適用於破傷風之牙關緊閉，角弓反張，身體強直等。南星、蜈蚣均為有毒之品，用量宜慎。

第五章　皮膚病證

一、癬

癬是一種由毛癬菌屬、小孢子菌屬和表皮癬菌屬等感染人和動物的皮膚、毛髮、甲板發生在表皮、毛髮、指（趾）甲的淺部真菌病。癬一般分為頭癬、體癬、股癬、手癬、足癬等。夏季多發，冬季少見。

基本病機為外受風毒，凝聚皮膚；或血虛生風化燥等致皮膚失養所致。現代醫學亦稱為癬。

方 01

【方名】腳癬洗藥

【來源】《中醫外科外治法》

【組成】蘇木、蒲公英、鉤藤各 30 克，防風、防己、川椒、黃芩、白礬各 5 克。

【用法】將上藥置洗臉盆中，加水 2500 毫升，煮沸後待溫，浸洗患足。每天 1 劑，早晚各浸洗 1 次，每次浸洗 30～60 分鐘，浸洗後搽乾即可。浸洗 3 天為 1 療程。

【解秘】蒲公英、黃芩清熱解毒，祛濕止癢；鉤藤、防風、防己、川椒祛風止癢；白礬解毒殺蟲止癢。煎水外洗，清熱燥濕，殺蟲止癢。

適用於癬瘡癢等。

方 02

【方名】複方苦參醋浸藥

【來源】《中醫外科診療學》

【組成】苦參、大楓子、蛇床子、地膚子、防風各 30 克，枯礬、川椒、川芎各 20 克，紅花 5 克。

【用法】將上藥放入盆內，倒入市售食醋 3 市斤左右（以能淹沒患腳為度），加蓋密閉浸泡 24 小時後，濾出藥渣即可使用。置患腳膽藥液內

浸泡，每天 1～2 次，每次約 30 分鐘。每劑藥可連續使用 5 天為 1 療程。一般 5～10 天獲效。

【解秘】苦參、大楓子、蛇床子、地膚子、防風、川椒、川芎祛風殺蟲止癢；枯礬解毒殺蟲止癢。煎水外洗，祛風殺蟲止癢。

適用於癬瘡瘙癢等。

方03

【方名】黃精首烏醋

【來源】《中醫外科外治法》

【組成】生黃精、生何首烏各 50 克，陳醋 300 毫升。

【用法】將二藥研細，加入陳醋，連同容器量入 60～80℃ 熱水中，加溫 6～8 小時後取出備用。每天先用淡鹽水洗腳，早、中、晚備用棉球蘸藥塗擦患處 1 次。15 天為 1 療程。未癒者可進行第 2～3 療程。

【解秘】生黃精補氣養陰潤燥；生何首烏解毒；陳醋、

鹽亦對真菌有抑制和殺滅作用。煎水外洗，治癬瘡瘙癢。皮膚乾燥等。

方04

【方名】大楓子油

【來源】《中國醫學大辭典》

【組成】大楓子仁 3000 克。

【用法】上藥壓搾取油，用以搽敷患處。

【解秘】大楓子油外用殺蟲解毒，散風祛濕。

適用於風濕癬瘡瘙癢。注意僅可外用，不可內服。

方05

【方名】羊蹄根酊

【來源】《趙炳南臨床經驗集》

【組成】羊蹄根 180 克，75％ 酒精 360 克。

【用法】將羊蹄根碾碎置酒精內，浸泡 7 晝夜，過濾備用。以棉棒或毛劇蘸藥水塗於患處。慎勿入目。

【解秘】羊蹄根酒泡後外用，殺蟲止癢。

適用於癬瘡瘙癢。

方 06

【方名】複方土槿皮酊

【來源】《中醫外科臨床手冊》

【組成】10％土槿皮酊 40 毫升（相當於土槿皮粗末 10 克，80％酒精 100 毫升，按滲漉法製成）苯甲酸 12 克，水楊酸 6 克，75％酒精 100 毫升。

【用法】先將苯甲酸、水楊酸加適量酒精溶解，再加入 10％土槿皮酊混勻，最後將酒精加至 100 毫升。搽擦患處每天 3～4 次。手足部糜爛或皸裂者禁用。

【解秘】土槿皮有毒，以毒攻毒，殺蟲止癢，現代實驗與臨床觀察研究發現土槿皮對許蘭氏毛癬菌，絮狀皮癬菌有殺菌作用。

土槿皮治療皮膚真菌病，包括手癬、足癬、體癬、股癬等，效果較好。

加入苯甲酸與水楊酸能起協同作用。

方 07

【方名】加味滑冰散

【來源】《中醫外科外治法》

【組成】滑石 70 克，冰片 5 克，爐甘石 15 克，密陀僧 10 克。

【用法】上藥研極細末，拌勻，裝密閉瓶內備用。有臭者，浴後擦乾腋窩部，隨即將藥粉搽上。腳癬患者，在尚未潰爛時，將腳洗淨，以藥粉搽患處。均為每天 1～3 次。

【解秘】滑石、爐甘石外用收濕斂瘡；冰片解毒消腫；密陀僧有毒，以毒攻毒，殺蟲止癢。諸藥合而外用，收濕斂瘡，殺蟲止癢。適用於癬瘡瘙癢，抓後有滲出等。

方 08

【方名】硫黃膏

【來源】《外科學》

【組成】硫黃 5～20 克，酒精適量，凡士林加至 100 克。

【用法】硫黃研末，調酒精如糊狀，再攪入凡士林，即成膏。外塗患處。

【解秘】硫黄殺蟲止癢；酒精消毒殺菌；凡士林潤膚；三者成膏外塗患處。可治癬瘡瘙癢。

方09

【方名】雄黄軟膏

【來源】《外科學》

【組成】雄黄 10 克，氧化鋅 10 克，羊毛脂 30 克，凡士林加至 100 克。

【用法】共調成軟膏。外塗患處。

【解秘】雄黄、氧化鋅均攻毒殺蟲止癢；羊毛脂、凡士林潤膚，調成軟膏外塗患處。適用於癬瘡瘙癢等。

方10

【方名】癬油露

【來源】《醫學心悟》

【組成】百部、白癬皮、蓖麻子、鶴蝨、生貫仲各 30 克，黄蠟 60 克，明雄黄 30 克，麻油 1000 克。

【用法】先將前六味藥入麻油煎枯去渣，再將油熬至滴水成珠，加入黄蠟，待蠟化盡，離火，將雄黄末加入攪匀，冷後裝入貯瓶，放入冷水中去火毒。用時將油膏塗擦患處，1 天數次均可。

【解秘】百部、白癬皮、蓖麻子、鶴蝨、生貫仲均能殺蟲止癢；雄黄有毒，外用以毒攻毒，殺蟲止癢。諸藥製膏外用，解毒殺蟲止癢。

適用於濕疹癬瘡，日久不癒，皮膚瘙癢等。

方11

【方名】蒜泥發泡法

【來源】《中醫外科外治法》

【組成】大蒜 30 克。

【用法】將大蒜 30 克搗成泥，分作四份，用紗布包蒜泥一份，在小兒頭髮長癬部位輕揉 20 多下，即將另一份蒜泥敷上。外繞繃帶，2 小時後將紗布解開，如無泡也無紅腫再敷第三份蒜泥。隔 2 小時再看看，如已紅腫並有發泡情形，將紗布取下，塗上黄柏膏（黄柏 6 克、凡士林 30 克）。

【解秘】大蒜搗泥外用解毒消腫，可治癬瘡瘙癢。

方12

【方名】川楝浮萍荷葉湯

【來源】《新編偏方秘方大全》

【組成】川楝子 18 克，浮萍 30 克，荷葉 30 克，甘草 10 克。

【用法】水煎服，1 天 2 次。

【解秘】川楝子苦寒有小毒，殺蟲療癬；浮萍祛風止癢；荷葉清熱祛濕止痛；甘草清熱解毒，調和諸藥。

諸藥配伍，清熱祛濕，殺蟲止癢。適用於腳癬。

方13

【方名】苦楝子油

【來源】《新編偏方秘方大全》

【組成】鮮苦楝子（打碎）適量。

【用法】將苦楝子放在植物油內（最好是棉籽油）熬煎，冷卻用上面浮油搽患處，隔天搽 1 次。

【解秘】鮮苦楝子有毒，能清熱燥濕，殺蟲止癢。熬煎浮油搽患處，適用於頭癬。

方14

【方名】五倍子汁

【來源】《新編偏方秘方大全》

【組成】五倍子 30 克。

【用法】將五倍子煎汁，以米醋 120 克調和，塗之，初覺痛，1 天塗數次，連塗 3 天。

【解秘】五倍子收濕斂瘡，與醋一同外用，解毒斂瘡。適用於頭癬。

方15

【方名】野菊花洗劑

【來源】《新編偏方秘方大全》

【組成】野菊花適量。

【用法】將野菊花根、莖、葉、花用清水洗。按 60 克藥，加水 500 毫升的比例，放在鍋裏煮開 1～2 小時，去渣後用煎出的水洗頭癬，洗時一定把癬皮洗去，1 天 1 次，

連洗 3 次。

【解秘】野菊花清熱解毒。煎水外洗可治頭癬。

方 16

【方名】白頭翁洗劑

【來源】《新編偏方秘方大全》

【組成】白頭翁 60 克。

【用法】水煎洗患處，1天1次。

【解秘】白頭翁清熱解毒。煎水外洗可治頭癬。

方 17

【方名】蘆薈甘草散

【來源】《新編偏方秘方大全》

【組成】蘆薈 30 克，炙甘草 15 克。

【用法】將蘆薈曬乾，和炙甘草共為細末，用熱水將患處洗淨，敷藥粉於患處，連塗數次。

【解秘】蘆薈苦寒殺蟲止癢；炙甘草清熱解毒。二藥製散外用，清熱解毒，殺蟲止癢。適用於頭癬。

方 18

【方名】山豆根散

【來源】《新編偏方秘方大全》

【組成】山豆根適量。

【用法】將山豆研細末，與蛋清調勻敷患處，1 天 2 次。

【解秘】山豆根清熱解毒，研末與蛋清調勻外用治頭癬。

方 19

【方名】花椒油

【來源】《新編偏方秘方大全》

【組成】花椒適量。

【用法】用花生油煎花椒，去渣，待冷，敷患處。

【解秘】花生油煎花椒去渣，敷患處，祛風殺蟲止癢，適用於頭癬。

方 20

【方名】紫草油

【來源】《新編偏方秘方大全》

【組成】紫草 9 克，老芝麻油 15 克。

【用法】先將老芝麻油燒熱，將紫草炸焦後，放冷，把頭癬痂洗淨，再將油搽於患處，連搽數次。

【解秘】紫草涼血解毒，老芝麻油燒熱，將紫草炸焦後搽於患處，適用於頭癬。

方21

【方名】紫荊皮洗劑

【來源】《新編偏方秘方大全》

【組成】紫荊皮100克。

【用法】將紫荊皮打成粗末，加水煎煮30分鐘，用藥液浸泡患處30分鐘錶。1天2次，連續浸泡沫3天可治癒。

【解秘】紫荊皮消腫解毒，煎水外洗治手癬。

方22

【方名】丁香地膚子洗劑

【來源】《新編偏方秘方大全》

【組成】公丁香20克，地膚子20克。

【用法】將上藥放入砂鍋內，加水3000毫升，煮沸20～30分鐘，1天1～2次。

【解秘】地膚子祛風殺蟲止癢；現代臨床應用發現丁香對體癬及足癬患者，外用2天後患處開始有皮屑脫落，病史較長或曾經其他癬藥治療而不能控制者，則於治療後2～3天症狀才開始消退，一般經3～5天亦能治癒。

二藥配伍煎水外洗，適用於治體癬及足癬。

方23

【方名】黃豆洗劑

【來源】《新編偏方秘方大全》

【組成】黃豆150克。

【用法】將黃豆砸成碎粒，加水煎煮。常用此法洗腳，效果良好。

【解秘】黃豆解毒祛風止癢，適用於腳癬。

方24

【方名】陳高粱散

【來源】《新編偏方秘方大全》

【組成】陳高粱（五年以

上者）適量。

【用法】將陳高粱焙黃為細末。乾塗患處。

【解秘】陳高粱溫中燥濕止癢，適用於腳癬。

方 25

【方名】荸薺米醋洗劑

【來源】《新編偏方秘方大全》

【組成】荸薺、米醋各適量。

【用法】荸薺去皮，切片，浸醋中，小火煎 10 分鐘，待醋煎乾後，將荸薺搗爛，用適量用患手，1 天 1 次。

【解秘】荸薺清熱祛濕止癢；米醋解毒殺蟲止癢。二藥製劑外用，解毒殺蟲，祛濕止癢。適用於手足癬。

方 26

【方名】側柏葉洗劑

【來源】《新編偏方秘方大全》

【組成】鮮側柏葉 250克，醋 500 毫升。

【用法】將鮮側柏葉用醋煮沸，冷卻即成。取其浸洗患處，1 天 1 次，每次 20 分鐘，1 週 1 個療程。

【解秘】鮮側柏葉涼血解毒，與醋共煮後外洗，涼血解毒，殺蟲止癢。適用於手足癬。

方 27

【方名】皂角刺花椒洗劑

【來源】《新編偏方秘方大全》

【組成】皂角刺 30 克，花椒 25 克，醋 250 毫升。

【用法】將皂角刺、花椒放入醋內，浸泡 24 小時。外用泡手足，每晚臨睡前泡10～20 分鐘。

【解秘】皂角刺、花椒均祛風殺蟲止癢，用醋浸泡後解毒殺蟲，祛風止癢。適用於手足癬。

方 28

【方名】大皂角洗劑

【來源】《新編偏方秘方大全》

【組成】大皂角 4 條，陳醋 240 毫升。

【用法】將大皂角連籽打碎，入醋內煎開熏手，如癢先燻後洗，如痛只燻不洗。

【解秘】大皂角有小毒，與醋共煮能祛風殺蟲止癢。適用於手足癬。

方 29

【方名】斑蝥油發泡法

【來源】《中醫外科外治法》

【組成】斑蝥 3 克、黃柏1.5 克、蓖麻油 60 克。

【用法】將前 2 藥研細末，以油調勻存放瓶中，2 小時後用。以紗布包大棗大一塊藥物，輕輕揉搽頭癬處 20 多下，即將藥渣放在患處，2 小時後查看，如發癬處起泡發腫，即不再擦，如未發泡，再依法施用。待起泡，即將藥渣輕輕取下，並塗上黃柏膏。斑蝥油發泡法較蒜泥發泡法效佳，但斑蝥有毒，可引起血尿，應注意掌握用量。

【解秘】斑蝥辛熱有大毒，攻毒蝕瘡，引赤發泡，善治積年頑癬；黃柏清熱解毒，祛濕止癢；蓖麻油潤膚止癢。三藥製劑外用，能攻毒蝕瘡，祛濕止癢。適用頑癬日久不癒。但斑蝥有毒，且引赤發泡，面部不宜使用；只宜外用，不宜內服；注意藥物保管，避免誤食中毒。

二、疥 瘡

疥瘡是由疥蟲寄生在人體皮膚所引起的一種接觸傳染性皮膚病。中醫西同名。其發病多因與疥瘡病人密切接觸而直接傳染，但也可由接觸病人使用過的天常生活用品而間接傳染。其臨床表現主要為紅色丘疹、丘疱疹、小水疱、隧道、結節，難癒的結節常見於陰莖、陰囊、少腹等處。

本病好發於皮膚細嫩、皺褶部位，常從手指縫開始，1～2 週內可廣泛傳佈至上肢屈側、肘窩、腋窩前、乳房下、下腹部、臀溝、外生殖器、大腿內上側等處，偶爾侵犯其他部位，但不侵犯頭部及

面部，但嬰幼兒例外。疥蟲離開了人體後尚能生存 2～3 天，因而傳染性很強。

方 01

【方名】硫黃膏

【來源】《中醫外科外治法》

【組成】硫黃 5～20 克，酒精適量，凡士林加至 100 克。

【用法】①沐浴：用溫肥皂水或中藥（花椒 9 克、地膚子 30 克）洗滌全身，涼乾半小時；②搽藥：先搽好發部位，再從頸以下遍搽全身，每天早晚各 1 次，連用 3～5 天，搽藥期間，不洗澡換衣；③更衣、消毒：3～5 天後，用溫水或肥皂洗滌全身，浴後換用消毒衣被，並將換下的衣被床單進行煮沸或曝曬消毒處理。

【解秘】硫黃有毒，外用以毒攻毒，殺蟲止癢，為皮膚科外用良藥，尤善治疥瘡，為治疥瘡之要藥，適用於疥瘡瘙癢。

方 02

【方名】疥瘡燻藥

【來源】《串雅外編》

【組成】熟蘄艾 90 克，木鱉子 9 克，雄黃 5 克，硫黃 3 克。

【用法】後 3 味藥共為細末，揉入艾絨中，分作四條，每條安陰陽瓦（即瓦片一仰放一俯放，兩片合在一起）中間，點燃，置被裏燻。

【解秘】熟蘄艾、木鱉子祛濕止癢；雄黃、硫黃均有毒，外用以毒攻毒，殺蟲止癢。點燃煙燻，殺蟲止癢。用於疥瘡瘙癢。

方 03

【方名】疥瘡一掃光

【來源】《瘍科選粹》

【組成】信石 1.5 克，胡桃仁 24 克，水銀 3 克，大楓子肉 30 克。

【用法】取信石細粉置乳缽內，依次兌入水銀、大楓子肉、胡挑仁泥，研細攪勻，製丸。每次用 1 丸，每天 1 次，

用布包裹在火上烤熱，在胸口前輕輕擦之，擦 5 天隔 1 天；第七天再加前法擦之，挨前胸口處起小米粒狀瘡則癒。每次用藥後須洗手，切勿入口。

【解秘】信石即砒石，辛熱有大毒，外用以毒攻毒，蝕瘡去腐；水銀有毒，殺蟲，攻毒；大楓子殺蟲解毒，散風祛濕；胡桃仁滋潤皮膚。諸藥製劑外用，攻毒殺蟲止癢。

適用於疥瘡瘙癢等。因信石、水銀均有毒，只宜外用，不宜內服。

方 04

【方名】雄黃洗劑

【來源】《中醫皮膚病學簡編》

【組成】雄黃 9 克，百部 5 克，苦參 15 克，川椒 9 克，月石 9 克。

【用法】水煎去渣後外洗。

【解秘】雄黃有毒，外用解毒殺蟲止癢；百部殺蟲止癢；苦參清熱燥濕，殺蟲止癢；川椒祛風止癢；月石即硼砂，外用清熱解毒。

諸藥製劑外用，攻毒殺蟲止癢。適用於疥瘡瘙癢等。

方 05

【方名】二黃丹

【來源】《中醫皮膚病學簡編》

【組成】硫黃 31 克，雄黃 31 克，冰片 1.5 克，樟腦 1.5 克。

【用法】共研細末，用香油調勻，外塗患處。

【解秘】硫黃、雄黃、樟腦均有毒，以毒攻毒，殺蟲止癢；冰片清熱消腫。

諸藥製劑外用，攻毒殺蟲止癢。適用於疥瘡瘙癢等。

方 06

【方名】疥瘡煙熏法

【來源】《中醫外科診療學》

【組成】水銀 6 克，胡桃 1 枚。

【用法】將胡桃除去裏肉，剩殼將水銀按置其中，外用紙封周，放在緩火炭結的火

盆裏（或用烤火腳爐亦可），令患者脫盡內衣，裸體盤坐，四周用被密裹勿令洩氣，濃煙燻蒸，雖熱至太汗淋漓，亦忍耐片刻，待約盡煙無，疥癢漸減，疥蟲即可殺去，如是 3 次，疥瘡可癒。

【解秘】水銀有毒，殺蟲，攻毒；胡桃滋潤皮膚。合而外用，適用於疥瘡瘙癢等。

方 07

【方名】疥瘡散

【來源】《中醫驗方匯選》

【組成】艾葉 24 克，雄黃 6 克，花椒 6 克。

【用法】上藥碾細，分為兩份，每份 18 克，攤於草紙上，捲成條狀黏好。用時燃著藥條一頭，蓋被燻之，勿令透氣走煙，頭在被子外邊，用被把頸部裹好，勿冒煙。燻時藥條應設法安罿妥當，以免燒著被縟。

【解秘】雄黃有毒外用解毒殺蟲止癢；艾葉、花椒祛風止癢。合而外用，解毒殺蟲止癢。適用於疥瘡瘙癢等。

三、蛇串瘡

蛇串瘡是一種皮膚上出現成簇水疱，呈帶狀分佈，痛如火燎為主症的皮膚病證。因皮損狀如蛇行，故名蛇串瘡。臨床表現以皮疹多發生於身體一側，不超過正中線，但有時在患部對側，亦可出現少數皮疹，好發於腰肋、胸部、頭面、頸部，亦可見於四肢、陰部及眼、鼻、口等處，疼痛劇烈，皮疹為出血或壞死為其特徵。部分老年患者在皮疹完全消退後，仍遺留神經疼痛，持續數月之久。

因每多纏腰而發，故又稱纏腰火丹；本病又稱之為火帶瘡、蛇丹、蜘蛛瘡等。一般不超過前後正中線。多見於成年人，好發於春秋季節。常見於現代醫的帶狀疱疹等病證。

方 01

【方名】當歸散

【來源】《新編偏方秘方

大全》

【組成】當歸 50 克。

【用法】將當歸研細末。每服 1，1 天 4 次。

【解秘】當歸甘補辛散溫通，既補血又活血止痛。

適用於蛇串瘡疼痛劇烈，日久不癒者。

方 02

【方名】龍膽當歸散

【來源】《新編偏方秘方大全》

【組成】龍膽草、當歸、王不留行各適量。

【用法】將龍膽草、當歸粉碎後過 120 目篩，1 次內服 4 克，1 天 3 次。同時王不留行用文火炒黃研細末，用麻油調勻，1 天 3 次，敷患處。

【解秘】龍膽清熱燥濕；當歸活血止痛。二藥配伍，清熱燥濕，活血止痛，內服治蛇串瘡。王不留行外用清熱解毒，活血止痛，適用於蛇瘡疼痛。內服與外用藥同用，作用更佳。

方 03

【方名】菊花葉汁

【來源】《新編偏方秘方大全》

【組成】菊花葉適量。

【用法】將菊花葉洗淨，搗汁，調白酒抹患處。

【解秘】菊花葉清熱解毒，搗汁，調白酒抹患處，適用於蛇串瘡疼痛。

方 04

【方名】青蒿洗劑

【來源】《新編偏方秘方大全》

【組成】青蒿 250 克（1 次量）。

【用法】將青蒿煎湯洗患處，1 天洗 3 次。

【解秘】青蒿截瘧解毒止痛。煎湯洗患處，適用於蛇串瘡疼痛。

方 05

【方名】蜂膠酊

【來源】《新編偏方秘方大全》

【組成】蜂膠 15 克，95%

酒精 100 毫升。

【用法】將蜂膠加入 95%
酒精內，浸泡 7 天，用定性濾
紙過濾後即得蜂膠酊。使用時
用棉籤蘸蜂膠酊塗患處，塗藥
期間保持局部皮膚乾燥。

【解秘】蜂膠外用解毒消
腫，製成酊劑，解毒消腫止
痛。適用於蛇串瘡疼痛。

方 06

【方名】蘿菜油膏

【來源】《新編偏方秘方
大全》

【組成】蘿菜、菜籽油各
適量。

【用法】蘿菜去葉取莖，
在新瓦上焙焦後，研末，用菜
籽油調成膏狀。患處用濃茶水
洗淨，然後塗抹此油膏，1 天
3 次。

【解秘】蘿菜清熱涼血，
利濕解毒。製成油膏外用，適
用於蛇串瘡。

方 07

【方名】空心菜油膏

【來源】《新編偏方秘方
大全》

【組成】鮮空心菜適量。

【用法】將空心菜去葉取
莖，在新瓦上焙焦後，研成細
末，用茶籽油攪成油膏狀，在
患處以濃茶汁洗滌，拭乾後，
塗搽此油膏，1 天 2～3 次。
約 3～5 天後痊癒。

【解秘】空心菜清熱涼
血，利濕解毒。製成油膏外
用，適用於蛇串瘡。

方 08

【方名】豆腐皮油膏

【來源】《新編偏方秘方
大全》

【組成】豆腐皮 30 克。

【用法】將豆腐皮焙乾，
麻油調勻。外塗，1 天 2～3 次。

【解秘】豆腐皮活血利
水，祛風解毒。製成油膏外
塗，適用於蛇串瘡。

方 09

【方名】馬鈴薯泥

【來源】《新編偏方秘方
大全》

【組成】馬鈴薯 500 克。

【用法】將馬鈴薯搗如泥，塗敷患處。1天2～4次。

【解秘】馬鈴薯清熱解毒，止癢止痛。

搗如泥塗敷患處，適用於蛇串瘡之疼痛瘙癢等。

方 10

【方名】老茶葉汁

【來源】《新編偏方秘方大全》

【組成】老茶樹葉適量。

【用法】老茶樹葉曬乾，研細，以濃茶調和。塗患處，1天2～3次。

【解秘】將茶樹葉清熱利濕。研細，以濃茶調和塗患處，適用於蛇串瘡。

方 11

【方名】二黃膏

【來源】《新編偏方秘方大全》

【組成】雄黃 20 克，大黃 40 克，冰片、硼砂、滑石、地榆、赤芍各 20 克。

【用法】共研極細末，用米醋調成稀糊狀。用時，把藥物塗於患處，上敷油紙或塑料紙，然後用紗布、膠布固定。每天換 1 次。

【解秘】雄黃有毒，外用解毒殺蟲止癢；滑石外用收濕斂瘡；硼砂外用清熱解毒；大黃、冰片、地榆清熱解毒，且地榆斂瘡生肌；赤芍活血止痛。諸藥配伍外用，清熱解毒，消腫止痛，斂瘡生肌。適用於蛇串瘡疼痛等。

方 12

【方名】半夏合劑

【來源】《中醫外科外治法》

【組成】生半夏 9 克，生南星 12 克，雄黃 6 克，半邊蓮 12 克，白芷 12 克，冰片 3 克。

【用法】上藥分別研細過篩，充分混合均勻，裝瓶備用。患者局部出觀紅痛，有小泡者或未潰破流水者，可用白酒將藥粉調成稀糊狀，用鵝毛或雞毛蘸塗患處；若出現破潰者，則一般用菜油調塗。每天

用藥 3～4 次，一般 1 天後症狀減輕，3 天後症狀大減，逐漸痊癒。

【解秘】生半夏、生南星有毒外用消腫止痛；雄黃有毒外用解毒殺蟲止癢；半邊蓮清熱解毒，利濕消腫；白芷祛風消腫散結；冰片清熱消腫止痛。諸藥製劑外用，能清熱解毒，散結止痛。適用於蛇串瘡疼痛，瘙癢等。

方 13

【方名】雄黃酊

【來源】《中醫皮膚病學簡編》

【組成】雄黃粉 50 克，冰片 0.5 克，75%酒精 100 毫升。

【用法】將上藥浸於酒精內，7 天後過濾外塗。

【解秘】雄黃黃有毒，外用解毒殺蟲止癢；冰片清熱消腫止痛。

二藥合而經 75%的酒精浸泡外用，解毒消腫，殺蟲止癢。適用於蛇串瘡疼痛。

方 14

【方名】黃連膏

【來源】《醫宗金鑑》

【組成】黃連 9 克，當歸 15 克，黃柏 9 克，生地 30 克，薑黃 9 克，麻油 360 克，黃蠟 120 克。

【用法】上藥除黃蠟外，浸入麻油內，24 小時後，用文火熬煎至藥枯，去渣濾淨，再加入黃蠟，文火徐徐收膏。用時塗抹患處或塗於紗布上外敷。

【解秘】黃連、黃柏清熱燥濕，瀉火解毒；當歸、生地、薑黃養血活血止痛。諸藥製劑外用，清熱解毒，活血止痛。適用於蛇串瘡疼痛。

方 15

【方名】白玉膏

【來源】《外科學》

【組成】熟石膏 9 份，製爐甘石 1 份。

【用法】熟石膏研粉末，加入製甘石粉和勻，以麻油少許調成膏，再加入凡士林，使

成 30％軟膏。用時將膏少許勻塗紗布上外敷，並可摻其他生肌藥末於藥膏上，效果更佳。

【解秘】熟石膏、爐甘石均收濕生肌斂瘡。研粉末，麻油少許調成膏，再加入凡士林，適用於蛇串瘡疼痛，潰破，抓後有滲出等。

四、濕　疹

濕疹是一種由多種內外因素引起的過敏性炎症性皮膚病。以多形性皮損，對稱分佈，易於滲出，自覺瘙癢，反覆發作和慢性化為臨床特徵。

本病男女老幼皆可罹患，而以先天稟賦不耐者為多。基本病機為素體虛弱，風濕熱浸淫肌膚；脾失健運或營血不足，濕熱逗留，以致血虛風燥，肌膚失養所致。現代醫學亦稱濕疹。

方 01

【方名】冬瓜粥

【來源】《新編偏方秘方大全》

【組成】粳米 30 克，冬瓜適量。

【用法】加水同煮食用。

【解秘】粳米健脾益氣，和胃除煩；冬瓜清熱解毒，利尿除濕。二藥配伍，健脾益氣，解毒利濕。

適用於濕疹瘙癢，抓破後滲出津水等。

方 02

【方名】銀花飲

【來源】《新編偏方秘方大全》

【組成】金銀花 15 克。

【用法】煎水，加糖適量，當茶飲用。

【解秘】金銀花清熱解毒，疏散風熱。煎水加糖代茶飲，適用於濕疹瘙癢等。

方 03

【方名】粳米荷葉粥

【來源】《新編偏方秘方大全》

【組成】粳米 30 克，荷葉 1 張。

【用法】按照法煮粥，待粥煮熟時，取荷葉洗淨，覆蓋粥上，再微煮少頃，揭去荷葉，粥成淡綠色，調勻即可。加糖少許食用。

【解秘】粳米健脾益氣，和胃除煩；荷葉解暑利濕。煮粥食用，色香味全，健脾益氣，解暑利濕。

適用於濕疹瘙癢等。

方04

【方名】綠豆飲

【來源】《新編偏方秘方大全》

【組成】綠豆適量。

【用法】煎水飲用。

【解秘】綠豆清熱解毒，消暑利濕。煎水飲用，適用於濕疹瘙癢，抓破後滲出津水甚多者。

方05

【方名】黃連蜂巢油膏

【來源】《新編偏方秘方大全》

【組成】黃連 6 克，蜂巢 3 個，凡士林 80 克。

【用法】將黃連研成極細粉末；蜂巢研末，現加凡士林，文火溶化，攪拌成油膏，先用 2% 的溫鹽水洗淨患處，後塗油膏。

【解秘】黃連清熱燥濕，瀉火解毒；蜂巢散風祛濕止癢。二者製成油膏外用，清熱祛濕止癢。

適用於濕疹瘙癢。注意不可用熱水燙洗，越燙洗越癢。

方06

【方名】蟬蛻龍骨軟膏

【來源】《新編偏方秘方大全》

【組成】蟬蛻 30 克，龍骨 15 克，凡士林 30 克。

【用法】將蟬蛻、龍骨研細末，用凡士林調為軟膏，塗患處。

【解秘】蟬蛻祛風止癢；龍骨收濕斂瘡。二藥研細末，用凡士林調為軟膏，塗患處，祛風止癢，收濕斂瘡。

適用於濕疹瘙癢，抓破後滲出津水等。

方 07

【方名】綠豆油膏

【來源】《新編偏方秘方大全》

【組成】綠豆粉適量。

【用法】將綠豆粉炒呈黃色，晾涼，用香油調勻，敷患處。

【解秘】綠豆清熱利濕，用香油調勻，敷患處，適用於濕疹瘙癢，抓破後滲流黃水等。

方 08

【方名】紫甘蔗皮油膏

【來源】《新編偏方秘方大全》

【組成】紫甘蔗皮、香油各適量。

【用法】紫甘蔗皮燒存性，研細末，香油調勻，塗患處。

【解秘】紫甘蔗皮燒存性清熱解毒，祛濕止癢。

研細末，香油調勻，塗患處。適用於濕疹皮膚瘙癢濕爛等。

方 09

【方名】蕹菜洗劑

【來源】《新編偏方秘方大全》

【組成】蕹菜適量。

【用法】將蕹菜洗淨，加水煮數沸，趁熱燙洗患處。

【解秘】蕹菜清熱祛濕止癢。水煮數沸，趁熱燙洗患處，適用於濕疹之皮膚濕癢等。

方 10

【方名】蠶豆皮油膏

【來源】《新編偏方秘方大全》

【組成】蠶豆皮、香油各適量。

【用法】將蠶豆浸泡軟後，剝其皮曬乾。用火將蠶豆皮烘烤極焦，研成細末過篩，香油攪拌均勻。敷於患處，1天1次。

【解秘】蠶豆皮收濕斂瘡。研成細末過篩，香油攪拌均勻敷於患處，適用於濕疹，對耳、頭、顏面之急性濕疹效果最著。

方 11

【方名】胡桃仁膏

【來源】《新編偏方秘方
大全》

【組成】胡桃仁適量。

【用法】將胡桃仁去殼搗
碎，炒至黑出油為度，研成糊
狀。敷患處，連用可痊癒。

【解秘】胡桃仁滋陰潤
燥，解毒祛濕。去殼搗碎，炒
至黑出油研成糊狀，敷患處，
適用於濕疹瘙癢，乾燥等。

方 12

【方名】玉米鬚油膏

【來源】《新編偏方秘方
大全》

【組成】玉米鬚適量。

【用法】將玉米鬚燒灰存
性，研為末，以香油調拌，外
敷患處。

【解秘】玉米鬚清利濕
熱。燒灰存性研為末，以香油
調拌，外敷患處。適用於濕疹
瘙癢，抓破後滲出津水等。

方 13

【方名】食鹽明礬洗劑

【來源】《新編偏方秘方
大全》

【組成】食鹽 6 克，明礬
50 克。

【用法】將水燒開後溶入
食鹽、明礬燻洗患處。

【解秘】食鹽清熱解毒，
殺蟲止癢；明礬外用解毒殺
蟲，燥濕止癢。二藥合而外
洗，解毒殺蟲，燥濕止癢。適
用於濕疹瘙癢等。

方 14

【方名】馬齒莧地榆湯

【來源】《新編偏方秘方
大全》

【組成】生地榆、馬齒莧
各 10 克。

【用法】水煎 200 毫升，
用紗布取液於患部濕敷，1 天
敷 3～6 次。

【解秘】生地榆味苦沉
降，酸澀收斂，微寒解毒，能
解毒斂瘡；馬齒莧清熱解毒。
二藥煎湯外敷能清熱解毒，祛
濕斂瘡。適用於濕疹瘙癢，抓
破後滲出津水甚多者。

方 15

【方名】止癢洗劑 1 號

【來源】《中醫外科外治法》

【組成】苦參 120 克，蛇床子 60 克，百部 120 克，威靈仙 60 克，川椒 30 克，蘇葉 60 克。

【用法】上藥共為粗末，裝紗布袋內，用水 5～6 市斤，煮沸即可。用時先燻後洗；待濕後軟毛巾漫洗。每劑藥可反覆用 3～4 天。

【解秘】苦參既清熱燥濕，又祛風殺蟲止癢；蛇床子祛風殺蟲止癢；百部、川椒、威靈仙、蘇葉祛風止癢。諸藥配伍，清熱燥濕，祛風殺蟲。

適用於濕疹瘙癢，抓破後滲出津水甚多者。

方 16

【方名】青黛散

【來源】《趙炳南臨床經驗集》

【組成】青黛 60 克，石膏 120 克，滑石 120 克，黃柏 60 克。

【用法】上藥各研細末，和勻。乾摻；或麻油調敷患處。

【解秘】青黛清熱解毒；石膏外用收斂生肌；滑石祛濕斂瘡；黃柏清熱燥濕。諸藥配伍，清熱燥濕，解毒斂瘡。

適用於濕疹瘙癢，抓破後滲出津水甚多者。

方 17

【方名】祛濕散

【來源】《趙炳南臨床經驗集》

【組成】川黃連 24 克，川黃柏 24 克，黃芩 140 克，檳榔 66 克。

【用法】共研細末，直接撒撲，或用植物油調敷或配製軟膏用。陰瘡禁用。

【解秘】川黃連、川黃柏、黃芩均清熱燥濕，瀉火解毒；檳榔殺蟲止癢。諸藥製劑外用，清熱燥濕，殺蟲止癢。適用於濕疹瘙癢。

方 18

【方名】發際散

【來源】《朱仁康臨床經驗集》

【組成】五倍子末 30 克，雄黃末 30 克，枯礬末 30 克。

【用法】先將雄黃、橘礬研細末後，加入五倍子末研和。毛囊炎用醋調，膿疱瘡或濕疹感染者，與濕疹粉等量混合，香油調搽。

【解秘】雄黃有毒，以毒攻毒，殺蟲止癢；枯礬解毒殺蟲，燥濕止癢；五倍子收濕斂瘡。諸藥合而外用，解毒殺蟲，收濕斂瘡。適用於濕疹瘙癢，滲出甚多，反覆發作等。

方 19

【方名】皮溫膏

【來源】《朱仁康臨床經驗集》

【組成】地榆末 620 克，煅石膏 620 克，枯礬 30 克，凡士林 1270 克。

【用法】將前三味藥研細末後，調入凡士林內，外搽患處。此為皮溫一號膏，皮濕二號膏為上方去煅石膏，加密陀憎，用量為地榆末的一倍，隨天氣冷熱加凡士林配成 50～60％油膏應用。

【解秘】地榆解毒斂瘡；煅石膏收斂生肌；枯礬解毒殺蟲，燥濕止癢。諸藥製膏外用，解毒殺蟲，收濕斂瘡。適用於濕疹瘙癢，滲出甚多者。

方 20

【方名】花椒油

【來源】《趙炳南臨床經驗集》

【組成】花椒 9 克，芝麻油 500 克。

【用法】將油放銅鍋內，數開後離火，投入花椒，待油涼後，將花椒取出；貯瓶備用。用時塗敷患處。

【解秘】花椒祛風止癢，製成花椒油能祛風潤燥止癢。用時塗敷患處，適用於濕疹瘙癢，皮膚乾燥者。

方 21

【方名】三黃一椒膏

【來源】《中醫外科外治法》

【組成】大黃 9 克，雄黃

9 克，硫黃 9 克，胡椒 12 克。

【用法】以上藥共為細末，凡士林 120 克，調成油膏備用。用時薄擦患處，1 天 2～3 次。

【解秘】大黃清熱解毒；雄黃、硫黃均有毒，以毒攻毒，殺蟲止癢；胡椒祛風止癢。諸藥製膏外用，解毒殺蟲，祛風止癢。適用於適用於濕疹瘙癢，日久不癒者。

方 22

【方名】熱烘療法：

【來源】《中醫外科外治法》

【組成】三黃一椒膏、冰片雞蛋油等。

【用法】適用於鵝掌風、皸裂瘡、慢性濕疹、牛皮癬、瘢痕疙瘩等皮膚乾燥、開裂、瘙癢之證。依據病情，先將適應的藥膏塗於患部，須極薄而均勻，然後用電吹風烘或火烘患部，每天 1 次，每次約 20 分鐘，視皮膚病變部位大小，可適當增減時間，烘後即可將所塗藥物擦去。

【解秘】三黃一椒膏能解毒殺蟲，祛風止癢；配伍冰片解毒消腫；雞蛋油滋潤肌膚。外用能解毒殺蟲，潤燥止癢。

適用於濕疹瘙癢，皮膚乾燥者。

方 23

【方名】參黃散

【來源】《文琢之中醫外科經驗論集》

【組成】苦參、黃柏各 50 克。

【用法】共研細末，以蜂蜜水調搽。其水特多者用乾粉撒布患處。進口內亦無礙，故對嬰兒濕疹較好而安全。

【解秘】苦參、黃柏均為苦寒清熱燥濕，且苦參能祛風殺蟲止癢，二藥研細末，以蜂蜜水調搽，能清熱燥濕，殺蟲止癢。適用於濕疹瘙癢。

五、隱　疹

隱疹，是一種皮膚出現紅色或蒼白風團，時隱時現的以瘙癢為主症的病證。臨床表現

以皮膚上出現瘙癢性風團，發無定處，驟起驟退，消退後不留任何痕跡為其特徵。一年四季均可發病，無明顯年齡界限，約有 15％～20％的人一生中發生過本病。基本病機為體質虛弱，得風、寒寒、濕、熱之邪所致。常可見於現代醫學的蕁麻疹等病證。

方 01

【方名】蠶砂熨方

【來源】《證治準繩》

【組成】蠶砂、鹽各不拘多少。

【用法】加熱外熨患部。

【解秘】食鹽清熱解毒，殺蟲止癢；蠶砂祛風除濕止癢，加熱外熨清熱解毒，祛濕止癢。適用於隱疹瘙癢。

方 02

【方名】百部酊

【來源】《醫宗金鑑》

【組成】百部 20 克，高粱酒 80 毫升。

【用法】百部粗粉入酒，浸泡 1 個月，濾渣存酒，待用。外搽，每天 2～3 次。

【解秘】百部外用殺蟲止癢，用酒浸泡，百部有效成分溶解在酒中，外搽，適用於隱疹瘙癢。

方 03

【方名】百部洗方

【來源】《趙炳南臨床經驗集》

【組成】百部、苦參各 120 克，蛇床子 60 克，雄黃 15 克，狼毒 75 克。

【用法】共碾粗末，裝入布裝內，用水 2500～3000 毫升，煮沸 30 分鐘，濾取藥汁，用軟毛巾溻洗，或溻洗後再加熱水浸浴。有抓破瘡面慎用。

【解秘】百部殺蟲止癢；苦參既清熱燥濕，又祛風殺蟲止癢；蛇床子祛風殺蟲止癢；雄黃、狼毒均有毒，以毒攻毒，殺蟲止癢。

上藥合而外用，解毒殺蟲，祛風止癢。適用於隱疹瘙癢。雄黃、狼毒均有毒，只宜外用，不宜內服。

方04

【方名】二味拔毒散

【來源】《中醫外科外治法》

【組成】雄黃、明礬各100克。

【用法】共研粗末，和勻備用。藥粉用開水調成稀糊，外搽，每天3次。同時煎服疏風祛濕湯，隨症加減。

【解秘】雄黃有毒，以毒攻毒，殺蟲止癢；明礬解毒殺蟲，燥濕止癢。二藥製劑外用，解毒殺蟲，燥濕止癢。

適用於隱疹瘙癢。

方05

【方名】外洗靈藥水

【來源】《中醫外科外治法》

【組成】地膚子、蛇床子、大黃、苦參各30克，川椒10克，冰片8克。

【用法】前五味藥先後煎煮2次，合併濾液，再放入冰片溶化。急性者，可作冷濕敷；慢性者，可洗搽，每天1劑，每天外用3～5次，每次30分鐘左右。

【解秘】地膚子、蛇床子祛風殺蟲止癢；苦參清熱燥濕，又祛風殺蟲止癢；川椒祛風止癢；大黃、冰片清熱解毒。諸藥配伍外用，清熱解毒，祛風止癢。

適用於隱疹瘙癢。

方06

【方名】蕁麻疹外洗液

【來源】《皮膚病中醫洗漬療法》

【組成】蛇床子2克，明礬12克，花椒6克，土茯苓30克，白鮮皮15克，苦參30克，荊芥12克，食鹽20克。

【用法】取上諸藥加水2000毫升，煎成1000毫升去渣存液。將藥液傾入盆內加適量溫水，再將小兒抱入盆內浸浴，用毛巾邊擦邊洗，至藥水漸涼為止。每天1次，每劑可煎用2～3次。

【解秘】蛇床子祛風殺蟲止癢；明礬解毒殺蟲，燥濕止癢；花椒、荊芥祛風止癢；白

鮮皮、苦參均既清熱燥濕，又祛風殺蟲止癢；食鹽清熱解毒，殺蟲止癢。諸藥合而外用，解毒殺蟲，祛風止癢。

適用於隱疹瘙癢。

方 07

【方名】複方明礬洗劑

【來源】《皮膚病中醫洗漬療法》

【組成】冰片 2 克，乾燥明礬 5 克，爐甘石洗劑加至 100 毫升。

【用法】取冰片加少許酒精研細，緩緩加入爐甘石洗劑中，邊加邊攪拌，最後加乾燥明礬細粉及爐甘石洗劑至全量，攪勻，即得。外用塗搽，每天多次。

【解秘】冰片清熱解毒，消腫止痛；明礬解毒殺蟲，燥濕止癢；爐甘石收濕生肌斂瘡。三藥配伍外用，解毒殺蟲，祛濕斂瘡。

適用於隱疹瘙癢。

方 08

【方名】夜交藤煎液

【來源】《皮膚病中醫洗漬療法》

【組成】夜交藤 200 克，水 1000 毫升。

【用法】取夜交藤加水濃煎藥液。每天分 2 次外洗，每次洗浴 15 分鐘左右，3～5 天可癒。10 歲以下兒童，只用夜交藤 100 克，加水 700 毫升，用法同上。

【解秘】夜交藤養血祛風通絡止癢，煎水外洗，適用於癮疹瘙癢。

方 09

【方名】龍膽外搽液

【來源】《皮膚病中醫洗漬療法》

【組成】龍膽草 500 克，水 3000 毫升。

【用法】龍膽草煎煮 2 次，2 次煎汁合併，濃煎成 1000 毫升，加入 10％碳酸，以防黴變又能止癢，分裝，備用。外搽，每天 4～5 次。

【解秘】龍膽草苦寒清熱燥濕止癢，煎水外洗或外搽，

可治療隱疹瘙癢。

方 10

【方名】三草燻洗液

【來源】《皮膚病中醫洗漬療法》

【組成】夏枯草、蒼耳草、葎草各 50 克，白礬、川椒各 30 克，水 1500 毫升。

【用法】水煎 20 分鐘後，去渣存汁，待用。先燻後洗，每次 5～10 分鐘，每天 2 次，每天 1 劑。

【解秘】夏枯草、葎草清熱解毒；蒼耳草殺蟲止癢；白礬解毒殺蟲，燥濕止癢；川椒祛風止癢。諸藥煎水先燻後洗，適用於隱疹瘙癢。

方 11

【方名】蕁麻疹熱浴劑

【來源】《皮膚病中醫洗漬療法》

【組成】防風、生地、荊芥、白鮮皮、蛇床子各 20 克，艾葉 20 克，苦參 30 克，水 3000～4000 毫升。

【用法】水煎沸後 30 分鐘，去渣存汁，待用。熱浴患處，水溫控制在 50～60℃，每次 30～40 分鐘，每天 1～2 次。

【解秘】防風、荊芥、艾葉祛風止癢；白鮮皮、苦參均既清熱燥濕，又祛風殺蟲止癢；蛇床子祛風殺蟲止癢；生地養陰潤燥。諸藥配伍外用，清熱燥濕，祛風止癢。

適用於隱疹瘙癢。

方 12

【方名】楮桃葉水劑

【來源】《簡明中醫皮膚病學》

【組成】楮桃葉 500 克。

【用法】取楮桃葉加水 5000 毫升，煮沸 30 分鐘後過濾去渣取汁，先以藥液濕洗，後浸浴。

【解秘】楮桃葉解毒祛風止癢。煎湯取汁，浸浴，適用於隱疹瘙癢。

方 13

【方名】路路通水洗劑

【來源】《皮膚病中醫診

療簡編》

【組成】路路通、蒼朮各 60 克，百部、艾葉、枯礬各 15 克。

【用法】上藥加水 1000～ 1500 毫升，煮沸 20 分鐘，濾 汁待溫，燙洗患部，每天 2 次。

【解秘】路路通祛風通絡 止癢；蒼朮、艾葉祛風止癢； 枯礬解毒殺蟲，燥濕止癢；百 部殺蟲止癢。諸藥配伍外用， 解毒殺蟲，祛風止癢。

適用於隱疹瘙癢。

方14

【方名】地膚子洗劑

【來源】《中醫皮膚病學 簡編》

【組成】地膚子 12 克， 防風、獨活、荊芥、白芷、赤 芍、桑白皮、苦參各 10 克。

【用法】上藥加水 1500 毫升煎沸 20 分鐘左右，過濾 去渣取汁，洗滌、浸浴患處。

【解秘】防風、獨活、荊 芥、白芷、川椒祛風止癢；地 膚子祛風殺蟲止癢；赤芍涼血

活血。諸藥製劑外用，祛風止 癢。適用於隱疹瘙癢。

六、痤　瘡

痤瘡，又稱粉刺，是一種 毛囊、皮脂腺的慢性炎症性皮 膚病。因典型皮損能擠出白色 半透明狀粉汁，故稱之粉刺。 多見於青春期的青少年。好發 於顏面，亦可見於胸背上部及 肩胛部等處。臨床表現以皮膚 散在性粉刺、丘疹、膿疱、結 節及囊腫，伴皮脂溢出為其特 徵。基本病機為素體陽熱偏 盛，肺經蘊熱；或過食辛辣肥 甘厚味，助濕化熱，濕熱互 結；或脾氣虛濕滯，鬱久化 熱，濕熱瘀痰凝滯肌膚所致。

常可見於現代醫學的尋常 痤瘡等病證。

方01

【方名】丹參散

【來源】《新編偏方秘方 大全》

【組成】丹參 100 克。

【用法】將丹參研成細

粉，裝瓶備用。每次 3 克，1
天 3 次。

【解秘】丹參活血祛瘀，
消腫散結，治療痤瘡色黯，日
久不癒。一般服藥 2 週後痤瘡
開始好轉，約服 6～8 週痤瘡
數減少。以後若逐漸減量（1
天 1 次，每次 3 克），鞏固療
效，可停藥。

方 02

【方名】香蕉山楂荷葉湯

【來源】《新編偏方秘方
大全》

【組成】香蕉 2 個，山楂
30 克，荷葉 1 張。

【用法】將荷葉剪成小
塊，山楂洗淨，香蕉切斷。加
水 500 毫升，煎至 300 毫升，
分 2 次食香蕉喝湯。1 天 1
劑，連服 5～7 天。

【解秘】香蕉性寒味甘，
清熱通便；山楂活血祛瘀，消
食化積；荷葉清熱利濕。

三藥配伍，清熱消腫散
結，消積利濕通便。適用於痤
瘡色紅，大便不暢，食少等。

方 03

【方名】穿心蓮苡醬湯

【來源】《新編偏方秘方
大全》

【組成】穿心蓮、薏苡
仁、敗醬草各 30 克。

【用法】水煎，分 2 次
服，1 天 1 劑，連服 5～7 天。

【解秘】穿心蓮、敗醬草
均清熱解毒，消腫散結；薏苡
仁能上清肺熱，下能清腸胃之
濕而消癰排膿。三藥配伍，清
熱解毒，消腫散結。

適用於痤瘡色紅疼痛等。

方 04

【方名】四黃湯

【來源】《新編偏方秘方
大全》

【組成】大黃、黃芩、黃
連、黃柏、知母各 10 克，夏
枯草 15 克，皂角刺、牡丹皮
各 10 克，菊花 20 克，連翹
12 克。

【用法】加水煎沸 15 分
鐘，濾出藥液，再加煎 20 分
鐘，去渣，兩煎藥液兌勻，分

2～3服，1天1劑。

【解秘】大黃、黃芩、黃連、黃柏、菊花、連翹、夏枯草均清熱解毒，且大黃瀉熱通便；知母清熱瀉火；皂角刺消腫排膿；牡丹皮活血散瘀止痛。諸藥配伍，清熱解毒，消癰排膿。適用於熱毒壅盛痤瘡腫痛，大便秘結，口乾舌燥等。

方 05

【方名】白芷苦參湯

【來源】《新編偏方秘方大全》

【組成】白芷 10～30 克，苦參 5～10 克，白花蛇舌草 10～30 克，丹參 20～20 克，川椒 3～5 克，仙靈脾 5～10 克，甘草 5～10 克。

【用法】加水煎沸 15 分鐘，濾出藥液，再加煎 20 分鐘，去渣，兩煎藥液兌勻，分 2～3 服，1天1劑。

【解秘】白芷辛散通滯散其結，使熱毒從外透解；苦參、白花蛇舌草清熱解毒；丹參活血消腫散結；川椒祛風止

癢；仙靈脾祛濕；甘草清熱解毒，調和諸藥。諸藥配伍，清熱解毒，祛濕止癢。適用於熱毒壅盛痤瘡腫痛，瘙癢等。

方 06

【方名】白果仁片

【來源】《新編偏方秘方大全》

【組成】白果仁適量。

【用法】每晚睡前將用溫水將患部洗淨，然後將白果仁切成片，反覆擦患部，加擦邊削去用過的部分，每次按病程和數目的多少用 1～2 粒。

【解秘】白果仁有毒，外用以毒攻毒，消腫排膿，適用於熱毒壅盛之痤瘡，有結節及囊腫，據觀察一般用 7～10 次即可收到效果。

方 07

【方名】枯礬四黃液

【來源】《新編偏方秘方大全》

【組成】枯礬 10 克，硫黃、大黃各 5 克，黃連、黃柏各 3 克。

【用法】冷開水 70～100
毫升，浸一晝夜。每晚睡前將
藥液搖勻，塗於面部。

【解秘】硫黃有毒，外用
以毒攻毒，殺蟲止癢；枯礬外
用解毒殺蟲，燥濕止癢；大
黃、黃連、黃柏均清熱解毒。

諸藥合而外用，清熱解
毒，祛濕止癢。適用於痤瘡色
紅疼痛，瘙癢等。硫黃有毒，
外用不可入口。

方 08

【方名】絲瓜藤汁

【來源】《新編偏方秘方
大全》

【組成】絲瓜藤汁適量。

【用法】絲瓜藤生長旺盛
時期，在離地 1 米以上處將莖
剪斷，把根部剪斷部分插入瓶
中（勿著瓶底），以膠布護住
瓶口，放置一晝夜，藤汁中有
清汁流出，即可得絲瓜藤汁擦
患處。

【解秘】絲瓜藤清熱解
毒，潤膚止癢。絲瓜藤汁擦患
處，適用於痤瘡，皮膚乾燥等。

方 09

【方名】橙核膏

【來源】《新編偏方秘方
大全》

【組成】橙核適量。

【用法】將橙核曬乾，研
成極細粉末，以水調。臨睡前
抹面部，次晨洗掉。

【解秘】橙核能潤膚祛
痣，常外用治痤瘡。

方 10

【方名】大黃紫草茶油

【來源】《中醫外科外治法》

【組成】大黃、紫草各等
分，茶油適量。

【用法】將大黃、紫草研
末，加入茶油浸飽，茶油以略
高出藥末為準。先攪拌後浸泡
3～6 天。然後用油搽患部，
待病情控制後，如癢感消失
（尤以鼻部為典型），則每次
於洗臉後，用少量的油塗臉。
對於面部久不癒者，可以在上
藥內加入少量蜂蜜。用時略取
少許，用溫水稀釋外搽。

【解秘】大黃清熱解毒；

紫草涼血活血，解毒透疹。二藥製劑外用，清熱解毒，活血透疹。適用於痤瘡疼痛，色黯難出等。

方 11

【方名】四黃搽劑

【來源】《最新皮膚病外用藥製劑彙總》

【組成】大黃、黃芩、黃柏各 50 克，硫黃 15 克，蒸餾水 500 毫升。

【用法】上藥各研粗末，過 80 目篩，硫黃先用 75%酒精少許溶解，然後投入蒸餾水搖勻，密封 1 週後備用。用棉籤蘸藥水外搽，每天 3〜4 次。

【解秘】硫黃有毒，外用以毒攻毒，殺蟲止癢；大黃、黃連、黃柏均清熱解毒。

諸藥合而外用，清熱解毒，殺蟲止癢。適用於痤瘡色紅疼痛，瘙癢等。硫黃有毒，外用不可入口。

方 12

【方名】痤瘡熱敷液

【來源】《最新皮膚病外用藥製劑彙總》

【組成】丹參、地丁草、當歸、白芷、半夏各 30 克。

【用法】上藥加水 2000毫升，煎開 15〜20 分鐘後去渣留液待用。臉部先用 1%溫鹽水洗淨，黑白粉刺膿疱用針挑擠乾淨，用雙手搓臉部有灼熱感，以藥水熱氣燻臉，後將 2 塊新的毛巾浸入藥液中，溫度以皮溫為度，撈出一條毛巾擰半乾敷臉部 30 分鐘，每天 2〜3 次。剩下藥液置陰涼通風處，下次煎開再用（夏季用 2〜3 天，冬季用 4〜5 天），每劑可用 2〜5 天，15 天為 1療程，多可獲良效。

【解秘】地丁草即紫花地丁清熱解毒；丹參、當歸活血消腫；白芷消腫排膿，美白潤膚；半夏解毒消腫散結。諸藥合而外用，清熱解毒，消腫散結，美白潤膚。適用於熱毒壅盛痤瘡腫痛，皮膚色黑等。

方 13

【方名】消痤外洗液

【來源】《最新皮膚病外用藥製劑彙總》

【組成】野菊花、薄荷、馬齒莧、金銀花各 20 克，浙貝、蒲公英、赤芍各 15 克，大皂角（打碎）1 個。

【用法】加水 6000 毫升，煎成 4000 毫升，待溫備用。藥水水溫 50℃左右時，用乾淨大紗布塊或乾淨毛巾浸透藥液後，洗敷面部，每次 15～20 分鐘，每天 2 次，每劑連用 2 天，10 天為 1 療程，可連用 1～2 療程。

【解秘】野菊花、金銀花、馬齒莧、蒲公英清熱解毒；赤芍活血散瘀止痛；大皂角祛風殺蟲。諸藥合而製成外洗液，清熱解毒，消腫散結，祛風止癢。適用於熱毒壅盛痤瘡腫痛，面部皮膚瘙癢等。

此藥外用，避免服藥之苦，值得推廣使用。

方 14

【方名】雄黃解毒散洗劑

【來源】《最新皮膚病外用藥製劑彙總》

【組成】雄黃 30 克，寒水石 30 克，生白礬 120 克，爐甘石 90 克，滑石粉 90 克，甘油 45 毫升，水加至 1000 毫升。

【用法】上藥全研細末，過 120 目篩，加入甘油，水攪拌成均勻即成。搖勻塗布，每天多次。

【解秘】雄黃有毒，外用以毒攻毒，殺蟲止癢；爐甘石、寒水石、滑石粉收濕生肌斂瘡；白礬解毒殺蟲，燥濕止癢。

諸藥製散外用，解毒殺蟲止癢，收濕生肌斂瘡。適用於痤瘡久不收口，皮膚瘙癢等。

方 15

【方名】顛倒散水粉劑

【來源】《最新皮膚病外用藥製劑彙總》

【組成】大黃 50 克，硫黃 50 克，甘油 50 毫升，滑石粉 100 克，水加至 1000 毫升。

【用法】前二味中藥研成

細粉,加甘油及水攪勻,備用。搖勻塗布,每天 2～3 次。

【解秘】硫黃有毒,外用以毒攻毒,殺蟲止癢;大黃清熱解毒消瘡;滑石粉收濕斂瘡;甘油潤膚。諸藥配伍,清熱解毒,收濕斂瘡。

適用於熱毒壅盛痤瘡紅腫疼痛,皮膚瘙癢等。

方 16

【方名】複方首烏外搽液

【來源】《最新皮膚病外用藥製劑彙總》

【組成】首烏、苦參、當歸、白芷各 50 克,白醋 500 毫升。

【用法】上藥放入玻璃瓶中,封蓋,隔水煎水煮 1 小時,次天可開瓶待用。外搽,每天 2 次,30 天為 1 療程。

【解秘】苦參苦寒清熱燥濕,祛風殺蟲止癢;當歸活血消腫止痛,美白潤膚;白芷消腫排膿,美白潤膚;首烏解毒療瘡。諸藥製劑外用,解毒殺蟲止癢,美面潤膚。

適用於熱毒壅盛痤瘡紅腫疼痛,皮膚乾燥、瘙癢等。

方 17

【方名】消痘蜜

【來源】《最新皮膚病外用藥製劑彙總》

【組成】夏枯草、羌活、海藻、白芷、殭蠶各 6 克,黃連 0.5 克,冰片 5 克,蜂蜜適量。

【用法】上藥前六味先研細末,過 120 目篩,冰片加少許酒精溶解,共入蜂蜜適量,調成稀糊狀,裝瓶,備用。外塗患處,晚貼晨去,15 天為 1 療程。

【解秘】夏枯草消腫散結;海藻化痰消腫散結;羌活、白芷、殭蠶祛風止癢,美白潤膚;黃連清熱解毒散結。

諸藥製散外用,解毒消腫散結,祛風美白止癢。適用於痤瘡疼痛,有硬結腫塊,日久不癒等。

方 18

【方名】蛇膽霜

【來源】《最新皮膚病外用藥製劑彙總》

【組成】蝮蛇膽汁 0.5 毫升，雪花膏 500 克。

【用法】混合，調勻即得。溫水洗面後，外搽患處，每天 2 次。

【解秘】蝮蛇膽清熱解毒散結；雪花膏美白潤膚。二者混合外用，解毒散結，美白潤膚。適用於痤瘡疼痛，皮膚瘙癢等。

方 19

【方名】蘆薈美容霜

【來源】《最新皮膚病外用藥製劑彙總》

【組成】蘆薈 100 克，雪花膏 90 克。

【用法】將新鮮蘆薈壓出天然藥汁 10 毫升，加入雪花膏內調勻即成，備用。外搽，每天 3 次。

【解秘】蘆薈苦寒清熱解毒，殺蟲止癢，美白潤膚。

鮮蘆薈壓出天然藥汁，加入雪花膏內外搽，適用於痤瘡瘙癢等。

方 20

【方名】青春痘面膜液

【來源】《最新皮膚病外用藥製劑彙總》

【組成】白蘞、白及、連翹、丹參、栀子、大青葉、馬齒莧、敗醬草、茯苓、川芎各 10 克，水 2000 毫升。

【用法】上藥加水煎煮，去渣，文火濃縮為 1000 毫升左右，待用。取自製面膜粉 1 袋 60 克：氧化鋅、滑石粉、石膏粉各 20 克，加本液適量，調成稀糊狀，按倒膜療法要求，塗抹在顏面部，1 小時後揭洗掉，每週 2 次，至癒。

【解秘】白蘞、連翹、栀子、大青葉、馬齒莧、敗醬草清熱解毒，消腫止痛；白及、茯苓收濕斂瘡，消腫生肌；丹參、川芎活血祛瘀，消腫散結。諸藥合而外用，清熱解毒散結，活血消腫生肌。

適用於痤瘡紅腫疼痛，有硬結腫塊等。

方21

【方名】痤瘡平散

【來源】《最新皮膚病外用藥製劑彙總》

【組成】黃連、大黃、硫磺、水楊酸各100克，石膏粉、赤石脂各300克。

【用法】共碾細粉，混勻，30克為1袋裝，備用。取散1袋，用茶水調搽患處，每晚1次，連用2週為1療程。

【解秘】硫黃有毒，以毒攻毒，殺蟲止癢；黃連、大黃清熱解毒散結；石膏粉、赤石脂收濕斂瘡。

諸藥合而外塗，解毒散結，收濕斂瘡。適用於痤瘡腫痛，潰破處久不收口等。

方22

【方名】神效粉刺霜

【來源】《最新皮膚病外用藥製劑彙總》

【組成】麝香1克，硃砂10克，雄黃、硫黃、白礬各20克，黃柏、大黃、杏仁、蛇床子各30克，霜劑基質適量。

【用法】將硃砂、雄黃、硫黃、白礬研成極細末，過180目篩，混勻，待配；其餘各藥粉碎成顆粒狀粗粉，再加粗粉用水煎煮3次，濃縮後加低度酒精提取，得提取物。後將細粉末及提取物混合，加霜劑基質，按5%～10%的比例製成水包油型霜劑，分裝，備用。先用溫開水洗淨顏面，再外搽本品，略加按摩，每天早晚各1次，7天為1療程。

【解秘】硃砂、雄黃、硫磺均有毒，以毒攻毒，殺蟲止癢；麝香活血消腫散結；白礬、蛇床子解毒殺蟲，燥濕止癢；黃柏、大黃清熱解毒散結。諸藥製劑外用，解毒散結，殺蟲止癢。

適用痤瘡腫痛，瘙癢等。

第六章　骨科病證

一、金瘡出血

金瘡出血是金屬鐵器刀刃所傷，常伴有出血為主症的病證。金瘡出血分為外出血和內出血兩種。內出血較外出血複雜。本部分著重介紹外出血及止血處理。

金瘡出血不止，要根據其傷之深淺、體之強弱而施治，治療當以止血、清創、包紮為先。常可見於現代醫學稱外傷出性血等病證。

 方 01

【方名】止血散

【來源】《最新皮膚病外用藥製劑彙總》

【組成】三七、仙鶴草、補骨脂、白及、黃柏、大黃各50克。

【用法】各研細末，過100目篩後，裝瓶高壓消毒。外敷患處，一般一次即可。

【解秘】三七、仙鶴草、白及均能止血，且三七兼能活血止痛；補骨脂具收澀之性而止血；黃柏、大黃清熱涼血，活血止痛。諸藥合而外用，重在止血，兼能活血止痛。

適用於外傷出血，量多不止，局部腫脹疼痛等。

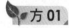 **方 02**

【方名】桃花散

【來源】《醫宗金鑑》

【組成】白石灰250克，大黃片45克。

【用法】白石灰用水潑成末，與大黃同炒，以灰變紅色為度，去大黃，將石灰篩細備用。用時摻於患處，或涼開水調敷。

【解秘】白石灰收斂止血；大黃清熱涼血，活血止痛。二藥合而外用，止血止痛。適外傷出血，紅腫疼痛等。

方03

【方名】截血膏

【來源】《中國中醫秘方大全》

【組成】天花粉 300 克，干生地 200 克，片薑黃 100 克，京赤芍 100 克，香白芷 100 克。

【用法】上藥共研，100 目篩篩成細末，瓷瓶收藏。用蜜糖或飴糖 30%、高粱酒 70%調成厚糊狀，置瓷缸內，臨用時量腫勢範圍，攤於紗布或紙上敷患處。

【解秘】天花粉消腫散結；片薑黃、赤芍活血祛瘀；乾生地清熱涼血止血；白芷祛風消腫散結。

諸藥配伍外用，能活血消腫，收斂止血。適用於外傷出血，瘀腫疼痛等。

方04

【方名】外傷特效方

【來源】《文琢之臨床經驗集》

【組成】桂圓核（去外殼）500 克，無名異、龍骨各 250 克，血竭 30 克，三七 15 克。

【用法】上藥研極細末，備用。撒布傷口，用於紗布包紮固定。

注意：凡傷口流血屬新傷者，先用酒精局部消毒後，撒布此藥，紗布固定，萬勿用油膏類，否則可釀成膿，上藥後不發炎，不需換藥；若發炎作膿，則按一般瘡瘍處理。

【解秘】桂圓核、龍骨收斂生肌止血；無名異祛瘀止痛，消腫生肌；血竭祛瘀定痛，止血生肌；三七功善止血，又能活血化瘀，消腫定痛，為傷科止血止痛之要藥。

諸藥作散外用，活血止痛，止血生肌。適用於外傷出血，腫脹疼痛等。

方05

【方名】雞內金散

【來源】《證治準繩》

【組成】雞內金適量。

【用法】焙乾，碎為細末，外敷傷口，出血立止。

【解秘】雞內金焙乾研碎外用，收斂止血。可用於外傷出血。

方06

【方名】五倍子散

【來源】《證治準繩》

【組成】五倍子適量。

【用法】研為細末，外敷傷口，出血立止。

【解秘】五倍子酸澀收斂，長於收斂止血，收濕斂瘡。適用於外傷出血，滲出液多而不止等。

方07

【方名】將軍散

【來源】《中華偏方大全》

【組成】大黃 30 克，石灰 60 克，血竭 15 克。

【用法】先把前兩味藥同炒至石灰呈桃花色，除去大黃用石灰，再加血竭，共研為細末，蜜貯備用。凡有外傷出血，以藥包封，1 天 1 次。

【解秘】大黃清熱解毒，消腫止痛；石灰祛濕斂瘡；血竭祛瘀定痛，止血生肌。

諸藥製散外用，止血生肌，消腫疼痛。適用於外傷出血，局部腫脹疼痛等。

方08

【方名】立應散

【來源】《中華偏方大全》

【組成】花蕊石 6 克，鍛寒水石 45 克，黃丹 6 克，龍骨 6 克，沒藥 6 克，黃藥子 22 克。

【用法】上藥研成細末，如金刃刀傷者，用藥敷之，絹帛紮之，不致化膿；有膿水者，乾摻，生肌止痛。

【解秘】花蕊石花蕊石既化瘀止痛，又收斂止血；煅寒水石、龍骨收斂生肌止血；沒藥活血止血；黃藥子清熱解毒，涼血止血。

諸藥製散外用，收斂止血，化瘀止痛。適用於外傷出血，局部疼痛等。

方09

【方名】完肌散

【來源】《中華偏方大全》

【組成】桑白皮 120 克，

蜜陀僧 120 克，陳石灰 60 克，龍骨 120 克，黃丹 15 克，麝香（另研）3 克。

【用法】上藥研成細末，干摻於患處，1 天 1 次。

【解秘】蜜陀僧、陳石灰燥濕收斂，防腐解毒；桑白皮利水消腫祛濕；龍骨收濕斂瘡；麝香活血消腫止痛。

諸藥製散外用，能收濕斂瘡，止血止痛。適用於金瘡出血，滲出多，腫脹疼痛等。

方 10

【方名】補肉膏

【來源】《中華偏方大全》

【組成】豬油 120 克，黃蠟 120 克，沒藥 30 克，乳香 30 克，松香 500 克，麻油 500 克，自然銅適量。

【用法】上藥搗碎，放油內煎數沸，過濾去渣，煎至滴水成珠，即入蜜陀僧、黃丹慢火熬成膏，次入松香、黃蠟熔化，後入乳香、沒藥，再加自然銅末，外貼患處，1 天 1 次。

【解秘】沒藥、乳香辛香走竄，味苦通洩，內服外用均能活血消腫，行氣止痛，為外傷科之要藥；自然銅自然銅接骨療傷，活血止痛；松香拔毒生肌止痛。

諸藥製膏外用，能活血止痛，拔毒生肌。適用於金瘡出血，腫脹疼痛等。

方 11

【方名】劉寄奴散

【來源】《中華偏方大全》

【組成】劉寄奴 60 克。

【用法】上藥研為末，摻金瘡創面，包裹，1 天 1 次。

【解秘】劉寄奴能外用能止血，兼能活血止痛。研末摻金瘡創面，適用於創傷出血，局部腫脹疼痛。

方 12

【方名】花蕊石散

【來源】《中華偏方大全》

【組成】石硫黃 60 克，花蕊石 30 克。

【用法】上藥共放入瓦罐內，煅研為細末，外摻傷口處，再包紮，1 天 1 次。

【解秘】硫黃苦溫有毒，外用解毒殺蟲止癢；花蕊石既化瘀止痛，又收斂止血。二藥煅研外用滲瘡口，解毒消腫，止血止痛。適用於跌打損傷，出血不止，腫脹疼痛等。

方 13

【方名】琥珀三七散

【來源】《中國中醫秘方大全》

【組成】西琥珀 6 克，參三七 3 克。

【用法】共研末，分 2 次服。

【解秘】琥珀、三七均能活血止痛，且三七兼能止血。研末口服，適用於外傷出血，瘀腫疼痛等。

方 14

【方名】三七散

【來源】《中國中醫秘方大全》

【組成】參三七 1.5 克、白芥子 1.5 克、桃仁 1.5 克。

【用法】共研細末，為 1 包量。每次服 1 包，每天 2 次，用溫開水或少量黃酒送服。

【解秘】白芥子豁痰寬胸，通絡定痛；參三七、桃仁活血祛瘀，且三七兼能止血，化瘀生新，是止血而不留瘀，化瘀不傷正。三藥配伍，氣、血、痰三者兼顧，但胸脅迸傷一症，因氣滯血瘀胸痛難忍，必然影響呼吸和排痰，每每導致痰積於內而鬱滯化熱，從而生發出許多變症，尤年老體弱者更著，故本方針對易被一般醫家所忽視之處，選用本散研粉吞服，而不入煎劑，也是應當注意之處。

方 15

【方名】奪命散

【來源】《中華偏方大全》

【組成】大黃 30 克，水蛭（用石灰慢火炒令焦黃色）15 克，黑牽牛 60 克。

【用法】上藥分別研為細末，先用熱酒調水蛭末、大黃末，一次各 6 克，半小時後，再用熱酒調服牽牛末 6 克，1 天 2 次。

【解秘】水蛭破血水腫止痛；大黃、黑牽牛瀉下通便，引瘀血下行，且大黃兼能活血祛瘀。諸藥配伍，瘀血祛而出血止。適用於外傷出血，量多不止，瘀血阻滯，大便不暢等。大黃、黑牽牛均為作用峻猛的瀉下藥，宜中病即止。

二、跌打損傷

跌打損傷即扭、挫傷，是臨床較常見的損傷。扭傷指間接暴力使肢體和關節周圍的筋膜、肌肉、韌帶過度扭曲、牽拉，引起損傷或撕裂。多發生在關節及關節周圍的組織。

挫傷指直接暴力打擊或衝撞肢體局部，引起該處皮下組織、肌肉、肌腱等損傷。以直接受損部位為主。頸、肩、肘、腕、指間、腕、膝、踝、腰等部位都可引起扭挫傷。其中腰部扭挫傷是最常見的腰部傷筋疾患，多見於青壯年。

方 01

【方名】豆油

【來源】《中華偏方大全》

【組成】豆油（黃豆油為佳）9克。

【用法】溫暖季節生服，嚴冬季節加熱溫服，每次9克，早晚各1次。

【解秘】豆油解毒殺蟲，潤腸通便，用於跌打損傷內溫服，解毒潤腸，緩解疼痛。

方 02

【方名】蔥椒冰片

【來源】《中華偏方大全》

【組成】鮮蔥白60克，花椒12克，冰片0.6克。

【用法】蔥白洗淨，搗成泥狀，花椒、冰片研成細粉，將三味拌勻。患部洗淨敷藥，包紮固定，每24小時換藥1次。

【解秘】蔥白辛香溫散，溫經散寒止痛；冰片解毒消腫；花椒麻醉止痛。三藥製散外用，能解毒消腫止痛。適用於外傷後局部紅腫疼痛等。

方 03

【方名】赤豆冰片

【來源】《中華偏方大全》

【組成】赤小豆 100 克，冰片粉 1.5 克。

【用法】赤小豆研成極細粉末，加入冰片粉，調勻並密封。用時加清水少許調成糊狀，塗於紗布上，厚約 0.5 公分。每 12～24 小時換藥 1 次。如出現張力性水泡，應妥善保護，防止繼發感染。

【解秘】赤小豆、冰片粉外用均能解毒消腫。可用於外傷局部腫脹疼痛等。

方 04

【方名】敷三七葉

【來源】《中華偏方大全》

【組成】白背三七鮮葉適量。

【用法】將葉洗淨，搗爛。將搗爛葉泥敷於創面，再用大片三七鮮葉蓋在上面，用繃帶包紮固定。

每天換藥 1 次。

【解秘】鮮三七葉止血消腫止痛。搗爛葉泥敷於創面，適用於外傷出血。

方 05

【方名】鮮楊梅樹皮

【來源】《中華偏方大全》

【組成】鮮楊梅樹皮、熟糯米飯各適量。

【用法】兩味共搗爛。敷於患部，1 天換 1 次。

【解秘】鮮楊梅樹皮化瘀止血，解毒消腫；糯米飯止血解毒。二藥搗爛外敷患處，能化瘀止血，消腫止痛。適用於之外傷出血，腫脹疼痛等。

方 06

【方名】降荔散

【來源】《中華偏方大全》

【組成】降香、荔枝核等分。

【用法】將上藥焙乾，研細，過 100 目篩製成粉，調勻備用。傷口清洗整復縫合後，用 75％ 酒精將上藥調成糊狀·直接敷在傷口上，包紮固定。7 天左右拆線。一般不需他法處理。

【解秘】降香辛散溫通，入肝經，走血分而下降，有化

瘀止血定痛之功，對跌打損傷瘀腫疼痛、體內外出血，無論內服外敷均有功效；荔枝核理氣散結，祛寒止痛。二藥配伍外用，化瘀止血，祛寒止痛。用於外傷出血、跌打瘀痛等。

方 07

【方名】榕蓖葉

【來源】《中華偏方大全》

【組成】榕樹葉、蓖麻葉各適量，生薑3片，75%酒精少許。

【用法】樹葉洗淨，搗爛，加生薑再搗，然後加入少許酒精調拌。按患部面積大小，酌情增減藥量。外敷患處，每天1次，3～5次即癒。

【解秘】榕樹葉活血散瘀，解毒祛濕；蓖麻葉祛風除濕，拔毒消腫；生薑辛溫散邪，解毒止痛。諸藥與酒精調拌外用，活血止痛，解毒祛濕。適用於外傷後局部青紫腫脹疼痛，滲出較多等。

方 08

【方名】焙絲瓜末

【來源】《中華偏方大全》

【組成】新摘老絲瓜1個，白酒適量。

【用法】將老絲瓜切片曬乾，置鐵鍋內用小火焙炒成棕黃色，研面，入瓶備用。凡胸腹部跌打損傷者，用白酒沖服，每服3克，1天服2次，連用3天；四肢跌打損傷者，用絲瓜粉末加白酒調勻，敷於患處，1天換1次。

【解秘】焙絲瓜末收斂止血，用酒調後敷患處，能收斂止血，瀉火解毒。適用外傷疼痛出血等。

方 09

【方名】墨斗魚骨

【來源】《中華偏方大全》

【組成】墨斗魚骨適量。

【用法】墨斗魚骨洗淨，晾曬數日，研磨成細粉，經高壓鍋消毒後裝入瓶中密封備用。用時取適量撒於創面。

【解秘】墨斗魚骨即烏賊骨，外用收濕斂瘡。適用於外傷之後傷口久不收口。

方 10

【方名】蘿蔔泥

【來源】《中華偏方大全》

【組成】蘿蔔適量。

【用法】將蘿蔔洗淨，切碎，搗為爛泥。敷於患處。

【解秘】蘿蔔消腫止痛。搗為爛泥，外敷患處，適用於外傷局部腫脹疼痛等。

方 11

【方名】南瓜瓤

【來源】《中華偏方大全》

【組成】南瓜瓤（即倭瓜、窩瓜、北瓜、番瓜、金瓜瓤）。

【用法】取新鮮南瓜瓤，去子，敷於槍砂傷處，1～2小時內槍砂即可取出。

【解秘】南瓜瓤清熱解毒，外敷傷口，能緩解腫脹疼痛。

方 12

【方名】大蔥

【來源】《中華偏方大全》

【組成】大蔥適量。

【用法】將蔥搗爛，炒熱。敷於患處，冷再更換，數次痛止。

【解秘】大蔥辛香溫散，溫經散寒止痛。搗爛，炒熱敷於患處，適用於外傷局部腫脹疼痛等。

方 13

【方名】雞蛋皮

【來源】《中華偏方大全》

【組成】雞蛋皮。

【用法】將雞蛋皮洗淨，烘乾後碾成粉。每服 2～5 克，日服 2 次。

【解秘】雞蛋皮碾成粉能收斂止血，解毒。口服，適用於跌打損傷局部疼痛，腫脹出血等。

方 14

【方名】綠豆粉

【來源】《中華偏方大全》

【組成】綠豆粉，杉木皮。

【用法】綠豆粉新鍋炒紫色，井水調，厚敷紙貼，杉木皮縛定。

【解秘】綠豆粉清熱解毒；杉木皮散濕毒，止痛。

二者合而外用，能解毒祛濕止痛。適用於外傷局部疼痛，滲出多等。

方 15

【方名】栗子

【來源】《中華偏方大全》

【組成】生栗子適量。

【用法】栗子去皮，用牙嚼爛。敷於傷處，每 12 小時換 1 次。包紮固定不宜過緊。

【解秘】生栗子活血止痛。嚼爛，敷於傷處，適用於筋傷骨折瘀腫、疼痛等。

方 16

【方名】糯稻稈灰

【來源】《中華偏方大全》

【組成】乾糯稻稈、酒精適量。

【用法】將全株乾糯稻稈燒灰，用 75％酒精調和成泥狀。敷於患處，數日即癒。

【解秘】乾糯稻稈燒灰能收斂止血，酒調和成泥能收斂止痛，活血止痛。

適用於外傷之後局部出血，疼痛等。

方 17

【方名】貼敷半邊蓮

【來源】《中華偏方大全》

【組成】半邊蓮 1 握。

【用法】採新鮮半邊蓮洗淨，搗成爛泥。貼敷傷口流血處。

【解秘】半邊蓮甘淡性寒，貼敷傷口處，能清熱解毒，制止出血，消腫止痛作用。適用於外傷之後局部出血，疼痛等。

方 18

【方名】韭菜根童便

【來源】《中華偏方大全》

【組成】韭菜連根 80 克，童小便 1 杯。

【用法】將韭菜連根洗淨，搗成泥狀，倒入童小便。分 2 次服下。

【解秘】韭菜根解毒止痛止血；童便涼血散瘀。

二藥配伍，化瘀止血，消腫止痛。適用於跌打損傷疼痛不止，伴有局部青紫、出血、腫脹等。

方 19

【方名】焙全蟹

【來源】《中華偏方大全》

【組成】大蟹 2 隻，白酒適量。

【用法】用瓦將蟹焙乾研末。每服 20 克，以酒送服。

【解秘】大蟹鹹寒，清熱解毒，補骨填髓，養筋接骨、活血止痛，與酒研末內服，能接骨療傷，活血消腫止痛。

適用於跌打損傷，筋傷骨折，局部腫脹疼痛。

方 20

【方名】茄子散

【來源】《中華偏方大全》

【組成】茄子 1 個，黃酒適量。

【用法】茄子焙乾，研成細末。用酒送服，每日 2 次，每次 10 克。

【解秘】茄子性味甘涼，能清熱活血消腫，製散用酒調服，能活血消腫止痛。

適用於跌打損傷，局部疼痛等。

方 21

【方名】螃蟹殼黃瓜子

【來源】《中華偏方大全》

【組成】螃蟹殼 1 個，黃瓜子 15 克，黃酒適量。

【用法】將前兩味曬乾，研末。黃酒沖服。

【解秘】大蟹鹹寒，清熱解毒，補骨填髓，養筋接骨、活血止痛；黃瓜子續筋接骨；黃酒活血通脈。諸藥配伍，續筋接骨，活血止痛。適用於外傷後筋傷骨折，局部疼痛等。

方 22

【方名】狗骨湯

【來源】《中華偏方大全》

【組成】狗骨（以四肢骨最佳），鹽少許。

【用法】將狗骨砸碎，加水煮熬，服時下鹽。

【解秘】狗骨甘溫，補腎健骨，止血生肌，祛風止痛。砸碎，加水煮熬內服，適用於外傷出血等。

方 23

【方名】酒煎玫瑰花根

【來源】《中華偏方大全》

【組成】玫瑰花根 25 克，黃酒適量。

【用法】將花根洗淨，用黃酒煎煮。每日分早晚 2 次服用。

【解秘】玫瑰花根甘微苦氣香性溫，行氣活血，以黃酒煎煮內服，能活血止痛。適用於外傷局部青紫腫脹疼痛。

三、骨 折

骨折是由於外力的作用破壞了骨的完整性或連續性的病證，各種原因產生的骨折會由於損傷的部位、程度的不同，而表現出不同的症候。

臨床表現以局部一般症狀有疼痛、腫脹、活動功能障礙為其特徵。如合併外傷性休、內臟損傷者還有其他相應的表現。現代醫學亦稱骨折。

方 01

【方名】外科接骨方

【來源】《文琢文中醫外科經驗集》

【組成】乳香、沒藥、白芷、香附各 30 克，研細末，備用。

【用法】以活螃蟹二個或活小雞一個搗絨，和接骨散炒熱，包傷處，換二、三次後改用消腫散酒調溫包，四、五次後即用活血散加薑、蔥搗爛和酒包。

【解秘】乳香、沒藥辛香走竄，味苦通洩，內服外用均能活血消腫，行氣止痛，為外傷科之要藥；白芷、香附散寒通脈，行氣止痛。諸藥製劑外用，活血消腫止痛。適用於骨折疼痛，腫脹等。

方 02

【方名】接骨丹

【來源】《中國中醫秘方大全》

【組成】自然銅 30 克、馬錢子 30 克、鮮螃蟹 30 克、土鱉蟲 60 克。

【用法】上藥搗碎混後加白酒 1 斤浸泡即可。每天 2 次，每次 20 毫升。製成藥酒

浸淋繃帶包紮固定。

【解秘】自然銅、土鱉蟲均接骨療傷，活血止痛，促進骨折癒合，為傷科接骨續筋之要藥；馬錢子苦溫，有大毒，消腫散結，通絡止痛，為傷科療傷止痛之要藥。將上藥製成藥酒浸淋繃帶包紮固定，能夠維持患肢肌肉的張力，而且液體分佈均勻，滲透性較強。能舒筋和血，袪風勝濕，緩解肢體疼痛，又可使氣血正常流通，促進瘀血吸收消散，可以防止肌肉萎縮和關節強直，增強肢體的活動能力，從而加速骨折的癒合。馬錢子有大毒，只宜外用，不宜內服。

方03

【方名】血竭膠囊

【來源】《中國中醫秘方大全》

【組成】廣西血竭適量。

【用法】將血竭研成細末，用100目篩篩過，裝入膠囊（每粒0.5克），分裝備用。

【解秘】血竭性甘、鹹、平，無毒。李時珍《本草綱目》載：「血竭除血痛，為和血之聖藥，治療打傷折損，一切疼痛。」這種療法具有消腫止痛快、骨折癒合時間短、功能恢復快、方法簡單、使用安全等優點。

方04

【方名】正骨散

【來源】《中華偏方大全》

【組成】土鱉（大者）10個，母丁香1個，巴豆（取霜）1粒，自然銅（煅、酒淬3次）10克，麝香1克。

【用法】上藥研為細末。1次1克，以酒送下，1天2次。

【解秘】土鱉、自然銅能活血止痛，續筋接骨；麝香活血消腫止痛；巴豆峻下積滯，開通腸道閉塞，引瘀血從大便而然；母丁香辛溫氣香，散寒止能。諸藥配伍，續筋接骨，活血止痛。適用骨傷後局部腫脹疼痛，大便秘結等。傳統認為巴豆則助瀉，得冷則止瀉，

故服後瀉下不止者，用黃連、綠豆煎湯冷服解之；服後欲瀉不瀉者，可服熱粥以助藥力。

方 05

【**方名**】乾地黃散

【**來源**】《中華偏方大全》

【**組成**】乾地黃 60 克，當歸 60 克，羌活 60 克，苦參 60 克。

【**用法**】上藥研為末。每次 6 克，酒送下，1 天 3 次。

【**解秘**】乾地黃、當歸養血和血；羌活祛風散寒，除濕止痛；苦參清熱燥濕，清熱殺蟲止癢。諸藥用酒送服，活血止痛，祛濕止癢。適用於骨折疼痛，皮膚瘙癢等。

方 06

【**方名**】土鱉酒

【**來源**】《中華偏方大全》

【**組成**】土鱉（焙乾）30 克，黃酒 100 毫升。

【**用法**】上藥研為末。一次 3 克，熱黃酒沖服，1 天 3 次。

【**解秘**】土鱉蟲鹹寒，有小毒，性善走竄，長於活血消腫止痛，續筋接骨療傷，為傷科常用藥，尤多用於骨折筋傷，研末熱酒沖服，其活血止痛作用更強。適用於跌打損傷骨折疼痛劇烈難忍等。

方 07

【**方名**】接骨神授丹

【**來源**】《中華偏方大全》

【**組成**】地鱉蟲 3 個，自然銅 6 克，沒藥 6 克，大黃 6 克，血竭 6 克，硼砂 6 克。

【**用法**】上藥研為末，用飯為丸，蘿蔔子大。一次 1 克，用酒調下，1 天 3 次。

【**解秘**】地鱉蟲、自然銅活血止痛，續筋接骨；沒藥辛香走竄，味苦通泄，內服外用均能活血消腫，行氣止痛，為外傷科之要藥；血竭祛瘀定痛，止血生肌，為傷科之要藥；硼砂清熱解毒；大黃瀉下通便，活血祛瘀，引瘀血從大便而解。諸藥配伍，活血止痛，接骨續筋。

適用於跌打損傷骨折疼痛

腫脹，大便秘結等。

方 08

【方名】接骨如神散

【來源】《中華偏方大全》

【組成】水蛭（糯米炒黃，去米）10克，白綿（燒灰）10克，沒藥10克，乳香10克，血餘炭（童子頭髮15圍燒灰）10克。

【用法】上藥研為細末，溫酒調下。五十歲以上每次3克，1天3次；二十歲以下每次1.5克，1天3次；小兒每次0.4克，1天3次。

【解秘】水蛭、沒藥、乳香、血餘炭均能活血止痛，血餘炭兼能止血。諸藥配伍，活血而不致血液妄行，止血而不留瘀，重在活血止痛。適用於骨折疼痛，兼有出血者尤宜。

方 09

【方名】敷貼接骨丹

【來源】《中華偏方大全》

【組成】南星20克，木鱉子仁90克，沒藥15克，官桂30克，乳香15克。

【用法】上藥研為末，生薑去皮搗汁，入米醋少許，白麵糊調藥，攤紙上，貼傷處，以帛縛夾定，麻皮纏之，1天1次。

【解秘】乳香、沒藥辛香走竄，味苦通洩，內服外用均能活血消腫，行氣止痛，為外傷科之要藥；官桂溫經通脈，散寒止痛；南星消腫散結；木鱉子散結消腫。

諸藥合而外用，能活血止痛，消腫散結。外用能促進骨折癒合，緩解疼痛。

方 10

【方名】接骨四黃膏

【來源】《中國中醫秘方大全》

【組成】接骨草6份，大黃、黃芩、黃柏、黃連各1份。

【用法】上藥研細末，用時取藥適量，加等量香油或凡士林，文火煎至膏狀，待涼後敷於骨折部位，2～4天換1次藥。

【解秘】接骨草，又名接

骨木、小駁骨，具有消腫止痛接筋續骨之效；大黃、黃芩、黃柏、黃連清熱解毒、消腫止痛、活血去瘀。諸藥合而外用，能消腫止痛，接筋續骨。適用於骨折早期的治療。

方 11

【方名】無名異散

【來源】《中華偏方大全》

【組成】無名異 24 克，甜瓜子 15 克，乳香 18 克，沒藥 18 克，牡蠣粉 15 克。

【用法】上藥研細，黃米炒黑熬膏，和藥貼之，包紮擱住，1 天 1 次。

【解秘】無名異鹹甘平，化瘀止血，消腫定痛；乳香、沒藥辛香走竄，味苦通洩，內服外用均能活血消腫，行氣止痛，為外傷科之要藥；牡蠣粉軟堅散結，固澀止血；甜瓜子散結消瘀，清肺潤腸。諸藥製膏外用，活血消腫止痛。適用於骨折疼痛的輔助治療。

方 12

【方名】接骨草酒

【來源】《中國中醫秘方大全》

【組成】新鮮接骨草葉 500 克

【用法】將接骨草葉搗爛，加少許乙醇，炒至略帶黃色，然後文火煎 6～8 小時，擠出藥汁過濾，配成 45% 酒精濃度 500 的藥酒 500 毫升（1:1 濃度）便可應用，也可將接骨草葉量加倍，按上法製成 2:1 濃度。常法外搽。

【解秘】鮮接骨草具有消腫止痛作用，且對皮膚無刺激，且可使患處末梢血管擴張，促進骨痂生長，從而有助於加速骨折的臨床癒合。

四、落 枕

落枕，又稱「失枕」，是指入睡前並無任何症狀，晨起後卻感到項背部明顯痠痛，頸部活動受限為主症的病證。是一種常見病，好發於青壯年，以冬春季多見。臨床表現以頸部肌肉有觸痛、淺層肌肉有痙

攣、僵硬，摸起來有「條索感」，為其特徵。

基本病機為睡眠姿勢不良或感受風寒，氣血凝滯，筋絡痺阻所所致。常可見於現代醫學的頸部肌肉扭傷等病證。

方 01

【方名】川羌活湯

【來源】《中國中醫秘方大全》

【組成】川羌活 12 克、秦艽 9 克、海風藤 12 克、宣木瓜 12 克、五加皮 12 克、川續斷 12 克、關防風 12 克、北細辛 2 克。

【用法】水煎服，1 天 1 劑，分 2～3 次溫服，連服 2～3 天。

【解秘】羌活、秦艽、海風藤、宣木瓜、五加皮、防風、北細辛祛風散寒，舒筋止痛；續斷善補肝腎，強筋骨，行血脈，補而不滯，行而不洩，善治筋傷骨折。

諸藥配伍，祛風散寒，舒筋止痛。適用於落枕之項背部明顯痠痛，頸部活動受限等。

方 02

【方名】落枕方

【來源】《中國中醫秘方大全》

【組成】當歸 9 克，杭白芍 9 克，玄參 9 克，黑杜仲 9 克，熟地 9 克，秦艽 7.5 克，川撫芎 4.6 克，威靈仙 6 克，粉葛根 7.5 克，廣木香 1.5 克，神麴 6 克，廣陳皮 6 克，香附子 1.5 克，香白芷 4.5 克，川羌活 3 克，粉丹皮 9 克，粉甘草 3 克。

【用法】水煎服，米黃酒 30 克為引。

【解秘】白芷、羌活、秦艽、威靈仙祛風散寒，舒筋止痛；葛根舒筋活絡；當歸、丹皮、白芍、川撫芎、熟地、玄參滋陰養血活血；杜仲補肝腎，強筋骨；木香、陳皮、附子行氣止痛；神麴消食積；甘草益氣和中，調和諸藥。

諸藥配伍，祛風散寒，養血舒筋，行氣止痛。適用於落

枕之項背部明顯痠痛，頸部活動受限，頸部肌肉有觸痛等。

方 03

【方名】七枝膏

【來源】《中華偏方大全》

【組成】川烏 6 克，草烏 6 克，乾薑 6 克，肉桂 6 克，紅花 6 克，細辛 6 克，白芷 6 克，牙皂 6 克，樟腦 30 克，製松香適量，黃丹 210 克，麻油 500 毫升。

【用法】先將薑汁、蔥汁、鮮澤蘭葉汁泡松香，曬乾後碾成粉末，每 5000 克藥麻油放 60～90 毫升，製好備用。在麻油中先加入椿、槐、桃、柳、棗、桑、桂等 7 種嫩枝炸焦枯，濾去渣，在加入上藥炸焦，再濾去渣，然後加入松香，用黃丹收膏。如無麻油可以代以桐油。將膏藥貼患處。

【解秘】川烏、草烏辛熱升散苦燥，有較強的麻醉止痛作用；細辛、白芷祛風散寒止痛；肉桂、乾薑、樟腦、紅

花、牙皂溫經通脈，散寒止痛。諸藥合而外用，擅長祛風散寒，活血止痛。

適用於落枕之項背部明顯痠痛，頸部活動受限，頸部肌肉有觸痛等。

方 04

【方名】松香樟腦膏

【來源】《中華偏方大全》

【組成】松香 500 克，樟腦 350 克，黃蠟 120 克，硃砂 30 克。

【用法】先將松香、樟腦、黃蠟沙鍋內炸化，繼用硃砂調和，另剪紅布一方，攤貼布上。將膏藥貼患處。

【解秘】松香、樟腦溫經通脈，散寒止痛；硃砂防腐解毒。製膏外用，散寒止痛。適用於落枕之項背部明顯痠痛，頸部活動受限等。硃砂有毒，只宜外用，不可內服。

五、頸椎病

頸椎病是指頸椎骨質增生以及頸部損傷等引起脊柱內外

平衡失調、刺激或壓迫頸部血管、神經、脊髓而致頸項、肩臂痛為主症的病證。

臨床表現以頸肩痛，頭暈頭痛，上肢麻木，嚴重者有雙下肢痙攣，行走困難，以致四肢癱瘓為其特徵。本病好發於40歲以上的成年人。基本病機為肝腎虧虛，筋骨衰退加之慢性積累性勞損，以致腠理空疏、氣血衰少、筋骨失於濡養，風寒濕邪侵入，痹阻經絡，氣滯血瘀所致。常可見於現代醫學的頸椎骨關節炎、增生性頸椎炎、頸神經根綜合徵、頸椎間盤脫出症等病證。

方01

【方名】何氏頸椎病方

【來源】《中國中醫秘方大全》

【組成】熟地15～25克，丹參10克，桑枝10克，生麥芽10克，當歸尾10克，鹿啣草10～15克，骨碎補15克，肉蓯蓉6～10克，生蒲黃20～25克，雞血藤15～20

克，蛇蛻6克。

【用法】水煎服。1天1劑。

【解秘】本病屬本虛標實。肝腎不足是本虛，攣急痺痛、風陽上亢為標實。治宜熟地、肉蓯蓉補益肝腎，以培其本；丹參、當歸養血活血；雞血藤、生蒲黃配以桑枝、麥芽活血通經；鹿啣草、骨碎補壯筋健骨；蛇蛻祛風止痛。諸藥配伍，補肝益腎，養血通經，兼以祛風止痛。

適用於肝腎不足，營血虧虛，外感風寒濕邪所致的頸肩痛，上肢麻木等。

方02

【方名】加減葛根桂枝湯

【來源】《中國中醫秘方大全》

【組成】白芍30克、葛根15克、木瓜15克、雞血藤12克、桑枝9克、桂枝9克、炙甘草6克。

【用法】水煎服。1天1劑。

【解秘】葛根辛涼升散，鼓舞脾胃之清陽上行以輸布津液，使筋脈得以濡養，從而緩解外邪鬱阻，經氣不利、筋脈失養所致的項背強痛；桂枝、雞血藤溫經散寒，活血通絡；桑枝祛風止痛；白芍、甘草、木瓜酸甘柔肝，和營舒筋。

諸藥配伍，舒筋活絡，散寒止痛。適用於寒凝經脈之頸肩痛，上肢麻木疼痛等

方 03

【方名】鹿丹湯

【來源】《中國中醫秘方大全》

【組成】鹿啣草、丹參、熟地、當歸、白芍、川芎、薏苡、威靈仙各 9～12 克。

【用法】水煎服。1 天 1 劑。

【解秘】熟地、鹿啣草補肝腎；丹參、當歸、白芍、川芎養血補血；薏苡仁、威靈仙祛風除濕，舒筋活絡。諸藥配伍，補肝腎，益精血，舒筋活絡。適用於肝腎精血不足之頸絡。適用於肝腎精血不足之頸

肩痛，頭暈頭痛等。

方 04

【方名】益氣活血散風湯

【來源】《中國中醫秘方大全》

【組成】黃蓍、黨參、丹參、川芎、白芍、生地、桃仁、紅花、香附、地龍、葛根、穿山甲、土鱉蟲、威靈仙各 9～12 克。

【用法】水煎服。1 天 1 劑。

【解秘】黃蓍、黨參補氣；桃仁、紅花、鱉蟲、穿山甲、地龍活血止痛；香附理血中之氣而止痛；威靈仙散風濕、利關節，以通經絡；葛根辛涼升散，鼓舞脾胃之清陽上行以輸布津液，使筋脈得以濡養，從而緩解外邪鬱阻，經氣不利、筋脈失養所致的項背強痛。

全方益氣活血，祛瘀通絡，舒筋止痛。適用於外感風寒濕邪，氣虛血瘀之頸肩痛，頭暈頭痛等。

方 05

【方名】二活二烏膏

【來源】《中華偏方大全》

【組成】半夏 30 克，升麻 30 克，羌活 30 克，獨活 30 克，草烏 30 克，良薑 30 克，麻黃 30 克，生附子 30 克，川烏 30 克，桂枝 30 克，當歸 30 克，蒼朮 30 克，紅花 30 克，白芷 30 克，菖蒲 30 克，丁香 60 克，麻油 5000 毫升，黃丹 1800 克。臨攤時再加：肉桂 3 克，牙皂 3 克，千年健 3 克，乳香 3 克，沒藥 3 克，大黃 3 克，青皮 3 克（以上各研細末）。

【用法】製成軟膏，去火毒備用。用紅布攤貼，每張重 6 克。先將生薑在患處擦紅，然後貼膏藥 1 張。

【解秘】羌活、獨活、草烏、川烏、生附子、蒼朮、白芷、麻黃、千年健祛風濕，止痺痛；半夏、菖蒲消腫止痛；乳香、沒藥、紅花、良薑、肉桂、丁香、大黃、青皮行氣活血，溫經止痛。將其製成軟膏外用，經濟方便，能緩解外感風濕，寒凝血瘀所致的各種痛證，尤善治頸椎病之頸肩痛，頭暈頭痛等。

方 06

【方名】吳茱萸散

【來源】《中華偏方大全》

【組成】吳茱萸 150～300 克，黃酒適量。

【用法】將吳茱萸研為細末，過篩。用時取藥末適量加黃酒拌勻，放鍋內炒熱，攪成糊狀。取藥糊趁熱攤於數塊清潔布上，分別貼於大椎、大杼、肩髃、肩井、後谿穴上，冷後再換，再貼之（大椎穴在人體後中線上，第七頸椎棘突下四陷中；大杼穴在背部第一胸椎棘突下旁開 1.5 吋處；肩髃穴在肩部，當臂外展時，手肩峰後下方呈與凹陷處；肩井穴為大椎與肩峰端連線的中點處；後谿穴在手掌尺側，微握拳，當第五掌指關節後的遠側掌橫紋頭赤白肉際處）。

【解秘】吳茱萸辛熱溫散，研末與酒調外用，能溫通經絡，散寒止痛，既刺激局部經脈而達止痛之效；又能刺激穴位而達舒筋活絡之功。適用於緩解頸椎病的頸肩痛等。

方07

【方名】頸椎病敷熨藥袋

【來源】《中華偏方大全》

【組成】海桐皮 30 克，紅花 30 克，川椒 20 克，艾葉 15 克，海桐皮 30 克，透骨草 30 克，葛根 30 克，桂枝 15 克。

【用法】將上藥以紗布袋盛裝，再用開水浸透（第二次用時則用鍋蒸）後稍加擰擠備用。敷熨患處，藥袋上用膠皮熱水袋盛開水保溫。

【解秘】海桐皮、透骨草祛風濕，止痺痛；紅花、川椒、艾葉、桂枝溫經活血，散寒止痛；葛根舒筋而善治項背強痛。諸藥製散加熱外敷熨患處，能祛風通絡，溫經活血。適用於外感風濕，寒凝血瘀之頸肩痛等。

六、肩周炎

肩周炎，又稱肩關節周圍炎，或漏肩風、五十肩、凍結肩，是以肩關節疼痛和活動不便為主症的常見病症。

臨床表現以肩部疼痛，夜間為甚，逐漸加重，壓痛，活動受限為其特徵。好發年齡在 50 歲左右，女性發病率略高於男性，多見於體力勞動者。如得不到有效的治療，有可能嚴重影響肩關節的功能活動，妨礙日常生活。基本病機為外感風寒濕邪；或閃挫勞傷，筋脈受損，瘀血內阻，脈絡不通；或肝腎不足，氣血虧虛，筋脈失養所致。

常可見於現代醫學的頸椎病、肩關節脫位、化膿性肩關節炎、肩關節結核、肩部腫瘤，風濕性、類風濕性關節炎及單純性岡上肌腱損傷，肩袖撕裂，肱二頭肌長頭肌腱炎及腱鞘炎等病證。

方 01

【方名】葛薏朮附湯

【來源】《中國中醫秘方大全》

【組成】葛根、麻黃、桂枝、白芍、薏苡仁、白朮、製附片、炙甘草、生薑、大棗。

【用法】水煎服，1 天 1 劑。

【解秘】葛根辛涼升散，鼓舞脾胃之清陽上行以輸布津液，使筋脈得以濡養，從而緩解外邪鬱阻，經氣不利、筋脈失養所致的項背強痛；白朮、薏仁祛濕健脾；麻黃、桂枝解表散寒；附片溫經散寒；白芍、甘草緩急止痛；附片溫經散寒，生薑、大棗解表散寒，調和營衛。諸藥配伍，能解肌舒筋，祛風化濕，解表散寒。適用於外感風寒濕邪之肩部疼痛，疼痛劇烈，夜間為甚等。方中製附片有毒，宜先煎久煎，至口中無麻味為度。

方 02

【方名】肩凝湯

【來源】《中國中醫秘方大全》

【組成】當歸 30 克，丹參 30 克，桂枝 15 克，透骨草 30 克，羌活 18 克，生地 30 克，香附 15 克。

【用法】水煎服，1 天 1 劑。

【解秘】當歸、丹參、生地養血活血，散瘀止痛；桂枝上行肩臂，可舒筋脈之攣急，利關節之壅滯，溫通經脈，散寒止痛；羌活、透骨草祛風散寒，除濕止痛；香附乃血中之氣藥，可行氣活血，氣行則血行。諸藥配伍，祛風散寒，化瘀止痛。適用於外感風寒濕邪，寒凝經脈，瘀血阻滯之肩部疼痛，夜間為甚等。濕邪化熱，口燥咽乾者忌服。

方 03

【方名】秦艽天麻湯

【來源】《中國中醫秘方大全》

【組成】秦艽 10～15 克，天麻 10 克，羌活 10 克，陳皮

10 克，當歸 10 克，川芎 10 克，炙甘草 5 克，桑枝 10～30 克，生薑 3 片。

【用法】水煎服，1 天 1 劑。

【解秘】秦艽、羌活、桑枝祛風濕，止痺痛；當歸、川芎養血活血；天麻祛風通絡止痛；陳皮理氣健脾；生薑辛溫散寒止痛；炙甘草調和諸藥。諸藥配伍，祛風除濕，通痺止痛。適用於外感風濕，經脈不舒之肩部疼痛，活動受限等。孕婦忌用。

方 04

【方名】加味逍遙散

【來源】《中國中醫秘方大全》

【組成】柴胡 9 克、當歸 9 克、炒白芍 9 克、雲苓 9 克、秦艽 9 克、黃芩 9 克、製附片 9 克、陳皮 9 克、法半夏 9 克、甘草 6 克、白芥子 6 克。

【用法】水煎服，白酒為引，1 天 1 劑。

【解秘】柴胡、當歸、白芍、雲苓舒肝和脾，以復肝脾和暢之氣，則筋脈肌肉氣血調達，風寒濕邪無隙可入；製附片、秦艽、陳皮、法半夏、白芥子、白酒散寒祛風除痰；黃芩清熱瀉火，製附片、芥子之溫燥。諸藥配伍，使裏和則寒易去，凝去則痛自止，痛止則關節利。製附片有毒，入湯劑宜久煎。

方 05

【方名】肩周炎貼膏

【來源】《中華偏方大全》

【組成】生薑 120 克，血竭 84 克，老兒茶 81 克，川續斷 84 克，沒藥 84 克，乳香 120 克，象皮 84 克，香油 1000 毫升。

【用法】將其他各藥研成細末，倒入香油中慢火熬，用槐枝攪，約 4 小時左右，膏即成。攤貼備用。貼於患處。

【解秘】血竭、老兒茶、沒藥、乳香活血止痛；續斷補肝腎，強筋骨；生薑辛溫散

寒；《本草從新》記載象皮「治濕痺」。

諸藥研製膏外用，能活血止痛。用於緩解肩部疼痛。

方 06

【方名】肩周炎熱敷藥袋Ⅰ

【來源】《中華偏方大全》

【組成】生南星、生川烏、生草烏、羌活、蒼朮、薑黃、生半夏各 20 克，白附子、白芷、乳香、沒藥各 15 克，紅花、細辛各 10 克。

【用法】將上藥共研為細末，加食醋、蜂蜜、白酒、蔥白搗爛，鮮生薑適量，白胡椒 30 粒，研碎炒熱後裝入布袋備用。熱敷患處，1 次 30 分鐘，1 天 2 次，5～7 日為 1 個療程。

【解秘】生川烏、生草烏、羌活、蒼朮、薑黃、白芷、細辛祛風濕，散寒邪，止痺痛；生南星、生半夏、白附子外用消腫散結止痛；乳香、沒藥、紅花活血止痛。諸藥製散外用熱敷，能祛風散寒除濕，活血消腫止痛。

適用於外感風寒濕邪，寒凝血瘀之肩部疼痛，外用有良好的止痛效果。但方中生川烏、生草烏、生南星、生半夏、白附子均有毒，只宜外用，不宜內服。並注意有毒藥的保管，避免誤食中毒。

方 07

【方名】肩周炎熱敷藥袋Ⅱ

【來源】《中華偏方大全》

【組成】黃蠟（或白蠟）、薑黃、生川烏、生草烏、生半夏、生南星、玄胡、乳香、沒藥各適量。

【用法】將上藥研細成末，再加生蔥、生薑（搗爛成泥）和勻一起入鍋內炒熱，炒時對適量白酒。趁熱敷於患肩（熱度以患者能忍受為度），隔天 1 次。5 次為 1 療程。

【解秘】薑黃、生川烏、生草烏祛風濕，散寒邪，止痺痛；生半夏、生南星消腫散結止痛；玄胡、乳香活血止痛；黃蠟收斂生肌止痛。

諸藥配伍，祛風散寒除濕，活血消腫止痛。適用於外感風寒濕邪，寒凝血瘀之肩部疼痛，外用有良好的止痛效果。但方中生川烏、生草烏、生南星、生半夏均有毒，只宜外用，不宜內服。並注意有毒藥的保管，避免誤食中毒。

方 08

【方名】肩周炎蔥薑蒜熱敷膏

【來源】《中華偏方大全》

【組成】蔥、蒜、生薑各取自然汁 300 毫升，米醋 300 毫升，灰麵 60 克，牛皮膠 120 克，鳳仙花汁 100 毫升。

【用法】先將蔥、蒜、薑汁與醋混合，放鍋內加熱，熬至極濃時，加入牛皮膠融化，再人灰面攪拌均勻，略熬成膏。取 8cm² 膠布數塊，用膏藥攤貼中間，分別貼於肩髃、肩井、曲池，1 天 1 次。

【解秘】蔥、蒜、生薑辛香溫散，溫經散寒止痛，與米醋、灰麵、牛皮膠、鳳仙花汁合製成膏，能通絡止痛。適用於肩部疼痛的輔助治療。

方 09

【方名】肩周炎二烏膏

【來源】《中華偏方大全》

【組成】川烏、草烏各 90 克，樟腦 90 克。

【用法】上藥研成末，裝瓶備用。根據疼痛部位大小取藥末適量，用老陳醋調糊狀，勻敷壓痛點厚約 0.5cm，外敷紗布，然後用熱水袋熱敷 30 分鐘，每天 1 次。

【解秘】川烏、草烏辛熱升散苦燥，有大毒，有較強麻醉止痛作用，是常用的外用止痛藥；樟腦外用溫散止痛。

三藥配伍製劑外用，長於溫經散寒止痛。適用於肩部疼痛的輔助治療。因方中川烏、草烏、樟腦均有毒，只宜外用，不宜內服。並注意有毒藥的保管，避免誤食中毒。

方 10

【方名】絲瓜絡鑽地風散寒敷

【來源】《中華偏方大全》

【組成】生薑 10 克，蔥白 6 克，絲瓜絡 20 克，鑽地風 20 克。

【用法】將藥物搗爛，敷貼患處。

【解秘】絲瓜絡、鑽地風祛風通絡止痛；生薑、蔥白辛香溫散，溫經散寒止痛。諸藥搗爛外用，能通絡止痛。適用於肩部疼痛的輔助治療。

七、慢性腰痛

慢性腰痛，又稱為腰部勞損，是指沒有明顯外傷史的腰部慢性軟組織損傷而以腰部疼痛為主症的病證。為傷骨科臨床之常見病和多發病。

臨床表現以其病程較長，時輕時重，反覆發作為其特徵。基本病機為外感風寒濕邪，氣血運行不暢；腎精不足，腰失濡養等所致。常見於現代醫學的韌帶勞損、筋膜勞損、腰肌勞損、第三橫突綜合徵及梨狀肌綜合徵等病證。

方 01

【方名】五聖止痛湯

【來源】《中國中醫秘方大全》

【組成】白朮 12 克，杜仲（炒斷絲）12 克，防風 12 克，當歸 12 克，穿山甲（炒、搗碎）12 克，黃酒 60 克。

【用法】水煎，400 毫升，分 2 次服完。

【解秘】腰痛一症，有感受外邪而得，有氣滯血瘀而致，有腎氣虧損而成。本方以防風配白朮，祛風燥濕；當歸合穿山甲活血通絡；杜仲補肝腎，強腰膝。

雖用藥不多，然全方有簡而不繁，畫龍點睛之妙。故五藥配伍，痺去痛止矣。

方 02

【方名】身痛逐瘀湯

【來源】《中國中醫秘方大全》

【組成】秦艽 3 克，川芎 9 克，桃仁 9 克，紅花 9 克，

羌活 3 克，沒藥 6 克，當歸 9 克，靈脂 6 克，香附 3 克，牛膝 9 克，地龍 6 克，甘草 6 克。

【用法】水煎服。可少量飲酒，以助藥力。

【解秘】方中秦艽、羌活祛風除濕；桃仁、紅花、當歸、川芎活血祛瘀；沒藥、靈脂、香附行氣血止疼痛；牛膝、地龍疏通經絡以利關節；甘草調和諸藥。

諸藥配伍，祛風除濕，活血止痛。適用於風濕性腰痛。

方 03

【方名】複方補骨脂方

【來源】《中國中醫秘方大全》

【組成】補骨脂、鎖陽、狗脊、川斷、黃精、赤芍各等分。

【用法】製成沖劑，每次服 1 包，日服 2 次。服藥 14 天為 1 療程。

【解秘】補骨脂苦、辛、大溫，有補腎壯陽之功，為方中主藥。鎖陽、狗脊、川斷補肝腎，強腰膝，和筋脈；黃精補腎益精，剛陽得陰助，其源不竭；赤芍祛瘀血，止痺痛。

《證治匯補·腰痛篇》曰：「治腰痛惟棒骨為先，而後隨邪之所見以施治，標急則治標，本急則治本，初痛宜疏邪滯，理經脈，久痛宜補真元，養血氣。」

本方立法嚴謹，用藥精當，不失為治療本虛標實之慢性腰痛的良方。

方 04

【方名】金毛狗脊茶

【來源】《中華偏方大全》

【組成】金毛狗脊 20 克。

【用法】將金毛狗脊以水煎煮代茶飲。

【解秘】金毛狗脊苦甘溫，祛風濕，補肝腎，強腰膝，對肝腎不足，兼有風寒濕邪之腰痛脊強，不能俯仰最為適宜。

因藥性溫燥，腎虛有熱，小便不利者忌服。

方 05

【方名】伸筋草茶

【來源】《中華偏方大全》

【組成】伸筋草 20 克，雞血藤 15 克。

【用法】將上藥同煎煮，代茶飲。

【解秘】伸筋草辛苦性溫之，祛風除濕，舒筋活絡，為治風寒濕痺，筋脈拘攣之要藥；雞血藤苦甘性溫，既活血舒筋活絡，又能補血。二藥煎煮代茶飲，祛風除濕，活血通經。

適用於外感風寒濕邪，兼有血瘀、血虛之慢性腰膝疼痛，肢肢麻木者。因藥性溫燥，風濕熱痺，或腎虛有熱，小便短赤者忌服。

方 06

【方名】骨碎補茶

【來源】《中華偏方大全》

【組成】骨碎補 50 克，桂枝 15 克。

【用法】將上藥同煎煮，代茶飲。

【解秘】骨碎補性味苦溫，既能溫補腎陽，強筋健骨，補虛益損，又能活血散瘀，消腫止痛，續筋接骨；桂枝溫經通脈，散寒止痛。二藥配伍，補腎健骨，活血止痛。適用於肝腎不足，寒凝血瘀之慢性腰痛。症見腰部隱隱疼痛，日久不癒，遇寒加重，伴有腰膝痠軟等。

因藥性溫燥，風濕熱痺，因藥性溫燥，腎虛有熱，小便不利者忌服。

方 07

【方名】千年健九節茶

【來源】《中華偏方大全》

【組成】千年健 20 克，九節茶 15 克。

【用法】用原方藥量 6 倍，共研細末備用。每用 15～20 克，置保溫瓶中，沖入沸水適量，蓋悶 20 分鐘，代茶飲用。每日 1～2 劑。

【解秘】千年健苦辛溫，祛風濕，止痺痛，強筋骨；九節茶性味辛平，祛風除濕，活

血止痛。二藥配伍，祛風濕，強筋骨，祛瘀血，止疼痛。

適用於肝腎不足，外感風寒濕邪，瘀血阻滯之慢性腰痛。症見腰部隱隱疼痛，日久不癒，伴有腰膝痠軟等。

方 08

【方名】乾薑茯苓粥

【來源】《中華偏方大全》

【組成】乾薑 5 克，茯苓 10～15 克，粳米 100 克，紅棗 5 枚，紅糖適量。

【用法】先煎乾薑、茯苓、紅棗，取汁去渣，與粳米同煮為粥，調入紅糖。日分 2 次服。

【解秘】乾薑大辛大熱，溫脾陽，祛寒邪；茯苓健脾滲濕；粳米健脾益氣，和胃除煩；紅棗益氣養血，紅糖活血祛瘀。諸藥配伍，溫中健脾，活血止痛。適用於脾胃虛寒，瘀血阻滯之慢性腰痛。

症見腰部疼痛，日久不癒，伴有四肢不溫，嘔吐腹痛，喜溫喜按等。

方 09

【方名】枸杞羊腎粥

【來源】《中華偏方大全》

【組成】枸杞葉 250 克，羊腎 2 對，羊肉 50 克，粳米 150 克，蔥白 5 個。

【用法】將羊腎洗淨，去臊腺脂膜，切成細丁；蔥白洗淨，切成細節；羊肉洗淨，一同放入沙鍋內，加水適量備用。將枸杞葉洗淨，用紗布袋裝好．紮緊；粳米淘淨，一同放入沙鍋內，熬粥。待肉熟，米爛成粥時即成：酌量貪羊腎、羊肉，喝粥。

【解秘】枸杞葉性味甘平，補益肝腎，祛風除濕，活血化瘀；羊腎、羊肉補腎壯陽，益氣養血；粳米健脾益氣，和胃除煩；蔥白達表入裏，宣通陽氣，溫散寒凝。諸藥配伍，溫補腎陽，活血止痛。適用於腎陽不足，瘀血阻滯之慢性腰痛。

症見腰痛腳軟，身半以下常有冷感，小便不利，或小便

反多等。

方10

【方名】羊汁粥

【來源】《中華偏方大全》

【組成】羊骨湯 1500 毫升，糯米 100 克，紅棗 50 克。

【用法】紅棗去核，與粳米一同入砂鍋內，加入羊骨湯，煮成稀粥即可服用。

【解秘】羊骨甘溫，能補腎，強筋骨，善治腎虛腰膝軟，筋骨攣痛；糯米、紅棗補氣健脾。三藥配伍，補腎強骨，健脾溫中。適用於脾腎兩虛之慢性腰痛。

症見腰痛腳軟，食少嘔吐，大便稀溏，畏寒肢冷等。

方11

【方名】木瓜車前湯

【來源】《中華偏方大全》

【組成】木瓜 30 克，車前子（布包）30 克，生薑 10 克。

【用法】用水煎服，每日 1 劑，1 日 2 次。

【解秘】木瓜酸溫氣香，味酸入肝，益筋和血，善能舒筋活絡，且能祛濕除痹，為治濕痹、筋脈拘急之要藥；車前子清熱利尿；生薑辛溫散寒。

三藥配伍，舒筋通絡，清熱利尿。適用於外感風寒濕邪之慢性腰痛。症見腰部疼痛，筋脈拘急，小便黃赤等。

方12

【方名】獨活酒

【來源】《中華偏方大全》

【組成】獨活 18 克，杜仲 36 克，當歸（切焙）55 克，川芎 55 克，熟地（焙）55 克，丹參 36 克。

【用法】上 6 味，細判，以好黃酒 4000 克，乾淨瓶內浸泡，封漬 5～7 日，澄清即得。溫飲，不拘時，隨量飲之。

【解秘】獨活辛散苦燥溫通，性善下行，有較強祛風散寒除濕，通痹止痛作用，尤宜於下半身的肌肉關節疼痛；杜仲味甘性溫，善補肝腎，強筋

骨，為治肝腎不足，腰膝痠痛，筋骨痿軟之要藥；當歸、川芎、熟地、丹參養血活血止痛。諸藥配伍，祛風濕，補肝腎，強筋骨，祛瘀血，止疼痛。

適用於外感風寒濕邪，肝腎不足，營血瘀滯之慢性腰痛。症見腰膝痠痛，日久不癒，筋骨痿弱，屈伸不利等。

方 13

【方名】生薑椿葉敷

【來源】《中華偏方大全》

【組成】生薑、椿樹葉各100克。

【用法】將藥搗爛，敷腰部。每天 1 次。

【解秘】生薑辛散芳香，溫能散寒；椿樹葉消炎解毒。二藥搗爛敷腰部，具有緩解腰部疼痛的作用。

方 14

【方名】寒濕腰痛貼敷

【來源】《中華偏方大全》

【組成】肉桂 5 克，川芎 10 克，乳香 10 克，蜀椒 10 克，樟腦 1 克。

【用法】將上藥研末，裝瓶備用。治療時取適量藥末用白酒炒熱貼敷於腎俞、命門、次髎，外用玻璃紙和膠布固定，2 天換藥 1 次。

【解秘】川芎、乳香外用活血止痛；肉桂、蜀椒、樟腦外用溫經通脈，散寒止痛，且蜀椒兼能麻醉止痛。

諸藥配伍製散敷腎俞等穴，能有緩解腰部疼痛作用。

方 15

【方名】腰扭傷藥膏

【來源】《中華偏方大全》

【組成】馬錢子 12 克，骨碎補 20 克，生南星 10 克，三七 20 克，威靈仙 12 克，羌活 10 克，獨活 10 克，乳香 12 克，桃仁 12 克，紅花 6 克，大黃 10 克。

【用法】將上諸藥研成細末，調拌凡士林。外敷腰部，每天 1～2 次。

【解秘】威靈仙、羌活、獨活祛風濕，止痺痛；生南星

外用消腫散結止痛；馬錢子、三七、乳香、紅花、大黃活血止痛。製膏外敷，祛風濕，祛瘀血，止疼痛。用於緩解腰部疼痛。因馬錢子有大毒，只宜外用，不宜內服。

另注意藥物的保管，防別人誤食導致中毒。

方16

【方名】風濕腰痛熨敷

【來源】《中華偏方大全》

【組成】草烏1個，生薑1坨，食鹽少許。

【用法】上藥共搗爛研細，用酒炒熱，布包。敷熨腰部痛處。冷則再炒再敷。

【解秘】草烏辛熱升散苦燥，有大毒，有較強麻醉止痛作用，是常用的外用止痛藥；生薑辛溫散寒止痛；食鹽消毒殺菌。

三藥合而用酒炒熱敷熨腰部痛處，有良好的止痛效果，避免食藥之苦，值得推廣使用。但方中草烏有大毒，只宜久用，不宜內服。並注意藥物

的保管，避免誤食中毒。

方17

【方名】糯米熱熨

【來源】《中華偏方大全》

【組成】糯米500克。

【用法】將糯米入鍋內炒熱，以布袋盛之。趁熱熨痛處，冷則再炒再熨，內服八角茴香研細末，白酒調服。每日1次。

【解秘】糯米炒熱外用，能緩解局部疼痛；八角茴香研細末，白酒調服能溫經通脈，活血止痛。內服外治，相得益彰，治療慢性腰痛。

方18

【方名】大豆熱熨

【來源】《中華偏方大全》

【組成】大豆9公斤

【用法】將大豆水拌濕，炒熱布裹。於腰部煨之，冷即更換。

【解秘】大豆炒熱外用，能溫經通脈，緩解局部疼痛的作用，適用於慢性腰痛的輔助治療。

方 19

【方名】細沙熱腰袋

【來源】《中華偏方大全》

【組成】細沙 1000 克。

【用法】將沙入鍋炒熱，用布包裹，分裝數袋。熨於腎俞、秩邊、環跳、委中、承山等穴。

【解秘】細沙炒熱熨於腎俞、秩邊、環跳、委中、承山等穴，能通經活絡，散寒止痛。適用於慢性腰痛的輔助治療。

方 20

【方名】二活二烏熨

【來源】《中華偏方大全》

【組成】羌活、獨活、細辛各 15 克，川烏、草烏、桂枝各 10 克，威靈仙、伸筋草、透骨草各 30 克。

【用法】上藥研為粗末，加白酒適量拌炒，以布包裹。熱熨患處。

【解秘】羌活、獨活、威靈仙、伸筋草、川烏、草烏、透骨草祛風濕，止痺痛；細

辛、桂枝溫通經脈，散寒止痛。諸藥配伍外用，祛風除濕，散寒止痛。適用於外感風寒濕邪之腰痛。症見腰部疼痛，疼痛劇烈，與天氣變化有關，遇寒加重等

方 21

【方名】骨碎補腰痛敷

【來源】《中華偏方大全》

【組成】骨碎補 50 克，威靈仙 20 克，杜仲 20 克，雞血藤 50 克，紅花 20 克，當歸 20 克，白芷 20 克。

【用法】上藥共研細末，用酒調之。敷患處，外蓋紗布，再在紗布上加熱水袋熱熨，每天 1 次。

【解秘】骨碎補、雞血藤、紅花、當歸活血止痛；杜仲補肝腎，強筋骨；威靈仙祛風濕，通經絡。諸藥研細末，用酒調敷患處，能溫經散寒，活血止痛。適用於慢性腰痛的輔助治療。

方 22

【方名】大黃化瘀貼

【來源】《中華偏方大全》

【組成】大黃 6 克，蔥白 30 克。

【用法】將大黃研為細末，蔥白搗爛如泥，入大黃末混勻，下鐵鍋內炒熱備用。貼敷痛處。

【解秘】大黃活血祛瘀止痛；蔥白芳香走竄，達表入裏，宣通陽氣，溫散寒凝。

二藥合而外用，溫經通陽，活血止痛。常炒熱貼敷痛處能能緩解疼痛。

方23

【方名】風濕腰痛熱熨

【來源】《中華偏方大全》

【組成】天麻、半夏、細辛各適量

【用法】上藥打碎備用。上藥裝入布袋蒸，熱熨疼痛部位。藥袋冷則更換。每日 1～3 次，每次 20～30 分鐘。

【解秘】天麻祛風通絡止痛；半夏外用消腫散結止痛；細辛辛溫行散，芳香走竄，通徹表裏上下，能溫通經脈止痹

痛。三藥製散熱熨，能溫經通脈，祛風止痛。常熱熨能緩解疼痛，減輕痛苦。

方24

【方名】瘀血腰痛藥敷

【來源】《中華偏方大全》

【組成】當歸 50 克，紅花 30 克，乳香 20 克，沒藥 20 克，川牛膝 15 克，醋 300 毫升。

【用法】諸藥放入醋內，浸泡 4 小時，放鍋內加熱數十沸，以紗布放醋內浸透備用。趁熱浸塌腰眼穴，如冷再換，1 日 1 次，1 次 4～6／小時。

【解秘】當歸、紅花、乳香、沒藥、川牛膝均能活血祛瘀止痛，且牛膝能補肝腎，強筋骨，活血以通利肢節筋脈。

諸藥入醋浸透，趁熱浸塌腰眼穴能活血止痛，緩解腰部疼痛。

八、坐骨神經痛

坐骨神經痛是指沿坐骨神經通路及其分佈區的疼痛為主

症的病證。分原發性和繼發性坐骨神經痛。原發性常有受寒冷、潮濕等病史為其特徵；繼發性可有腰椎扭傷史，或有腰骶、骨盆關節等疾患及盆腔內部疾患為其特徵。

病側下肢疼痛，由腰部、臂部開始向大腿後側、小腿外側及足背外側放散，呈「針刺」、「刀割」、「觸電」樣持續疼痛。痛久者下肢無力，肌肉鬆軟，伴有小腿或局部麻木感。

方 01

【方名】補氣通絡黃蓍靈仙湯

【來源】《中華偏方大全》

【組成】生黃蓍 50 克，白芍、延胡索、木瓜、全當歸、桂枝各 20 克，赤芍、牛膝、雞血藤、威靈仙、路路通各 15 克，地鱉蟲、全蠍各 10 克，生甘草 5 克。

【用法】將上藥水煎，每日 1 劑。分早、中、晚口服。10 日為 1 個療程。

【解秘】威靈仙、牛膝、威靈仙、木瓜祛風濕，止痺痛，且牛膝能補肝腎，強筋骨，活血以通利肢節筋脈；生黃蓍補氣以活血；全當歸、白芍養血和血；桂枝、赤芍、雞血藤溫經通脈，活血止痛；地鱉蟲、全蠍、路路通善搜風通絡止痛；甘草益氣和中，調和諸藥。諸藥配伍，祛風濕，益氣血，通經絡，止疼痛。

適用於氣血不足，瘀血阻滯之坐骨神經疼痛，日久不癒，下肢無力等。

方 02

【方名】祛濕通絡薟草桑枝酒

【來源】《中華偏方大全》

【組成】豨薟草 1000 克，桑枝 1500 克。

【用法】加水煎成 250 毫升，加 60 度白酒 25 毫升，裝瓶備用。患者每次口服 20～25 毫升，每日 1 次，連服 7 日。

【解秘】桑枝微苦平，祛

風通絡，善治風濕熱痺；豨薟草苦辛寒，祛風除濕，通經活絡。二藥配伍，祛風勝濕，通絡止痛，清熱消腫。

適用於風濕熱邪痺阻經絡之坐骨神經疼痛，伴口乾舌燥，舌苔黃膩等。屬寒濕痺痛，遇寒加重者忌服。

方03

【方名】刺蝟皮散

【來源】《中華偏方大全》

【組成】刺蝟皮焙焦。

【用法】將刺蝟皮碾成細末，每次 10 克，用黃酒沖服，每日早晚各 1 次，一般連服 3 次為 1 個療程。若不癒可再服。

【解秘】刺蝟皮苦澀平，長於化瘀止痛，黃酒沖服，通行血脈，增其活血止痛之功。適用於瘀血阻滯之坐骨神經疼痛，常服可緩解疼痛。

方04

【方名】祛濕通絡桂枝牛膝酒

【來源】《中華偏方大全》

【組成】桂枝、牛膝、威靈仙、續斷、桃仁、海風藤、乳香、製沒藥各 15 克，全蠍 5 克。

【用法】共研成細末，用白酒浸至 2000 毫升，一星期後視個人飲酒量，在 5～10 日內連酒帶渣服完。

【解秘】威靈仙、海風藤、牛膝、續斷祛風濕，止痺痛，且牛膝、續斷能補肝腎，強筋骨；桂枝、桃仁、乳香、沒藥、牛膝溫經通脈，活血止痛。諸藥配伍，祛風濕，止痺痛，補肝腎，祛瘀血。

適用於風寒濕痺阻，肝腎不足，瘀血阻滯之坐骨神經疼痛，症見坐骨神經通路及其分佈區的疼痛，屈伸不利，或麻木不仁，舌質紫黯或有瘀點等。

方05

【方名】決明蛇蛻薄荷乾

【來源】《中華偏方大全》

【組成】石決明、蛇蛻、薄荷各 9 克。

【用法】黃酒蒸乾，沖服。

【解秘】石決明鹹寒質重，功善平肝陽，清肝熱，但主要成分是碳酸鈣，有鎮痛作用；蛇蛻甘鹹平，能祛風定驚；薄荷芳香輕清涼散，能宣邪表邪，而止痛，又能疏肝解鬱。三藥用黃酒蒸沖服，祛風散邪，通絡止痛。

適用於風邪偏盛，兼有肝鬱化火之坐骨神經痛。症見坐骨神經通路及其分佈區的疼痛，屈伸不利，伴有煩躁易怒，頭痛目赤等。

方 06

【方名】八角楓根（散）

【來源】《中華偏方大全》

【組成】鮮八楓根皮 500克。

【用法】放在鐵鍋內炒乾，白（酒）1500 毫升浸 1週後，取藥液擦疼痛處，並早晚各服 15 克。

【解秘】鮮八角楓根皮辛苦微溫，有小毒，祛風除濕，

舒筋活絡，散瘀止痛，酒浸外用，增其活血通絡止痛之效。常擦患處，能緩解坐骨神經痛。有毒，忌內服。

方 07

【方名】青梅酒

【來源】《中華偏方大全》

【組成】青梅酒。

【用法】用青梅酒擦患處。

【解秘】青梅酒通行血脈而止痛，常擦患處，能緩解坐骨神經痛。

第七章　眼科病證

一、針　眼

針眼，俗稱「麥粒腫」，是指眼瞼腺體化膿性炎症，多與金黃色葡萄球菌感染有關。臨床主要表現為：眼瞼邊緣或瞼內面生有形如麥粒的小癤腫，紅腫癢痛，易成膿破潰。針眼可自發形成，也可由瞼緣炎引起。一般為單眼發病，可發生於任何年齡，但青少年多見。素體虛弱、屈光不正，不良衛生習慣及糖尿病患者易患本病。

此病頑固，且容易復發，嚴重時可遺留眼瞼瘢痕。中醫稱本病為「偷針」，認為本病由外感風熱毒邪，過食辛辣，脾胃蘊積熱毒上攻，結聚於眼瞼而致病。臨床可分為風熱外襲、熱毒上攻、脾胃伏熱或脾胃虛弱等證型。

本病相當於西醫學的瞼板腺炎及瞼腺炎。睫毛毛囊及附屬的皮脂腺感染為外瞼腺炎，又稱外麥粒腫；瞼板腺的感染為內瞼腺炎，又稱內麥粒腫。

 方01

【方名】黃連水

【來源】《中國民間名醫偏方》

【組成】黃連適量。

【用法】將黃連加冷開水研磨，取液塗搽患處。

【解秘】黃連大苦大寒，苦燥濕，寒勝熱，《珍珠囊》謂：「治赤眼暴發，五也。」將黃連加冷水研磨，取液塗患處，能清熱瀉火解毒，適用治麥粒腫。

方02

【方名】野芹花

【來源】《中國民間偏方》

【組成】野芹菜花適量

【用法】野芹菜花搗爛敷

患處。

【解秘】野芹菜花含揮發油，搗爛敷患處，有擴張血管、促進循環、提高滲透性的作用，故用治麥粒腫有效。

方 03

【方名】冰糖秦艽湯

【來源】《中國民間偏方》

【組成】秦艽 9 克，冰糖 15 克。

【用法】上二味水煎服

【解秘】秦艽辛、苦性平，清濕熱，通絡止痛，現代藥理研究：秦艽具有鎮痛、解熱、抗炎作用，對病毒、細菌、真菌皆有一定的抑制作用；冰糖味甘，有養陰清熱降火之功。

二藥煎服，清補並施，清熱瀉火，解毒止痛。治麥粒腫有效。

方 04

【方名】板藍根野菊花汁

【來源】《特效偏方秘方隨身查》

【組成】板藍根 30 克，

野菊花 10 克。

【用法】將板藍根去雜質，洗淨、曬乾或烘乾，切成片，與洗淨的野菊花一同放入沙鍋，加適量水，中火濃煎 2 次，每次 30 分鐘，合併 2 次煎液濾汁即成。

每天 1 劑，分早、晚 2 次服用。

【解秘】《分類草藥性》謂板藍根「解諸毒惡瘡，散毒去火，搗汁或服或塗。」《本草綱目》謂野菊花「治癰腫疔毒，瘰癧眼瘜。」二藥煎液，清熱解毒，瀉火明目。

適用於瞼腺炎，對眼瞼皮膚紅腫疼痛、體溫增高或伴耳前淋巴結腫大者尤為適宜。然二藥配伍，苦寒大盛，體虛無實火熱毒者忌服，脾胃虛寒者慎用。

方 05

【方名】黃芩薄荷湯

【來源】《中華偏方大全》

【組成】薄荷 3 克，黃芩 6 克。

【用法】先取黃芩加水400毫升用武火煎沸20分鐘後，加入薄荷同煎10分鐘，每天1劑，分2次服。

【解秘】薄荷味辛性涼，疏散風熱，善治風熱上攻之目赤多淚；黃芩《本草正》謂：「尤祛肌表之熱，故治斑疹、鼠瘻、瘡瘍、赤眼。」二藥煎湯，疏風清熱。

適用麥粒腫，屬風熱外襲型。症見眼瞼局部紅腫癢痛，有小硬結，觸之疼痛。

方06

【方名】雙花湯

【來源】《中華偏方大全》

【組成】紅花10克，野菊花30克。

【用法】將上藥水煎，代茶飲用。

【解秘】紅花味辛性溫，擅長通利血脈，消腫止痛；野菊花苦辛微寒，清熱解毒。

二藥配伍，清熱解毒，消腫止痛。適用於麥粒腫，局部紅腫疼痛者。

方07

【方名】三黃湯

【來源】《特效偏方秘方隨身查》

【組成】黃芩、黃連、生大黃各15克。

【用法】每天1劑，1劑藥分為兩半，一半內服，一半趁熱燻蒸敷洗患處。

【解秘】黃芩、黃連相配既清熱燥濕，又瀉火解毒，配苦寒沉降的大黃，能使熱毒下洩，瀉火解毒的功效倍增。適用於瞼腺炎。

方08

【方名】消癤膏

【來源】《名醫偏方秘方大全》

【組成】鮮桃仁50克，松香25克，硃砂10克，樟腦5克。

【用法】搗碎製膏外用。

【解秘】鮮桃仁味苦性平，善洩血滯，祛瘀力強；松香味苦性溫，祛風，燥濕，拔毒，排膿，生肌；硃砂味甘性

寒，清熱解毒；樟腦味辛性溫，通竅辟穢，溫中止痛。

四味搗碎製膏，清熱解毒，消腫潰癤。適用於麥粒腫，霰粒腫成膿潰癤期治療。

方09

【方名】銀翹桑菊公英湯

【來源】《名醫偏方秘方大全》

【組成】金銀花、連翹、桑葉、菊花、蒲公英各等份。

【用法】先把藥用清水浸泡20分鐘，然後再煎煮30分鐘，取藥液200毫升，加水再煎取150毫升，將2次煎出藥液混合。根據不同病情，小劑量每味藥各用15克，中等量各用15～20克，大劑量各用25～30克。每天1劑，分2次溫服。

【解秘】桑葉、菊花輕清疏散，疏散風熱，清肝明目；金銀花、連翹、蒲公英味甘性寒，清熱解毒，散癤消腫。

五藥煎湯溫服，適用治一切外眼病之初期。

方10

【方名】桑菊連翹洗眼方

【來源】《特效偏方秘方隨身查》

【組成】桑葉、菊花各10克，生地黃、黃連、連翹各15克。

【用法】將以上5味加水1000毫升，煎煮去渣備用。用藥湯先燻後洗患處，每天1劑。

【解秘】桑葉、菊花疏散風熱；生地黃、黃連、連翹涼血解毒，消腫止痛。

諸藥煎湯外洗，既疏散風熱治其因，又涼血解毒療其本。適用於瞼腺炎初期症狀。

方11

【方名】龍膽芩連湯

【來源】《特效偏方秘方隨身查》

【組成】龍膽草、黃芩各6克，川連、甘草各3克，枳殼3～4.5克。

【用法】將以上各藥以水煎煮，取藥汁。每天1劑，分

2 次服用。

【解秘】龍膽草苦寒沉降，配黃芩、川連，瀉肝膽實火；與化痰消積的枳殼配伍，清中能破，功效倍增；與清熱解毒的甘草伍用，清補結合，甘寒清養，相輔相成。

諸藥配伍，瀉火、解毒、破滯、消癥。適用於多發性瞼腺炎。

方 12

【方名】三花消毒飲

【來源】《名醫偏方秘方大全》

【組成】金銀花 15 克，野菊花 15 克，紫花地丁 15 克，蒲公英 15 克，連翹 12 克，白芷 6 克。

【用法】水煎，煮沸 20 分鐘，取藥液約 150 毫升，加水再煎，取藥液 150 毫升，將 2 次藥液混合待用。每天 1 劑，分 2 次服。

【解秘】金銀花、野菊花、紫花地丁清熱解毒；蒲公英、連翹、白芷消腫散結。

諸藥水煎，共奏清熱解毒，消腫散結之功。適用於麥粒腫成膿潰癥期的治療。

方 13

【方名】針眼截斷湯

【來源】《名醫偏方秘方大全》

【組成】決明子 5 克，蟬衣 5 克，白蒺藜 5 克，菊花 4 克，桑葉 4 克，荊芥 4 克，敗醬草 5 克，地丁 5 克，金銀花 5 克，赤芍 4 克，甘草 3 克，蒲公英 6 克。

【用法】水煎服，每天 1 劑。

【解秘】方中決明子、蟬衣、白蒺藜、菊花、桑葉、荊芥疏散風熱、清肝明目；敗醬草、地丁、金銀花、甘草、蒲公英清熱解毒；赤芍清瀉肝火。諸藥煎服，疏風清熱，解毒明目。

適用於肝經風熱所致的針眼發作頻繁者。

方 14

【方名】生地醋汁

【來源】《新編偏方秘方大全》

【組成】鮮生地 20 克，醋適量。

【用法】將鮮生地洗淨搗汁，與等量醋調勻，搽塗患處。每天 3～4 次。

【解秘】方中鮮生地苦寒洩熱，清熱涼血；醋性酸收，有解毒殺菌之功；生地黃與醋調勻，搽塗患處，能消散積聚，解毒殺菌。適用於針眼，對紅腫疼痛，並對有明顯瞼腫者特別有效。

方 15

【方名】蛇蛻醋汁

【來源】《新編偏方秘方大全》

【組成】蛇蛻、醋各適量。

【用法】將蛇蛻浸入醋中，隨即撈出，貼於外眼瞼患部，1 天 2～3 次。

【解秘】蛇蛻味甘性鹹，歸肝經，有祛風，退翳、解毒止癢之功；醋性酸收，有解毒殺菌之功；醋浸蛇蛻後，貼於

外眼瞼患部，能祛風解毒，消散積聚。適用於針眼。

方 16

【方名】星黃膏

【來源】《新編偏方秘方大全》

【組成】生南星、生地黃各等份。

【用法】共搗成膏，貼患側太陽穴，1 天 3～4 次。

【解秘】生南星味苦性溫，走經絡，外用散結消腫；生地黃苦寒洩熱，入肝經，清熱涼血。二藥搗成膏貼太陽穴，寒熱並用，既涼血清熱，又散結消腫。

適用於針眼治療。

方 17

【方名】清熱解毒湯

【來源】《名醫偏方秘方大全》

【組成】甲珠 12 克，殭蠶 9 克，全蠍（酒洗）6 克，金銀花 12 克，白芷 9 克，生地 15 克，北細辛 6 克，天丁 12 克，丹皮 9 克，甘草 6 克。

【用法】水煎服，每天 1
劑。

【解秘】方中甲珠鹹寒，
活血散結，消癥潰堅；殭蠶、
全蠍性善走竄，祛風散結；金
銀花、白芷、北細辛疏風清
熱；天丁、丹皮、甘草涼血解
毒；生地養陰清熱。

諸藥配伍，祛風清熱，解
毒散結。適用於治療針眼、胞
瞼赤腫。

二、瞼弦赤爛

瞼弦赤爛是指以瞼弦紅
赤、潰爛、刺癢為臨床特徵的
眼病。又名「迎風赤爛」、「眼
弦赤爛」、「爛弦風」、「風弦
赤眼」、「風沿爛眼」、「目赤
爛」、「風赤眼」等，病變發
生在眥部者，稱眥赤爛；嬰幼
兒患此病者，稱胎風赤爛。

中醫認為本病基本病機為
風濕熱邪蘊結於瞼緣所致。相
當於西醫學的瞼緣炎，是指瞼
緣表面、睫毛毛囊及其腺組織
的亞急性慢性炎症。

臨床上依據局部體徵將其
分類為鱗屑性瞼緣炎、潰瘍性
瞼緣炎和眥部瞼緣炎三種。素
有近視、遠視或營養不良、睡
眠不足，以及衛生習慣不良者
容易罹患本病。

本病常為雙眼發病，其病
程較長，病情頑固難癒。

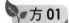 **方 01**

【方名】雞蛋油方

【來源】《新編偏方秘方
大全》

【組成】雞蛋 4 枚

【用法】將蛋煮熟，去白
留黃，放勺內，慢火煎炒（頻
頻攪動）成油，用玻璃棒蘸少
許塗患處，1 天 2～3 次。

【解秘】蛋黃油具有收濕
斂瘡，清熱解毒之功。

外擦，可治療瞼弦紅赤、
潰爛、刺癢。

方 02

【方名】楓膏

【來源】《中華偏方大全》

【組成】楓葉 750 克。

【用法】楓葉濃煎汁，除

去渣熬成膏，取以點眼；又將楓葉細切，和燒酒蒸絞取汁點眼亦效。

【解秘】楓葉味辛性平，有活血散結之功。將楓葉濃煎汁，去渣製膏點眼，能治療爛眩赤腫流淚。

方 03

【方名】菊礬洗劑

【來源】《新編偏方秘方大全》

【組成】白菊花 15 克，明礬 3 克。

【用法】水煎約 1 碗，澄清分 3 份，1 天洗眼 3 次。

【解秘】白菊花辛散苦洩，微寒清熱，入肝經，既能疏散肝經風熱，又能清洩肝熱以明目，常用於治療肝經風熱。或肝火上攻所致的目赤腫痛；明礬性燥酸澀，收濕止癢，清熱解毒。

將白菊花、明礬水煎，澄清洗眼，能緩解瞼弦紅赤、潰爛、刺癢等症。

方 04

【方名】棗礬洗劑

【來源】《新編偏方秘方大全》

【組成】紅棗 1 枚，生明礬 3 克。

【用法】棗去核。入明礬，放慢火下焙，研細，以水沖泡，澄清，1 天分 3 次洗。

【解秘】生明礬《神農本草經》謂：「主陰蝕惡瘡，目痛。」，有燥濕解毒之功，配紅棗沖泡，取其益氣明目之意，達甘緩酸收之能。洗眼適用治療瞼緣炎。

方 05

【方名】桑葉醋汁

【來源】《新編偏方秘方大全》

【組成】霜桑葉 30 克，醋 60 克。

【用法】桑葉切細，放醋內浸泡 5 天，濾液，用棉棒蘸塗患處，1 天 2～3 次。

【解秘】桑葉質輕既能疏散風熱，又苦寒入肝能清洩肝

熱，且甘潤益陰以明目祛風散熱，用酸收解毒殺菌之醋浸泡濾液塗患處，相得益彰，適用於風熱上攻、肝火上炎所致的之瞼緣炎。

方 06

【方名】仙傳異授洗眼方

【來源】《中華偏方大全》

【組成】老薑 240 克，蘇薄荷葉 60 克。

【用法】將上藥搗汁浸拌 1～2 天，攤開陰乾。1 次用 6 克，裝入夏布口袋，入茶罐內，加水 50 毫升煎沸。1 天熱洗 3～5 次。洗時，眼要微開。初洗微痛，數天後變癢者有效。夏月 1 天更換，冬月 3 天更換。

【解秘】現代藥理研究表明：老薑煎液有抗炎、解熱、抗菌作用；薄荷葉輕揚升浮，芳香通竅，功善疏散上焦風熱，能治療風熱上攻之目赤多淚。二藥煎液洗患處，疏風清熱，消炎抗菌。

適用於治療眼內發癢，紅

爛眼邊，見風流淚，以及幼時痘後所得，病程較長的紅爛眼邊，眼毛俱無者。

方 07

【方名】一抹膏

【來源】《中華偏方大全》

【組成】麻油 15 毫升，蠶沙 10 克。

【用法】將麻油浸蠶沙 2～3 天，研細，用棉籤塗患處。

【解秘】《本草綱目》謂蠶沙：「治頭風，風赤眼，祛風除濕。」用潤燥解毒的麻油浸泡，相得益彰，祛風解毒，潤燥止癢。適用於治療爛眩風眼。

方 08

【方名】蠶沙膏

【來源】《中國民間名醫偏方》

【組成】晚蠶沙 3 克，甘草 0.6 克。

【用法】共研成細末。開水調成糊狀，塗搽瞼緣，1 天數次。

【解秘】晚蠶沙味辛性

溫，善祛風濕，止癢；甘草藥性微寒，長於清熱解毒。二藥研末，開水調成糊狀塗搽患處，既祛風止癢，又清熱解毒。適用於治療瞼緣炎。

方 09

【方名】春雪膏

【來源】《中華偏方大全》

【組成】冰片 7.5 克，蕤仁 60 克，生蜜 18 克。

【用法】蕤仁去殼、皮，壓去油，與他藥研勻，用銅箸燻點。

【解秘】冰片味苦性寒，清熱止痛、瀉火解毒、明目退翳、消腫；蕤仁、生蜜潤燥解毒明目。三藥配伍，實熱與虛熱兼顧，扶正與祛邪並施，瀉火解毒，潤燥明目。

適用於治療爛眼風，多年連眶赤爛者最效。此方又兼治目赤腫痛，淚出。

方 10

【方名】爛眩風如神方

【來源】《中華偏方大全》

【組成】銀珠 1.5 克，水銀 3 克，銅青 0.9 克。

【用法】生薑用濕紙包起來放火灰中煨，候紙乾取出後，與上藥共研成末，篩過，點眼眩。

【解秘】銀珠由石亭脂和水銀同罐煉成。味辛性溫、有毒，具攻毒、澡濕、殺蟲之功；水銀《本草拾遺》謂：「利水道，去熱毒。」銅青為銅器表面經二氧化碳或醋酸作用後生成的綠色鏽衣。酸澀有毒，能明目退翳、湧吐風痰、解毒祛腐、殺蟲止癢。

三藥與能走能守的煨薑相伍，抑制其毒性，發揮燥濕止癢，解毒明目之藥性。適用於治療爛眩風，赤眼。

方 11

【方名】黃連防風湯

【來源】《中國民間名醫偏方》

【組成】黃連、防風、柴胡各 3 克。

【用法】上藥共水煎。先燻後洗，1 天數次。

【解秘】黃連清熱解毒；防風、升麻疏散風熱；三藥配伍，水煎，先燻後洗，既能治風熱外侵之邪，又能解內積之熱毒。適用於治療瞼緣炎風熱上攻，或肝火上炎證。

方 12

【方名】碧雲散

【來源】《中華偏方大全》

【組成】黃連 30 克，乾柏樹皮 15 克，淡竹葉 30 克。

【用法】上藥加水 2000 毫升，煎其至 500 毫升，稍冷即可洗患處，1 天 4 次。

【解秘】黃連、乾柏樹皮具有清熱解毒之功；淡竹葉清熱瀉火，《生草藥性備要》謂：「除上焦火，明眼目。」三藥煎液洗患處，清熱瀉火，解毒明目。適用於治療瞼弦赤爛。

方 13

【方名】菊萍洗劑

【來源】《名醫偏方秘方大全》

【組成】甘菊花 9 克，浮萍 9 克，明礬 3 克，膽礬 3 克。

【用法】用開水沖泡 15 分鐘後，濾藥液用紗布浸液閉目洗眼 10 分鐘，每帖藥洗 1 次，晚睡前洗。

【解秘】甘菊花、浮萍，質輕上浮，有疏散風熱之功；明礬、膽礬具有收濕斂瘡、清熱解毒之能；四藥開水沖泡，濾液洗眼，能疏散風熱，收濕退赤。適用於治療瞼緣炎、各種急性結膜炎。

方 14

【方名】雞蛋黃油膏

【來源】《名醫偏方秘方大全》

【組成】雞蛋 1 個，魚肝油精 1 毫升，冰片 0.1 克，凡士林 10 克。

【用法】雞蛋連殼煮熟，只取蛋黃。入銅器（或不鏽鋼、瓷器內），先文火，後武火炒至色黑出油。凡士林先用乾熱 150℃ 1 小時滅菌，趁熱加入魚肝精油、雞蛋黃油，以 200 目篩濾過，放冷至約

60℃加入冰片，攪勻即得。先用生理鹽水清潔病灶，然後用手指蘸少許藥膏塗於瞼緣或皮膚上，每天2～3次。

【解秘】蛋黃油具有收濕斂瘡，清熱解毒之功；魚肝油為鮫類動物等無毒海魚肝臟中提出的一種脂肪油，能補充維生素A，預防和治療夜盲症；冰片有通諸竅，散鬱火，去翳明目之功；凡士林能防止潰瘍接觸眼內的酸性物質，加速潰瘍的癒合。

四藥製膏，清熱解毒，消腫止痛。適用於治瞼緣炎、過敏性眼瞼皮炎，能緩解瞼弦紅赤、潰爛、刺癢等症。

方 15

【方名】柴胡洗眼方

【來源】《中華偏方大全》

【組成】玉竹30克，柴胡30克，升麻30克，黃連30克。

【用法】上藥加水3000毫升，煎至1500毫升，除去藥渣，溫藥水洗眼，1天3次。

【解秘】玉竹甘潤微寒，養陰潤燥；柴胡、升麻味辛微寒，祛邪解表，清熱解毒；黃連苦寒燥濕，表熱解毒。

四藥煎液洗眼，能潤能透能清，既祛外邪，又解內毒。適用於治療瞼弦赤爛。

方 16

【方名】三黃參菊洗方

【來源】《奇效偏方掌中查》

【組成】黃柏、大黃、苦參、野菊花各30克，黃連20克，防風、芒硝各15克。

【用法】前6味藥加水煮沸，取汁，藥渣再加水復煎，去渣取汁，合併藥液，加入芒硝。每次取藥液適量，用消毒藥棉蘸藥液溫洗眼瞼處，每天2次。

【解秘】黃柏、黃連、苦參、野菊花清熱燥濕解毒；大黃、芒硝涼血消腫；防風祛風止癢，勝濕止痛。諸藥煎液洗眼瞼，清熱解毒，祛風止癢。適用於治療瞼腺炎。

方 17

【方名】芥梅洗劑

【來源】《名醫偏方秘方大全》

【組成】大黃 30 克，陳艾 30 克，菊花 15 克，烏梅 15 克，荊芥 15 克，大蔥 12 克，甘草 15 克。

【用法】去渣洗淨諸藥煎水取液，過濾澄明即可使用。煎水趁熱先燻後洗，每天 2 次。

【解秘】大黃、甘草清熱解毒；菊花、荊芥、大蔥疏風止癢；陳艾溫經脈，逐寒止痛；烏梅味酸而澀，收斂止痛。諸藥配伍，疏風解毒，除濕止癢。適用於治瞼弦糜爛，奇癢異常等症。

方 18

【方名】瓊液膏

【來源】《名醫偏方秘方大全》

【組成】熊膽 4 克，川連 9 克，牛黃 3 克，龍腦 3 克，夜明砂 6 克，蕤仁霜 9 克，製甘石 9 克，蜂蜜 90 克。

【用法】以上各藥分別研細末，至手捻如麵為度。熬蜂蜜待溶化過濾，然後加入上藥粉末，搗勻成膏。熊膽越陳越好，破熊膽時間最好在伏天與寒冬冰冷季節；仁應去殼、去衣、去漬。

用時先用茶水洗淨患處，再塗瓊液膏，1 天 3 次。

【解秘】熊膽、夜明砂清熱明目；川連、龍腦、牛黃清熱解毒開竅；製甘石解毒明目退翳，收濕止癢斂瘡；蕤仁霜、蜂蜜養陰潤燥解毒。

諸藥煉膏，清熱解毒，明目退翳。適用於治療偏於風盛火熾之瞼弦赤爛重症。

方 19

【方名】硼砂枯礬洗劑

【來源】《名醫偏方秘方大全》

【組成】枯礬 6 克，硼砂 6 克，當歸 15 克，川椒 15 克，黃柏 12 克，蒼朮 15 克，荊芥 9 克，大黃 12 克，甘草

12 克。

【用法】除枯礬、硼砂外，將其他藥洗淨泥沙煎水取液，過濾澄明即可使用。用時先燻後洗，每天 2 次。

【解秘】枯礬、硼砂解毒止癢；當歸、川椒辛行溫通，活血止痛；黃柏、蒼朮清熱燥濕；荊芥祛風解表，宣通壅結而達消瘡之功；大黃、甘草清熱解毒。諸藥煎液，燻洗患處，祛風清熱，除濕解毒。

適用於治療偏於風盛火熾之瞼弦赤爛重症。

方 20

【方名】防風散結湯加減

【來源】《奇效偏方掌中查》

【組成】防風、陳皮各 8 克，白芷、前胡、黃芩、天花粉、浙貝母、赤芍各 10 克，玄參 12 克，桔梗 6 克。

【用法】將上藥以水煎煮，取藥汁。每天 1 劑，分 2 次服用。

【解秘】防風、白芷、前胡、黃芩、天花粉、赤芍、玄參祛風清熱；陳皮、浙貝母、桔梗化痰散結。

諸藥配伍，煎湯口服，祛風清熱，化痰散結。適用於治療瞼腺炎。

方 21

【方名】瀉肺降濁湯

【來源】《名醫偏方秘方大全》

【組成】生地 15 克，柴胡 12 克，白芍 12 克，升麻 9 克，黃芩 9 克，桔梗 9 克，川芎 9 克，當歸 9 克，荊芥 9 克，防風 9 克，菊花 12 克，知母 9 克。

【用法】水煎服，每天 1 劑。

【解秘】生地、知母、黃芩、桔梗清洩肺熱，柴胡、升麻降濁升清；當歸、白芍、川芎養血明目；荊芥、防風、菊花疏散風熱。

諸藥配伍，清補結合，扶正與祛邪並施，疏風清熱，養血明目。適用於治療外障諸

症，如瞼弦赤爛、氣輪紅赤、風輪雲翳等。

三、流淚症

流淚症是以淚液經常溢出瞼弦而外流為主要臨床特徵的眼病之總稱。中醫認為本病多因肝血不足、淚竅不密，或腎精虧損、約束無權所致。椒瘡邪毒侵及淚竅，也可出現流淚不止。它類似於西醫學的因瞼弦位置異常，淚道系統狹窄、阻塞或排泄功能不全引起的「淚溢症」。

以老年人常見。淚器的畸形、感染、淚液分泌異常等均也可導致此症。

方 01

【方名】牛膽盛黑豆

【來源】《百病偏方新解》

【組成】牛膽囊、黑豆。

【用法】用臘月犢牛膽囊盛黑豆，懸掛風乾。取出每夜吞 3～7 粒。日久目自明。

【解秘】牛膽盛黑豆風乾具有養腎益肝健脾、固攝斂淚之功。臘月犢牛膽生發作用較猛，故用其盛黑豆作用更強。久服則能治療流淚症。

方 02

【方名】魚膽梅片方

【來源】《百病偏方新解》

【組成】鯽魚膽囊 7 個、梅片少許。

【用法】鯽魚膽囊 7 個，蒸兩次，晾乾，研碎。梅片少許，和膽點眼。

【解秘】鯽魚膽、梅片，主要對於排淚的竅道起到清熱解毒作用，消除了鼻淚管阻塞現象，故能治療流淚症。

方 03

【方名】二味膏

【來源】《醫方類聚》卷六十七引《修月魯般經後錄》。

【組成】蜂蜜 25 毫升，羖羊膽 1 枚。

【用法】入蜜於膽中，蒸熟候乾，細研為膏。每次用少許，點眼中。

【解秘】蜂蜜入羖羊膽蒸

熟候乾具有清火，明目，解毒之功。

細研點眼能治療風熱目赤流淚，或痛或癢，夜惡燈光，晝不能視者。

方 04

【方名】濟肝散

【來源】《中華偏方大全》

【組成】細辛 30 克，羌活 30 克，菊花 30 克，蒺藜 30 克。

【用法】上藥研細末，1次服 9 克，用麥冬煎湯調下。

【解秘】細辛、羌活散風邪、化濕濁；菊花、白蒺藜疏風明目。四藥配伍，疏散風熱，清肝明目。適用於治療多淚症。

方 05

【方名】銀海止淚方

【來源】《中華偏方大全》

【組成】木賊 60 克，蒼朮 45 克，香附子 15 克。

【用法】上藥研為末，煉蜜為丸，似梧桐子大。食後，鹽湯送下 30 丸。

【解秘】木賊疏散風熱，明目退翳；蒼朮祛風散寒燥濕；香附開鬱散氣止痛。

三藥煉蜜為丸，疏風清熱，明目退翳。無論風寒、風熱多淚症均能治療。

方 06

【方名】多淚方

【來源】《中華偏方大全》

【組成】雄黃 30 克，乾薑末 15 克，細辛 30 克。

【用法】將上藥搗細羅為散，入雄黃更研令勻。每取少許點眼，1 天 3～5 次，至來天早晨，嚼青鹽津洗眼。

【解秘】雄黃溫燥有毒，外用可以以毒攻毒而解毒；乾薑可發經絡之寒氣；細辛祛風散寒通竅。三藥研細為末點眼，祛風散寒，解毒通竅。治療眼衝風多淚，昏暗有效。晨起嚼青鹽津洗眼，有解雄黃留滯之毒之妙。

注意：雄黃含砷而有較大毒性，外用應注意皮膚黏膜吸收積蓄而中毒，故不可久用。

方 07

【方名】治眼冷淚方

【來源】《中華偏方大全》

【組成】胡椒 5 粒，貝母 3 克。

【用法】將上藥研為細末，1 次用少量，點入內眼角內。

【解秘】胡椒味辛性熱，散寒去痰；貝母味苦性寒，清熱化痰，散結消腫。二藥配伍，寒熱並用，既散寒消結，又清熱消腫。治療淚道阻塞，排泄不暢，流冷淚者有效。

方 08

【方名】風熱多淚方

【來源】《奇效偏方掌中查》

【組成】荊芥 10 克，薄荷 10 克，細辛 10 克。

【用法】將上藥研為末，如燒香狀燒之，用碗塗蜜少許於內，覆煙上，取煙盡後，用瓷罐收之。點於眼內患處。

【解秘】荊芥、薄荷、細辛三藥研末燒之，碗塗蜜覆蓋取煙盡後點眼，具有疏風清熱解毒之功。適用於風熱多淚者的治療。

方 09

【方名】冷淚方

【來源】《張氏醫通》

【組成】香附子 12 克，夏枯草 12 克。

【用法】上藥研為細末。用麥門冬湯調下。

【解秘】香附子芳香透達，開鬱散氣而止痛；夏枯草苦寒入肝經，善瀉肝火以明目；二藥研細末，以養陰清熱的麥門冬湯調下，瀉肝明目，開鬱止痛。

適用於肝陰不足，目珠疼痛，冷淚溢出者。

方 10

【方名】淚道堵塞內服方

【來源】《名醫偏方秘方大全》

【組成】蒲公英 30 克，刺蒺藜 30 克，金銀花 30 克，蔓荊子 24 克，白薇 24 克，皂角刺 9 克，赤芍 30 克，蒼耳

子 15 克，川芎 12 克。

【用法】共為細末，煉蜜為丸，每天空腹服 3 次，每次 15 克。

【解秘】蒲公英、金銀花、白薇清熱解毒；刺蒺藜、皂角刺、赤芍、川芎活血祛風明目；蔓荊子、蒼耳子疏散風熱，清利頭目。

諸藥研細末，煉蜜為丸，祛風明目，清熱解毒。適用於治療淚道阻塞而流目者。

四、上瞼下垂

上瞼下垂是指上瞼提舉無力或不能抬起以致瞼裂變窄，甚至遮蓋部分或全部瞳仁，影響視力的一種眼病。可單眼或雙眼發病，中醫稱本病為「上胞下垂」、「瞼廢」，基本病機為脾虛氣弱，血虛不能養筋，或風邪中絡所致。

方 01

【方名】加味四物湯

【來源】《名醫偏方秘方大全》

【組成】生地 15 克，當歸 10 克，川芎 5 克，白芍 10 克，桑枝 15 克，片薑黃 10 克，條芩 10 克，蒺藜 10 克。

【用法】水煎服，每天 1 劑。

【解秘】生地、當歸、川芎、白芍四物湯養血明目；桑枝通經絡，祛風止癢；片薑黃外散風寒，內行氣血而止痛；條芩瀉火解毒；蒺藜祛風明目，活血止癢。諸藥配伍，養血活血，補而不滯；疏風清熱，內外兼治。適用於血虛不養筋，感受外邪之瞼垂，症見上胞瞼垂閉，不能開啟。

方 02

【方名】上胞下垂方

【來源】《名醫偏方秘方大全》

【組成】黃耆 15 克，黨參 15 克，赤芍 15 克，夏枯草 15 克，炒白芍 9 克，蒼朮 9 克，白朮 9 克，化皮 5 克，當歸 5 克，木香 3 克，砂仁殼 3 克。

【用法】水煎服，每天 1劑。

【解秘】黃耆、黨參、白朮健脾益氣；白芍、當歸、木香養血通絡；赤芍、夏枯草、化皮清熱瀉火，散結消腫；蒼朮、砂仁化濕健脾。

諸藥配伍，健脾益氣養血，通絡化滯消腫。適用於治療脾虛型上胞下垂。

方03

【方名】加減補中益氣湯

【來源】《名醫偏方秘方大全》

【組成】黃耆 3 克，枸杞3 克，柴胡 0.9 克，川芎 2.4克，陳皮 2.4 克，薄荷 3 克，升麻 0.9 克，白朮 3 克，歸身3 克，炙甘草 3 克。

【用法】水煎服，每天 1劑。

【解秘】黃耆、白朮、陳皮、柴胡、升麻、歸身、炙甘草（補中益氣湯去人參）健脾益氣；加入薄荷疏風熱，利頭目；加枸杞滋補肝腎，益精明

目。諸藥配伍，健脾滋肝腎，益氣養血利頭目。

適用於治療脾虛氣弱，血虛不能養筋的雙目腫痛，眼瞼下墜，視物不明者。

五、漏睛、漏睛瘡

漏睛是以內眥部常有黏液或膿液自淚竅漏出為臨床特徵的眼病。基本病機為心火上炎，熱毒淤積，膿液內蘊所致。本病多見於中老年人，女性多於男性，可單眼或雙眼發病。此外，亦有新生兒患本病者。本病的發生亦可由椒瘡及相關鼻病引起。又名目膿漏、漏睛膿出外障。漏睛相當於西醫學的慢性淚囊炎。因鼻淚管狹窄或阻塞，致使淚液滯留於淚囊內而伴發細菌感染。

漏睛瘡是指內眥睛明穴下方突發赤腫高起，繼之潰破出膿的眼病。突然發病，也可由漏睛演變而來。多為單眼發病。病名見於《聖濟總錄》。《醫宗金鑑》名大眥漏。漏睛

瘡相當於西醫學的急性淚囊炎。為慢性淚囊炎基礎上的急性感染，最常見的致病菌為鏈球菌。臨床主要表現為：急性發病，淚囊部皮膚疼痛，腫脹，並有流淚和劇烈壓痛。

基本病機為熱毒蘊結內皆部近淚囊處。

方01

【方名】板藍根液

【來源】《偏方秘方驗方治百病》

【組成】板藍根 20 克。

【用法】上藥加水 500 毫升，用文火煎 40 分鐘，放冷至 30℃，沉澱，用紗布過濾，配成 4%溶液，盛入無菌瓶內備用。使用期限為 3 天，過期則重新配製。用注射器抽入上藥液 5 毫升，換上 6 號無尖針頭，按一般常規淚道沖洗法沖洗，至淚道內無膿血性分泌時為止，沖洗完後在結膜內滴上藥 2～3 滴。如鼻淚管不通時，先行常規探通，置探針 20～30 分鐘後拔針，再沖洗，每天沖洗 1 次。7 天為 1 個療程。每次治療後靜坐 5 分鐘方可離去。

【解秘】板藍根味苦性寒，有清熱解毒，涼血消腫之功。煎湯製液，可治療急、慢性淚囊炎。

方02

【方名】龍膽當歸散

【來源】《中國民間名醫偏方》

【組成】龍膽草、當歸各 9 克

【用法】共為細末，分 2 次溫酒調服。或加金銀花 9 克，水煎服。

【解秘】龍膽草苦寒沉降，善瀉肝膽實火；當歸辛行溫通，活血行氣。二藥研細末，溫酒調服，能增加行氣活血之功；加金銀花水煎服，能增加清熱解毒之效。適用於治療淚囊炎（肝經鬱熱型），大眼角流膿。

方03

【方名】全蠍陳皮合劑

【來源】《名醫偏方秘方大全》

【組成】全蠍 2 克，陳皮 2 克，生甘草 3 克。

【用法】上 3 味共研細末，為 1 天量。天服 2 次。

【解秘】全蠍性善走竄，攻毒散結；陳皮辛行溫通，行氣止痛；生甘草清熱解毒。

三藥研末口服，行氣散結，清熱解毒。適用於治療急性淚囊炎。

方04

【方名】三仁散

【來源】《中華偏方大全》

【組成】山梔仁 30 克，薏苡仁 150 克，車前子 90 克。

【用法】將上藥研細為末。每天用清茶送服 30 克。

【解秘】山梔仁味苦性寒，清熱瀉火，涼血解毒；薏苡仁甘淡性涼，清熱排膿；車前子味甘微寒，善清肝熱而明目。

三藥研末，用清熱明目的清茶送服，熱能清，火能瀉，毒能解。適用於治療漏睛。

方05

【方名】黃連爐甘石散

【來源】《證治準繩》

【組成】黃連、爐甘石、冰片各等份。

【用法】用鐵板 1 塊，上面鋪紙，將以上 3 味研極細末放在紙上，用瓷碗蓋好，下用慢火升溫，待碗熱藥即上升，取下再研細。每用少許點內眥角處，1 天 2 次。

【解秘】黃連味苦性寒，清熱燥濕，瀉火解毒；爐甘石味甘性平，可解毒明目通翳，收濕止癢；冰片味苦性寒，有清熱止痛、瀉火解毒、明目退翳、消腫之功。三藥研細末，慢火升溫，去其寒性，存其清熱解毒，消腫止痛之功。適用於治療淚囊炎。

方06

【方名】三黃解毒湯

【來源】《中國民間名醫偏方》

【組成】大黃、山梔各 9 克，黃連、黃蓍各 6 克。

【用法】水煎服。天服 2 次，連服 2～3 天。

【解秘】大黃、山梔、黃連清熱瀉火解毒；黃蓍味甘微溫，補氣生血，扶助正氣，托毒外出。

四藥配伍，清補結合，扶正與祛邪並施，適宜於淚囊炎炎性期。

方 07

【方名】枯礬血竭散

【來源】《中國民間名醫偏方》

【組成】枯礬、輕粉、血竭、乳香各 1.5 克。

【用法】共研極細末。每用少許，點於內眥角（即淚腺）處，每天 2～3 次。

【解秘】枯礬、輕粉攻毒斂瘡，燥濕止癢；血竭、乳香活血散瘀，消腫生肌。四藥研細末，點於內眥角，解毒止癢，活血散瘀。適用於治療淚囊炎。

方 08

【方名】通竅湯（汪弘毅醫師方）

【來源】《名醫偏方秘方大全》

【組成】金銀花 20 克，連翹 20 克，蒲公英 20 克，敗醬草 20 克，黃芩 12 克，桔梗 10 克，生地 20 克，天花粉 20 克，防風 10 克，丹參 15 克，白芷 12 克，通草 3 克，生甘草 6 克，鵝不食草 3 克。

【用法】水煎服，每天 1 劑。

【解秘】金銀花、連翹、蒲公英、敗醬草、黃芩、生甘草清熱解毒；生地、天花粉養陰清熱；防風、白芷、鵝不食草辛散溫通，祛風散寒通竅；丹參味苦性寒，既涼血活血，又清熱消癰，可用於熱毒瘀阻引起的瘡癰腫毒；通草、桔梗為舟楫，載藥上行。

諸藥配伍，清熱解毒，祛風通竅。適用於治療慢性淚囊炎。

六、椒　瘡

椒瘡是指胞瞼內面顆粒纍纍，色紅而堅，狀若花椒的眼病。基本病機為風濕熱邪侵及眼瞼，導致瞼結膜血絡鬱滯。本病的發生與環境衛生有關、個人衛生、生活條件等有關。多雙眼發病，病程較長，可遷延數年，具有傳染性。別名目中風腫、目風赤侯、脂目侯、瞼生風粒。

椒瘡相當於西醫學的沙眼。由沙眼衣原體感染所引起的一種慢性傳染性結膜角膜炎，是致盲的眼病之一。因其在瞼結膜表面形成粗糙不平的外觀，形似沙粒，故名沙眼。

沙眼多為急性發病，症狀表現為患者眼中有異物感、畏光、流淚，有很多黏液或黏液性分泌物。

方 01

【方名】膽礬水

【來源】《中國民間名醫偏方》

【組成】膽礬 1 克。

【用法】上藥加水 120 毫升，煮沸 10 分鐘，澄清或過濾取成藥 100 毫升。每天點眼 3～4 次，每次 1～2 滴。

【解秘】枯礬具有收濕斂瘡、清熱解毒之功，煎湯澄清濾取點眼，可治療沙眼。

方 02

【方名】黃柏水

【來源】《中國民間名醫偏方》

【組成】黃柏 30 克。

【用法】黃柏加水 500 克，煮沸半小時，過濾。每天點眼 3～4 次，每次 1～2 滴。

【解秘】黃柏味苦性寒，既能清熱燥濕，又能瀉火解毒。黃柏煎液過濾點眼，可治療沙眼。

方 03

【方名】蒲公英白汁

【來源】《中國民間名醫偏方》

【組成】蒲公英適量。

【用法】洗淨，折莖取白

汁，煮沸半小時，過濾。每天
點眼 3～4 次，每次 1～2 滴。

【解秘】蒲公英味苦性
寒，既能清解火熱毒邪，又能
洩降滯氣，為清熱解毒、消癰
散結之佳品，用蒲公英折莖取
白汁，煮沸過濾點眼，可治療
沙眼。

方 04

【方名】萵苣白汁

【來源】《中國民間名醫
偏方》

【組成】萵苣適量。

【用法】折斷，取白汁，
點眼。

【解秘】萵苣味甘性涼，
《天用本草》謂萵苣：「利五
臟，補筋骨，開膈熱，通經
脈，去口氣，白齒牙，明眼
目。」萵苣折斷，取白汁點
眼，可治療沙眼。

方 05

【方名】桑葉玄明粉洗方

【來源】《特效偏方秘方
隨身查》

【組成】桑葉 15 克，玄

明粉 10 克。

【用法】將以上 2 味加水
煎煮 5 分鐘，去渣澄清，備
用。用藥湯溫洗患眼，每天 2
次。

【解秘】桑葉疏風清熱，
清肝明目；玄明粉清熱水腫。
二藥配伍，疏風清熱，消腫止
癢。適用於浸潤期沙眼。

方 06

【方名】桑葉菊花湯

【來源】《中華偏方大全》

【組成】菊花、桑葉各 15
克。

【用法】加水煎湯，候
溫，燻洗雙眼。每天 3 次。

【解秘】菊花、桑葉味苦
性寒，皆能疏風清熱，平抑肝
陽，清肝明目，二藥相須為
用，煎湯燻洗雙眼，功效倍
增。無論風熱上攻或肝火上炎
型沙眼均能治療。

方 07

【方名】苦瓜霜

【來源】《中國民間名醫
偏方》

【組成】苦瓜 1 個（大而熟的），芒硝 15 克。

【用法】將苦瓜去子留瓤，裝入芒硝，懸於通風處，數天後瓜外透霜，刮取備用。每用少許點眼，早、晚各點 1 次。

【解秘】苦瓜霜有清毒解毒明目的作用。用苦瓜霜點眼可治沙眼。

方 08

【方名】黃連西瓜霜

【來源】《中國民間名醫偏方》

【組成】黃連、西瓜霜各 5 克，西月石 0.2 克。

【用法】加水 2 杯，煮沸 1 小時後，過濾。取成藥 100 毫升。每天洗眼 3～4 次。

【解秘】黃連、西月石清熱解毒；西瓜霜清熱消腫。三藥煎湯，濾後取液點眼，清熱解毒消腫。可治沙眼。

方 09

【方名】蒲公英大蒜湯

【來源】《特效偏方秘方隨身查》

【組成】蒲公英 60 克，大蒜 10 克，金銀花、野菊花各 15 克。

【用法】將蒲公英、金銀花、野菊花洗淨；大蒜剝皮；將以上 3 味加水煎汁，取汁，之後再加大蒜水煎，取汁。口服，每天 1 劑。

【解秘】蒲公英、金銀花、野菊花清熱解毒；大蒜味辛性溫，有良好的解毒消腫作用。四藥配伍，清熱解毒，消腫止癢。適用於治療沙眼。

方 10

【方名】消炎還光眼藥

【來源】《名醫偏方秘方大全》

【組成】製甘石 30 克，冰片 6 克，麝香 1 克，珍珠 6 克。

【用法】製甘石用童便浸 3 天，再用淨水漂洗，曬乾研細末。珍珠用人乳浸 1 天，用豆腐 1 塊，將珍珠放入豆腐內，1 顆珍珠放入 1 個洞以文

火煮 2 小時後取出珍珠曬乾研細末。冰片、麝香分別研末，在研冰片時，加入野地力粉少許。地力具有清熱明目退翳作用，與冰片共研，使冰片不易結塊，易成細末。以上各藥均研至無聲手捻如麵為度。然後和勻，瓷瓶收貯。用時點眼，每天 3 次，每次似粟米粒大點後閉眼數分鐘。

【解秘】製甘石用童便浸後，涼血解毒，滋陰明目；冰片、麝香味辛氣香，開竅散結，消腫止痛；珍珠甘鹹性寒，清熱解毒，明目消翳。

四藥配伍，清熱消腫，退赤還光。適用於治療沙眼，急慢性結膜炎。

方 11

【方名】冰片硼砂豬膽散

【來源】《中國民間名醫偏方》

【組成】鮮豬膽 1 枚，冰片、硼砂各 1.5 克，黃連 3 克。

【用法】將後三味，共研

細末，納入膽內，陰乾，再研極細粉末。裝瓶，密封，勿使漏氣。每用少許點眼。每天 2～3 次。

【解秘】豬膽、冰片、硼砂、黃連均具清熱解毒之功，冰片、硼砂、黃連研末，納入膽內陰乾，研極細粉點眼，可治沙眼。

方 12

【方名】目疾金丹

【來源】《名醫偏方秘方大全》

【組成】浮水甘石 10 克，膽礬 4 克，銅綠 2 克，綠豆粉（千里光水浸）6 克，梅片 0.5 片。

【用法】外用。

【解秘】浮水甘石、膽礬清熱解毒，收濕止癢；銅綠為銅器表面經二氧化碳或醋酸作用後生成的綠色鏽衣，能退翳、斂瘡；綠豆粉經千里光水浸後，既清熱解毒，又清肝明目；梅片有清熱消腫、瀉火解毒、明目退翳之功。

五藥配伍，清熱解毒，消腫止癢。適用於治療沙眼、淚囊炎、瞼緣炎。

方13

【方名】明目湯

【來源】《奇效偏方掌中查》

【組成】生赤芍、黑玄參、白鮮皮各9克，廣陳皮、淡竹葉各4.5克，生地黃12克，甘草3克。

【用法】將上藥以水煎煮，取藥汁。每天1劑，分2次服用。

【解秘】赤芍、玄參、生地、白鮮皮清熱涼血，散瘀解毒；陳皮、甘草健脾和中、行氣止痛；淡竹葉利尿，導熱下行。諸藥配伍，清熱利濕，涼血解毒，健脾和中。適用於脾胃濕熱導致的沙眼。

方14

【方名】二礬菊梅洗方

【來源】《奇效偏方掌中查》

【組成】枯礬、膽礬、白菊花、烏梅、花椒、桃仁、杏仁、荊芥、防風、冰片各3克。

【用法】取以上前9味加水煎煮至沸，去渣取汁，倒入碗中，備用。將冰片研為極細末，分2次加入藥液中，趁熱燻洗眼病，每天1劑，分2次用。

【解秘】枯礬、膽礬清熱解毒，收濕止癢；白菊花、荊芥、防風祛風解表；烏梅、花椒辛開酸收，散寒斂瘡；桃仁、杏仁質潤多脂，通便瀉火；冰片清熱消腫，瀉火解毒。諸藥配伍，祛風清熱，瀉火解毒。適用於治療熱毒熾盛的沙眼、急性結膜炎。

方15

【方名】除風清脾飲

【來源】《奇效偏方掌中查》

【組成】玄明粉12克（沖服），連翹、黃連、玄參、大黃、桔梗、生地黃、知母、黃芩各10克，防風8克，荊芥

6 克。

【用法】將上藥以水煎煮，取藥汁。每天 1 劑，分 2 次服用。

【解秘】大黃、玄明粉蕩滌腸胃而清熱解毒；黃連、黃芩、連翹瀉火解毒；玄參、生地、知母養陰清熱涼血；防風、荊芥祛風解表；桔梗載諸藥上行。

諸藥配伍，祛風解表，瀉火解毒。適用於沙眼治療。

七、天行赤眼

天行赤眼是指外感疫癘之氣，致白睛暴發紅赤，眵多黏結，並具傳染性的眼病，常累及雙眼，能迅速傳染並引起廣泛流行。又名天行赤熱、天行暴赤等，俗稱紅眼病。

發病多於夏秋之季，患者常有接觸史，傳染性極強，可暴發流行。多雙眼同時或先後發病，起病急，刺激症狀重，預後良好。患病早期，患者感到雙眼發燙、燒灼、畏光、眼紅，自覺眼睛磨痛，像進入沙子般的疼痛難忍，緊接著眼皮紅腫、眼屎多、怕光、流淚，早晨起床時，眼皮常被分泌物黏住，不易睜開。

中醫認為本病病因是外感疫癘之邪，肺胃積熱，內外合邪，交攻於目而發病。本病相當於西醫學之急性傳染性結膜炎。根據不同的致病原因，可分為細菌性結膜炎和病毒性結膜炎。

方 01

【方名】茶葉雞蛋方

【來源】《百病偏方新解》

【組成】茶葉適量、雞蛋 3 枚。

【用法】茶葉與雞蛋同煮，每次 1 枚，每天 3 次。

【解秘】茶葉具有疏散外邪，解毒。用茶葉煮雞蛋食之，有扶正而鼓邪外出之功。能緩解並治療天行赤眼。

方 02

【方名】菊花龍井茶

【來源】《新編偏方秘方

大全》

【組成】菊花 10 克，龍井茶 3 克。

【用法】將上 2 味放入杯中，用沸水沖泡，代茶飲用。每天 1～2 劑。

【解秘】菊花辛散苦洩，既能疏散肝經風熱，又能清洩肝熱以明目；龍進茶色綠、香鬱、味甘，清熱解毒，滋陰明目；二藥杯中沖泡，代茶飲用，疏風清熱，清肝明目。對風熱上攻、肝火上炎型急性結膜炎均有效。

方 03

【方名】大青葉薄荷洗眼方

【來源】《特效偏方秘方隨身查》

【組成】大青葉、薄荷各 15 克。

【用法】用以上 2 味加水煎煮，去渣備用。用藥湯溫洗眼病，每天 3 次。

【解秘】大青葉味苦性寒，善解瘟疫時毒，有涼血消腫之效；薄荷輕清升浮，芳香通竅，有疏散風熱，清利頭目之功。二藥煎液去渣洗眼，疏散風熱，涼血消腫。可治急性結膜炎。

方 04

【方名】靈仙雞子湯

【來源】《名醫偏方秘方大全》

【組成】威靈仙 15～20 克，雞子 1 枚，黃酒少許。

【用法】先將雞子洗淨，帶殼與威靈仙以水煮，後入黃酒少許，待雞子熟為度，去渣，吃雞子，服藥液，每天 1 劑。

【解秘】威靈仙水煮雞子，入黃酒少許，有祛風濕，通經絡，解毒滋陰之功。適用於治風濕性赤眼。

方 05

【方名】蓮子方

【來源】《百病偏方新解》

【組成】蓮子、蓮子芯、白糖適量。

【用法】蓮子帶芯煮爛，

調糖食之。

【解秘】蓮子芯具有清熱解毒之功。蓮子、糖，均能健脾以鼓邪外出。

三藥配伍食之，共達疏散疫癘、清熱解毒之功。適用於治療天行赤眼。

方 06

【方名】蒲公英雙用方

【來源】《百病偏方新解》

【組成】蒲公英 10 克

【用法】水煎成 2 碗，口服 1 碗，另 1 碗燻洗，每天 3 次

【解秘】蒲公英具有清熱解毒、疏散風熱疫毒之功。口服並燻洗眼睛，能疏散外邪、清熱解毒。適用於治療天行赤眼。

方 07

【方名】羊膽汁方

【來源】《名醫偏方秘方大全》

【組成】鮮羊膽 1 個。

【用法】鮮羊膽 1 個，洗淨，以碗盛之，加蜜糖 1 匙，隔水燉 1 小時，用小刀將羊膽刺破，使膽汁流出，飲其膽汁，3 天服 1 次，可服 3 次，無副作用。

【解秘】羊膽清肝養肝而明目。飲其膽汁，對學齡兒童患結膜炎，反覆發作者有效。

方 08

【方名】雙花飲

【來源】《新編偏方秘方大全》

【組成】金銀花 10 克，密蒙花 5 克。

【用法】將上 2 味放入杯中，用沸水沖泡，代茶飲用。每天 1 劑。

【解秘】金銀花味甘性寒，芳香透達，善疏散風熱，且清熱解毒；密蒙花味甘性寒，清熱瀉火，養肝明目。

二藥沖泡，相須為用，清補結合，既疏風熱，解疫毒，又養肝明目。適用於治療熱毒型急性結膜炎。

方 09

【方名】麻夏石甘湯

【來源】《名醫偏方秘方大全》

【組成】麻黃 10 克，石膏 15 克，甘草 10 克，夏枯草 30 克，菊花 10 克。

【用法】水煎服，睡前溫服。

【解秘】麻黃辛散苦洩，散寒通滯；石膏味辛甘寒，解肌透熱，清熱瀉火；菊花配夏枯草清肝明目，配甘草清熱解毒。諸藥配伍，宣鬱洩肺，瀉火解毒。適用於治療天行赤眼。

方 10

【方名】散風止癢湯

【來源】《名醫偏方秘方大全》

【組成】麻黃 3 克，紅花 6 克，茅根 12 克，炒苡仁 15 克，川烏 6 克。

【用法】水煎服，每天 1 劑。囑患者飲後，用藥渣燻洗患眼。

【解秘】《本草綱目》謂麻黃：「散目赤腫痛，水腫，風腫。」紅花通利血脈，活血消腫；茅根清熱涼血，利水消腫；炒苡仁淡滲甘補，滲濕健脾，利水消腫。

四藥配伍，祛風化濕，活血涼血。適用於治療春季卡他性結膜炎（奇癢症）。

方 11

【方名】結膜炎方

【來源】《名醫偏方秘方大全》

【組成】菊花 9 克，密蒙花 9 克，穀精草 9 克，山梔 6 克，金銀花 15 克，連翹 15 克，川黃連 6 克，桑葉 9 克，生地 9 克，赤芍 9 克，茅根 15 克，桔梗 6 克。

【用法】水煎服，每天 1 劑。

【解秘】桑葉、菊花、密蒙花、穀精草疏散風熱以明目；山梔、金銀花、連翹、川黃連清熱瀉火以解毒；生地、赤芍、茅根養陰清熱而涼血；桔梗載諸藥上行。諸藥配伍，清熱解毒，瀉火涼血。

適用於治療急性結膜炎，症見兩目紅腫疼痛，有異物感，分泌物多，視物不清。

方 12

【方名】暴發火眼方

【來源】《名醫偏方秘方大全》

【組成】酒軍 9 克，芒硝 9 克，柴胡 6 克，酒歸尾 9 克，生地 9 克，黃芩 9 克，荊芥 6 克，防風 6 克，赤芍 9 克，梔子 9 克，菊花 9 克，連翹 9 克。

【用法】水煎服，每天 1 劑。

【解秘】酒軍、芒硝通便以瀉火解毒；黃芩、梔子、連翹清熱解毒；生地、赤芍清熱涼血；歸尾活血散瘀；柴胡、菊花、荊芥、防風疏風清熱。諸藥配伍，清上瀉下，疏風熱，解熱毒，涼血活血。

適用於治療眼受外邪，赤腫疼痛，大便秘結，小便短赤者。

方 13

【方名】搐鼻立應散

【來源】《名醫偏方秘方大全》

【組成】鵝不食草 20 克，青黛 10 克，川芎 10 克，白芷 5 克，細辛 3 克。

【用法】水煎服，每天 1 劑。

【解秘】鵝不食草、細辛、白芷辛散溫通，祛風散寒通竅；青黛味鹹性寒，清熱解毒，涼血消腫；川芎上行頭目，祛風止痛。

諸藥配伍，祛風通竅，清熱解毒。適用於炎性眼病止痛、退赤。

方 14

【方名】紅眼洗方

【來源】《名醫偏方秘方大全》

【組成】當歸 6 克，芒硝 10 克，明礬 6 克，花椒 9 克，川軍 15 克，菊花 10 克。

【用法】水煎 2 次，入碗中，以毛巾將碗圍之以保溫，

患者睜目俯碗上，乘熱燻目洗目，每次不少於半小時，多則更好。不熱可加溫，1 天洗 3 次。

【解秘】川軍、芒硝通便以瀉火解毒；明礬收濕斂瘡，清熱解毒；當歸辛行溫通，活血消腫；菊花清熱散風止癢。

諸藥配伍，疏風清熱，瀉火解毒，活血消腫。適用於治療急慢性結合膜炎，各種紅眼及眼瞼炎。

方 15

【方名】祛風止癢湯

【來源】《名醫偏方秘方大全》

【組成】荊芥 10 克，防風 10 克，赤芍 10 克，丹皮 10 克，黃芩 10 克，梔子 10 克，白蒺藜 10 克，車前子 10 克，薄荷 6 克，蟬蛻 6 克，生地 12 克，菊花 12 克。

【用法】水煎服，每天 1 劑。

【解秘】荊芥、防風、白蒺藜、蟬蛻祛風清熱；赤芍、丹皮、生地涼血散瘀；黃芩、梔子清熱利濕，瀉火解毒；薄荷、菊花、車煎子善清肝經風熱而明目。

諸藥配伍，疏風清熱，涼血解毒。適用於治療卡他性結膜炎，症見患眼奇癢難忍，常累及雙眼，春、夏季易發，病程長，纏綿難癒。

方 16

【方名】鴨梨黃連汁

【來源】《百病偏方新解》

【組成】鴨梨 1 個、黃連末 10 克

【用法】鴨梨 1 個，搗汁，黃連末 10 克，膩粉少許，和勻，棉裹，浸梨汁中，天天點之。

【解秘】鴨梨滋陰涼血；黃連清熱解毒；膩粉起到賦型之功。三藥配伍，解毒涼血以止血。滴眼，能緩解並治療天行赤眼。

方 17

【方名】黃瓜芒硝方

【來源】《百病偏方新解》

【組成】老黃瓜 1 條、芒硝適量。

【用法】取陰曆五月老黃瓜 1 條，上開小孔，並去瓤入芒硝令滿，懸陰處，待硝透出，刮下，滴眼，神效。

【解秘】老黃瓜、芒硝均具有清熱解毒，生津養眼之功。對於治療天行赤眼有效。

將老黃瓜上開小孔並去瓤入芒硝，令滿懸陰處，待硝透出，刮下，其製法、來源、功用均似西瓜霜，是外科、五官科臨床上常用的清熱解毒之品，治療天行赤眼，滴眼，有神效。

方 18

【方名】黃連人乳汁

【來源】《百病偏方新解》

【組成】黃連 10 克，人乳適量。

【用法】將黃連搗碎置淨杯中，加人乳沒過黃連，蓋好，蒸透。取汁點眼。

【解秘】本方清熱解毒、涼血止血，方中黃連清熱瀉火解毒；人乳養陰護眼。

二藥配伍清熱解毒，涼血止血。滴眼，適用於治療天行赤眼。

方 19

【方名】涼血散

【來源】《名醫偏方秘方大全》

【組成】生地 10～30 克，丹皮 10 克，黃芩 10 克，赤芍 10 克，木賊 10 克，蟬蛻 6 克，歸尾 15 克，桑白皮 30 克，銀花 20 克，連翹 10 克，桔梗 10 克，白蒺藜 12 克。

【用法】先將藥放入藥鍋中，用清水浸泡 20 分鐘，再煎 20～30 分鐘，取藥液 150 毫升，加水再煎取藥液 150 毫升，將 2 次煎出藥液混合。每天 1 劑，早飯後 30～60 分鐘和晚上臨臥前各服 1 次。

【解秘】生地、丹皮、赤芍清熱涼血；黃芩、金銀花、連翹、桑白皮清熱瀉火解毒；木賊、蟬蛻、白蒺藜祛風明目；歸尾活血散瘀；桔梗載諸

藥上行。

諸藥配伍，清熱瀉火，涼血解毒，祛風明目。適用於治療結膜炎、淚囊炎。

方 20

【方名】珍珠眼藥

【來源】《名醫偏方秘方大全》

【組成】飛浮石 500 克，黃連 22 克，月石 16 克，輕粉 15 克，硃砂 6 克，梅片 50 克，珍珠 3 克，胡椒 1 粒。

【用法】上藥分別各研極細末，然後混合再研，以齒上無聲，色澤均勻為度，裝入瓷瓶備用。以細玻璃棒一根，一端用冷開水打濕，粘藥末少許，點於內眼角內，閉目數分鐘，每天 3～5 次。

【解秘】飛浮石味鹹性寒，清熱痰，消瘡腫，利水濕；黃連、月石、輕粉、硃砂、梅片清熱解毒；珍珠性寒清熱，有清肝明目之效；胡椒辛散溫通，消痰行滯。

諸藥配伍，清熱毒，化痰結，消瘡腫。適用於治療急、慢性結膜炎，流淚，瞼緣赤爛，沙眼，眼癢如蟲行等。

方 21

【方名】消炎散

【來源】《名醫偏方秘方大全》

【組成】苦瓜霜 30 克，地粟粉 30 克，海螵蛸粉 10 克，胭脂花粉 5 克，硃砂粉 2 克，西月石 2 克，梅片少許。

【用法】上藥研極細末混勻，外用點眼。

【解秘】苦瓜霜清熱明目；地粟粉活血行氣；海螵蛸收濕斂瘡，胭脂花粉祛風止痛；硃砂粉、西月石、梅片清熱解毒。

諸藥配伍，清熱解毒，退赤消腫，祛風明目。適用於治療急、慢性結膜炎，沙眼，淺層點狀角膜炎。

八、白內障

眼睛的晶狀體混濁稱為白內障。老化、遺傳、代謝異

常、外傷、輻射、中毒和局部營養不良等均可引起晶狀體囊膜損傷，使其滲透壓增加，喪失屏障作用，或導致晶狀體代謝紊亂，使晶狀體蛋白發生變性，形成混濁。

中醫認為本病係因年老體弱、肝腎虧虛、肝腎精氣不能上榮於目，引起晶狀體代謝障礙而致。白內障按病因分類可分為：老年性白內障、先天性白內障、外傷性白內障、併發性白內障、代謝性白內障、藥物及中毒性白內障、後發性白內障。

方 01

【方名】薄荷液

【來源】《特效偏方秘方隨身查》

【組成】薄荷腦 25 克。

【用法】每次取薄荷腦少許，放入小酒杯中，以溫開水溶化為液體，備用。用脫脂藥棉蘸薄荷腦藥液塗擦印堂穴和雙側太陽穴，然後將棉球放在鼻孔下嗅其氣，每天 3 次。

【解秘】薄荷腦係由薄荷的葉和莖中所提取的白色晶體，有消炎，止痛，止癢，促進血液循環，減輕浮腫等作用。溶化為液體，塗擦印堂穴和雙側太陽穴，或鼻孔下嗅其氣，可改善白內障的症狀。

方 02

【方名】黑豆生吃方

【來源】《中華偏方大全》

【組成】黑豆（俗稱馬科豆）30 粒。

【用法】用溫水洗淨後，再用開水泡軟。生吃豆喝湯，每天清晨 1 次，久服有效。

【解秘】黑豆有滋肝腎之陰，養血明目之功。用開水泡軟。生吃豆喝湯，可預防和治療白內障。

方 03

【方名】羊肝菊花湯

【來源】《新編偏方秘方大全》

【組成】白菊花、穀精草10 克，羊肝 60 克。

【用法】將白菊花、穀精

草用紗布包好，羊肝洗淨切片，一同入鍋，加水煮沸 20 分鐘，揀出藥袋，吃肝喝湯。每天 1 劑。

【解秘】白菊花、穀精草疏散風熱，明目退翳；羊肝清肝膽之熱，養肝木之營血，滋腎水之陰液，以達明目養目之功。

二藥配伍，疏風散熱，養肝明目。適用於治療白內障。

方 04

【方名】枸杞豬肝粥

【來源】《新編偏方秘方大全》

【組成】鮮枸杞葉 250 克，豬肝 150 克，大米 100 克。

【用法】按常法煮粥服食。每天 1 劑。

【解秘】鮮枸杞葉、豬肝、大米煮粥服食，滋補肝腎，益精明目。

適用於肝腎不足型白內障，症見目生雲翳，視物模糊，腰痠，耳鳴耳聾等。

方 05

【方名】女貞枸杞甲魚方

【來源】《特效偏方秘方隨身查》

【組成】甲魚 1 隻（重約 500 克），女貞子 15 克，枸杞子 30 克，鹽適量。

【用法】將甲魚宰殺後去內臟，洗淨，入鍋，加適量水，煮沸 5 分鐘後剝去外殼，與洗淨的枸杞子、女貞子一同入鍋，用小火燉至甲魚肉爛後加少許鹽即成。佐餐食用。

【解秘】甲魚、女貞子、枸杞子佐餐食用，滋補肝腎，益精明目。適用於治療早期老年性白內障。

方 06

【方名】地黃二子粥

【來源】《奇效偏方掌中查》

【組成】生地黃 30 克，青葙子、枸杞子各 10 克，粳米 100 克。

【用法】將青葙子、枸杞子搗碎，與生地黃一同放入沙

鍋內，加水，用小火煎煮30分鐘，取汁；粳米煮成粥，加入藥汁煮沸。每天1劑，分早、晚2次分食。

【解秘】生地黃、枸杞子能滋肝腎之陰，為平補腎精肝血之品；青葙子味苦微寒，功專清瀉肝經實火而明目退翳。

三藥配粳米煮粥食用，瀉肝火，養肝陰，補肝血，明目退翳。適用於治療早期老年性白內障。

方07

【方名】枸杞牛骨髓粉

【來源】《特效偏方秘方隨身查》

【組成】牛骨髓（烤乾）500克，黑芝麻、枸杞子各300克，紅糖200克，白糖100克。

【用法】將黑芝麻、枸杞子洗淨，曬乾或烘乾，與牛骨髓同入炒鍋，小火焙炒，趁熱研為細粉，加紅糖、白糖，拌和均勻，冷卻後收入瓶中，加蓋，備用。每天2次，每次

30克，用沸水沖泡送服即可。

【解秘】牛骨髓、黑芝麻、枸杞補腎益精，化血養目；紅、白糖益氣養血。

五藥合用，補腎益精，養血明目。適用於治療白內障精血不足型。

方08

【方名】白內障方

【來源】《名醫偏方秘方大全》

【組成】磁石60克，琥珀末15克，硃砂30克，神麴120克，生蒲黃15克。

【用法】共研細末，煉蜜為丸。每天早、中、晚各服9克。

【解秘】硃砂《神農本草經》謂其：「養精神，安魂魄，益氣明目。」磁石補益肝腎，有聰耳明目之功；琥珀、生蒲黃活血散瘀消腫；神麴糊丸助消化。

諸藥研細末，煉蜜為丸，益肝腎，散瘀血，益氣明目。適用於治療白內障。

方 09

【方名】沙苑子豬肝湯

【來源】《奇效偏方掌中查》

【組成】豬肝片 150 克，沙苑子 30 克，桂圓肉 6 克，生薑 1 片，鹽適量。

【用法】沙鍋內加適量的清水，用大火燒沸，放入沙苑子和桂圓肉，改用中火繼續煲 2 小時左右，再放入豬肝、薑片，待豬肝熟透後，加鹽調味即成。佐餐食用。

【解秘】豬肝、沙苑子補腎精、益肝血而明目；桂圓肉補心脾，養血明目；三藥作湯，佐餐食用，滋補肝腎，養血明目。適用於治療早期老年性白內障。

方 10

【方名】首烏黃豆燴豬肝

【來源】《奇效偏方掌中查》

【組成】豬肝 250 克，黃豆 50 克，製何首烏 15 克，黃酒、生薑、鹽、白糖、味精、植物油各適量。

【用法】將製何首烏加水煮沸 20 分鐘，潷出汁水待用；炒鍋上火，放油燒熱，下黃豆煸炒至發出香味，加入製何首烏汁煮沸，放入豬肝，並用小火燜煮至豆酥爛，加黃酒、生薑、鹽、白糖、味精調味即成。佐餐食用。

【解秘】豬肝、何首烏滋補肝腎、益精血而明目；黃豆健脾利濕，益氣養血而明目。加調料佐餐食用。補肝腎，益精血而明目。適用於治療早期老年性白內障。

方 11

【方名】羊肝韭菜方

【來源】《中華偏方大全》

【組成】韭菜 100 克，羊肝 120 克，精鹽、食用油、味精、黃酒、濕澱粉各適量。

【用法】首先將韭菜洗淨切段；羊肝洗淨切片，外裹濕澱粉。炒鍋上火，放入食用油燒熱，投入羊肝片爆炒，再加入韭菜，烹入黃酒，加入精

鹽，炒至嫩熟，加入味精即成。每天 1 劑長服有效。

【解秘】羊肝清肝膽之熱，養肝木之營血，滋腎水之陰液而明目；韭菜溫補肝腎，壯陽固精。

二藥加調料烹製，滋補肝腎，陰陽並補，明目消翳。適用於治療白內障。

方12

【方名】珍珠八寶眼藥

【來源】《名醫偏方秘方大全》

【組成】珍珠 6 克，瑪瑙 6 克，琥珀 3 克，麝香 3 克，熊膽 3 克，珊瑚 3 克，大梅片 6 克，地粟粉 6 克。

【用法】研至極細末，以無聲為度。點眼，1 天 3 次。量以粟米粒大，點眼後閉眼數分鐘。

【解秘】珍珠清肝明目消翳；瑪瑙、熊膽、梅片清熱解毒明目；麝香、地粟粉、琥珀、珊瑚活血散結，去翳明目。諸藥配伍，開障明目。

適用於治療白內障初起，不痛不癢，視物微昏，眼前多見黑花，睹一為二，晶珠混濁，面色無華，納少懶言，舌淡脈虛。

九、青光眼

青光眼是以病理性高眼壓為主要症狀的一種眼病。由於持續的高眼壓可致眼球各部分組織和視功能損害，故有頭痛、眼脹、視力下降、視神經萎縮和視野縮小等表現，如不及時治療常導致失明。

我國人眼壓的正常值範圍是 10～21mmHg。眼壓超過 21mmHg，24 小時眼壓差超過 8mmHg，或兩眼眼壓差大於 5mmHg 時，視為可疑青光眼，需作進一步檢查。

青光眼一般分三類，原發性青光眼、繼發性青光眼和先天性青光眼；原發性青光眼又分閉角型青光眼和開角型青光眼；閉角型青光眼分急性閉角型青光眼（急性充血性青光

眼）和慢性閉角型青光眼（慢性充血性青光眼）。

中醫統稱為「五風內障」，基本病機為情志抑鬱，氣機鬱結，肝膽火熾，神水積滯等所致。

方 01

【方名】檳榔飲

【來源】《特效偏方秘方隨身查》

【組成】小粒檳榔 5 粒。

【用法】將檳榔拍碎，加水 5 碗煮成 3 碗。代茶飲，隨時飲用。

【解秘】現代藥理研究：檳榔含檳榔鹼，檳榔鹼有擬膽鹼作用能使瞳孔縮小，降低眼壓。

檳榔煎液代茶飲，對慢性房角開放性青光眼有效。

方 02

【方名】決明子綠豆湯

【來源】《中華偏方大全》

【組成】綠豆 120 克，決明子 30 克。

【用法】加水煎服。每天

1 劑，分兩次服。

【解秘】綠豆味甘性寒，清熱解毒以明目（《本經逢源》載其功效「明目」）；決明子入肝經，善清肝明目而治肝熱目赤腫痛，羞明多淚。

二藥相須為用，清熱解毒，清肝明目功效倍增。可治療青光眼。

方 03

【方名】龍膽草車前子飲

【來源】《特效偏方秘方隨身查》

【組成】龍膽草 5 克，車前子 15 克，蜂蜜 20 克。

【用法】將龍膽草、車前子用冷水浸泡 20 分鐘，入鍋，加適量水，煎煮 20 分鐘，取汁，待藥汁轉溫後調入蜂蜜即成。每天 1 劑，分早、晚 2 次服用。

【解秘】龍膽草味苦性寒，善瀉肝膽實火，《珍珠囊》謂之「去目中黃及睛赤腫脹，瘀肉高起，痛不可忍。」車前子甘寒而利，善清肝熱而明

目;蜂蜜甘平,潤燥解毒。三藥煎湯分服,清肝瀉火,降壓明目。

適用於治療急性充血性青光眼,對頭痛、眼睛脹痛、眼壓增高者尤為適宜。

方04

【方名】黃連羊肝丸

【來源】《中國民間名醫偏方》

【組成】白羊肝1具(竹刀切片),黃連30克,熟地黃60克。

【用法】將黃連、熟地黃研末。同搗為丸,如梧桐子大。茶水送服50～70丸,1天服3次。

【解秘】白羊肝補肝血而明目;黃連味苦性寒,清熱燥濕,瀉火解毒;熟地黃甘溫質潤,滋補腎陰,填精益髓,生血養目。

三藥配伍,清補並施,清肝熱,瀉肝火,養肝目。適用於治療青光眼,症見望之如好眼,自覺視物不見。

方05

【方名】黑豆黃菊湯

【來源】《中國民間名醫偏方》

【組成】黑豆100粒,黃菊花5朵,皮硝18克。

【用法】水1大杯,煎至七成。帶熱燻洗,5天一換,常洗可復明。

【解秘】黑豆補腎益精,生血養目;黃菊花既能疏散肝經風熱,又能清洩肝熱而明目;皮硝性寒能清熱,鹹潤能軟堅,外用能清熱消腫。三藥煎液洗眼,可治青光眼。

方06

【方名】夏枯草枸杞葉飲

【來源】《特效偏方秘方隨身查》

【組成】夏枯草30克,枸杞葉100克,冰糖10～15克。

【用法】將夏枯草洗淨,切碎;將帶莖枝的枸杞葉洗淨,切成小段,與夏枯草同入沙鍋;沙鍋中加足量水,先用

大火煮沸，改用小火煎煮 25
分鐘，離火；用潔淨紗布過濾
取汁，加冰糖，溶化後拌勻即
成。每天 1 劑，早、晚分服。

【解秘】夏枯草善清肝火
以明目；枸杞葉清肝瀉火而明
目。

二藥煎液加入養陰清熱的
冰糖拌勻分服，適用於治療早
期急性充血性青光眼。

方 07

【方名】二冬粥

【來源】《特效偏方秘方
隨身查》

【組成】天冬、麥冬各 15
克，粳米 120 克，冰糖適量。

【用法】粳米淘淨，與天
冬、麥冬加水，煮成二冬粥，
加冰糖適量。每天 2 次，每次
1 小碗。

【解秘】天冬、麥冬養陰
潤燥，清熱生津；粳米、冰糖
補中益氣，養陰生津。四藥煮
粥，養陰潤燥，益氣生津。

適用於閉角型青光眼伴口
乾唇燥、大便乾結者。

方 08

【方名】菊明湯

【來源】《奇效偏方掌中
查》

【組成】木賊草 12 克，
牡蠣殼（先煎）、決明子（先
煎）各 15 克，夜明砂 10 克，
菊花 30 克。

【用法】先把上藥用水浸
泡 30 分鐘，再放火上煎煮 30
分鐘，每劑煎煮 2 次，將 2 次
煎出的藥液混合即成。每天 1
劑，分早、晚 2 次服用。

【解秘】木賊草、菊花疏
散風熱，明目退翳；牡蠣鹹寒
質重，益陰以平肝潛陽；決明
子入肝經，善清肝明目；夜明
砂清熱明目，散血消積。

諸藥配伍，疏風清熱，清
肝明目。對青光眼有一定療
效，並能有效緩解患者的頭
痛、目痛症狀。

方 09

【方名】光明湯

【來源】《名醫偏方秘方
大全》

【組成】鮮車前草 30 克，元參 15 克，生梔子 15 克，大生地 1 克，麥冬 15 克，茺蔚子 12 克。

【用法】上藥用水浸泡 30 分鐘，再煎 20～30 分鐘，每劑煎 2 次，共取藥液約 400 毫升，將 2 次煎出的藥液混合。每天 1 劑，早 6 點鐘服 1 次，下午 3 點鐘服 1 次，晚 9 點鐘服 1 次。30 天為 1 療程，病情好轉者，隔 3 天，連續服用。

【解秘】鮮車前草利尿降壓；元參、生梔子、生地黃、麥冬清熱涼血以解毒；茺蔚子清熱解毒，涼肝明目。

諸藥配伍，清熱解毒，利尿降壓，涼肝明目。可治療慢性單純性青光眼之早、中期。

方 10

【方名】歸龍致心湯

【來源】《奇效偏方掌中查》

【組成】當歸、地龍、黑地榆各 12 克，黑梔子 13 克，紅花 10 克，川芎、桃仁、雞內金、白殭蠶各 6 克。

【用法】將上藥以水煎煮，取藥汁。每天 1 劑，分 2 次服用。

【解秘】當歸、川芎養血活血以明目；黑地榆、黑梔子瀉火解毒斂瘡；紅花、桃仁化瘀通絡；白殭蠶祛外風，散風熱，止痛止癢；雞內金助藥消化。

諸藥配伍，攻補兼施，清熱瀉火，活血化瘀，祛風明目。適用於治療原發性青光眼。

方 11

【方名】光明湯

【來源】《名醫偏方秘方大全》

【組成】鮮車前草 30 克，元參 15 克，生梔子 15 克，大生地 1 克，麥冬 15 克，茺蔚子 12 克。

【用法】上藥用水浸泡 30 分鐘，再煎 20～30 分鐘，每劑煎 2 次，共取藥液約 400 毫

升，將 2 次煎出的藥液混合。每天 1 劑，早 6 點鐘服 1 次，下午 3 點鐘服 1 次，晚 9 點鐘服 1 次。30 天為 1 療程，病情好轉者，隔 3 天，連續服用。

【解秘】鮮車前草利尿降壓；元參、生梔子、生地黃、麥冬清熱涼血以解毒；茺蔚子清熱解毒，涼肝明目。諸藥配伍，清熱解毒，利尿降壓，涼肝明目。可治療慢性單純性青光眼之早、中期。

十、視瞻昏渺

視瞻昏渺又稱眼目昏花，是指外觀眼睛無異常而視力減退，以致視物模糊不清的眼病。臨床表現：眼外觀端好，視物昏朦有如隔輕紗薄霧，或見眼前黑花飛舞，或有閃光幻覺，或感眼前中央有一團灰色或黃褐色陰影遮隔。視物變形，如視大為小、視直為曲等。

病機為：濕熱痰濁內蘊，上犯清竅；情志不舒，氣滯血瘀，致目中玄府不利；肝腎不足，精血虧耗或心脾兩虛，氣血不足，以致目失所養。

視瞻昏渺症狀類似西醫學之脈絡膜炎、視網膜炎以及慢性球後視神經炎。

方 01

【方名】豬膽丸

【來源】《百病偏方新解》

【組成】豬膽 1 枚

【用法】豬膽 1 枚，微火上煎至濃縮為丸，黍粒大，納眼中，食頃良。

【解秘】豬膽清熱利濕，祛痰濁。納豬膽粉入眼中，適宜於治療濁邪上犯之視瞻昏渺。

方 02

【方名】清苣蓿方

【來源】《百病偏方新解》

【組成】清苣蓿適量

【用法】清苣蓿不拘多少，煮熟食之，並喝湯，幾次即癒。

【解秘】「利尿乃導熱之

上策」，苣蓿具有清熱祛濕、利尿化濁之功。故長期內服苣蓿，適宜於治療濕濁上犯之視瞻昏渺。

方 03

【方名】二子方

【來源】《中華偏方大全》

【組成】蔓荊子 160 克，決明子 80 克。

【用法】蔓荊子以酒 400 毫升煮，曝乾，與決明子共研成末。每服 6 克，用溫水下，1 天 2 次。

【解秘】蔓荊子辛散苦洩微寒，疏散風熱，清利頭目；決明子入肝經，善清肝明目。二藥配伍，能疏能清，相得益彰。可治肝熱目赤腫痛，羞明多淚，目眼昏花。

方 04

【方名】甘菊枸杞方

【來源】《中華偏方大全》

【組成】甘菊 120 克，枸杞 250 克。

【用法】將上兩味入白蜜，用瓷罐盛之，重湯燉 1

天，取起出火氣。每天清晨調滾湯食數匙。

【解秘】甘菊辛散苦洩，微寒清熱，入肝經，既能疏散肝經風熱，又能清洩肝熱以明目；枸杞味甘性平，滋肝腎之陰，為平補腎精肝血之品；二藥入白蜜燉湯，清補結合，疏肝經風熱，滋肝腎精血。

無論是肝經風熱上犯，或是精血不足所致的眼目昏花均可治療。

方 05

【方名】椒紅丸眼藥

【來源】《中華偏方大全》

【組成】川椒 500 克，地黃 1000 克，蒼朮 1500 克。

【用法】搗細成末，麵糊為丸，似梧桐子大。食前，溫酒或鹽湯下 30 丸，1 天 2 次。

【解秘】川椒味辛性溫，除濕止痛，解毒止癢；地黃甘寒養陰，苦寒洩熱，滋陰降火；蒼朮祛風燥濕以明目。

三藥配伍，祛風燥濕，清熱解毒。適宜於治療濕熱痰濁

上犯清竅的雙目黑花。

方 06

【方名】雞肝羹

【來源】《百病偏方新解》

【組成】雄雞肝 1 具，穀和米適量。

【用法】雄雞肝 1 具，以穀和米做羹成粥食之。

【解秘】雞肝補肝血，明目。雄雞肝作用更強。穀和米做羹成粥，具有補益氣血之功。

適宜於治療正氣虧虛所致的視瞻昏渺。

方 07

【方名】白鱔魚肝方

【來源】《百病偏方新解》

【組成】白鱔魚肝、米酒各適量

【用法】白鱔魚肝同米酒蒸熟食之。

【解秘】白鱔魚肝能補肝血、明目；米酒行氣活血、健脾益氣。

二藥配伍，行氣活血，養肝明目。適宜於治療正氣虧虛

所致的視瞻昏渺症。

方 08

【方名】豬肝韭菜方

【來源】《百病偏方新解》

【組成】豬肝、韭菜各適量。

【用法】豬肝煮韭菜，食豬肝不加鹽。

【解秘】豬肝、韭菜，補肝血、益腎精。二藥配伍，適宜於老年人、小兒雀盲以及視瞻昏渺症。

方 09

【方名】羊肝羊膽方

【來源】《百病偏方新解》

【組成】羊肝 1 具，羊膽 1 具。

【用法】羊肝、羊膽用濕紙包裹，煨熟去羊膽，每次吃羊肝 200～250 克，1 天 1 次。

【解秘】羊肝補肝血、明目；羊膽清熱祛濕、化濁明目；二藥配伍，攻補兼施，養肝明目，清熱祛濕。

適宜於治療正氣虧虛兼有濁邪上犯所致的視瞻昏渺症。

方 10

【方名】補虛明目方

【來源】《中華偏方大全》

【組成】熟地（焙黃）60克，蒼朮（米泔浸）120克。

【用法】將上兩味研為末，以酒糊丸，似梧桐子大。每服 30～50 丸，溫酒下，1天 3 次。

【解秘】熟地黃甘溫質潤，滋補腎陰，填精益髓，生血養目。蒼朮祛風燥濕以明目。二藥配伍，祛風燥濕，補腎益精，攻補兼施；養目明目。可治療老年人體虛之眼目昏花。

十一、電光性眼炎

電光性眼炎是指紫外線照射後引起的白睛、黑睛淺層損害，又稱紫外線眼炎或光照性眼炎。多見於電焊或氣焊操作而未戴防護用具者，或使用紫外線滅菌燈不當者。

臨床表現：症輕者僅有眼部沙澀不適，羞明流淚，灼熱劇痛；極重者眼驟然劇痛，猶如火灼，強烈羞明，熱淚如湯，視物模糊，多數患者因難以忍受，而至醫院急診。

檢查所見胞瞼紅赤腫脹，或可見紅斑、水泡及小出血點，白睛紅赤或混赤，甚則腫脹，黑睛表層輕度點狀混濁，尤以經常暴露之黑睛部分最為明顯。其症狀多持續 6～8 小時，多在 24 小時內自行消退，於視力無損。

若長期反覆的照射，可因累積作用而致瞼弦赤爛，白睛紅赤，黑睛混濁，甚至黑睛變性等而致視力障礙。

方 01

【方名】人乳方

【來源】《新編偏方秘方大全》

【組成】人乳適量。

【用法】將新鮮人乳直接擠入消毒的器皿或無菌滴眼瓶內，點入兩眼外眥部球結膜上。每隔 5～15 分鐘 1 次，每側 2～3 滴，滴後閉眼片

刻。

【解秘】人乳補氣益血，養陰護眼。滴眼可治療電光性眼炎。

方02

【方名】菊苗粳米粥

【來源】《新編偏方秘方大全》

【組成】菊苗 30 克，粳米 60 克。

【用法】將菊苗洗淨切碎，加入將熟的粳米粥內，再煮至粥熟即成。每天 1 劑。

【解秘】菊苗疏風散熱，清肝明目。加入健脾養胃的粳米粥內，既疏風散熱，清肝明目，又健脾養胃，益生化之源，生血養目。適用於治療電光性眼炎。

方03

【方名】元明粉方

【來源】《中國民間名醫偏方》

【組成】元明粉 1.5 克，淨生油適量。

【用法】開水 2 碗沖化元明粉，再煮沸 10 分鐘，以無菌紗布蘸水熱敷後，再用生油點眼。

【解秘】玄明粉味苦性寒，清熱消腫。元明粉煮沸，用無菌紗布蘸水熱敷後，再用清熱解毒的生油點眼，治療電光性眼炎，效果良好。

方04

【方名】普魯卡因牛奶方

【來源】《中國民間名醫偏方》

【組成】鮮牛奶 10 毫升，2%普魯卡因 0.3 毫升。

【用法】混勻。開始每分鐘點眼 1 次，共 2 次；5 分鐘後再點 1～2 次；每次 2～3 滴。

【解秘】牛奶滋陰潤燥養目；2%普魯卡因可治療某些損傷和炎症，可使發炎損傷部位的症狀得到一定的緩解。二藥混勻滴眼，可治療電光性眼炎。

方05

【方名】決明子菊花粳米

粥

【來源】《新編偏方秘方大全》

【組成】炒決明子、白菊花各 15 克，粳米 100 克，白糖適量。

【用法】將前 2 味加水煎取濃汁，兌入粳米粥內，再煮一二沸，調入白糖即成。每天 1 劑。

【解秘】決明子入肝經，善清肝明目；菊花辛散苦泄，微寒清熱，入肝經，既能疏散肝經風熱，又能清泄肝熱以明目。

二藥煎湯取汁，加白糖調入粳米粥內食用，既疏風散熱，又養肝明目。可治療電光性眼炎。

方 06

【方名】夏枯草雞蛋方

【來源】《新編偏方秘方大全》

【組成】鮮夏枯草 50 克，雞蛋 1 個，香油、精鹽各適量。

【用法】將夏枯草洗淨切碎，放入碗內，打入雞蛋，加入精鹽及清水少許，攪勻後置熱香油鍋中煎熟食用。每天 1 劑。

【解秘】夏枯草善清肝火以明目，用夏枯草打入雞蛋中油煎食之，能緩解並治療電光性眼炎。

十二、胬肉攀睛

胬肉攀睛是指眼眥部漸顯赤膜如肉，狀如昆蟲翅翼，橫貫白睛，攀侵黑睛，甚至遮蓋瞳神的外障眼病。胬肉多起於內眥，也有起於外眥或兩眥同時發生者。

本病相當於西結醫學的翼狀胬肉。因瞼裂部球結膜及結膜下變性肥厚的纖維血管組織呈三角形向角膜侵入，形似昆蟲的翅翼而得名。

本病的發生與風沙、灰塵、天光、煙霧等長期的慢性刺激引起角膜緣幹細胞缺乏有關。常見於中老年人及戶外工

作者，以漁民、農民發病最多，男性多於女性。病程較長，若遮蓋瞳神則影響視力。

中醫學認為，本病多因心、肺二經風熱壅盛，虛火上炎，血壅於眼，發為胬肉。

方 01

【方名】蒲公英方

【來源】《百病偏方新解》

【組成】生蒲公英 20 克。

【用法】生蒲公英 20 克，水煎服，1 天內分 3～4 次服完。

【解秘】生蒲公英具有清熱解毒之功，適宜於脾胃結熱，邪熱上攻，壅滯眼絡，瘀滯於內的胬肉攀睛證，所治胬肉的色澤多鮮紅或深紅。

方 02

【方名】雞肝雞蛋方

【來源】《百病偏方新解》

【組成】雞肝 1 具，雞蛋 1 個。

【用法】雞肝 1 具和雞蛋 1 個煮食，每天食。

【解秘】雞肝養血明目，

雞蛋解毒滋陰。二藥配伍，適宜於預防並治療因過度勞累，陰虛火旺，水不制火，虛火上炎於目而出現的胬肉攀睛證，所治胬肉的色澤多淡紅。

方 03

【方名】桑葉菠菜黑芝麻方

【來源】《百病偏方新解》

【組成】桑葉 10 克，菠菜籽 10 克，黑芝麻 1 碗，白糖 250 克。

【用法】將桑葉、菠菜籽為細末，再研黑芝麻如泥，加白糖和一起，於鍋內蒸熟，每早晚各 25 克，開水送下。

【解秘】桑葉、菠菜籽、黑芝麻、白糖，四藥均具有補血補陰、滋潤降火之功。

適宜於治療陰虛火旺型的胬肉攀睛證。

方 04

【方名】黃連羊肝丸

【來源】《百病偏方新解》

【組成】黃連末 5 克，羊肝 1 具。

【用法】黃連末、羊肝，去膜，同研，令極細，手捻為丸，如梧桐子，每食以暖漿水吞 2～7 粒，連服 5 天。禁食豬肉和冷水。

【解秘】黃連末清熱解毒；羊肝、漿水，二藥滋陰降火。三藥配伍，實熱和虛熱兼顧，扶正與驅邪並施，胬肉攀睛無論虛、實者，均可應用。豬肉滋膩，冷水寒涼，均會使病邪伏遏，故治療期間要嚴格遵守禁忌原則為宜。

方 05

【方名】白羊髓方

【來源】《百病偏方新解》

【組成】白羊髓適量。

【用法】白羊髓敷之。

【解秘】白羊髓滋陰降火，適宜於治療過度勞累，陰虛火旺，水不制火，虛火上炎於目而出現的胬肉攀睛證，所治胬肉的色澤多淡紅。

方 06

【方名】鯉魚膽汁方

【來源】《百病偏方新解》

【組成】鯉魚膽汁適量

【用法】鯉魚膽汁，陰乾，用時用刀挑破取汁，溶解滴眼。

【解秘】鯉魚膽汁，清熱、燥濕、解毒。溶解滴眼，適宜於濕熱或熱毒所致的胬肉攀睛證。

方 07

【方名】黃連梨汁方

【來源】《百病偏方新解》

【組成】上等梨適量，黃連末 5 克。

【用法】上等梨，水分飽滿者，搗汁，棉裹黃連末 5 克，浸汁中，仰臥點眼。

【解秘】梨生津養陰；黃連清熱解毒。二藥配伍，解毒而養陰，治療胬肉攀睛證，無論虛實，均可應用。

方 08

【方名】鹽水人乳方

【來源】《百病偏方新解》

【組成】生食鹽 25 克，清水 400 克，人乳適量。

【用法】生食鹽 25 克，

清水 400 克，熬至水乾後，將
析出的鹽用人乳調，滴入眼
內，即癒。

【解秘】生食鹽清熱解
毒；人乳養陰生津。二藥配
伍，點眼，扶正與驅邪並施，
實熱和虛熱兼顧，瘀肉攀睛無
論虛實者均可應用。

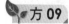 **方 09**

【方名】眼生瘀肉方

【來源】《中華偏方大全》

【組成】硇砂 3 克，杏仁
100 枚。

【用法】硇砂用湯淋，熬
乾，與杏仁相混合，研令勻。
每用量，點 3～5 次。

【解秘】硇砂破結血，去
惡肉，止痛下氣；杏仁質潤多
脂，降氣消痰。

二藥混合點眼，破結血，
消痰積。可治眼生瘀肉，赤瘀
遍睛不退者。

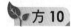 **方 10**

【方名】眼中瘀肉方

【來源】《中華偏方大全》

【組成】綠豆 30 克，蛇

蛻 1 條，砂糖 30 克，麻油少
許。

【用法】將蛇蛻以麻油炒
黃色，加綠豆、砂糖，加水
250 毫升煎成，飯前服。

【解秘】綠豆、麻油清熱
解毒；蛇蛻祛風退翳，解毒止
癢；白砂糖益氣養陰。

四藥配伍，清養結合，攻
補兼施，清熱解毒，祛風退
翳，養陰明目。可治療眼中瘀
肉。

十三、眼乾燥症

眼乾燥症是由於眼淚的數
量不足或者質量差，導致的眼
部乾燥綜合徵。嚴重的眼乾燥
症可以導致角膜上皮的損失，
影響視力。

淚腺製造淚液的能力降
低、維生素 A 缺乏，服用鎮
靜劑，止痛藥，口服避孕藥，
暴露在強風、熱、煙霧、灰塵
污染環境中，在冷氣房中長久
工作，長時間用眼工作，長期
配戴隱形眼鏡等因素，均可致

眼乾燥症。

中醫學認為，本病多因風熱邪毒耗津灼液，目珠失養；或臟腑失調，津液不生，神水將枯，眼失潤澤所致。

方01

【方名】蜂蜜滴眼液

【來源】《特效偏方秘方隨身查》

【組成】新鮮蜂蜜100克。

【用法】取純淨的新鮮蜂蜜100克，加入無菌蒸餾水300克，配成1:3的蜂蜜稀釋液，裝入無菌鹽水瓶內，放入手提式高壓無菌鍋內消毒30分鐘，取出冷卻後，分裝入眼藥水空瓶內，置陰涼乾燥處備用。滴入病眼，每天6次，每次1滴。

【解秘】蜂蜜《本草綱目》謂其：「生則性涼，故能清熱，甘而和平，故能解毒；柔而濡澤，故能潤燥。緩可去急，故能止心腹、肌肉、瘡瘍之痛。」

用新鮮蜂蜜納無菌蒸餾水滴眼，適用於治療乾燥綜合徵，眼部乾澀、畏光。

方02

【方名】益母草湯

【來源】《中國民間名醫偏方》

【組成】益母草適量。

【用法】益母草煮湯，用湯洗患眼。

【解秘】益母草辛苦微寒，既能活血散瘀以止痛，又能清熱解毒以消腫。

將其煮湯洗患眼，可治療眼乾燥症。

方03

【方名】菊花茶

【來源】《中國民間名醫偏方》

【組成】菊花適量。

【用法】菊花泡茶飲服。

【解秘】菊花辛散苦洩，微寒清熱，入肝經，既能疏散肝經風熱，又能清洩肝熱以明目。菊花泡茶飲服，適用於眼乾燥症。

方 04

【方名】菊花肝膏

【來源】《特效偏方秘方隨身查》

【組成】豬肝 500 克，清湯 1000 克，雞蛋 3 枚（取蛋清）、鮮菊花 10 克，鹽、料酒各少許。

【用法】將豬肝用刀背砸成泥狀，加入 500 毫升清湯及雞蛋清，部分料酒、鹽，攪勻後放上籠蒸；在蒸的過程中掀蓋撒上鮮菊花。等肝膏熟後，將其餘清湯、料酒和鹽燒沸調好，澆入盛肝膏的碗中即成。佐餐食用。

【解秘】「肝開竅於目」，豬肝補肝血、明目，扶助正氣，鼓邪外出，正合「以臟補臟」之理論；雞蛋清性微寒而氣清，能清熱潤燥、解毒；鮮菊花辛散苦洩，微寒清熱，入肝經，既能疏散肝經風熱，又能清洩肝熱以明目；料酒行氣活血。

諸藥配伍，清補結合清肝熱、補肝血、潤燥明目。

適用於治療陰虛內熱型乾燥綜合徵。

方 05

【方名】銀翹散加減方

【來源】《奇效偏方掌中查》

【組成】連翹、荊芥穗、淡豆豉、牛蒡子各 9 克，金銀花、竹葉、天花粉各 12 克，桔梗、生甘草各 6 克，薄荷（後下）3 克，石斛 16 克，蘆根 30 克。

【用法】將上藥以水煎煮，取藥汁。每天 1 劑，分 2 次服用。

【解秘】荊芥穗、淡豆豉、牛蒡子、薄荷疏散風熱；連翹、金銀花、生甘草清熱解毒；開花粉、石斛清熱養陰以明目；竹葉、蘆根清熱利濕；桔梗為舟楫，載藥上行。

諸藥配伍，上清熱下利濕，疏風明目，清熱解毒。適用於風熱邪毒耗津灼液，目珠失養的眼乾燥症。

方 06

【方名】四參湯

【來源】《奇效偏方掌中查》

【組成】南沙參、北沙參、天冬、麥冬、太子參（單煎）、白芍、玄參、生地黃各12克，生黃蓍15克，甘草、五味子各10克，鮮石斛30克。

【用法】將上藥以水煎煮，取藥汁。每天1劑，分2次服用。

【解秘】南沙參、北沙參、天冬、麥冬、太子參、鮮石斛清熱養陰；玄參、生地黃清熱涼血；生黃蓍、甘草補氣生血，托毒外出；五味子益氣生津，補血明目。

諸藥配伍，益氣養陰，清熱明目。用於氣陰兩虛型眼乾燥症。

方 07

【方名】增液湯加減方

【來源】《奇效偏方掌中查》

【組成】生地黃、石斛各16克，玄參、麥冬、天花粉各12克，太子參、紫草、丹參各9克，蘆根30克，薄荷（後下）、蟬蛻各3克，桔梗、黃芩、生甘草各6克。

【用法】將上藥以水煎煮，取藥汁。每天1劑，分2次服用。

【解秘】生地黃、石斛、玄參、麥冬、天花粉、太子參、蘆根養陰清熱；紫草、丹參清熱涼血解毒；薄荷、蟬蛻祛風散熱；黃芩、生甘草清熱瀉火解毒；桔梗載藥上行。

諸藥配伍，祛風清熱，瀉火解毒。適用於眼乾燥症。

十四、夜 盲

顧名思義，夜盲就是在暗環境下或夜晚視力很差甚至完全看不見東西。我們瞭解了暗適應的生理過程，對夜盲也就不難理解了。

造成夜盲的根本原因是視網膜桿狀細胞缺乏合成視黯紅

質的原料或桿狀細胞本身的改變。又名雀目、雞蒙眼、雞盲等別稱。

方01

【方名】薯葉羊肝湯

【來源】《中華偏方大全》

【組成】紅蕃薯葉 150～200 克，羊肝 200 克。

【用法】將薯葉洗淨，切碎，羊肝切片，加水同煮。食肝飲其湯，連服 3 天，每天 1 次。

【解秘】羊肝能養血，補肝，明目；紅薯葉能清熱，還有防治夜盲症等保健功能。二藥配伍，能補肝養血、清熱明目。可治夜盲。

方02

【方名】車前草煎雞蛋

【來源】《奇效偏方掌中查》

【組成】車前草的果實適量，雞蛋 1 枚。

【用法】用車前草的果實與雞蛋同煎，煎至熟時即可。每天 1 次，連吃 3～4 次。

【解秘】車前子甘寒而利，善清肝熱而明目，與滋陰潤燥、補血的雞蛋同煎陰食，清肝熱，養肝血而明目。可治療夜盲症。

方03

【方名】雀目神效方

【來源】《中華偏方大全》

【組成】豬肝 1 個，煅石決明 9 克。

【用法】先將豬肝用竹刀剖開，然後放入石決明末，外用麵粉包裹燒熟。每次 1 個，用開水送下。

【解秘】豬肝補肝血、明目；鍛石決明收斂、制酸、止痛、止血。石決明末放入肝內，外用麵粉包裹燒熟食用，補肝明目，收斂止痛。可治雀目。

方04

【方名】雀盲散

【來源】《中華偏方大全》

【組成】夜明砂 15 克，雄豬肝 1 具。

【用法】豬肝竹刀劈開，

納夜明砂紮縛，煮米泔水中，到 7 分熟，取肝細嚼，用汁送下。

【解秘】豬肝補肝血、明目，雄豬肝作用尤強；夜明砂清熱明目，活血消積。夜明砂納豬肝內，煮米泔水中，取肝細嚼，清肝熱，補肝血，散瘀血。可治雀目。

方 05

【方名】雞盲眼方

【來源】《中華偏方大全》

【組成】雄黃 0.9 克，雞肝 1 具。

【用法】雞肝不見水，以竹刀劈開後，加雄黃末，放碗內蓋上，蒸熟淡食。

【解秘】雞肝補肝血，明目；雄黃辛溫有毒，以毒攻毒而解毒。雄黃末納雞肝內，蒸熟淡食，可治雀目；注意：雄黃含砷而有較大毒性，不可久服多服，孕婦忌用。

方 06

【方名】雀目方

【來源】《中華偏方大全》

【組成】羊子肝 1 具，蒼朮 15 克。

【用法】將蒼朮研末。每次用蒼朮 3 克，羊子肝竹刀批破，摻藥在內縛住，用粟米泔水 250 毫升煮熟。令患眼對瓶口熏之，藥氣稍溫即食之。

【解秘】羊肝清肝膽之熱，養肝木之營血，滋腎水之陰液而明目；蒼朮辛香燥烈祛風勝濕。蒼朮研末入羊肝內，用粟米泔水煮熟熏眼，攻補結合，祛風濕，益肝目。可治雀目。

方 07

【方名】菠菜穀精草燉羊肝

【來源】《奇效偏方掌中查》

【組成】菠菜 500 克，羊肝 200 克，穀精草 15 克。

【用法】將菠菜、羊肝洗淨，與穀精草一同加水煮熟。食肝飲湯，每天 1 劑，連服 3～4 劑。

【解秘】菠菜柔軟滑嫩、

味美色鮮，菠菜中的胡蘿蔔素在體內會轉化成維生素 A，可降低視網膜退化的危險；羊肝清肝膽之熱，養肝木之營血，滋腎水之陰液而明目；穀精草善疏散頭面風熱、明目退翳。

三藥加水煮熟飲湯，疏散風熱，滋養肝腎，明目退翳。適用於治療夜盲症。

方 08

【方名】豬肝桑葉湯

【來源】《中華偏方大全》

【組成】豬肝 100 克，桑葉 15 克，鹽少許。

【用法】首先將桑葉洗淨，豬肝洗淨切片，一同放入砂鍋內，加水煮熟，去桑葉，加鹽調服。每天 1 劑，2 次分服。

【解秘】「肝開竅於目」，豬肝補肝血、明目，扶助正氣，鼓邪外出，正合「以臟補臟」之理論；桑葉既能疏散風熱，又苦寒入肝能清洩肝熱，且甘潤益陰以明目。

二藥水煎，去桑葉，加鹽調服，疏風清熱，養肝明目。可治療夜盲症。

方 09

【方名】消盲湯

【來源】《奇效偏方掌中查》

【組成】蒼朮 10 克，枸杞子 15 克，女貞子、穀精草各 12 克。

【用法】將上藥以水煎煮，取藥汁。每天 1 劑，分 3 次服用。

【解秘】蒼朮辛香燥烈祛風勝濕；穀精草善疏散頭面風熱、明目退翳；枸杞子、女貞子補益肝腎之陰，益精明目。

四藥配伍，祛風散熱，養陰明目。適用於治療肝腎陰虛型夜盲症。

方 10

【方名】決明蒼朮散

【來源】《奇效偏方掌中查》

【組成】決明子（炒煅）15 克，蒼朮片（鹽水拌，曬乾）、車前子各 5～10 克，豬

肝（不落水）150克。

【用法】先將上藥共研細末，把豬肝切一條縫，納入上藥，用線紮住，放鍋內煮熟。用時先令患者兩目趁熱薰之，然後食豬肝。輕症1劑即可見效，重者3劑即可見效。以上係成人劑量，兒童酌減。

【解秘】炒決明子、車前子清肝熱而明目；蒼朮、豬肝補肝血而明目。

四藥配伍，寓補於清，補而不滯，養陰明目。適用於治療夜盲症。

十五、疳積上目

疳積上目是起初時暗處不能見物，繼而眼珠乾燥，黑睛混濁，甚至糜爛破損為特徵的眼病。

本病初起多見夜盲，眼珠乾澀羞明，繼而白睛萎黃，黑睛失澤，視覺減退，嚴重時黑睛視覺喪失，呈灰白色凍樣混濁，甚至表面糜爛破損，癒合往往留有翳障，影響視力。

西醫學的角膜軟化症屬次範疇。

方01

【方名】決明雞肝散

【來源】《中華偏方大全》

【組成】決明子末10克，雞肝1具。

【用法】將上兩味研勻，用酒調和，蒸熟服用。

【解秘】決明子善清肝目而治肝熱目赤腫痛；雞肝補肝血而明目。二藥用行氣活血的酒調和，蒸熟服用，清肝熱，補肝血。可治療肝腎陰虛型的疳積上目。

方02

【方名】鎮肝明目羊肝丸

【來源】《中華偏方大全》

【組成】羊肝1個，熟地60克，黃連30克。

【用法】將上藥同搗為丸，似梧桐子大。每服70丸，1天3次。

【解秘】羊肝清肝膽之熱，養肝木之營血，滋腎水之陰液而明目；熟地填精髓，生

精血，利耳目；黃連既能清熱燥濕，又能瀉火解毒。

三藥同搗為丸，清肝熱，益肝血，養肝目，可治疳積上目。

十六、青　盲

青盲是指眼外觀端好，視物天漸昏矇，目系變白，終至盲無所見的內障眼病。本病可由青風內障、綠風內障、高風內障、視瞻昏渺等瞳神疾病失治或演變而成，亦可尤其他全身疾病或頭眼外傷引起。可單眼或雙眼發病。

中醫認為青盲係因肝腎不足，精血虧損，兼以脾胃虛弱，精氣不能上達於目而引起。開始視力減退，逐漸發展可至失明，是一種病程較長的慢性眼病。

青盲相當於西醫學之視神經萎縮晚期。視神經萎縮分原發性視神經萎縮（又名下行性視神經萎縮）和繼發性視神經萎縮兩種。

方 01

【方名】明目兔肝粥

【來源】《中華偏方大全》

【組成】兔肝 1 具。

【用法】將上藥細切，和豆豉汁煮成粥。空腹服之，以效為度。

【解秘】兔肝甘鹹性寒，和豆豉汁煮成粥。空腹服之，有補肝明目退翳之效。可治肝腎不足，精血虧損而致的睛暗青盲。

方 02

【方名】蒼耳子粥

【來源】《中華偏方大全》

【組成】粳米 15 克，蒼耳子 15 克。

【用法】把蒼耳子搗爛，用水 150 毫升，絞濾取汁，和米煮粥食之。

【解秘】《本草備要》謂蒼耳子：「治頭痛，目暗，齒痛、鼻淵。」絞汁與健脾益胃的粳米煮粥食之，祛風止痛，通竅明目。可治脾胃虛弱，精氣不能上達於目而引起的目暗

不明。

方 03

【方名】珍珠煎

【來源】《中華偏方大全》

【組成】白蜜 15 毫升，珍珠末 30 克。

【用法】將上藥合和，微火煎 2 沸，綿濾取汁。點眼，1 天 3 次。

【解秘】珍珠末性寒清熱，入肝經，善於清肝明目，消翳，與清熱解毒的白蜜煎沸，綿濾取汁，點眼，清肝明目，解毒消翳。可治肝經風熱或肝火上炎所致的眼青盲，不見物。

方 04

【方名】魚腦點眼方

【來源】《中華偏方大全》

【組成】鯉魚膽 1 枚，鯉魚腦 1 枚。

【用法】將上藥相和調勻。點眼，1 天 3 次。

【解秘】鯉魚膽與鯉魚腦相和調勻，點眼，清肝明目，散翳消腫。

可治目眼青盲。注意：魚膽有毒，不可久用。

方 05

【方名】青盲立效方

【來源】《中華偏方大全》

【組成】鯉魚膽 2 枚，雄鼠膽 2 枚。

【用法】和勻後，滴眼。

【解秘】鯉魚膽清熱明目，散翳消腫；雄鼠膽清肝利膽，明目聰耳。二藥和勻滴眼，相須為用，清肝明目，散翳消腫功效倍增。

可治療青盲。注意：魚膽有毒，不可久用。

方 06

【方名】馬齒實拌蔥鼓粥方

【來源】《醫統》卷八十

【組成】馬齒實 30 克，豆鼓 15 克，蔥 15 克。

【用法】把馬齒實搗羅為末。每服 9 克，煮蔥、鼓粥，和攪食用。

【解秘】《新修本草》謂馬齒莧：「主諸腫瘻疣目，搗

揩之。」

以馬齒實末，與蔥、鼓煮粥食用，清熱解毒明目，散血消腫。可治青盲白翳。

十七、撞擊傷目

撞擊傷日是指眼球受鈍力撞擊引起的外傷。相當於西醫學的眼球鈍挫傷。其症狀與預後取決於傷力的輕重、受傷的部位等因素。

傷輕而末及眼珠者，可對視力無妨；傷重而損及眼珠及出現嚴重併發症者，則預後不良。

方 01

【方名】眼目打傷青腫方

【來源】《中華偏方大全》

【組成】生半夏 10 克。

【用法】把生半夏為末，用水調塗之。

【解秘】生半夏辛溫有毒，以毒攻毒能解毒，且有散結消腫之功止痛之功。生半夏為末，水調塗眼，可治眼目打傷青腫。

方 02

【方名】鬱金散

【來源】《中華偏方大全》

【組成】大黃 60 克，鬱金 6 克，朴硝 6 克。

【用法】將上藥共研成細末，用生地黃汁調和，點少許入眼內。

【解秘】大黃、朴硝清熱解毒消腫；鬱金行氣活血；三藥研細末，與清熱養陰的生地黃汁調和點眼，清熱解毒，活血消腫，可治撞擊傷目。

十八、近 視

近視是以視近清楚，視遠模糊為特徵的眼病。其中，由先天生成，近視程度較高者又有「近覷」之稱。

近視相當於西醫學之近視眼，近視眼是指無限遠（國際上一般採取 5 米為標準）來的平行光線由不用調節的眼屈光系統折射後，形成焦點落在視網膜前面，導致看近清楚，視遠模糊的病證。

近視眼形成的原因目前尚不明確。主要與眼球發育期視近過度和遺傳因素引起。

某些疾病也可因改變晶體或角膜的屈光力而形成近視眼，如糖尿病、白內障早期、青光眼等。機體缺乏鋅、鈣等礦物元素與近視眼的發生有關。

中醫學認為，本病多因過用目力，久視傷血；或肝腎兩虛，稟賦不足以致目中神光不能發越於遠處所致。

方01

【方名】酸棗仁粥

【來源】《中華偏方大全》

【組成】粳米 50 克，酸棗仁 30 克。

【用法】首先將酸棗仁搗碎，然後用紗布袋包紮，與粳米同入沙鍋內，加水 500 毫升，煮至米爛湯稠，停火。然後除去紗布袋，加紅糖適量，蓋嚴，燜 5 分鐘後即可服用。每晚臨睡前 1 小時，溫熱服食。

【解秘】酸棗仁味甘酸性平，能養心陰，益肝血；與健脾和胃的粳米煮粥，養心陰，益肝血，滋化源，生血養目。可治過用目力，久視傷血的近視。

方02

【方名】枸杞菊花茶

【來源】《中華偏方大全》

【組成】杭菊花、枸杞子各適量。

【用法】用開水沖泡，代茶頻服。

【解秘】杭菊花既能疏散肝經風熱，又能清洩肝熱以明目；枸杞滋補肝腎，益陰明目。二藥沖泡代茶頻服，養肝明目。可治肝腎兩虛，稟賦不足所致近視。

第八章　耳鼻喉科病證

第一節·耳部病證

一、膿　耳

膿耳是指以耳內流膿，鼓膜穿孔，聽力下降為特徵的耳病。本病是耳科常見病、多發病，尤好發於小兒，可發於任何季節，但以夏季發病率較高。相當於西醫學中的急、慢性化膿性中耳炎及乳突炎。

急性化膿性中耳炎臨床主要表現為：耳痛、流膿、耳鳴、聽力減退，多伴有全身症狀。中醫稱之為「急膿耳」，基本病機為外傷風熱毒邪，內引肝臟之火上炎，結聚耳竅，灼膜腐肉，變化成膿外溢。

慢性化膿性中耳炎臨床往往為耳漏、耳聾、鼓膜穿孔。中醫稱之為「慢膿耳」，基本病機為脾虛濕蘊，停留耳竅，或腎虛毒蘊，腐膜蝕骨。

本病不及時治療或治療失當，可出現嚴重的併發症，如頭痛、嘔吐、神志昏瞀等，甚至危及生命，故臨床上要引起重視，積極防治。

方 01

【方名】枯梅散

【來源】《名醫偏方秘方大全》

【組成】枯礬 90 克，梅花冰片 10 克。

【用法】將上 2 味藥共研極細末，裝瓶備用。用時加香油調成稀糊狀，滴耳內 1～2 滴，滴後讓患者側頭使藥直達病所，1 天滴 1～2 次。每次上藥將前藥拭去，再上新藥。

【解秘】枯礬解毒，收濕止癢；梅片清熱消腫，生肌斂瘡。二藥研極細末，加解毒潤膚之香油調成稀糊狀，滴耳內，可治化膿性中耳炎。

方 02

【方名】豬膽白礬方

【來源】《百病偏方新解》

【組成】豬膽 1 枚，白礬末 10 克。

【用法】用碗盛膽汁和白礬末混合，於火旁烤乾，研面，塞於耳內。

【解秘】豬膽清熱解毒、燥濕。白礬能收濕斂瘡生肌。外用塞耳，對於肝膽火盛、邪熱外侵所致的膿耳有效。

方 03

【方名】豬膽冰片方

【來源】《百病偏方新解》

【組成】豬膽 1 個，冰片少許。

【用法】取豬膽汁加冰片少許，滴耳內。

【解秘】豬膽清熱解毒、燥濕；冰片清瀉肝火、解毒消腫、祛濕防腐。滴耳內，對於肝膽火盛、邪熱外侵所致的膿耳有效。

方 04

【方名】黃連糊方

【來源】《百病偏方新解》

【組成】黃連、香油適量

【用法】黃連不拘多少研為細末，用香油調成糊狀，用火柴棒纏上棉花，蘸黃連糊塗耳內。每天 2 次，3～5 天即癒。如遇膿水太多時，須先擦淨膿水再塗藥。

【解秘】黃連清熱燥濕，瀉火解毒；香油解毒，護耳竅肌膚，並且作為賦型劑。塗耳內，治療肝膽火盛，邪熱外侵所致的膿耳有效。

方 05

【方名】竹子方

【來源】《百病偏方新解》

【組成】蟲蛀陳竹子適量

【用法】蟲蛀陳竹子打碎，將竹內黃粉取出，篩去碎刺竹膜，取竹粉放入耳內，即乾。

【解秘】打碎蟲蛀後的陳竹子，竹內存有黃粉，其來源、功效似天竺黃，具有清熱解毒、化痰祛濕、消腫排膿作用，且療效明顯。放入耳內，

能治療膿耳。

方 06

【方名】杏仁方

【來源】《百病偏方新解》

【組成】杏仁適量

【用法】杏仁炒黑搗膏，棉裹納入，1 天 3～4 次易之，治耳出膿水。

【解秘】《本草綱目》記載：「杏仁能散能降，故解肌、散風、降氣、潤燥、消積。」「氣行則濕行」，炒黑搗膏，不僅祛濕化毒，還斂瘡生肌。適宜於治療耳出膿水。

方 07

【方名】雞蛋冰片方

【來源】《新編偏方秘方大全》

【組成】雞蛋黃 2 個，冰片粉 1.2 克。

【用法】將熟蛋黃放入鐵鍋內，以文火煎熬令蛋黃出油，將油與冰片粉和勻。拭乾耳內膿水，滴入油，每天 3～4 次。3～4 天可癒。

【解秘】雞蛋黃炒出黃油，名為「蛋黃油」，能收濕斂瘡。冰片清熱解毒，祛濕防腐。二藥混合，滴入耳內，清熱解毒，收濕斂瘡。適用於治療濕困毒停型的膿耳。

方 08

【方名】耳疳散

【來源】《奇效偏方掌中查》

【組成】五倍子、黃連、枯礬、龍骨、海螵蛸各 6 克，冰片 0.6 克。

【用法】先將五倍子研碎，海螵蛸去皮，與枯礬、黃連、龍骨、冰片共研成極細末。先將耳道內外的膿液用生理鹽水或雙氧水洗淨擦乾，再用消毒棉花捲條蘸藥塞入耳中，每天 3～5 次。

【解秘】黃連、冰片清熱瀉火解毒；五倍子、枯礬、龍骨、海螵蛸收濕斂瘡，祛腐生肌。

諸藥配伍，解毒消腫，收濕斂瘡。可用於治療慢性化膿性中耳炎。

方 09

【方名】鱔魚血方

【來源】《百病偏方新解》

【組成】鱔魚適量。

【用法】取鱔魚血，滴入耳內。

【解秘】鱔魚血，健脾利尿，活血止痛。

正如《本草綱目》所載，鱔魚血「治耳痛，滴數點入耳」。

方 10

【方名】核桃冰片方

【來源】《百病偏方新解》

【組成】核桃數個，冰片少許。

【用法】核桃數個，去殼搗爛，用布包取油，內加冰片少許，滴耳內，數次有效。

【解秘】核桃性溫、味甘，有健胃、補血、潤肺、養神等功效；核桃油健脾以祛濕，通便以解毒；冰片清熱解毒，祛濕防腐。合用滴耳內，清熱解毒，祛濕防腐。適宜於治療膿耳。

方 11

【方名】白茯苓粥

【來源】《特效偏方秘方隨身查》

【組成】白茯苓 15 克，粳米 50 克。

【用法】將白茯苓研細末，與粳米入沙鍋內，加水 500 毫升，煮成稠粥。每天 2 次，分早、晚溫熱服食。

【解秘】茯苓健脾滲濕；粳米健脾養胃，聰耳明目。二藥煮成稠粥，早、晚溫熱服食。適用於治療脾虛濕困，上犯耳竅所致的化膿性中耳炎，症見耳內流膿，量多而清稀，纏綿天久，頭暈頭重，倦怠乏力，納少腹脹，大便時溏，面色萎黃無華等。

方 12

【方名】雙粉散

【來源】《名醫偏方秘方大全》

【組成】輕粉 0.5 克，紅粉 0.1 克，冰片 0.2 克，麝香（人造）0.1 克。

【用法】共為細末備用，先將外耳道用淡鹽水洗淨，取雙粉散少許，以紙捲輕輕吹或傾入即可。用藥 12～24 小時後，患耳內的藥末與膿汁結成綠色乾痂，3 天內將自行脫落（且勿摳出）後即癒。如不癒可再用藥 1～2 次即可。

【解秘】輕粉攻毒止癢，生肌斂瘡；紅粉撥毒，除膿，去腐，生肌；冰片清熱解毒、祛濕防腐；麝香活血散結，消腫止痛。四藥配伍，解毒排膿，消腫止痛，生肌斂瘡。可用於治療中耳炎。

方 13

【方名】石榴花冰片方

【來源】《百病偏方新解》

【組成】紅石榴花 3 克，冰片 2 克。

【用法】紅石榴花 3 克炒焦，冰片 2 克，共研末吹耳內。

【解秘】石榴性涼，有清熱解毒、健胃潤肺、澀腸止血等功效；冰片功用清熱解毒、祛濕防腐。二藥共研末吹耳內，適宜於治療膿耳。

方 14

【方名】煅黃魚耳石方

【來源】《偏方大全》

【組成】黃花魚耳石 25 克，冰片 2 克，香油適量。

【用法】黃花魚耳石（即魚頭內的兩塊白石）取出，放在火內煅燒，然後砸碎與冰片共研細末，加純芝麻香油調勻。滴入耳內，每天 2 次。

【解秘】煅黃花魚耳石利水滲濕；冰片清熱解毒、祛濕防腐。用潤膚之香油調勻滴入耳內，清熱祛濕，解毒止痛。可治療治化膿性中耳炎。

方 15

【方名】蠶殼白礬方

【來源】《百病偏方新解》

【組成】蠶殼 1 個，白礬適量，香油少許。

【用法】蠶殼 1 個，內裝白礬，火上炕焦黃色，研為細末，用香油調和，敷於耳內有奇效。

【解秘】蠶殼治便血、尿血、血崩、消渴、反胃、疳瘡、癰腫，燒灰酒服，治癰腫無頭；白礬收濕斂瘡生肌，火上炕焦黃色為枯礬，作用增強。二藥研為細末，用潤膚之香油調和，敷於耳內，消腫解毒，斂瘡生肌。治療膿耳有奇效。

方16

【方名】蠍子散

【來源】《偏方大全》

【組成】全蠍（帶尾）6克，白礬60克，冰片3克。

【用法】先將白礬用鋁勺鍛制，研為細末。全蠍焙乾，同冰片、白礬三味混合，研極細末備用。用前先以雙氧水將耳內洗淨，後用筆管或麥稈將藥末吹敷耳內。每天2次。

【解秘】全蠍有毒，攻毒散結，白礬能收濕斂瘡生肌，冰片清瀉肝火、解毒消腫、祛濕防腐，三藥研極細末，吹耳內，有解毒、消腫、斂瘡生肌之功效。可治化膿性中耳炎。

方17

【方名】青橘皮方

【來源】《百病偏方新解》

【組成】青橘皮適量。

【用法】青橘皮燒灰研末，用棉裹，塞耳內，天3～4次。

【解秘】青橘皮燒灰研末可行氣以祛濕，塞耳內，治療膿耳有效。

方18

【方名】通氣銀翹散

【來源】《奇效偏方掌中查》

【組成】金銀花20克，連翹、赤芍各15克，桔梗、柴胡各6克，石菖蒲30克，川芎15～25克，香附、澤瀉、菊花各10克。

【用法】將上藥以水煎煮，取藥汁。每天1劑，分早、晚2次服用。

【解秘】金銀花、連翹、菊花清熱解毒；赤芍、川芎活血散瘀；石菖蒲、澤瀉利濕通竅；柴胡、香附疏肝解鬱；桔

梗載藥上行。諸藥配伍，疏肝清熱、行氣活血、利濕通竅。適用於治療非化膿性中耳炎。

方 19

【方名】化痰祛淤方

【來源】《奇效偏方掌中查》

【組成】桃仁、川芎、陳皮、茯苓、柴胡、石菖蒲、香附各 12 克，紅花、半夏、白殭蠶各 9 克，赤芍 15 克，甘草 6 克。

【用法】將上藥以水煎煮，取藥汁。每天 1 劑，分早、晚 2 次服用。

【解秘】桃仁、紅花、川芎、赤芍活血散瘀；陳皮、茯苓、石菖蒲、半夏、白殭蠶化痰散結；柴胡、香附疏肝解鬱；甘草清熱解毒，調和諸藥。諸藥配伍，疏肝解鬱，解毒散結。適用於治療非化膿性中耳炎。

方 20

【方名】倍連滴耳液

【來源】《名醫偏方秘方大全》

【組成】五倍子 10 克，黃連 5 克，冰片 3 克，白酒 40 毫升。

【用法】將五倍子洗淨，曬乾打碎，黃連切片，三藥均置白酒中浸泡 2～3 週即可。用雙氧水洗耳內膿液後，滴藥 2～3 滴，每天 3 次。

【解秘】五倍子收濕斂瘡，且有解毒消腫之功；黃連、冰片清熱瀉火解毒；三藥研碎或切片置行氣活血的白酒浸泡，取藥汁滴耳，解毒消腫，收濕斂瘡。

可用於治療急、慢性化膿性中耳炎。

方 21

【方名】耳炎靈方

【來源】《名醫偏方秘方大全》

【組成】大黃 20 克，黃連 20 克，黃柏 20 克，苦參 20 克，冰片 6 克，香油 500 毫升，液體石蠟 1000 毫升。

【用法】先將前 4 味放入

香油內，浸泡 24 小時，然後置鍋內加熱炸藥，待藥呈黑色時熄火，過濾去渣，再加石蠟、冰片麵攪勻，冷卻後，分裝眼藥瓶備用。用時滴耳。

【解秘】大黃、黃連、黃柏、苦參清熱燥濕，瀉火解毒；冰片清瀉肝火、解毒消腫、祛濕防腐；香油、液體石蠟解毒潤燥。

諸藥配伍滴耳，瀉火解毒，燥濕消腫。可用於治療急慢性膿耳。

方 22

【方名】加味排膿湯

【來源】《名醫偏方秘方大全》

【組成】枳實 9 克，白芍 6 克，桔梗 6 克，生黃蓍 15 克。

【用法】將上藥加水 300 毫升，浸泡 1 小時後，再煎到 100 毫升。每劑藥煎 2 次，將 2 次煎出的藥液混合，備用。每天 1 劑，天服 2 次。

【解秘】枳實破氣行滯，活血止痛；白芍養血斂陰，柔肝止痛；桔梗祛痰利氣，排膿；生黃蓍益氣，托毒生肌。四藥配伍，散斂並施，寓攻於補，活血消腫，益氣養血，托毒生肌，排膿止痛。

用治諸種膿腫，如慢性化膿性中耳炎等。

方 23

【方名】耳底散

【來源】《名醫偏方秘方大全》

【組成】槐耳少許，蜈蚣 1 條，上銅綠 3 克，煅爐甘石 3 克，珍珠粉 1 克，上梅片 0.1 克。

【用法】將上藥共研極細粉，裝瓶備用。先用 3%雙氧水洗淨外耳道後，用吹散器將耳底散噴入外耳道內，每天 2 次。

【解秘】槐耳《藥性論》謂之：「能治風，破血，益力。」蜈蚣性善走竄、攻毒散結、通絡止痛；銅綠、煅爐甘石、珍珠粉、梅片清熱解毒，

生肌斂瘡。

諸藥研極細末，噴入外耳內，祛風散結，清熱解毒，生肌斂瘡。用治慢性化膿性中耳炎，外耳道炎等。

二、耳　鳴

耳鳴是指患者自覺耳中鳴響，如聞蟬鳴、鐘鳴或流水聲、潮聲等，妨礙聽覺。而周圍環境中並無相應的聲源。臨床主要表現為：自覺耳內及頭顱裏有聲音。

基本病機為：風熱外襲，耳竅失聰；或肝火夾痰上擾，清竅失養；或腎精不足，髓海虧虛；或脾胃虧損，清氣不開。

耳鳴是聽覺神經功能紊亂的一種現象，可急性起病，亦可緩慢起病；可呈間歇性，亦可呈持續性；耳鳴的音調可呈高音調（如蟬鳴音、口哨音等），亦可呈低音調（如機器聲、隆隆聲等），一般在夜間或安靜時加重，嚴重時可影響睡眠、工作及生活。多數患者伴有聽力下降。當經常出現耳鳴現象時，就需要適時就醫或者以藥物方劑來調理。

方 01

【方名】葵花子殼湯

【來源】《中國民間名醫偏方》

【組成】葵花子殼 15 克。

【用法】將葵花子放入鍋中，加水 1 杯煎服。天服 2 次。

【解秘】葵花子殼富含不飽和脂肪酸，多種維生素和微量元素。現代藥理研究，葵花子殼能調節腦細胞代謝，改善其抑制機能。用葵花子煎水服用，對治療耳鳴有一定作用。

方 02

【方名】雄烏雞方

【來源】《百病偏方新解》

【組成】雄性烏雞 1 隻。

【用法】雄性烏雞 1 隻，烹飪熟後，趁熱食用，食 3～5 隻後病情好轉。

【解秘】烏雞性平、味

甘，具有滋陰清熱、補肝益腎、健脾升陽等作用。雄性烏雞作用較強。

適宜於治療脾胃虛弱以及腎精虧損所致的耳鳴。

方 03

【方名】童子尿方

【來源】《百病偏方新解》

【組成】童子尿適量。

【用法】童子小便趁熱滴耳。

【解秘】童子小便性寒味鹹，具有瀉火解毒、涼血散瘀作用，散瘀則能行氣以疏肝，故可用於肝火鬱結所致的耳鳴、耳聾。

方 04

【方名】鮮菖蒲方

【來源】《百病偏方新解》

【組成】鮮菖蒲適量。

【用法】鮮菖蒲搗汁，滴耳。

【解秘】菖蒲其味芳香，能化濕行氣通竅，鮮菖蒲作用更強，疏風清熱散邪，搗汁，滴耳，適宜於耳鳴。

方 05

【方名】菖蒲甘草湯

【來源】《特效偏方秘方隨身查》

【組成】石菖蒲 60 克，生甘草 10 克。

【用法】將上 2 味藥以水煎煮，取藥汁。每天 1 劑，分 2 次服用。病久者同時服六味地黃丸或湯劑。

【解秘】石菖蒲辛溫芳香，化濕開竅；生甘草清熱解毒，二藥配伍，清熱毒，化濕濁開耳竅。對治療耳鳴有一定功效。

方 06

【方名】心痛定方

【來源】《新編偏方秘方大全》

【組成】心痛定（硝苯地平）片，每片 5 毫克，取 10 毫克。

【用法】心痛定片 10 毫克嚼碎後舌下含服，每天 3 次，10 天為 1 個療程，可用 1～3 個療程。

【解秘】心痛定能擴張全身血管，有改善內耳微循環障礙作用顯著。對高血壓病人的可耳鳴治療，總有效率 97%。

方 07

【方名】止鳴湯

【來源】《名醫偏方秘方大全》

【組成】白芍 10 克，炙甘草 5 克。

【用法】水煎服，每天 1 劑。

【解秘】白芍、炙甘草二藥配伍，酸甘養陰，柔肝止鳴。可治耳鳴，呈喀喀聲，屬現代醫學的客觀性耳鳴。

方 08

【方名】三七花酒釀方

【來源】《新編偏方秘方大全》

【組成】三七花 10 克，酒釀 50 克。

【用法】同裝於碗中，隔水蒸熟。分 1～2 次連渣服，連服 7 天。

【解秘】三七花性味甘涼，具有清熱、平肝、降壓之功效。與行氣活血的酒釀隔水蒸熟，服食，適用於治療肝火夾痰上擾，清竅失養的耳鳴。

方 09

【方名】塞耳丸

【來源】《中華偏方大全》

【組成】桃仁（去皮，熬）2 枚，巴豆（去皮，熬）2 枚，松脂如大豆許。

【用法】將二藥混合後研碎搗做 2 丸，以綿裹好塞入耳中。

【解秘】桃仁富含油脂，有活血祛瘀、潤燥的功效；巴豆陽剛雄猛，破積開閉。二藥研碎搗丸，以綿裹好塞入耳中，對耳鳴治療有一定療效。

方 10

【方名】神麴丸

【來源】《中華偏方大全》

【組成】磁石 60 克，神麴 120 克，夜明砂 30 克。

【用法】上藥混合後共同研為末，煉蜜作丸，如梧桐子大小。飲服 3 丸，每天 3 次。

【解秘】磁石補益肝腎，聰耳明目；夜明砂活血消積；神麴且磁石藥的消化。

三藥配伍，補肝益腎，活血聰耳。對陰虛陽亢所致的心悸失眠，耳鳴耳聾，視物昏花者有效。

方 11

【方名】耳鳴方

【來源】《名醫偏方秘方大全》

【組成】生地 30 克，玄參 30 克，磁石 30 克，牡蠣 30 克。

【用法】水煎服，每天 1 劑。

【解秘】生地黃、玄參清熱涼血，養陰生津；磁石補益肝腎，聰耳明目；牡蠣平肝益陰。四藥配伍，肝腎同調，滋陰柔肝，補腎聰耳。

適用於治療肝腎陰虛所致的耳鳴及聽覺不聰，症見耳鳴嗡嗡作響，或如蟬叫者。

方 12

【方名】聰耳丸

【來源】《名醫偏方秘方大全》

【組成】鹿茸 30 克，巴戟天 10 克，磁石 30 克，肉蓯蓉 15 克，肉桂 10 克，五味子 20 克，牡蠣 15 克，小茴香 15 克。

【用法】共為細末，煉蜜為丸，每丸 9 克，每天早晚各 1 次，每次空腹用黃酒溫服 1 丸。

【解秘】鹿茸、巴戟天、肉蓯蓉、肉桂、小茴香補腎陽、益精血；磁石、牡蠣平肝益陰；五味子補腎澀精，益氣生津。諸藥配伍，補腎澀精，益氣聰耳。

適用於治療腎虛耳鳴。

三、耳 聾

耳聾是指不同程度的聽力減退。耳聾可分為傳音性耳聾、感音性耳聾和混合性耳聾。中醫學將耳聾的原因歸結為：一是風熱侵襲型，發病始於感冒症狀，耳悶耳脹，耳塞

耳鳴；二是肝火上亢型，症見突然耳鳴，如聞潮聲或雷聲，每於鬱怒之後，耳聾現象更加嚴重；三是痰熱鬱結型，症見兩耳蟬鳴，眩暈，時輕時重，舌紅苔黃膩，脈弦滑；四是脾腎虧虛型，症見聽力下降，腰膝痠軟，神疲乏力。

耳聾輕者聽音不清，重者完全失聽，突發性耳聾以單側多見，常伴有耳鳴及眩暈，少數亦有雙側同時發生者；緩慢發生的漸進性耳聾多為雙側。

部分耳聾可呈波動性聽力下降。各種聽力檢查均表現聽力障礙。

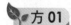

方 01

【方名】甘遂塞耳方

【來源】《奇效偏方掌中查》

【組成】甘遂 1 克。

【用法】於每晚睡覺時將甘遂放入耳內，用棉球塞耳，晨起時取出，10 天為 1 個療程。

【解秘】甘遂味苦性寒，消腫散結，每晚睡覺時將甘遂放入耳內，用棉球塞耳，對緩解耳聾有較好療效。

方 02

【方名】雄烏雞方

【來源】《百病偏方新解》

【組成】雄性烏雞 1 隻。

【用法】雄性烏雞 1 隻，烹飪熟後，趁熱食用，食 3～5 隻後病情好轉。

【解秘】烏雞性平、味甘，具有滋陰清熱、補肝益腎、健脾昇陽等作用。雄性烏雞作用較強。

適宜於治療脾胃虛弱以及腎精虧損所致的耳聾。

方 03

【方名】芥籽散

【來源】《中國民間名醫偏方》

【組成】芥菜籽 30 克。

【用法】將芥菜籽研細末，分別裝在藥棉球中，分塞耳朵內。每晚睡前使用，每早更換新的藥棉球。

【解秘】芥菜子辛熱，能

溫中散寒，開鬱通竅。用治實證暴鳴暴聾有效。注意塞耳藥棉大小適度，勿用力過重，以免損傷內耳。小兒慎用。

方 04

【方名】秘傳耳聾方

【來源】《中華偏方大全》

【組成】醋 200 毫升，附子 5～6 枚。

【用法】醇醋以微火煎附子 5～6 小時，稍冷可放入耳，以綿包裹塞耳中取瘥。

【解秘】《本草拾遺》謂附子：「醋浸削如小指，納耳中，去聾。」

方 05

【方名】菖蒲根丸方

【來源】《中華偏方大全》

【組成】巴豆（去皮、尖）1 枚，菖蒲 30 克。

【用法】將上藥混合搗為丸，分作 7 丸。以綿包裹塞入耳中，每天 1 丸。

【解秘】巴豆陽剛雄猛，破積開閉；菖蒲根辛開苦燥溫通，芳香走竄，化濕濁，開竅

聰耳。二藥搗為丸，以綿包裹塞入耳中，破積滯，化濕濁，開竅聰耳。可治痰熱鬱結所致的耳聾。

方 06

【方名】治耳聾方

【來源】《中華偏方大全》

【組成】白糖少許，木耳 3 克。

【用法】將木耳以醋煎炒，用白糖攪拌食用。

【解秘】木耳以醋煎炒，用白糖攪拌食用，有益氣養陰、補腦聰耳的作用。可治少年耳聾。

方 07

【方名】大蒜方

【來源】《中華偏方大全》

【組成】巴豆 1 粒，大蒜 1 瓣。

【用法】取大蒜一頭開一坑子，將巴豆除去麥皮，以慢火炮之極熱，放入蒜內。以新綿裹定，塞入耳中。

【解秘】巴豆炮極熱入蒜內。以新綿裹定，塞入耳中，

有破積去濕，消腫開竅之功。可治耳聾久不癒。

方08

【方名】葛根甘草湯

【來源】《新編偏方秘方大全》

【組成】葛根 20 克，甘草 10 克。

【用法】將葛根、甘草水煎 2 次，每次用水 300 毫升煎半小時，兩次混合。分 2 次服。

【解秘】葛根含葛根總黃酮，能直接擴張血管，改善腦血流、增加內耳供血；甘草清熱解毒，調和藥性。

二藥水煎服用，對突發性耳聾有顯著療效。

方09

【方名】二骨湯

【來源】《特效偏方秘方隨身查》

【組成】骨碎補 15 克，補骨脂 10 克，茯苓 20 克。

【用法】取以上各藥加水 400 毫升，煎 2 次，取汁混合。每天 1 劑，分 2 次服用。7 天為 1 個療程。

【解秘】骨碎補、補骨脂補腎壯陽，固精縮尿；茯苓健脾滲滲濕。

三藥配伍，補腎陽，運脾濕，溫腎利濕。適用於治療腎虛耳聾。

方10

【方名】枸杞羊腎粥

【來源】《特效偏方秘方隨身查》

【組成】枸杞葉 250 克，羊腎 1 副，羊肉 60 克，大米 60～100 克，蔥白 2 根，鹽適量。

【用法】先煮枸杞葉，取汁去渣，與羊腎、羊肉、大米、蔥白同煮成粥，加鹽適量即成。每天 1 劑，分 2～3 次服用。

【解秘】枸杞葉、羊腎益腎填精；羊肉性熱味甘，溫中去寒、溫補氣血。枸杞葉汁，與羊腎、羊肉、大米、蔥白同煮成粥，服食，益腎精，補氣

血。適用於治療腎虛引起的耳鳴、耳聾等症。

方11

【方名】突發性耳聾方（實證方）

【來源】《名醫偏方秘方大全》

【組成】龍膽草 20 克，川芎 25 克，黃芩 15 克，梔子 10 克，石菖蒲 20 克，當歸 15 克，紅花 15 克，甘草 10 克。

【用法】水煎服，每天 1 劑。

【解秘】龍膽草、黃芩、梔子、甘草清熱瀉火解毒；川芎、當歸、紅花補血活血；石菖蒲化濕濁，開竅聰耳。

諸藥配伍，清肝洩熱、開鬱通竅。適用於治療肝火上擾或痰火鬱結型突發性耳聾。

方12

【方名】突發性耳聾方（虛證方）

【來源】《名醫偏方秘方大全》

【組成】黨參 20 克，陳皮 15 克，川芎 20 克，山楂 15 克，菊花 20 克，紅花 15 克，澤瀉 15 克，丹皮 10 克。

【用法】水煎服，每天 1 劑。

【解秘】黨參補脾益氣；陳皮燥濕健脾；川芎、菊花、紅花、丹皮清熱活血通通竅；澤瀉利水滲濕。諸藥配伍，健脾利濕、祛痰開竅。

用治脾肺氣虛、濕阻中焦、痰濁上擾突發性耳聾。

方13

【方名】耳聾湯

【來源】《名醫偏方秘方大全》

【組成】柴胡 12 克，製香附 9 克，川芎 12 克，石菖蒲 12 克，骨碎補 9 克，六味地黃丸（包煎）30 克。

【用法】先把上藥用水浸泡 30 分鐘再放火上煎煮，開後 15 分鐘即可。每劑煎 2 次，將 2 次煎出的藥液混合。每天 1 劑，1 天服 2 次。

【解秘】柴胡、香附疏肝解鬱，川芎活血，引藥上行頭目；石菖蒲化濁開竅；骨碎補、六味地黃丸滋養腎陰。

諸藥配伍，活血散鬱，補腎開竅。可治腎虛耳聾。

方14

【方名】開竅地黃湯

【來源】《名醫偏方秘方大全》

【組成】熟地黃 15 克，山藥 15 克，澤瀉 10 克，茯苓 12 克，牡丹皮 10 克，女貞子 15 克，旱蓮草 15 克，柴胡 10 克，石菖蒲 6 克。

【用法】水煎 1 天 1 劑，分 3 次服。

【解秘】熟地黃、山藥補養腎陰；澤瀉洩腎火；丹皮清肝熱；茯苓滲脾濕。六味地黃丸去山萸肉，加女貞子、旱蓮草補益肝腎之陰；加柴胡升舉清陽之氣；加石菖蒲化濁開竅。

諸藥配伍，滋養肝腎，開閉通竅。適用於治療肝腎兩虛諸證和耳閉等證。

四、耳部癤瘡

耳癤是指發生於外耳道的癤腫，以耳痛，外耳道侷限性紅腫，突起如椒目狀為其特徵。耳瘡是指以外耳道瀰漫性紅腫為特徵的疾病。臨床較為常見，相當於西醫學的外耳道炎、外耳道癤，由於兩病的病因病機相似，故合併論述。

本病的病因多因挖耳損傷耳道皮膚，風熱時毒乘機侵襲，阻滯耳部經脈與氣血相搏而生本病；或由於濕熱邪毒壅盛，引動肝膽濕熱循經上乘，蒸灼耳道，壅遏經脈，使血凝毒滯，形成耳道紅腫疼痛。臨床上，耳癤多偏於熱毒，耳瘡多偏於濕熱，但濕熱與熱毒往往可兼現。

臨床上自覺耳道疼痛劇烈，張口、咀嚼時加重，嚴重者可牽引同側頭痛，甚則發生糜爛或癤瘡潰破，耳道流出少量膿水；伴見發熱，全身不

適。

　　檢查所見耳癤者外耳道侷限性紅腫或有膿頭。耳瘡者局部呈瀰漫性紅腫，可有滲液或有白色污物堆積。

方01

【方名】黃連洗耳方

【來源】《特效偏方秘方隨身查》

【組成】黃連適量。

【用法】將黃連加水煎成濃汁，去渣澄清，備用。用黃連汁沖洗外耳道，每天 3～4 次，7～10 天為 1 個療程。

【解秘】黃連味苦性寒，既能清熱燥濕。又能瀉火解毒，取之煎汁沖洗外耳道，可治外耳道癤腫。

方02

【方名】虎杖公英地丁方

【來源】《特效偏方秘方隨身查》

【組成】虎杖 50 克，蒲公英 15 克，紫花地丁 10 克，冰片 5 克。

【用法】將上 4 味藥共研細末，裝瓶備用。先清洗患部，去除膿痂，再將藥末敷於患處，外用消毒紗布覆蓋固定，每天換藥 1 次。

【解秘】虎杖、蒲公英、紫花地丁清熱解毒，活血消腫；冰片瀉火解毒，防腐生肌。四藥配伍，清熱解毒，活血生肌。適用於外耳道癤腫的治療。

方03

【方名】三黃歸地方

【來源】《特效偏方秘方隨身查》

【組成】黃連、黃柏、薑黃、當歸、生地黃各等分。

【用法】把以上 5 味藥共研細末，用溫開水調成糊狀，備用。將調好的藥糊塗敷於外耳道患處，每天 1 次，至紅腫消失為度。

【解秘】黃連、黃柏清熱解毒；薑黃、當歸活血消腫；生地黃清熱涼血。五藥配伍，涼血解毒，活血消腫。適用於外耳道癤腫的治療。

方 04

【**方名**】甘蔗雞蛋方

【**來源**】《百病偏方新解》

【**組成**】甘蔗適量，雞蛋適量。

【**用法**】甘蔗煅存性，雞蛋清調塗。

【**解秘**】甘蔗健脾利濕，清熱解毒。煅存性，增添了收濕斂瘡之功。雞蛋清可潤養耳竅肌膚，且能作為賦型劑。

二藥配伍，適宜於治療耳癤、耳瘡。

方 05

【**方名**】蛤蟆豬膏方

【**來源**】《百病偏方新解》

【**組成**】蛤蟆適量，豬膏適量。

【**用法**】蛤蟆燒末，豬膏和敷。

【**解秘**】蛤蟆解毒散結、消積利水、殺蟲消疳。主癰疽、疔瘡、發背、瘰癧、惡瘡、水腫、小兒疳積、破傷風。燒末，增添了收濕斂瘡之功。豬膏營養耳竅局部肌膚。

二藥和敷，適宜於治療耳癤、耳瘡。

五、異物入耳

異物入耳，是指外來物體誤入耳道。外來物體包括了一切可入耳的動植物及非生物類異物。古稱諸物入耳，其中小昆蟲誤入耳道又稱飛蟲入耳、飛蛾入耳等。易引起耳道的紅腫、癢痛，以及耳鳴、眩暈，甚則造成出血，鼓膜破裂。

本病病因有人為因素與非人為因素兩類，人為因素如小兒將雜物塞入耳內，非人為因素根據異物種類不同，可分為動物類、植物類、非生物類等三類。

臨床表現：動物類異物進入耳內因其掙扎、騷動，可引起耳內癢痛難忍，鼓膜受損可引起耳鳴、眩暈；植物類和非生物類異物，這類細小的異物入耳，可無明顯的症狀，但較大的異物阻塞耳道內，可引起耳鳴、耳聾、聽力下降；遇水

膨脹的異物壓迫耳道，可引起耳道紅腫、糜爛等。

檢查所見確認耳道有異物存在，即可作出明確診斷。

▶方 01

【方名】菜籽油方

【來源】《秘方偏方一本通》

【組成】菜籽油（也可用香油）適量。

【用法】將菜籽油滴入耳內 1～2 滴，小蟲自爬出。

【解秘】菜籽油味甘、辛性溫，可潤燥殺蟲、散火丹、消腫毒。適用於諸蟲入耳的治療。

▶方 02

【方名】胡椒米醋方

【來源】《秘方偏方一本通》

【組成】胡椒粉 10 克，米醋 100 毫升。

【用法】將 2 味調勻，取藥液滴入耳內，蟲即出。

【解秘】胡椒粉與米醋調勻，取液滴入耳內，有驅蟲止痛之功。適用於昆蟲入耳的治療。

▶方 03

【方名】芝麻油方

【來源】《偏方大全》

【組成】芝麻及芝麻油適量。

【用法】以芝麻及其油作餅，枕臥。

【解秘】芝麻及其油作餅，枕臥，濃鬱的香味能引蚰蜒外出，達到耳內驅蟲的目的。可治蚰蜒入耳。

▶方 04

【方名】雞肉方

【來源】《偏方大全》

【組成】新鮮雞肉適量。

【用法】雞肉炒熟，置於有蓋的器皿中，蓋上留一孔，放在耳眼上。

【解秘】雞肉炒熟，置於有蓋的器皿中，蓋上留一孔，放在耳眼上。清香能引蟲外出，治百蟲入耳有效。

▶方 05

【方名】韭菜汁

【來源】《中國民間名醫偏方》

【組成】韭菜適量。

【用法】將韭菜榨汁，取韭菜汁一滴，滴入耳內，蟲自出。

【解秘】《本草綱目》謂韭菜：「生汁主上氣，喘息欲絕，解肉脯毒。」韭菜榨汁，滴入耳內，所含有揮發油及硫化物之氣能驅蟲外出。

六、耳源性眩暈

耳源性眩暈是由於內耳淋巴水腫所致的發作性眩暈性內耳疾患。多見於 50 歲以前男性，常單耳發病。

臨床主要表現為：發作性眩暈，伴耳鳴，聽力下降、耳內脹滿感。

基本病機為：痰濕內停，清陽不升；或肝腎虧損，耳竅失養，一般屬虛實夾雜之證，發作時以邪實為主，緩解後則主要表現為臟腑虛損。本病相當於西醫學的美尼爾病。

方 01

【方名】布洛芬片方

【來源】《秘方偏方一本通》

【組成】布洛芬片，每片 100 毫克。

【用法】布洛芬 100 毫克每天 3 次，飯後服。必要時增至 600～900 毫克／天，症狀緩解後適當減量維持。療程 3～15 天。

【解秘】布洛芬能夠減輕內耳神經迷路的水腫，降低內淋巴系壓力，從而抑制前庭敏感度，可使症狀減輕或消失。總有效率 92.5%。

方 02

【方名】仙鶴草方

【來源】《秘方偏方一本通》

【組成】仙鶴草 60 克。

【用法】水煎頻服，連續 3～4 天。

【解秘】仙鶴草煎水頻服，有補虛、強壯的作用。治療美尼爾綜合徵效果頗佳。

方 03

【方名】獨活雞蛋方

【來源】《秘方偏方一本通》

【組成】獨活 20 克，雞蛋 4 個。

【用法】將獨活和雞蛋加水共煮，蛋熟去殼再煮 15 分鐘，使藥汁滲入蛋內，去湯及藥渣，單吃雞蛋，每次 2 個，每天 2 次，3 天為 1 個療程，連用 2～3 個療程。

【解秘】獨活和雞蛋加水共煮，單吃雞蛋，有祛風潤燥，補血健腦之功。適用於美尼爾綜合徵、眩暈。

方 04

【方名】天麻雞方

【來源】《秘方偏方一本通》

【組成】雞 1 隻，天麻 15 克。

【用法】將雞掏腸洗淨，與天麻同煮，不放鹽。等雞熟後，吃雞喝湯，以湯為主。

【解秘】雞掏腸洗淨，與天麻同煮，熟後吃雞喝湯，有益腎陰，平肝陽，息肝風之功。適用於治療肝腎虧損，耳竅失養的內耳眩暈症。

第二節・鼻部病證

一、鼻　衄

鼻衄，即鼻中出血。是多種疾病常見的症狀。其病因是各種原因引起的鼻部脈絡損傷的結果。鼻部損傷可導致出血，肺經熱盛、胃熱熾盛、肝火上逆、肝盛陰虛、脾不統血亦均可導致鼻衄。此處討論因臟腑功能失調而引起的鼻衄。

實證鼻衄，血色多鮮紅或深紅，出血量多，舌紅苔黃，脈數；虛證鼻衄，血色多淡紅或鮮紅，出血量少，舌淡，脈緩弱或細數。

方 01

【方名】竹茹石膏湯

【來源】《名醫偏方秘方大全》

【組成】生石膏 30 克，

淡竹茹 18 克。

【用法】水煎服，每天 1 劑。

【解秘】生石膏、淡竹茹清熱瀉火，除煩止渴。可治鼻衄（血小板減少性紫癜）。

方 02

【方名】清炎二妙湯

【來源】《名醫偏方秘方大全》

【組成】生地黃 35 克，麥冬 20 克。

【用法】清水煎服，1 天 3 次，4 小時 1 次。

【解秘】生地黃苦寒入營血分，為清熱涼血止血之要藥，且養陰生津；麥冬味甘柔潤，性偏苦寒，養陰生津，潤肺清心。

二藥相須為用，涼血止血，養陰生津。適用於治療肺燥所致的鼻衄。

方 03

【方名】茅根止血湯

【來源】《特效偏方秘方隨身查》

【組成】白茅根 30 克，生地黃 15 克，牡丹皮 10 克。

【用法】將以上各藥加水 400 毫升，煎取藥汁。每天 1 劑，連服 4 天。

【解秘】白茅根、味甘性寒入血分，能清血分之熱而涼血止血；配生地黃、牡丹皮涼血止血之功倍增，止血而不留瘀。適用於溫熱病熱入營血所致的鼻衄治療。

方 04

【方名】止衄煎

【來源】《名醫偏方秘方大全》

【組成】白茅根 100 克，旱蓮草 100 克，鮮豬肉（肥瘦兼具）200 克。

【用法】加水 1200 毫升，煎至 600 毫升，吃肉喝湯，分 2 次服完（不放鹽、糖）。每天或間天新煎 1 劑。連服 5、6 劑。

【解秘】白茅根清肺胃之熱，且涼血止衄；旱蓮草長於補肝腎之陰，又能涼血止血，

二藥與滋陰降火的鮮豬肉煎服，清肺養陰，涼血止血。

適用於治療鼻衄反覆以作，經年不癒。

方 05

【方名】石膏知母散

【來源】《特效偏方秘方隨身查》

【組成】生石膏 30 克，知母、麥冬各 15 克，黃芩、牛膝各 12 克。

【用法】將上 5 味藥共研細末，備用；用時取藥末適量，用涼開水調和成糊狀，將藥糊敷於臍部，用消毒紗布覆蓋，再用膠布固定，隔天換藥 1 次。

【解秘】黃芩、生石膏、知母清洩肺胃之熱以涼血止血；麥冬善養肺陰，清肺熱；牛膝味苦善洩降，導熱下行，以降上炎之火。諸藥配伍，清熱瀉火，涼血止血。

適用於治療肺經熱盛、胃熱熾盛所致的鼻出血，症見血色鮮紅，鼻乾口渴，煩躁便秘，舌紅苔黃，脈數。

方 06

【方名】寧衄飲

【來源】《名醫偏方秘方大全》

【組成】田三七 3 克，阿膠 12 克，生地 15 克，太子參 15 克，白茅根 30 克，生桑皮 30 克。

【用法】每天 1 劑水煎服，出血嚴重者可天服 2 劑。

【解秘】田三七功善止血，又能化瘀生新；生地黃、白茅根涼血止血；太子參、阿膠益氣補血；生桑皮清肝降壓止血。諸藥配伍，滋陰降火，涼血止血。適用於治療各種衄血症，如鼻衄、齦衄、眼衄、耳衄、乳衄、肌衄（血箭），指衄等。

方 07

【方名】丹勺茅花湯

【來源】《特效偏方秘方隨身查》

【組成】牡丹皮、生白芍、黃芩各 9 克，白茅花、蠶

豆花、仙鶴草、旱蓮草各 12
克。

【用法】將以上各藥以水
煎煮，取藥汁。每天 1 劑，分
3 次服用。

【解秘】牡丹皮、清熱涼
血，活血祛瘀；生白芍養血斂
陰、平抑肝陽；黃芩、白茅
花、蠶豆花、仙鶴草、旱蓮草
涼血止血。

諸藥配伍，清熱斂陰平抑
肝陽，涼血止血而不留瘀。適
用於熱證型鼻衄。

方 08

【方名】龍膽草柴胡散

【來源】《特效偏方秘方
隨身查》

【組成】龍膽草、柴胡各
15 克，梔子、黃芩各 12 克，
生地黃、白茅根各 18 克，木
通 9 克。

【用法】將上 7 味藥共研
細末，備用；用時取藥末適
量，用涼開水調和成糊狀，將
藥糊敷於臍部，用消毒紗布覆
蓋，再用膠布固定，隔天換藥
1 次。

【解秘】龍膽草、柴胡、
梔子、黃芩、生地黃、木通
（龍膽瀉肝湯去澤瀉、車前
子、當歸）清肝瀉火；加涼血
止血，清熱利尿的白茅根。

適用於肝火上炎型鼻衄，
症見頭痛目赤，煩躁易怒，口
苦舌紅，脈弦數。

方 09

【方名】肺熱鼻衄方

【來源】《名醫偏方秘方
大全》

【組成】金銀花 15 克，
連翹 10 克，牛蒡子 12 克，薄
荷 10 克，鮮蘆根 30 克，側柏
葉 30 克，仙鶴草 30 克。

【用法】輕煎服，1 天 1～
2 劑，血止後停藥。

【解秘】金銀花、連翹清
熱解毒；牛蒡子、薄荷、鮮蘆
根疏散肺衛風熱；側柏葉、仙
鶴草收斂止血。

諸藥配伍，清瀉肺熱，收
斂止血。適用於治療肺熱所致
鼻衄。

方 10

【方名】安血飲

【來源】《名醫偏方秘方大全》

【組成】白茅根 20～30 克，龍骨 15～25 克，牡蠣 15～25 克，生三七粉 3～5 克，白及 10～15 克，生大黃 6～10 克，藕節 20～30 克（或藕汁）。

【用法】冷水浸泡半小時，煮沸 20 分鐘即可服用。藥汁宜稍涼服，三七粉用藥汁送吞。

【解秘】白茅根清肺胃之熱，且涼血止衄；龍骨、牡蠣平肝潛陽；生三七粉功善止血，又能化瘀生新；白及、藕節收斂止血，生大黃清熱瀉火。諸藥配伍，清熱涼血，平肝潛陽，止血不留瘀，化瘀不傷正。適用於治療頑固性鼻血。

方 11

【方名】外用止血神效散

【來源】《名醫偏方秘方大全》

【組成】白及 30 克，血餘炭 15 克，小薊 30 克，大薊 30 克，大黃 15 克，三七參 15 克，生龍骨 30 克。

【用法】共研極細末，外敷出血處。

【解秘】白及、血餘炭收斂止血；小薊、大薊涼血止血；大黃、三七化瘀止血；生龍骨平肝潛陽，收斂固澀。

諸藥配伍，收斂止血，涼血化瘀。可治鼻衄，齒衄。

方 12

【方名】清炎止衄湯

【來源】《名醫偏方秘方大全》

【組成】白茅根 15 克，黃芩炭 10 克，栀子炭 10 克，丹皮 10 克，赤芍 10 克，大薊 6 克，小薊 6 克，荷葉炭 10 克。

【用法】水煎服，每天 1 劑。

【解秘】白茅根清肺胃之熱，且涼血止衄；丹皮、赤芍

清熱涼血，活血祛瘀；黃芩炭、梔子炭、大薊、小薊、荷葉炭涼血止血。諸藥配伍，清肺瀉火，涼血止衄。適用於治療鼻衄（實火型），症見鼻衄，舌紅，脈數。

方 13

【方名】清涼止衄湯

【來源】《名醫偏方秘方大全》

【組成】薄荷 6 克，桑葉 9 克，連翹 10 克，金銀花 10 克，白茅根 15 克，知母 9 克，木通 5 克，粳米 15 克，甘草 1.5 克。

【用法】煎湯分服，一般連服 3～5 劑。

【解秘】薄荷、桑葉清熱解表；連翹、金銀花、知母瀉火解毒，白茅根涼血止衄；木通利水參濕，粳米，甘草健脾補中。諸藥配伍，清肺解互，涼血止衄。

適用於治療肺熱合併外感型鼻衄，症見頭痛惡風，口乾鼻燥，鼻中時有出血，咳嗆痰少，脈浮數。

方 14

【方名】育陰止衄湯

【來源】《名醫偏方秘方大全》

【組成】仙鶴草 10 克，血餘炭 10 克，南沙參 6 克，北沙參 6 克，乾地黃 12 克，白芍 10 克，當歸頭 10 克，旱蓮草 10 克，藕節 10 克。

【用法】水煎服，每天 1 劑。

【解秘】仙鶴草、血餘炭、藕節收斂止血；南沙參、北沙參、養陰清肺，益胃生津；乾地黃、白芍、當歸滋陰養血；旱蓮草補益肝腎之陰，且能涼血止血。

諸藥配伍，益腎養血，滋陰止衄。可治鼻衄（陰虛型），症見鼻衄日久，繼續發生，常伴有頭眩耳鳴，目昏心悸，體疲乏力，鼻燥咽乾，脈多細數，舌淡少苔。

方 15

【方名】鶴棗湯

【來源】《名醫偏方秘方大全》

【組成】仙鶴草（鮮）30克，紅棗 10 枚。

【用法】水煎服（仙鶴草用鮮品，大棗手剖開入煎），2 天 1 劑，連用 1 月。

【解秘】仙鶴草味澀收斂，收斂止血，且有補虛強壯之功；紅棗味甘性溫，益氣補中。

二藥配伍，既可收斂止血，又可益氣攝血，不致外溢。可治經常鼻衄（伴血小板減少），疲乏無力者。

方 16

【方名】蓮房方

【來源】《百病偏方新解》

【組成】蓮房適量

【用法】蓮房燒炭存性，溫開水半碗，送服。

【解秘】蓮房燒炭存性，研末，符合「諸藥燒炭均能止血」的中醫理論，收澀止血，疾速加強血液的凝固，故能治療鼻衄。

方 17

【方名】大栗麝香散

【來源】《百病偏方新解》

【組成】大栗 7 枚，麝香少許。

【用法】將 7 枚大栗刺破連皮燒存性，出大毒，加入麝香少許，研勻，每服 10 克，溫水送服，1 天 1 次。

【解秘】大栗燒炭存性，研末，符合「諸藥燒炭均能止血」的中醫理論，收澀止血，疾速加強血液的凝固；麝香少許化瘀止血而不留瘀。兩藥配伍，適宜於治療鼻衄。

方 18

【方名】大蒜貼

【來源】《百病偏方新解》

【組成】大蒜 1 顆。

【用法】將大蒜搗爛如泥，做一錢幣大小蒜泥餅，厚約 1 公分，左鼻出血貼左足心，右鼻出血貼右足心，兩鼻出血，俱貼。

【解秘】大蒜辛辣，具有溫腎助陽之功，去皮搗爛如

液，制止鼻腔出血。

泥，做成泥餅，貼於足心，能引火歸原，引血下行，使上溢之鼻血停滯下來，以治療鼻衄出血。

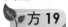　方 19

【方名】烏梅散

【來源】《百病偏方新解》

【組成】烏梅 1 粒，頭髮 1 團。

【用法】將上 2 藥共燒成灰，研細末，捲紙筒，把藥吹入鼻內。

【解秘】烏梅與頭髮燒成灰，均具有收澀化瘀止血之功，吹鼻，鼻衄立止。

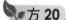　方 20

【方名】醋貼

【來源】《百病偏方新解》

【組成】醋適量，紙 1 張。

【用法】將紙浸醋，貼在囟門、印堂兩穴中間。

【解秘】將紙浸醋，貼在囟門、印堂兩穴，可使頭部的大血管收縮，並升提臟腑之清氣，使清氣走上，用以統攝血

方 21

【方名】韭菜根方

【來源】《百病偏方新解》

【組成】韭菜根適量。

【用法】韭菜根洗淨，切細搗汁，每次半小勺，用等量溫開水沖服。或用熱童便沖服更好，每天 2～3 次。

【解秘】韭菜根性溫，補腎，能引火歸原，引血下行，故能治療經血、虛火所致的衄血證。熱童便養陰，化瘀，用以兼顧鼻衄出血容易傷陰以及止血容易留瘀之弊端。

方 22

【方名】小米粥

【來源】《百病偏方新解》

【組成】小米適量

【用法】將小米煮粥食之。

【解秘】小米具有健脾益氣、攝血止血的作用，煮粥服之，適用於治療脾不統血的鼻衄。

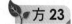　方 23

【方名】雞蛋清方

【來源】《百病偏方新解》

【組成】雞蛋清 2 個,白糖 50 克。

【用法】將雞蛋清攪勻加白糖再攪,開水沖服,每天 1 次。

【解秘】雞蛋清、白糖,共奏清熱養陰、健脾扶正之功,適宜於治療熱迫血外溢,以及脾虛不能統攝血液所致的鼻衄出血。

方 24

【方名】蘿蔔酒

【來源】《百病偏方新解》

【組成】蘿蔔適量,酒少許。

【用法】蘿蔔搗汁半碗,入酒少許熱服,並以此酒滴鼻中。

【解秘】蘿蔔清熱養陰,涼血止血;酒活血化瘀,以防止血而留瘀之弊端。蘿蔔汁加酒內服或外用均適宜於瘀血所致的鼻衄。

方 25

【方名】蘿蔔汁

【來源】《百病偏方新解》

【組成】蘿蔔適量。

【用法】生蘿蔔搗汁,仰頭滴入鼻中,每天數次。

【解秘】蘿蔔清熱養陰,涼血止血,生蘿蔔打汁,仰頭滴入鼻內,涼血止血,適宜於治療血熱妄行的鼻衄。

二、鼻 淵

鼻淵是指因外邪侵襲或臟腑鬱熱,蒸灼鼻竅;或因臟腑虛損,邪滯鼻竅所致,以鼻流濁涕,量多不止,鼻塞,嗅覺減退等為主要表現的鼻病。又稱「腦漏」、「腦滲」、「腦崩」、「控腦痧」等。

本病相當於西醫學的急、慢性鼻竇炎。一般而言,實證多屬風熱邪盛的急鼻淵,虛證多為臟腑虛損的慢鼻淵。

方 01

【方名】蔥白油

【來源】《百病偏方新解》

【組成】蔥白、甘油、薄荷油各適量。

【用法】先將蔥白洗淨撕去外面衣膜，切取莖白鬚根，略曬一下，再切碎搗爛，紗布包搾取汁，加入等量甘油，再加 1 滴薄荷油，密儲瓶中搖勻，臨用時以玻璃滴管，吸取藥液滴入鼻內。

【解秘】蔥白解毒祛濕，甘油潤養鼻腔，薄荷油清熱通竅，三藥配伍，共奏清熱祛濕、芳香通竅之功。適用於治療鼻淵之實證者。

方 02

【方名】魚腦石散

【來源】《百病偏方新解》

【組成】魚腦石適量。

【用法】將魚腦石研末，摻入鼻中。

【解秘】魚腦石鹹寒，具有清熱解毒之功，是治療鼻淵的要藥。魚腦石研末，摻入鼻中，適用於治療鼻淵之實證者。

方 03

【方名】鼻淵方

【來源】《名醫偏方秘方大全》

【組成】魚腦石 3 克，冰片 0.3 克。

【用法】先將魚腦石煅存性，研極細按上述比例加冰片研和，嗅鼻。每天 2 次，10 天為 1 療程。

【解秘】魚腦石鹹寒，具有清熱解毒；冰片辛苦微寒，清熱瀉火開竅。魚腦石煅存性，與冰片研細末嗅鼻，適用於治療鼻淵（鼻炎、副鼻竇炎）之實證者。

方 04

【方名】藿香燻洗湯

【來源】《名醫偏方秘方大全》

【組成】鮮藿香 30 克，鮮絲瓜根 30 克，荊芥 20 克，小二郎箭 30 克。

【用法】煎水時燻鼻，待溫，用棉籤蘸藥水洗鼻，1 天 3 次，每次燻 5～10 分鐘。

【解秘】荊芥、藿香疏風化濕；絲瓜根活血通，清熱解毒；小二郎箭清熱解毒，活血

散瘀。諸藥配伍燻鼻、洗鼻，疏風化濕，清熱解毒。

適用於治療鼻淵患者濁涕多，頭痛鼻塞，香臭不辨者。

方 05

【方名】鼻竇炎方

【來源】《名醫偏方秘方大全》

【組成】牛黃 0.5 克，麝香 0.5 克，菊花心 1.5 克，雄黃 1.5 克，鵝不食草 15 克，冰片少許。

【用法】將鵝不食草、菊花心軋成極細麵，然後用乳缽將群藥研細調勻，裝入瓷瓶封嚴備用。蘸藥少許搐鼻，每天3～4次。

【解秘】鵝不食通肺竅，利鼻氣；菊花心疏散肝經風熱；麝香開竅通閉，辟穢化濁；牛黃、冰片清熱瀉火解毒；雄黃溫燥有毒，以毒攻毒而解毒。

諸藥配伍，研末搐鼻，化濁通竅，清熱解毒。適用於治療頭痛、鼻塞、鼻流黃綠色膿

涕，即鼻竇炎。

方 06

【方名】鼻炎癒煎劑

【來源】《特效偏方秘方隨身查》

【組成】辛夷花（布包）、白芷、連翹各 50 克，魚腥草120 克，桔梗 100 克，川芎、薄荷各 25 克，菊花 30 克，蒼耳子、防風、甘草各 40 克。

【用法】將以上各藥用水煎 3 次，合併煎夜濃縮成 450毫升，裝瓶備用。每天飯後 1小時口服 30 毫升，每天 3次。20 天為 1 療程。

【解秘】辛夷花、蒼耳子、白芷、防風發散風寒，通鼻竅；薄荷、菊花、疏散風熱；連翹、魚腥草、生甘草清熱解毒；川芎「上行頭目」，祛風止痛；桔梗載藥上行。

諸藥配伍，祛風散熱，解毒開竅。適用於治療風熱邪盛的急性鼻淵。

方 07

【方名】柴芩蒼耳散加減

方

【來源】《特效偏方秘方隨身查》

【組成】柴胡、蒼耳子、辛夷、川芎各 10～15 克，黃芩、白芷、天花粉各 15 克，魚腥草、蘆根各 20 克。

【用法】水煎 2 次，取藥汁合併，每天 1 劑，分 3 次溫服。

【解秘】黃芩、天花粉、魚腥草清熱解毒；蒼耳子、辛夷、白芷散疏散風寒，通利鼻竅；柴胡、川芎疏鬱散結；蘆根清熱利尿，導熱下行。諸藥配伍祛毒散結，通利鼻竅。適用於治療急性鼻炎。

方 08

【方名】鼻淵合劑

【來源】《名醫偏方秘方大全》

【組成】桑葉 6 克，蘆根 30 克，辛夷 6 克，薄荷 6 克，蒼耳子 10 克，白芷 6 克。

【用法】將上藥煎成 200 毫升濃液，稍加尼泊金以防腐，貯瓶待用，每天上、下午各服 100 毫升。

【解秘】桑葉、薄荷疏散風熱，滋潤肺燥；辛夷、蒼朮、白芷疏散風寒，宣通鼻竅；蘆根清熱利尿，導熱下行。諸藥配伍，疏風散熱，宣肺利竅。

適用於治療急性鼻竇炎、慢性鼻竇炎急性發作。

方 09

【方名】蒼芷湯

【來源】《名醫偏方秘方大全》

【組成】蒼耳子 6 克，白芷 10 克，荊芥 6 克，川芎 3 克，杭菊花 10 克，魚腥草 10 克，生苡仁 15 克，敗醬草 15 克。

【用法】水煎服，每天 1 劑。

【解秘】蒼耳子、白芷、荊芥疏散風寒通肺竅；川芎、菊花疏風熱利頭目；魚腥草、生苡仁、敗醬草清熱解毒，消

癰排膿；諸藥配伍，宣肺通竅，解毒消癰。

適用於治療風熱鼻淵，即急性鼻竇炎，舌質紅苔薄黃，脈略數或略數微浮。

方10

【方名】清熱通竅方

【來源】《特效偏方秘方隨身查》

【組成】桔梗、黃芩、蒼耳子散（蒼耳子、辛夷、白芷、薄荷）、天花粉各10克，甘草3克。

【用法】將以上各藥以水煎煮，取藥汁。每天1劑，分2次服用。3週為1個療程。

【解秘】黃芩、天花粉、甘草清熱瀉火解毒；蒼耳子散疏散風寒，通利鼻竅。諸藥配伍，清熱瀉火，散風通竅。適用於小兒急性鼻淵。

方11

【方名】藿香蒼膽湯

【來源】《名醫偏方秘方大全》

【組成】藿香15克，蒼耳子12克，豬苦膽（沖服）一個，絲瓜根30克，辛夷12克，防風10克，荊芥12克，白芷10克。

【用法】除鮮豬苦膽外，餘藥水煎1天1劑，鮮豬膽1個分3次用藥水沖服。本方還可製成丸劑，每次服10克，1天3次，白開水送服。

【解秘】藿香芳香化濕；蒼耳子、辛夷、防風、荊芥、白芷疏散風寒；鮮豬膽清熱解毒；絲瓜根活血通，清熱解毒。諸藥配伍，疏風化濕，清肺利竅，洩熱解毒。適用於治聞鼻淵實證之初起者。

方12

【方名】清竅散

【來源】《名醫偏方秘方大全》

【組成】荸薺粉20克，硼砂2克，梅花冰片2克。

【用法】將上藥各研細末，稱準分量，然後和勻，裝入瓶中備用。每用取出少許，先將右手食指洗淨，置於指

端，對準鼻孔按緊，吸氣入鼻中，每天吸入 3～4 次，如不通氣，吸不進去可先用熱手巾，溫敷鼻之兩側，即可稍通，待能吸氣時，再吸入。

【解秘】荸薺粉清熱去濕解毒；硼砂清熱解毒，消腫防腐；梅花冰片清熱解毒開竅。三藥研細末，吸氣入鼻中，清熱去濕，解毒消腫。

適用於治療急慢性鼻炎，急慢性鼻竇炎，鼻塞，通氣不暢，流涕。

方 13

【方名】芫荽子方

【來源】《百病偏方新解》

【組成】芫荽子 50 克。

【用法】將芫荽子燒煙，煙霧用漏斗以燻鼻。

【解秘】芫荽子溫散寒邪、補虛益肺、芳香通竅，可使寒散濕化。芫荽子燒煙增強了行氣收濕之功。燒煙燻鼻，能夠治療鼻淵之虛證。

方 14

【方名】老刀豆散

【來源】《百病偏方新解》

【組成】老刀豆、酒各適量。

【用法】將老刀豆焙枯研末，酒調，每服 15 克。

【解秘】老刀豆焙枯收濕止涕，同鼻竅；酒促進藥物吸收。兩藥調服，能夠治療鼻淵之虛證。

方 15

【方名】絲瓜絡散

【來源】《百病偏方新解》

【組成】絲瓜絡適量。

【用法】將絲瓜絡燒存性為末，開水沖服，每服 15 克。

【解秘】絲瓜絡燒存性通鼻竅，收濕止涕。適宜於治鼻淵之虛證者。

方 16

【方名】乾薑散

【來源】《百病偏方新解》

【組成】乾薑、蜂蜜各適量。

【用法】取乾薑末少許，蜂蜜調和，不要太軟，塞入鼻中。

【解秘】乾薑末溫肺暖脾，脾健則能統攝津液；蜂蜜調和補虛。兩藥混合塞鼻中。用於治療鼻淵虛證，伴有鼻不通氣者。

方 17

【方名】參苓白朮陳皮湯

【來源】《特效偏方秘方隨身查》

【組成】茯苓 12 克，黨參、白朮、陳皮、山藥、蒼耳子、辛夷、白芷各 10 克。

【用法】將以上各藥以水煎煮，取藥汁，每天 1 劑，分 2 次服用。

【解秘】黨參、茯苓、白朮、陳皮、山藥（六君湯去甘草、半夏加山藥）健脾益氣；蒼耳子、辛夷、白芷發散風寒，通利鼻竅。諸藥配伍，健脾益氣，通利鼻竅。適用於治療慢性鼻淵。

三、傷風鼻塞、鼻窒

傷風鼻塞與鼻窒均相當於西醫學中講的鼻炎。

傷風鼻塞是指外感風邪而致的鼻塞。本病以鼻塞、鼻癢、打噴嚏、流涕等局部症狀為特徵。俗稱「傷風」或「感冒」。四季均可發病，但以冬、春季節為多見。

本病病程較短，一般數天可癒，但反覆發作，可導致鼻塞、鼻淵等病。相當於西醫學的急性鼻炎。

鼻窒是以鼻塞時輕時重，或雙側鼻竅交替堵塞，反覆發作，經久不癒，甚則嗅覺失靈為特徵的慢性鼻病。男女老幼均可發生，本病無季節性和地區性。本病在受涼受濕後症狀更明顯。相當於西醫學的慢性鼻炎。

方 01

【方名】枸杞甘草方

【來源】《奇效偏方掌中查》

【組成】鮮枸杞根 90～120 克，甘草 9～12 克。

【用法】將上藥以水煎煮，取藥汁。代茶飲，連續 1

個月。

【解秘】鮮枸杞根味甘性寒，善清洩肺熱，除肺中伏火，則清肅之令自行；甘草味甘性平祛痰止咳，清熱解毒。

二藥配伍，洩肺熱，祛痰濁，利肺竅。可緩解和治療鼻炎症狀。

方 02

【方名】疏散利鼻湯

【來源】《名醫偏方秘方大全》

【組成】蘇葉 6 克，白芷 10 克，防風 10 克，川芎 10 克，桔梗 10 克，生薑 6 克，蔥白 10 克。

【用法】湯藥煎成後，可以用藥液熱氣燻鼻 1～2 分鐘，然後服下，服藥後被覆取汗，並可用熱毛巾敷鼻梁、前額、頂門等處。此外還可用搐鼻散（梅花冰片、硼砂、薄荷、檀香）吸鼻。

【解秘】蘇葉、白芷、防風、生薑、蔥白疏風散寒；川芎上行頭目，祛風止痛；桔梗

開宣肺氣，載藥上行。

諸藥配伍，宣肺解表以通鼻。適用於治療鼻病（風寒外感型），症見鼻塞流涕，涕液清稀，痛癢不適，噴嚏頻作，眼淚增多，嗅覺減退，發熱惡寒，苔白，脈浮等。局部檢查或見鼻甲腫大，黏膜充血。

方 03

【方名】清散暢鼻湯

【來源】《名醫偏方秘方大全》

【組成】薄荷（後下）3 克，葛根 10 克，豆豉 10 克，蒼耳子 5 克，蔓荊子 10 克，甘草 1.5 克。

【用法】水煎服，每天 1 劑。

【解秘】薄荷、葛根、豆豉、蔓荊子散風清熱以暢鼻；蒼耳子溫和疏達，味辛散風，苦燥濕濁，善通鼻竅以除鼻塞、止前額及鼻內脹痛；甘草調和諸藥。諸藥作湯，疏風清熱通鼻竅。

適用於治療鼻病（外感風

熱型），症見鼻氣不利，涕多時黏，漸轉黃涕，滯塞不通，局部檢查可見鼻氣不利，鼻腔呈急性炎症表現。發熱不惡寒，口渴，頭痛，舌紅，苔薄，脈浮數等。

方 04

【方名】蒼耳通鼻飲

【來源】《名醫偏方秘方大全》

【組成】蒼耳子 9～12克，地龍 10～15 克，白芷 10～15 克，辛夷 6～12 克，薄荷 6～12 克，川芎 9～12克，絲瓜藤 10～20 克。

【用法】將上藥（除辛夷、薄荷外）用水浸泡 30 分鐘後，下辛夷、薄荷，再同煎 10 分鐘，倒出一煎藥液，再加水適量，煎 20 分鐘，將兩藥液混合備用；將上方共研細面，裝入空心膠囊，備用。煎劑每天 1 劑，分 3 次服；膠囊每服 3～5 粒，每天 3 次，飯後服。

【解秘】蒼耳子、白芷、

辛夷祛風散寒通鼻竅；薄荷、川芎散滯利頭目；配地龍、絲瓜藤以清肺化痰。

諸藥配伍，祛風熱，清肺痰，通鼻竅。適用於治聞鼻窒（類似慢性鼻炎）。

方 05

【方名】通鼻宣竅湯

【來源】《名醫偏方秘方大全》

【組成】生麻黃 6～10克，辛夷花 10 克，蒼耳子 10克，細辛 3 克，石菖蒲 10克，鬼箭羽 10 克，七葉一枝花 15 克，天葵子 10 克。

【用法】水煎服，每天 1劑。

【解秘】生麻黃、辛夷花、蒼耳子、細辛宣肺散寒通竅；石菖蒲善化濕濁以通竅；鬼箭羽、七葉一枝花、天葵子解毒消腫。

諸藥配伍，宣肺散寒，化濕通竅，解毒消腫。適用於治療慢性鼻炎。

方 06

【方名】清氣理鼻湯

【來源】《名醫偏方秘方大全》

【組成】絲瓜藤 15 克，荷蒂 5 枚，金蓮花 6 克，龍井茶 1.5 克。

【用法】水煎服，每天 1 劑。

【解秘】絲瓜藤清暑熱，《本草綱目》謂之：「治齒匿、腦漏，殺蟲解毒。」荷蒂《本草再新》謂之：「清心降火，解暑除煩，治痢瀉，消濕熱。」金蓮花、龍井茶清熱解茶。四藥配伍，水煎服，清熱降火，解毒。

適用於治療慢性單純性鼻炎，或兒童鼻炎，症見病程已久，時癒時發，或夏秋好轉、冬春轉差，重時鼻塞不通，常覺頭昏、感風加重，黏涕較多，下甲稍大，但點麻黃素等藥可使收縮，且觸之蠕軟者。

方 07

【方名】辛溫燠鼻湯

【來源】《名醫偏方秘方大全》

【組成】辛夷 10 克，細辛 3 克，檀香 3 克，藁本 10 克，白芷 10 克，川芎 10 克，鮮松針 3 克。

【用法】水煎服，每天 1 劑。

【解秘】辛夷、細辛、藁本、白芷發散風寒以通竅；檀香、川芎辛散溫通，行氣散滯；鮮松針《本草綱目》記載「松葉，名為松毛，性溫苦，無毒，入肝、腎、肺、脾諸經，治各臟腫毒、風寒濕症。」諸藥配伍，溫裏驅寒，暖燠其鼻。用治慢性鼻炎或慢性鼻竇炎症見多涕色白，喜溫，頭痛定時，或痛在頰，或痛在額，或痛連巔頂，舌苔白，脈沉緩。

方 08

【方名】辛夷白芷半夏方

【來源】《特效偏方秘方隨身查》

【組成】辛夷花、蒼耳

子、薄荷、川貝母各9克，白
芷、甘草各6克，法半夏、陳
皮各3克，三七、冰片各1.5
克。

【用法】先將冰片研為細
末，再與另9味藥共研細末，
裝瓶備用。用棉籤蘸藥末少許
搐入鼻中，每天2～3次。

【解秘】辛夷花、蒼耳
子、薄荷、白芷發散風寒以通
竅；川貝母、法半夏、陳皮、
甘草化痰止咳；三七活血化
瘀，消腫定痛；冰片瀉火解毒
以開竅。

諸藥配伍，散風寒，化痰
濁，瀉火毒，利竅通鼻。適用
於治療鼻窒。

四、鼻鼽

鼻鼽是因稟質特異，臟腑
虛損，感受外邪或花粉及不潔
之氣所致，以突然或反覆發作
之鼻癢、噴嚏頻作、清涕如
水、鼻塞等為主要表現的鼻
病。又稱「鼽涕」、「鼽水」
等。相當於西醫學的變應性鼻
炎，可分為常年性與季節性兩
種類型。

為鼻科常見病、多發病，
可發生於任何年齡，但以青少
年多見，常有家族遺傳史。

方01

【方名】祛風宣肺湯

【來源】《名醫偏方秘方
大全》

【組成】蒼耳子15克，
炙麻黃9克，辛夷9克，蟬衣
15克，甘草9克。

【用法】煎2遍和勻，1
天3次分服。

【解秘】蒼耳子、辛夷、
蟬衣祛風散寒，宣通鼻竅；炙
麻黃辛散苦洩，溫通宣暢，外
開皮毛之鬱閉，內降上逆之氣
而平喘；配甘草止咳祛痰。

五藥配伍，祛風宣肺，通
利鼻竅。適用於治療過敏性鼻
炎（鼻淵），鼻堵，發癢，嚏
多，流清涕者，因對風寒或某
種物質過敏，以致肺氣不宣。

方02

【方名】通竅方

【來源】《名醫偏方秘方大全》

【組成】柴胡 9 克，香附 9 克，川芎 8 克，赤芍 9 克，蒼耳子 9 克，辛夷花 9 克，白朮 9 克，黃耆 18 克，白芷 9 克，生甘草 3 克。

【用法】將上藥浸泡 30 分鐘，放文火煎熬，沸後 15 分鐘取汁，每劑藥煎 2 次，2 次煎液混合備用。每天 1 劑，早、晚各服 1 次，溫服。

【解秘】柴胡、香附疏肝解鬱；川芎、赤芍活血通竅；蒼耳子、辛夷、白芷祛風散寒通竅；白朮、黃耆益氣健脾，生甘草清熱解毒。

諸藥配伍，祛風散鬱，益氣活血通竅。對治療血管運動性鼻炎，咽鼓管鼻塞有效。

方 03

【方名】脫敏湯

【來源】《名醫偏方秘方大全》

【組成】紫草 10 克，茜草 10 克，徐長卿 10 克，旱蓮草、蟬蛻各 3 克。

【用法】水煎如常規服，每天 1 劑。

【解秘】紫草、茜草清熱涼血，活血消腫；徐長卿祛風止痛；蟬蛻善疏肺經風熱以宣肺通竅；旱蓮草補益肝腎之陰而涼血。

諸藥配伍，清熱疏風，涼血消腫，宣肺通竅。適用於治療一般過敏性鼻炎。

方 04

【方名】鼻炎方

【來源】《名醫偏方秘方大全》

【組成】鵝不食草 30 克，辛夷 30 克，白芷 15 克，薄荷 15 克，蒼耳子 60 克，冰片 1 克。

【用法】將上味共研極細末，再加冰片，反覆磨研，細末吹鼻 1 天 2～3 次，不間斷，日久療效顯著。

【解秘】鵝不食草、辛夷、白芷、薄荷、蒼耳子疏風散寒，宣通鼻竅；冰片清熱瀉

火而開竅。

諸藥配伍,寒熱並施,疏風清熱,宣通鼻竅。

適用於治療過敏性鼻炎、慢性副鼻寶炎,頭痛鼻塞流涕等症。

方 05

【方名】鼻炎驗方

【來源】《名醫偏方秘方大全》

【組成】黃蓍 30 克,鵝不食草 30 克,防風 9 克,山茱萸 9 克,白朮 12 克,山藥 24 克,熟地 25 克,枸杞子 15 克,薄荷(後下)10 克,辛夷花 10 克。

【用法】水煎服,每天 1 劑。

【解秘】鵝不食草、防風、薄荷、辛夷花發散風寒,宣通肺竅;黃蓍、白朮、山藥益脾氣,熟地補肝血,山茱萸、枸杞滋腎陰,扶正固體。

諸藥配伍,攻邪與扶正結合,標本同治。適用於治療過敏性鼻炎。

方 06

【方名】禦風健鼻湯

【來源】《名醫偏方秘方大全》

【組成】蒼耳子 6 克,蟬衣 6 克,防風 10 克,白蒺藜 10 克,肥玉竹 10 克,炙甘草 4.5 克,苡仁 12 克,百合 12 克。

【用法】水煎服,每天 1 劑。

【解秘】蒼耳子、蟬衣、防風、白蒺藜祛風散寒通竅;肥玉竹、百合養陰清肺熱,固衛表;炙甘草、苡仁健脾利濕。諸藥配伍,強衛禦風,固表健脾。

適用於治療過敏性鼻炎,症見臨風多噴嚏,刺癢流清涕,甚至流淚,或影響嗅覺,局部檢查或見黏膜呈蒼白色。此病患者體質多虛,易感冒,易出汗,易頭痛,脈多呈虛像,或濡象,苔多白。

方 07

【方名】宣肺固衛飲

【來源】《名醫偏方秘方大全》

【組成】生黃蓍 15 克，鮮生地 15 克，雲茯苓 15 克，炒白蒺藜 20 克，炙枇杷葉 20 克，麥門冬 20 克，白芷 5 克，羌活 7 克，細辛 4 克，甘草 10 克。

【用法】水煎服，每天 1 劑。

【解秘】炒白蒺藜、白芷、羌活、細辛祛風散寒以宣肺通竅；生黃蓍、鮮生地、炙枇杷葉、麥冬益肺養陰固衛；甘草、茯苓健脾滲透濕。

諸藥配伍，攻補兼施，祛風散寒通竅，益肺養陰固衛。適用於治療過敏性鼻炎，症見噴嚏及流涕頭痛。

方 08

【方名】去敏鼻舒湯

【來源】《名醫偏方秘方大全》

【組成】黨參 15～20 克（或人參 6 克），炒白朮 10 克，豬苓 10 克，雲苓 10 克，黃蓍 15 克，乾薑 6 克，製附子 10 克，薑半夏 9 克，甘草 8 克。

【用法】每天 1 劑。6～9 歲服半量，9～12 歲服成人 2/3 量，15 劑為 1 療程。

【解秘】黨參、黃蓍、茯苓、豬苓、白朮、甘草補脾益肺；乾薑、附子溫補脾陽；薑半夏降逆止嘔。

諸藥配伍，培土生金，補脾益肺，通利鼻竅。適用於治療過敏性鼻炎，症見鼻塞鼻脹，噴嚏，流水樣鼻涕，鼻塞，檢查鼻腔黏膜呈蒼白色改變，嗜酸性白細胞增高。

方 09

【方名】抗鼻敏煎

【來源】《名醫偏方秘方大全》

【組成】桂枝 3 克，白芷 10 克，烏梅 10 克，當歸 15 克，白芍 15 克，炙黃蓍 20 克，黃芩 10 克，細辛 5 克，熟附子 5 克，淫羊藿 10 克。

【用法】水煎服，每天 1

劑。

【解秘】桂枝、白芷、細辛辛溫散寒，宣肺通竅；烏梅味酸生津，收斂肺氣；炙黃蓍、當歸、白芍益氣補血；黃芩善清肺火及上焦實熱；熟附子、淫羊藿溫補腎陽。

諸藥配伍，散斂結合，攻補並施，溫補肺腎，調和氣血，祛風散邪。適用於治療過敏性鼻炎，證以肺腎陽虛為主者。

方 10

【方名】乾薑散

【來源】《百病偏方新解》

【組成】乾薑、蜂蜜各適量。

【用法】乾薑適量，研末。蜜調塗鼻內。

【解秘】乾薑具有溫肺散寒、溫中暖脾之功效；蜂蜜具有補脾以祛濕之功能。

乾薑末蜜調，塗鼻內，共奏溫肺補脾、收濕止涕之功效，適用於治療噴嚏、流涕清稀量多者。

五、鼻疔

鼻疔是指發生在鼻尖、鼻翼及鼻前庭部位的疔瘡癤腫。其特點為局部紅腫，呈粟粒狀突起，堅硬，脹痛，有膿點。

鼻疔又稱「白疔」、「白刃疔」、「鼻尖疔」等相當於西醫學的鼻癤。本病若處理不當，邪毒內陷，可轉成疔瘡走黃之重症。

方 01

【方名】魚腥草方

【來源】《特效偏方秘方隨身查》

【組成】鮮魚腥草適量。

【用法】將魚腥草洗淨搗爛外敷患處，每天換藥 2 次，至紅腫消失為度。

【解秘】魚腥草味辛性寒，既能清熱解毒，又能消癰排膿，為外癰瘡毒常用之品。將魚腥草洗淨搗爛外敷患處，可治療鼻疔。

方 02

【方名】杏仁乳汁方

【來源】《百病偏方新解》

【組成】杏仁、乳汁各適量

【用法】將杏仁搗爛，加入乳汁調和。

【解秘】《本草綱目》載杏仁：「殺蟲，治諸瘡疥，消腫，去頭面諸風氣疱。」乳汁能解毒，且能護膚。杏仁搗爛，加入乳汁調和外用，能治療鼻疔之膿未成者。

方03

【方名】野菊花紫花地丁方

【來源】《百病偏方新解》

【組成】野菊花、紫花地丁各30～60克。

【用法】水煎服，藥渣再煎，以藥液熱敷患處。

【解秘】野菊花、紫花地丁均入肺經，具有清熱解毒之功效，適宜於治療鼻疔，膿未成可消散腫毒，膿已成可托毒排膿。

方04

【方名】野菊花蒲公英方

【來源】《特效偏方秘方隨身查》

【組成】野菊花、蒲公英各30克。

【用法】用以上2味共搗爛外敷患處，每天2次。

【解秘】野菊花、蒲公英，二藥均入肺經，具有清熱解毒消腫之功。搗爛外敷患處，適用於治療鼻癤。

方05

【方名】疏風清熱飲

【來源】《特效偏方秘方隨身查》

【組成】金銀花12克，野菊花6克，青天葵子、赤芍、黃芩、牡丹皮各9克，蒲公英15克。

【用法】將以上各藥以水煎煮，取藥汁。每天1劑，分2次服用。

【解秘】金銀花、野菊花、蒲公英、天葵子（五味消毒飲去紫花地丁）、黃芩清熱解毒消腫，加赤芍、牡丹皮清熱涼血散瘀止痛。煎汁服用，

適用於治療鼻疔。

方 06

【方名】清熱化膿方

【來源】《特效偏方秘方隨身查》

【組成】山梔子、生地黃、連翹、薄荷、玄參各 10 克，枇杷葉 15 克，天花粉 12 克，麥冬、黃蓍、桔梗各 9 克，甘草 6 克。

【用法】將以上各藥以水煎煮，取藥汁。每天 1 劑，分 2 次服用。

【解秘】山梔子、連翹、甘草瀉火解毒；生地、玄參清熱涼血；薄荷疏散風熱，宣毒透瘡；枇杷葉、麥冬養陰清肺；天花粉、黃蓍、桔梗排膿。諸藥配伍，清肺養陰，解毒排膿。

適用於治療疔熱攻肺所致的鼻癤腫。

六、鼻 疳

鼻疳，又名鼻瘡，是指鼻前庭附近皮膚紅腫、糜爛、結痂、灼癢，有經久不癒，反覆發作的特點。小兒多見。

肺經蘊熱，邪毒內侵者表現為鼻前孔處皮膚漫腫、潮紅、潰爛、浸淫流水、集結痂塊、灼熱癢痛。

脾胃失調，濕熱蘊蒸者表現為鼻前孔糜爛，潮熱嫩腫，常溢脂水或結黃濁厚痂，癢痛，偶見皸裂出血，甚則侵及鼻翼和口唇，鼻竅不通。舌苔黃厚膩，脈滑數。

方 01

【方名】杏仁乳汁方

【來源】《百病偏方新解》

【組成】杏仁、乳汁各適量。

【用法】將杏仁搗爛，加入乳汁調和。

【解秘】杏仁殺蟲，治諸瘡疥，消腫，去頭面諸風氣疱；乳汁能解毒，且能護膚。二藥合而外用，能治療肺經蘊熱，邪毒內侵型的鼻瘡。

方 02

【方名】桃葉嫩心方

【來源】《百病偏方新解》

【組成】桃葉嫩心適量。

【用法】將桃葉嫩心搗爛，內服或塞之。

【解秘】桃葉嫩心能清熱解毒、殺蟲止癢。用於癰瘡、痔瘡、濕疹、陰道滴蟲等症。桃葉嫩心，搗爛內服或塞之，適用於治療肺經蘊熱，邪毒內侵的鼻瘡。

方03

【方名】青蛤散

【來源】《百病偏方新解》

【組成】青蛤散（由青黛、石膏、黃柏、輕粉、蛤粉組成）。

【用法】將青蛤散調塗患處，每天2次。

【解秘】青黛、石膏、黃柏，均能清熱解毒；輕粉、蛤粉收斂祛濕。

諸藥配伍，共奏清熱祛濕之功，故適用於治療濕熱蘊盛、紅腫糜爛、脂水較多者。

方04

【方名】明礬甘草方

【來源】《百病偏方新解》

【組成】明礬3克，生甘草10克。

【用法】將上藥煎水洗滌，每天數次。

【解秘】明礬收濕斂瘡；生甘草解毒。

二藥配伍，共奏清熱消毒、斂瘡之功，故適用於治療濕盛黃脂較多者。

方05

【方名】苦參枯礬散

【來源】《百病偏方新解》

【組成】苦參、枯礬各15克，生地黃汁適量。

【用法】將苦參、枯礬研末，加入生地黃汁適量，調勻塗敷患處。

【解秘】苦參清熱燥濕；枯礬斂瘡生肌；生地黃清熱涼血，養陰生津。三藥配伍，共奏清熱燥濕、斂瘡生肌之功。適用於治療脾胃失調、濕熱蘊蒸型的鼻疳。

方06

【方名】牛骨狗骨散

【來源】《百病偏方新解》

【組成】牛骨、狗骨、豬脂適量。

【用法】將牛骨、狗骨燒灰，豬脂調和，外敷患處。

【解秘】牛骨、狗骨燒灰，能收濕、斂瘡生肌。豬脂清熱解毒，並作為賦型劑。三者和敷，適用於治療脾胃失調，濕熱蘊蒸型的鼻疳。

七、鼻息肉

鼻息肉，又名鼻痔。是指鼻腔內的贅生物，其狀若葡萄或石榴子，光滑柔軟，帶蒂而可活動。

本病多因肺經濕熱，壅結鼻竅，天久凝濁，結成息肉。常表現為鼻腔內有一個或多個贅生物，表面光滑，大小不一，帶蒂而可活動，伴有持續性鼻塞、嗅覺減退、鼻涕增多、頭暈頭痛等。

方01

【方名】蜘蛛方

【來源】《百病偏方新解》

【組成】蜘蛛、紅糖各適量。

【用法】將蜘蛛、紅糖共搗，塗於患處。

【解秘】蜘蛛「以毒攻毒」，起到局部腐蝕作用；紅糖行氣活血，促進血運及藥物的吸收。共搗塗搽，能治療鼻息肉。

方02

【方名】蓮鬚方

【來源】《百病偏方新解》

【組成】蓮鬚適量。

【用法】將蓮鬚新瓦上焙乾為粉，吸入鼻腔。

【解秘】蓮鬚乃蓮花的花蕊，性平味甘，有固澀、清熱毒之效，焙乾為粉，吸入鼻內，作用於息肉上，能控制鼻內贅生物的生長，息肉得以枯澀，日久而自行脫落。

方03

【方名】川芎茶調散

【來源】《特效偏方秘方隨身查》

【組成】川芎、防風、細

辛、白芷各 20 克，荊芥、豬牙皂、羌活、紫蘇葉各 10 克，石膏、辛夷、蒼耳子各 30 克。

【用法】以上各藥共研末，備用。每次 10 克，溫開水沖服，每天 3 次。21 天為 1 個療程。

【解秘】川芎上行頭目，活血通竅；防風、荊芥、細辛、羌活、紫蘇葉、辛夷、蒼耳子疏風散寒，通竅止痛；石膏清熱和絡；豬牙皂祛風，通竅開閉。諸藥配伍，祛風解表，活血通竅。

適用於治療鼻息肉。

 方 04

【方名】補中益氣湯加減方

【來源】《特效偏方秘方隨身查》

【組成】黨參、黃耆、薏苡仁各 30 克，白朮、茯苓各 20 克，升麻、陳皮各 15 克，柴胡、石菖蒲各 12 克，當歸 10 克，製半夏 9 克。

【用法】將以上各藥以水煎煮，取藥汁。每天 1 劑，分 2 次服用。

【解秘】黨參、黃耆、白朮、當歸、陳皮、升麻、柴胡（補中益氣湯去甘草）補中益氣；加薏苡仁、石菖蒲、半夏燥濕化痰，散結開竅。

適用於治療肺脾氣虛型鼻息肉，症見流涕清稀或稀白，息肉淡白或蒼白，或術後反覆再發，伴倦怠乏力，易感冒，舌淡苔白，脈緩弱。

方 05

【方名】四君子湯加減方

【來源】《特效偏方秘方隨身查》

【組成】黨參 15 克，黃耆 20 克，白朮、生甘草、白芷、皂角刺、殭蠶各 9 克，薏苡仁 12 克，桔梗、木通各 5 克。

【用法】將以上各藥加水煎煮，取藥汁。每天 1 劑，分早、晚兩次服用。

【解秘】黨參、黃耆、白

尤、益氣健脾；生甘草清熱解毒；白芷、皂角刺、殭蠶宣祛風通竅；薏苡仁、木通滲濕消腫；桔梗開宣肺氣，載藥上行，諸藥配伍，清上、補中、利下，攻邪與扶正並施，益氣健脾，宣肺通竅，瀉濕散結。適用於治療鼻息肉。

第三節·咽喉部病證

一、喉 瘖

瘖而聲嘶者，稱喉瘖。它是一種由發音功能障礙或聲帶病變引起不發聲的一種病症。分為急喉瘖與慢喉瘖。

急喉瘖又稱暴瘖，臨床較多見。因其症表現為聲音不揚，甚至嘶啞失音，發病較急，病程較短而得名。慢喉瘖，因其症表現為聲音不揚，甚至嘶啞失音，發病較慢，病程較長而得名。

急喉瘖多由外感、邪毒凝遏於喉嚨，氣道壅塞，脈絡閉阻，肌膜紅腫，聲門開合不利

而為本病，相當於急性喉炎。慢喉瘖多由肺腎津虧，脈絡失養，氣道壅塞，聲門開合不利而為本病，相當於慢性喉炎。

方 01

【方名】陳醋雞蛋方

【來源】《百病偏方新解》

【組成】雞蛋 1 個，陳醋半盞。

【用法】先將雞蛋和陳醋共煮片刻，將蛋取出去殼，再用醋煮一刻鐘，食之，病減再吃兩次。

【解秘】雞蛋養陰生津，潤養咽喉；陳醋斂陰解毒，潤養咽喉。二藥配伍，共奏養陰利音，開咽之功。

適用於治療喉瘖之喉內不適，乾癢而咳，出聲不利，聲音不揚，甚至嘶啞失音，虛證、實證均可使用。

方 02

【方名】發聲散

【來源】《中華偏方大全》

【組成】白殭蠶 30 克，瓜蔞皮 30 克，甘草 30 克。

【用法】把上藥各自炒黃，研成細末。每服9克，溫酒或生薑自然汁調下，每天2～3次。

【解秘】白殭蠶味辛行散，有祛外風、散風熱，止痛，止癢之功；瓜蔞皮味甘性寒，潤肺燥，滌痰結，利咽喉；甘草味甘性平，止咳祛痰。

三藥配伍，外散風邪熱毒，內潤肺燥化痰。適用於喉瘖話聲不出者。

方03

【方名】喉閉失音方

【來源】《中華偏方大全》

【組成】薑汁10毫升，蘿蔔汁10毫升。

【用法】兩汁和匀，同服之。

【解秘】薑汁味辛性溫，溫肺散寒，化痰止咳；蘿蔔汁味甘性寒，養陰清熱化痰。

二藥配伍，寒熱並制，潤肺養陰，化痰利咽。適用於喉閉失音。

方04

【方名】出聲音方

【來源】《中華偏方大全》

【組成】木通5克，炮訶子（去核）30克，甘草15克，地黃汁100毫升。

【用法】把上藥研成細末，用水3000毫升，煎煮至500毫升，入地黃汁，再蒸數沸。放溫，分6次食後服用。

【解秘】木通配甘草、地黃汁（導赤散之效）上清心經之火，下洩小腸之熱，常治心火上炎，口舌生瘡；炮訶子酸澀而苦，既能斂肺下氣止咳，又能清肺利咽開音，為治失音之要藥。四藥配伍，清心肺之熱，利咽開音。

適用於心火上炎所致的失音。注意，外有表邪者忌用。

方05

【方名】語聲不出方

【來源】《中華偏方大全》

【組成】桔梗15克，官桂（去皮）15克，杏仁（去皮尖）15克。

【用法】上藥研成細末，以杏仁研膏為丸，似棗大，含化。

【解秘】桔梗辛散苦洩，宣肺洩邪以利咽開竅；杏仁質潤多脂，肅肺潤養以利咽止咳；官桂辛甘大熱，《神農本草經》謂之「主上氣咳逆結氣，喉痺吐吸。」三藥配伍，宣肅結合，潤燥並施，調肺氣，利咽開竅。

適用於語聲不出。

方 06

【方名】玉粉丸

【來源】《中華偏方大全》

【組成】炒草烏 6 克，半夏 6 克，官桂 6 克。

【用法】把上藥研細末，薑汁糊丸，似芡實大。每夜含化 1 丸。

【解秘】炒草烏辛熱升散苦燥，「疏利迅速，開通關腠，驅逐寒濕。」半夏味辛性溫，燥濕化痰；官桂辛甘大熱，《神農本草經》謂之「主上氣咳逆結氣，喉痺吐吸。」

三藥配伍，化痰散結，利咽開音。適用於痰結喉中語不出。

方 07

【方名】甘橘湯

【來源】《中華偏方大全》

【組成】白桔梗 6 克，粉甘草 6 克。

【用法】用水煎，溫服之。

【解秘】白桔梗辛散苦洩，宣肺洩邪以利咽開竅；粉甘草味甘性平，止咳嗽祛痰。二藥配伍，洩肺熱，祛痰嗽，利咽喉。適用於喉痛閉聲。

方 08

【方名】暴失音方

【來源】《中華偏方大全》

【組成】白蜜 500 克，豬板油 500 克。

【用法】把豬油入鍋熬，去渣，入白蜜再熬少頃，濾淨後，投入瓷器內冷定成膏。不拘時候，挑服 10～20 克，其音漸清。

【解秘】白蜜加入豬油熬製成膏，有潤滑、利咽、止痛

二、乳　蛾

乳蛾又名喉蛾。其發病部位在咽喉部兩側的喉核處，症見喉核紅腫疼痛，表面或有黃白色膿樣分泌物。因其形狀如乳頭，或如蠶蛾，故名乳蛾。乳蛾又有單蛾和雙蛾之分，發於一側者為單蛾，發於兩側者為雙蛾。中醫將其分為風熱乳蛾，實火乳蛾與虛火乳蛾。

風熱乳蛾是因風熱邪毒侵襲引起的乳蛾，屬於風熱實證，即西醫學的急性扁桃體炎，是一種常見病，多發病，發於春、秋兩季者尤多。臨床變現為咽喉疼痛逐漸加重，吞嚥不利，全身伴有惡寒發熱，頭痛鼻塞，咳嗽有痰，舌淡苔薄白，脈浮數等。

實火乳蛾是因外邪壅盛，趁勢傳裏，肺胃受之，火熱上蒸，搏結於喉核，灼腐肌膜，喉核腫大，或有腐物流膿，即西醫學的急性化膿性扁桃體炎。臨床表現為喉核紅腫，疼痛劇烈，痛連耳根和頷下，吞嚥困難，有堵塞感，或有黃白色膿點。伴有高熱，頷下淋巴結腫大。全身症見高熱、口渴引飲、咳痰稠黃、口臭便秘、小便黃。舌紅，苔黃，脈洪大或數。

因臟腑虧虛，虛火上炎而致的乳蛾。屬於慢性虛損性疾病，易反覆發作，病程較長，容易引起痺症、心臟疾患等。小兒喉核肥大硬實，無發炎病史，多因氣血凝滯而致，稱為石蛾。臨床上表現為喉核及其周圍潮紅，喉核上可見有黃白色膿點，或喉核被擠壓時可有黃白色膿樣溢出。咽喉疼痛紅腫均不甚，主要是乾燥艱澀不適，吞嚥困難，病情反覆發作。至於石蛾，多發於小兒，喉核肥大，不紅。擠壓之無溢出物，觸之感覺其質硬。

方 01

【方名】菜油方

【來源】《百病偏方新解》

之效，適用於暴失音。

【組成】菜油適量，細瓷調羹1把。

【用法】將菜油搽於對口穴，用細瓷調羹向對口穴刮痧。

【解秘】菜油起到潤滑的作用。將菜油搽於對口穴，即啞門穴，用細瓷調羹清刮，實則起到刮痧的作用，能疏散風熱、利咽、消腫、止痛。火毒自往外降，其喉痛即解。

方02

【方名】金銀根方

【來源】《百病偏方新解》

【組成】金銀根5～6條。

【用法】生嚼金銀根，或將金銀根煎水吞服。

【解秘】金銀根，即黃花菜根，具有清熱解毒、利咽寬胸、養血平肝、利尿消腫、發奶等功效。生嚼此菜根或吞菜根水，能治療實火乳蛾。

方03

【方名】紅莧菜根方

【來源】《百病偏方新解》

【組成】紅莧菜根50克。

【用法】將紅莧菜根燒炭，捲紙筒吹入喉中。

【解秘】紅莧菜根具有清熱解毒、涼血止血、利濕止痢之功；燒炭存性則有效成分容易煎出，藉助捲紙筒將藥吹入喉中，發揮解毒消腫之功，適用於治療實火乳蛾。

方04

【方名】木耳麵

【來源】《百病偏方新解》

【組成】木耳15克。

【用法】將木耳煅為麵，吹入喉中。

【解秘】木耳具有益氣潤肺、補腦輕身、涼血解毒、活血止血等功效。煅為麵，燒炭存性則有效成分容易煎出，吹入喉中，適用於治療實火乳蛾。

方05

【方名】指甲童便方

【來源】《百病偏方新解》

【組成】指甲、食鹽、童便均適量。

【用法】將手指甲洗淨燒

灰，加食鹽少許共研為細末，用竹管將藥吹入喉中，咽喉通後，遂用童便吞服。

【解秘】指甲養陰、潤燥、解毒。中醫藥古籍記載手指甲燒灰，能治療鼻衄、尿血、喉蛾、咽喉腫痛、目生翳障、中耳炎等；食鹽清熱解毒；童便養陰生津，清退虛熱。三藥配伍，共奏養陰清肺，生津潤燥之功。適用於治療虛火乳蛾。

方 06

【方名】青勃湯

【來源】《名醫偏方秘方大全》

【組成】大青葉 30 克，馬勃 3 克（包），生甘草 5 克。

【用法】先將上藥用水浸泡 15 分鐘再煎煮，每次煎約 80 毫升，每劑煎 2 次，將 2 次煎出的藥液混合，備用。每天 1 劑，分 3～4 次服用。

【解秘】大青葉、馬勃、生甘草相伍，解毒利咽，涼血消腫。適用於治療急性扁桃體炎，急性化膿性扁桃體炎。

方 07

【方名】吹口藥

【來源】《名醫偏方秘方大全》

【組成】西月石 5 克，頂腰黃 3 克，煅人中白 0.5～1 克，白芷末 0.5～1 克，百壽老梅片 0.1 克，薄荷末 0.1 克。

【用法】上藥研極細末，使藥物和勻，研至藥粉反出亮光為佳。

【解秘】西月石、頂腰黃、老梅片清熱解毒，消腫利咽；《本草正》謂人中白：「燒研為末，大治諸濕潰爛，下疳惡瘡，生肌長肉，善解熱毒。」白芷末、薄荷末疏散風邪，宣利肺氣。

諸藥配伍，清熱解毒，消腫利咽。適用於治療急慢性扁桃體炎，急慢性咽喉炎等。

方 08

【方名】鵝口散

【來源】《名醫偏方秘方

大全》

【組成】冰片 1.5 克，黃連 9 克，青黛 6 克，硼砂 3 克，寒水石 9 克。

【用法】上藥研極細麵，過篩為散。外用藥，如乳蛾可以作咽部噴塗。鵝口瘡、口糜，每天外塗 1～2 次，口角及口周外有潰瘍可用鵝口散以香油或其他植物油調塗。

【解秘】冰片、黃連、青黛、硼砂清熱解毒，涼血消腫；寒水石清熱瀉火。

諸藥配伍，瀉火解毒，消腫止痛。適用於治療乳蛾、口糜、鵝口瘡。

方 09

【方名】海草桔梗湯

【來源】《名醫偏方秘方大全》

【組成】海浮石 12 克，夏枯草 10 克，生甘草 5 克，炙甘草 5 克，桔梗 12 克。

【用法】水煎服，每天 1 劑。

【解秘】海浮石、夏枯草清化痰火，散結消腫；桔梗、生甘草宣肺祛痰止咳；炙甘草益氣補脾，以杜苦寒之藥傷脾胃，以助藥物吸收。

諸藥配伍，清熱瀉火，散結消腫。適用於治療咽喉疼痛，扁桃體炎。

方 10

【方名】清熱解毒方

【來源】《特效偏方秘方隨身查》

【組成】白樺葉、老鶴草各 30 克，板藍根、山豆根各 20 克，黃芩、黃連、野菊花、蒲公英各 15 克，甘草 10 克。

【用法】將以上各藥用水煎，取藥汁 500 毫升。每天 1 劑，分 4 次服用。

【解秘】文獻研究報導白樺葉的提取物有止咳、祛痰和抗腫瘤功效；老鶴草有抗病毒的作用，《本經》謂之：「主大熱，惡瘡，癰疽，浸淫，赤爛，皮膚赤，身熱。」板藍根、山豆根、黃芩、黃連、野

菊花、蒲公英、甘草清熱解毒。諸藥配伍，清熱解毒，利咽消腫，止痛。適用於治療風熱乳蛾。

方 11

【方名】洋蔥白礬秘方

【來源】《特效偏方秘方隨身查》

【組成】洋蔥 5 克，白礬 10 克，蜂蜜適量。

【用法】先將洋蔥搗爛，白礬研細，調入蜂蜜適量，使其成糊狀，備用。將藥糊塗敷患處。

【解秘】洋蔥散瘀解毒；白礬解毒，收濕止癢；蜂蜜解毒消瘡。三藥製成糊狀，塗敷患處，清熱解毒。適用於風熱乳蛾。

方 12

【方名】疏風解毒湯加減方

【來源】《特效偏方秘方隨身查》

【組成】荊芥 6 克，薄荷葉（後入）5 克，大青葉 16 克，蒲公英 15 克，掛金燈 9 克，金銀花 12 克，白桔梗 4.5 克，生甘草 3 克，天花粉 10 克。

【用法】將以上各藥用水煎，取藥汁。每天 1 劑，分 2 次服用。

【解秘】荊芥、薄荷葉疏散風熱；大青葉、蒲公英、掛金燈、金銀花、白桔梗、生甘草清熱解毒，化痰利咽；天花粉清熱瀉火，消腫排膿。諸藥配伍，疏風清熱，解毒消腫。適用於治療實火乳蛾。

方 13

【方名】養陰清熱方

【來源】《特效偏方秘方隨身查》

【組成】參鬚 15 克，板藍根 50 克，牛蒡子 19 克，麥冬、蘆根各 10 克，黃芩 7 克，川貝母、甘草各 5 克。

【用法】將以上各藥用水煎，取藥汁。每天 1 劑，分 3 次服用，連服 4 天。

【解秘】參鬚、麥冬、益

氣養陰；板藍根、牛蒡子解毒利咽；蘆根、黃芩清熱瀉火；川貝母、甘草清熱化痰止咳。

諸藥配伍，益氣養陰，清熱解毒。適用於治療風熱乳蛾傷陰者。

三、喉痹

喉痹是指咽部紅腫疼痛，或微痛，癢而不適為主要症狀的咽部疾患。臨床上分為風熱喉痹，實火喉痹與虛火喉痹。

風熱喉痹又稱熱喉、紅喉。多由於風熱邪毒引起，因肺衛失固，邪毒從口鼻侵襲咽喉，內傷於肺，相搏不去，致咽喉腫痛而為喉痹，相當於西醫學的急性咽炎。

臨床常表現為咽喉疼痛，咽部紅腫，喉底或有顆粒突起，喉核腫脹不明顯，或伴有惡寒發熱，頭身疼痛，咳嗽痰黃，苔薄白或薄黃，脈浮數等風熱表證。

實火喉痹多由淫邪熱毒壅盛傳裏，火邪蒸灼咽喉所致，相當於西醫學的急性咽炎。臨床常表現為咽喉疼痛，咽部紅腫，喉底或有顆粒突起，喉核腫脹不明顯，或伴有高熱，口乾喜飲，大便秘結，小便短赤，痰黃黏稠。舌紅，苔黃，脈數有力等。

虛火喉痹是指由於臟腑虧虛，虛火上炎所致的喉痹，為喉科常見疾病之一。由於肺腎虧虛，津液不足，虛火上炎，循經上擾，燻蒸咽喉而致，相當於西醫學的慢性咽炎，臨床常表現為自覺咽中不適、微痛、乾癢、灼熱感、異物感，常有「吭喀」的動作，伴有咳嗽、噁心、乾嘔，檢查咽部微微暗紅，喉底處血絡擴張，有散在顆粒，相互連合成片，或伴有懸雍垂肥大增長。亦有喉底肌膜乾燥、萎縮或有痂皮附著。

方 01

【方名】野薔薇根湯

【來源】《名醫偏方秘方大全》

【組成】鮮薔薇根塊 50～100 克。

【用法】藥挖出後，洗淨土，劈成粗快，煎汁備用。頻飲煎汁，2 小時內服完頭次煎汁為佳。

【解秘】鮮薔薇根，《天華子本草》謂之：「治熱毒風，癰疽惡瘡，牙齒痛，治邪氣，通血經。」頻飲鮮薔薇根塊煎汁可治療急性咽喉炎，牙齦炎。

方 02

【方名】風熱喉痹湯

【來源】《百病偏方新解》

【組成】銀花、連翹、牛蒡子、薄荷、菊花等，各取 30 克。

【用法】將上藥任選 1～2 味，煎湯內服或並含漱，反覆潔淨口腔。

【解秘】金銀花、連翹、牛蒡子、薄荷、菊花，均具有辛涼解表、疏風清熱、清熱解毒、消腫利咽之功。適用於治療風熱喉痹。

方 03

【方名】清咽湯

【來源】《名醫偏方秘方大全》

【組成】生甘草 6 克，桔梗 6 克，荊芥 6 克，防風 6 克，枳殼 10 克，薄荷 6 克，前胡 5 克，大力子 10 克。

【用法】水煎服，每天 1 劑。

【解秘】生甘草清熱解毒，止咳祛痰；桔梗、枳殼開宣肺氣，祛痰利氣；荊芥、防風、薄荷、前胡、大力子疏散風熱。諸藥配伍，疏散風熱，宣肺祛痰，消腫解毒。

適用於治療一切咽喉腫痛，形寒惡熱，頭痛身疼，苔薄白脈浮，汗少不得宣達，風痰壅塞，湯水難咽之症。

方 04

【方名】清熱解毒利咽方

【來源】《特效偏方秘方隨身查》

【組成】射干、山豆根、馬勃各 15 克，蕎麥、野菊

花、杏仁、桔梗、貫眾、板藍根、生甘草各 10 克。

【用法】將以上各藥以涼水浸泡 30 分鐘後用小火煎熬 25 分鐘。每天 1 劑，分 2 次服用。5～7 天為 1 個療程。

【解秘】射干、山豆根、馬勃、蕎麥、野菊花、貫眾、板藍根、生甘草清熱解毒，消腫利咽。諸藥與宣肺洩邪以利咽的杏仁、桔梗配伍，適用於風熱喉痺。

方 05

【方名】樺樹皮湯

【來源】《百病偏方新解》

【組成】樺樹皮 50 克。

【用法】煎湯，徐徐服用。

【解秘】樺樹皮清熱利濕，解毒。適用於實火喉痺。

方 06

【方名】老黃瓜散

【來源】《百病偏方新解》

【組成】老黃瓜 1 根，芒硝適量。

【用法】將黃瓜去子，芒硝填滿，陰乾為末，每以少許吹之。

【解秘】黃瓜解毒消腫、清熱利水、生津止渴。主咽喉腫痛。老黃瓜者作用較強；芒硝清熱解毒，填滿於老黃瓜內，陰乾為末，製法、功效均似西瓜霜。每以少許吹喉，適用於治療實火喉痺。

方 07

【方名】醬茄子方

【來源】《百病偏方新解》

【組成】醬茄子適量。

【用法】去醬茄子細嚼咽之。

【解秘】茄子具有清熱解毒、活血化瘀、消腫止痛之功；製作醬茄子時，食材中有食鹽，而食鹽具有清熱解毒之功。細嚼醬茄子咽之，使藥物重點作用於咽喉，對於實火喉痺有緩解作用。

方 08

【方名】苦菜燈芯湯

【來源】《百病偏方新解》

【組成】苦菜、燈芯各適量。

【用法】將苦菜搗汁半盞，燈芯以湯浸，取汁半盞，和匀服之。

【解秘】苦菜具有清熱解毒、涼血消腫之功；燈芯通利小便，使體內熱毒從小便排出。二藥配伍，共奏清熱解毒，涼血利咽，祛濕消腫之功，適用於治療時行喉痺。

方09

【方名】潤喉散

【來源】《名醫偏方秘方大全》

【組成】荸薺粉70克，海浮石30克，冰片3克。

【用法】先將海浮石研成細末，與荸薺粉和匀，然後加入冰片，緩緩研匀，至微細粉末，以密封保存，備用。取潤喉散少許，含口，待其津液徐徐而生，緩緩漱口，漸漸吞咽，使其藥物與津液融為一體。慢性咽喉炎以潤喉散單獨含服，每天3～5次。

【解秘】荸薺粉清熱化痰消積；海浮石清肺化痰，軟堅散結；冰片清熱解毒，防腐生肌。三藥配伍，清熱解毒，化痰散結。適用於治療咽喉腫痛，聲音嘶啞。

方10

【方名】清熱利咽茶

【來源】《名醫偏方秘方大全》

【組成】胖大海2只，金銀花1.5克，玄參3克，生甘草1.5克。

【用法】每天1包，代茶。

【解秘】胖大海、玄參清肺利咽開音；金銀花、生甘草清熱解毒。四藥配伍，清熱解毒，清肺利咽。適用於治療急慢性咽炎，症見咽痛咽癢。

方11

【方名】金貝丸

【來源】《名醫偏方秘方大全》

【組成】廣鬱金70克，白礬30克，製半夏40克，川貝母60克。

【用法】將上藥研細粉，

過 100 目篩，水泛為丸，如萊菔子大。每服 4～6 克，開水送服，早、晚各服 1 次，持續服用 1～2 個月。

【解秘】廣鬱金、製半夏、川貝母行氣化痰散結；白礬酸苦湧洩能祛除風痰。四藥配伍，行氣活血，化痰散結。適用於治療慢性咽峽炎，咽喉疼痛，咽峽暗紅，腫不明顯，稍多講話則感咽喉不適。

方 12

【方名】清喉飲

【來源】《名醫偏方秘方大全》

【組成】青黛 3 克，青果 9 克，白芷 3 克，茶葉 5 克，金果欖 9 克。

【用法】水煎服，每天 1 劑。

【解秘】青黛、青果、金果欖清熱解毒利咽；白芷辛散溫通，長於止痛；茶葉清熱涼血，潤肺生津。五藥配伍，清熱利咽，涼血解毒。適用於治療小兒咽喉紅腫疼痛，潰爛，兼治口舌生瘡。

方 13

【方名】咽喉吹散

【來源】《名醫偏方秘方大全》

【組成】煅人中白 30 克，白芷 30 克，生蒲黃 30 克，生甘草 30 克，冰片 6 克。

【用法】上藥共研極細末，用噴粉器直接均勻地吹佈於咽部。

【解秘】煅人中白，《本草正》謂之：「燒研為末，大治諸濕潰爛，下疳惡瘡，生肌長肉，善解熱毒。」白芷、生蒲黃散結化瘀，消腫止痛；生甘草、冰片清熱解毒。

諸藥配伍，清熱解毒，化瘀消腫，利咽止痛。適用於治療慢性咽炎，症見咽部乾燥不甚，紅腫痛癢者。

方 14

【方名】冰麝香蛾喉方

【來源】《名醫偏方秘方大全》

【組成】川麝香 0.3 克，

天然冰片 6 克，皂莢 20 克，白礬 10 克，蜈蚣（去淨足 2 條），山豆根 25 克。

【用法】上藥各研細末混合，用噴喉器將適量藥末於患處。輕症 1 天 1 次，重症早晚各 1 次。

【解秘】麝香活血散結，消腫止痛；冰片、山豆根、白礬清熱解毒，利咽消腫；皂莢散結消腫；蜈蚣攻毒散結。

諸藥配伍，解毒利咽，消腫止痛。適用於治療喉痹，咽喉腫痛，單雙乳蛾。

方 15

【方名】利咽活血湯

【來源】《名醫偏方秘方大全》

【組成】桔梗 10 克，牛蒡子 10 克，赤芍 15 克，山豆根 15 克，草河車 15 克，甘草 3 克。

【用法】水煎服，每天 1 劑。

【解秘】桔梗、牛蒡子、生甘草、山豆根、草河車清熱解毒，消腫利咽；赤芍清熱涼血，散瘀消腫。諸藥配伍，清熱解毒，消腫利咽。適用於治療慢性咽炎。

方 16

【方名】桔梗炒苦瓜

【來源】《奇效偏方掌中查》

【組成】鮮桔梗片 100 克，苦瓜 250 克，鹽、味精各 2 克，薑片 5 克，蔥段 10 克。

【用法】將苦瓜洗淨，去瓤，切塊；將炒鍋置大火上燒熱，加入植物油，燒六成熱時，下薑片、蔥段爆香，隨即投入苦瓜片、桔梗片，炒熟，加鹽、味精炒勻即可。佐餐食用。

【解秘】鮮桔梗宣肺洩邪以利咽開音；苦瓜清熱解毒，消暑止渴；二藥與調料製菜餚，清熱解毒，利咽祛火。

適用於急、慢性咽炎患者夏季食用。

方 17

【方名】「三花」霧化吸

入劑

【來源】《名醫偏方秘方大全》

【組成】金銀花 300 克，野菊花 300 克，紅花 350 克，寸冬 250 克，赤芍 350 克，玄參 150 克。

【用法】製成水劑，每次用量 15～20 毫升，加入開水 10～15 毫升，經吸入器，直接噴入患者咽喉部。每天 1 次或隔天 1 次，藥量為 15～20 克毫升，吸入完了為止。每 5 天為 1 療程。急性會發炎為 2 個療程即可收效。

【解秘】金銀花、野菊花清熱解毒；紅花、赤芍散瘀止痛；寸冬、玄參清熱養陰。

諸藥配伍，養陰清熱，消腫解毒。適用於治療急性咽喉疾病，包括急性咽喉炎、急性扁桃體炎、化膿性扁桃體炎、扁桃體周圍膿腫、急性會厭炎等疾病。

方 18

【方名】清咽解毒湯

【來源】《名醫偏方秘方大全》

【組成】柴胡 10 克，黃芩 10 克，重樓 6 克，生地 10 克，白薇 6 克，山慈菇 5 克。

【用法】水煎 2 次，混合濾液，再行濃縮至 30 毫升。為 3 歲用量，將上藥勻 3 次，每次 10 毫升，每天服 3 次，於飯前 30 分鐘加糖矯味服之。其他年齡適當增減。療程 4 天。

【解秘】柴胡解表退熱；黃芩、重樓、山慈姑清熱解毒，消腫止痛；生地、白薇清熱涼血，解毒療瘡。

諸藥配伍，清熱涼血，消腫解毒。用治咽炎，急性上呼吸道感染。

方 19

【方名】麝香消腫散

【來源】《名醫偏方秘方大全》

【組成】硼砂 20 克，赤石脂 20 克，硃砂 3 克，兒茶 3 克，血竭 3 克，荸薺粉 10

克，麝香 1.5 克，冰片 1 克，薄荷霜 1 克。

【用法】先將前 5 味藥研成細面，再加入後 4 味藥，共研極細面，分裝瓶內，封固備用，取藥粉適量，用噴粉器吹撒患處，1 天 3 次。或用藥粉 6 克，生蜜 100 毫升，調勻塗布患處，1 天 3 次。

【解秘】硼砂、硃砂、冰片清熱解毒；赤石脂、兒茶、血竭收濕斂瘡生肌；麝香活血散結，消腫止痛；荸薺粉、薄荷霜散風熱，利咽喉。

諸藥配伍，解毒散結利咽，活血消腫止痛。適用於治療咽喉、唇舌、扁桃體、上顎、牙齦等部位紅腫疼痛。

方 20

【方名】金實湯

【來源】《名醫偏方秘方大全》

【組成】板藍根 30 克，野菊花 18 克，金銀花 18 克，金果欖 18 克，玄參 18 克，訶子 12 克，胖大海 18 克，鹹竹蜂 4 隻，蟋蟀 4 隻。

【用法】水煎服，每天 1 劑。

【解秘】板藍根、野菊花、金銀花、金果欖清熱解毒以利咽；玄參配訶子、胖大海清肺利咽開音；鹹竹蜂《廣西中藥志》謂之：「清熱瀉火，祛風。治齒霞，口瘡，咽痛，小兒驚風。」蟋蟀《綱目拾遺》謂之：「性通利，治小便切。」通過利小便而治肺壅塞。諸藥配伍，清熱解毒，宣肺利咽。適用於治療熱邪壅肺、氣機失宣型急性化膿性咽炎。

方 21

【方名】連翹梔子黃芩湯

【來源】《特效偏方秘方隨身查》

【組成】連翹、梔子、黃芩、牛蒡子、玄參、金銀花、防風、荊芥、桔梗各 10 克，薄荷 3 克，大黃 5 克，生甘草 6 克。

【用法】將以上各藥以水煎煮，取藥汁。每天 1 劑，分

2 次服用。

【解秘】連翹、梔子、黃芩、牛蒡子、玄參、金銀花清熱解毒，利咽消腫；防風、荊芥、薄荷疏散風邪；桔梗宣肺洩邪以利咽開音；大黃、生甘草清熱解毒。諸藥配伍，洩邪解毒，利咽消腫。適用於治療實火喉痺。

方 22

【方名】雞蛋方

【來源】《百病偏方新解》

【組成】雞蛋 1 枚。

【用法】生吞雞蛋，1 次 1 枚，每天 1 次，不到 10 枚病能緩解。

【解秘】雞蛋性味甘、平，歸脾、胃經，可補肺養血、滋陰潤燥，適用於治療陰虛所致的虛火喉痺，症見喉腫乾澀疼痛。

現代觀點認為，生雞蛋內含有微生物，生吞易患腸道寄生蟲疾病，值得警惕。

方 23

【方名】柿霜

【來源】《百病偏方新解》

【組成】柿霜 5 克。

【用法】溫開水化服，每天 3～4 次。

【解秘】柿霜具有清熱、潤燥、化痰之功，適用於治療虛火喉痺。典籍記載柿霜能治療肺熱燥咳、咽乾喉痛、口舌生瘡、吐血咯血、消渴、虛火喉痺。

方 24

【方名】豬牙皂雞蛋方

【來源】《百病偏方新解》

【組成】豬牙皂 3 克，雞蛋 1 個。

【用法】將豬牙皂研末，用雞蛋清調合，噙口內，或用開水送服，均能使口流清水，立即緩解。

【解秘】「通則不痛，不通則痛」，治療虛火喉痺，宜通關開竅，養陰生津。豬牙皂能通關開竅，以治標像；雞蛋養陰生津，以治病本。

二藥配伍，適用於治療虛火喉痺。

方 25

【方名】清咽粥

【來源】《奇效偏方掌中查》

【組成】玄參 30 克，甘草 10 克，麥冬 20 克，酸梅 2 枚，粳米 100 克。

【用法】玄參、甘草切片；酸梅去核；麥冬去心；與粳米同放鍋內，加水適量，煮成粥。每天 1 劑，分 2 次服用。

【解秘】玄參味苦鹹寒，既能清熱涼血，又能瀉火解毒；麥冬味甘微寒，養陰生津；酸梅至酸性平，生津止渴；甘草、粳米益氣健脾。

五藥煮粥，清咽利喉、生津止渴。適用於急、慢性咽炎患者春季服用。

方 26

【方名】魚腥草豬肺湯

【來源】《奇效偏方掌中查》

【組成】豬肺 200 克，鮮魚腥草 30 克，紅棗（去核）5 枚，鹽、味精適量。

【用法】先將豬肺用清水反覆灌洗乾淨，擠乾水後切成小塊，再用清水漂洗乾淨；鮮魚腥草洗淨切段；紅棗洗淨；把豬肺塊、紅棗一齊放入鍋內，加清水適量，用大火煮沸後撇去浮沫，再用小火慢煮 1 小時，然後下魚腥草段再煮 10 分鐘，加入鹽、味精即可出鍋食用。每天 1 劑，分 2 次服用。

【解秘】豬肺味甘微寒，能清熱潤肺；鮮魚腥草味辛微寒，既能清熱解毒，又能消癰排膿；與益氣補中的紅棗、鹽、味精作湯，有清熱潤肺，解毒利咽之功。食之，可有效緩解咽炎症狀。

方 27

【方名】米醋金銀花

【來源】《特效偏方秘方隨身查》

【組成】米醋 15 克，金銀花 5 克，桔梗 2 克，生雞蛋 1 枚。

【用法】將米醋中加水 30 毫升，煮沸後加入金銀花、桔梗、共煮 3～4 分鐘，濾出藥液；在生雞蛋上打 1 小孔，倒出蛋清入醋藥汁攪勻，放火上熬成膏即成。用時用筷子挑 1 小塊藥膏入口，每個 20 分鐘含化 1 次。

【解秘】米醋性溫，味酸苦，有開胃、養肝、散瘀、止痛等功效；雞蛋味甘，性平，有補中益氣、養陰定驚等作用；醋煮金銀花、桔梗，與蛋清熬膏，可補中、潤燥、止痛、解毒。適用於各型喉痹的治療。

四、梅核氣

梅核氣是指咽喉中有異常感覺，但不影響進食為特徵的病證。如梅核塞於咽喉，咯之不出，咽之不下，時發時止為特徵的咽喉疾病。

該病多發於壯年人，以女性居多。相當於西醫學的咽部神經官能症、或稱咽癔症、癔球。本病多因肝氣鬱結，脾虛痰聚，導致痰氣交阻；或因胃津虧虛，咽下不爽所致。可由一條原因誘發，也可由多個原因共同引起。

肝鬱氣滯型表現為咽喉內有異物感，或如梅核堵塞，吞之不下，吐之不出，甚則感到窒悶難忍，但不礙飲食。患者常精神抑鬱，多慮多疑，並覺胸悶脅脹，善太息，鬱怒，噯氣。舌質淡紅，苔白，脈弦。

脾虛痰聚型表現為咽喉內有異物感，常覺痰多難咯。或有咳嗽痰白，肢倦，納呆，脘腹脹痛。舌胖苔白膩，脈滑。

精液虧虛型表現為咽中如有物阻，口燥咽乾，大便乾結，五心煩熱，身體消瘦，舌質乾紅，或帶有裂紋，脈弦細數。

方 01

【方名】合歡花蒸豬肝

【來源】《百病偏方新解》

【組成】合歡花（乾品）10～12 克，豬肝 100～150

克，食鹽少許。

【用法】將合歡花放碟中，加清水少許，浸泡4～6小時，再將豬肝切片，同放碟中，加食鹽少許調味，隔水蒸熟，食豬肝。

【解秘】合歡花性味甘平，歸肝心經，具有疏肝理氣、解鬱安神的作用。「疏肝必先養肝」，豬肝清肝養肝。食鹽能清熱解毒。

諸藥配伍，疏肝理氣以解肝鬱，清熱解毒以防肝鬱化火，適宜於治療肝鬱氣滯型、肝鬱化火型的梅核氣。

方02

【方名】玫瑰花

【來源】《百病偏方新解》

【組成】玫瑰花瓣（乾品）6～10克。

【用法】將玫瑰花瓣放茶盅內，沖入沸水，加蓋泡片刻，代茶飲。

【解秘】玫瑰花瓣（乾品）甘、微苦，溫，歸肝脾經，具有疏肝解鬱、活血止痛之功。

氣行則肝鬱證解，適宜於治療肝鬱氣滯型的梅核氣。

方03

【方名】蔥煮柚皮

【來源】《百病偏方新解》

【組成】鮮柚皮1個，蔥2根。

【用法】將鮮柚皮在炭火上將黃棕色的外層燒焦，刮去表層，然後放入清水中浸泡1天，使其苦味析出。再切塊加水煮，將熟時以蔥2根切碎加入，用油、鹽調味，佐膳。

【解秘】柚皮疏肝理氣，燥濕寬中。蔥辛辣，亦有行氣之功。二藥配伍，疏肝理氣以解鬱滯，適宜於治療肝鬱氣滯型梅核氣。

方04

【方名】芹菜蜜膏

【來源】《百病偏方新解》

【組成】芹菜2～3斤，蜂蜜少許。

【用法】將芹菜洗淨搗取汁，加蜜少許，文火煉成膏。每天半茶匙，溫水沖服。

【解秘】芹菜能夠健脾胃，滌熱化痰，行氣血，通利血脈；蜂蜜能夠健脾化痰。芹菜蜜膏，具有健脾理氣化痰之功，適宜於治療脾虛痰聚所致的梅核氣。

方 05

【方名】梅子方

【來源】《百病偏方新解》

【組成】半青半黃梅子、食鹽適量。

【用法】將半青半黃梅子用鹽浸泡 1 晝夜，曬乾又浸又曬，至水盡乃至裝瓷罐內，封埋地下百天，取出每用 1 枚含之，咽汁入喉即消。

【解秘】梅子性溫，味甘、酸，入肝、脾、肺、大腸經，具有斂肺止咳、澀腸止瀉、除煩靜心、利咽、生津止渴、殺蟲安蛔、止痛止血的作用，適宜於治療津液虧虛型的梅核氣。用鹽浸，曬乾又浸又曬，能使梅子脫水，以便久存久放而不變質。

裝瓷罐內，封埋地下百天，吸收大地陰寒之氣，清熱生津力量增強。含之，咽汁入喉，則咽中似有物阻，口燥咽乾的症狀能夠得以緩解。

方 06

【方名】百草霜丸

【來源】《百病偏方新解》

【組成】百草霜，蜂蜜各適量。

【用法】將百草霜煉蜜為丸，如芡實大，用時用水化開 1 丸灌下，甚者不超過 2 丸。

【解秘】百草霜具有止血、生津潤燥、和營之功。

適宜於治療津液虧虛型的梅核氣。

第九章　口腔科病證

一、牙　痛

牙痛是口齒科疾患的常見症狀之一，無論是牙齒或牙周的疾患都可發生牙痛。牙痛原因很多，其表現有所不同。臨床辨證大致分為風熱牙痛、胃火牙痛及虛火牙痛等類型。

風熱牙痛表現為牙齒疼痛呈陣發性，遇風發作，牙齦紅腫，全身或有發熱，惡寒，口渴，舌紅，苔白乾，脈浮數。

胃火牙痛表現為牙齒疼痛劇烈，牙齦紅腫較甚，或出膿滲血，腫連腮頰，頭痛，口渴引飲，口氣臭穢，大便閉結，舌苔黃厚，脈象洪數。

虛火牙痛表現為牙齒隱隱作痛或微痛，牙齦微紅微腫，久則齦肉萎縮，牙齒浮動，咬物無力，午後疼痛加重。全身可兼頭暈眼花，見腰膝痠軟，口乾不欲飲，舌紅嫩，無垢苔，脈細數。

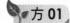

方 01

【方名】老蒜貼

【來源】《百病偏方新解》

【組成】老蒜 2 瓣。

【用法】將蒜搗如泥，敷在合谷穴處。

【解秘】合谷穴是治療疼痛的要穴；「肺和大腸相表裏」，老蒜辛散性溫，將大蒜敷在合谷穴處，實則在進行「天灸」，「火鬱者發之」，通過瀉大腸經的熱邪，疏散了肺經的熱邪，使侵犯於肺經的風熱之邪得以解除，故能治療風熱牙痛。

方 02

【方名】花椒煎

【來源】《百病偏方新解》

【組成】花椒、醋各適量。

【用法】將花椒煎水，入

醋含嗽。

【解秘】花椒味麻辛散，有小毒。具有疏散外邪，麻醉止痛之功。醋斂陰潤養，解毒止痛。二藥混合，含嗽，能緩解感受風熱所致的牙痛。

方03

【方名】牙痛聞藥

【來源】《名醫偏方秘方大全》

【組成】蓽茇 10 克，高良薑 9 克，細辛 4 克，冰片 3 克。

【用法】將上藥共研細末，過篩裝瓶備用。牙痛時取藥粉少許，塞入鼻孔內用力吸入。

【解秘】蓽茇、高良薑散寒止痛，取其辛熱能入陽明經散浮熱；細辛辛香走竄，宣洩鬱滯，善於祛風散寒，且止痛之力頗強；冰片味辛氣香，開竅通閉；味苦性寒，清熱消腫、瀉火解毒而止痛。四藥研末，取藥粉少許，塞入鼻孔內用力吸入，外祛風散寒，內清

熱瀉火。可治各種牙痛。

方04

【方名】牙痛水

【來源】《名醫偏方秘方大全》

【組成】生草烏 50 克。

【用法】切碎，用 90% 酒精 200 毫升浸泡 5 天，濾去其渣即成。用時以藥棉蘸塗局部。

【解秘】生草烏辛熱升散苦燥，「疏利迅速，開通關腠，驅逐寒濕」，善於祛風除濕、溫經散寒，有明顯的止痛作用，用行氣活血的酒精浸泡後，藥棉蘸塗局部，止痛作用倍增。可治各種牙痛。

方05

【方名】細白散

【來源】《名醫偏方秘方大全》

【組成】細辛 15 克，白芷 30 克。

【用法】共研細末和勻，取少量外敷牙痛處。

【解秘】細辛辛香走竄，

宣洩鬱滯，袪風散寒止痛，與辛散溫通，長於止痛的白芷相須為用，袪風止痛之功倍增。可治風冷牙痛。

方 06

【方名】鹹蛋韭菜方

【來源】《百病偏方新解》

【組成】鹹鴨蛋 2 個，韭菜 15 克，食鹽 15 克。

【用法】將上藥放砂鍋內，加水同煮，晨起空腹服。

【解秘】鹹鴨蛋味甘，性涼，入心、肺、脾經，具有滋陰、除熱、豐肌、澤膚功效，而且清肺火、降陰火功能；韭菜疏散風寒；食鹽清熱解毒。三藥配伍，共奏疏風、清熱、解毒之功。

當韭菜劑量遠大於鹹鴨蛋與食鹽劑量之和時，鹹鴨蛋抑性存用，發揮疏散外感風寒之功效，治療風寒所致的牙痛；當韭菜劑量遠小於鹹鴨蛋與食鹽劑量之和時，主要發揮鹹鴨蛋與食鹽的寒涼之性，以疏散外感風熱之邪，治療風熱牙痛

為功用。

總之，風寒牙痛或風熱牙痛，治療均宜辨證施治，根據臨床症狀，靈活控制藥物劑量，以治療之。

方 07

【方名】地骨皮牡丹皮洗方

【來源】《特效偏方秘方隨身查》

【組成】地骨皮、生石膏各 60 克，牡丹皮 10 克，菊花 30 克，防風 15 克。

【用法】把以上 5 味加水煎煮 2 次，混合藥液。用藥液溫洗雙足，每天 3 次，每次 30 分鐘。

【解秘】地骨皮、牡丹皮清熱涼血而除蒸；生石膏味寒性涼，清瀉胃火，可治胃火上攻之牙齦腫痛；菊花、防風疏散風熱。諸藥配伍，清熱涼血，瀉火止痛。適用於風火上攻之牙痛。

方 08

【方名】風火牙痛方

【來源】《名醫偏方秘方大全》

【組成】生石膏 30 克，高良薑 10 克，細辛 4 克，蓽茇 6 克，薄荷 10 克。

【用法】先將石膏壓為細末，再與另 4 味藥合搗為粗末，貯於密閉之容器中。每次取藥末 20 克，放於杯中，以開水 200 毫升浸泡，蓋嚴，待冷去滓頻頻含漱。

【解秘】生石膏味寒性涼，清瀉胃火，可治胃火上攻之牙齦腫痛；高良薑、蓽茇味辛性熱，降胃氣，散寒止痛，可治胃寒型齲齒疼痛；細辛、薄荷祛風止痛。

諸藥配伍，寒熱互制，散風寒，降胃火，消腫痛。適用於治療風火牙痛。

方 09

【方名】蓽茇防風良薑方

【來源】《奇效偏方掌中查》

【組成】蓽茇、細辛、白芷、防風各 5 克，高良薑 4 克。

【用法】取以上 5 味焙黃，研為極細末，和勻。用脫脂棉蘸取藥末少許，塞入鼻孔，左側牙痛塞右鼻，右側牙痛塞左鼻，塞好後做深呼吸 2 分鐘，每天早、晚各用藥 1 次。

【解秘】高良薑、蓽茇味辛性熱，散寒止痛；細辛、白芷、防風祛風止痛。五藥配伍，祛風散寒、消腫止痛。適用於治療風寒牙痛。

方 10

【方名】細辛川芎茶酊

【來源】《特效偏方秘方隨身查》

【組成】細辛、川芎各 3 克，茶葉、花椒各 5 克，生石膏 45 克，75%的乙醇 300 毫升。

【用法】將以上前 5 味共研粗末，放入瓶中，加入乙醇浸泡 7 天，再隔水煮沸 30 分鐘，取汁備用。將藥用棉球在藥液中浸過，然後塞入牙痛

處，用上下牙咬緊，痛止後5～10分鐘去藥棉球。

【解秘】細辛、川芎祛風止痛；茶葉清熱解毒；花椒味麻辛散，有小毒。具有疏散外邪，麻醉止痛之功；生石膏味寒性涼，清瀉胃火，可治胃火上攻之牙齦腫痛；5藥共研粗末，放入瓶中，加入乙醇浸泡75%浸泡，外散風熱，內瀉胃火，消腫止痛。

適用於治療風火牙痛。

方 11

【方名】六神丸外用方

【來源】《特效偏方秘方隨身查》

【組成】六神丸1～2粒。

【用法】用筷子1根蘸上患者唾液，放上六神丸1～2粒，置於痛牙之齒齦上，再用筷子撥動藥丸，使之與唾液混合，稍加壓力，藥丸溶化，平塗於牙齦表面上，經5～10分鐘，局部出現麻木感，牙痛隨之減輕或消失。每天用藥1次。

【解秘】六神丸有清熱解毒，消腫止痛之功。適宜於治療牙齦炎、牙周炎所致的牙痛。

方 12

【方名】祖傳齲齒牙痛單方

【來源】《名醫偏方秘方大全》

【組成】蓽茇3克，冰片3克。

【用法】將上藥共研細麵，用消毒棉花或紗布將麵包在內，置牙痛處，或用藥麵，撒患牙處。

【解秘】蓽茇散寒止痛，取其辛熱能入陽明經散浮熱；冰片味辛氣香，開竅通閉；味苦性寒，清熱消腫、瀉火解毒而止痛。二藥配伍，寒熱並用，清熱瀉火，消腫止痛。可治齲齒牙痛。

方 13

【方名】杏仁漱口劑

【來源】《百病偏方新解》

【組成】杏仁百枚（去皮

尖），食鹽 1 勺。

【用法】以水煎上二藥，濾後待涼，含漱之，再含漱再換，連用 3～5 次。

【解秘】淡鹽水清熱、解毒、消腫；杏仁通導大便，釜底抽薪，以降洩胃府之熱。

二藥水煎，含漱，適用於治療胃火牙痛。

方 14

【方名】牙痛散

【來源】《名醫偏方秘方大全》

【組成】川黃連 50 克，大黃 50 克，冰片 10 克，薄荷冰 5 克。

【用法】黃連、大黃共為極細末，先用少量藥末分別同冰片、薄荷冰研細，最後混勻研細，密封備用。一枚牙齒用 0.5～1.0 克，加熱開水調成極稠的糊狀敷患牙（冬季或牙齒遇涼痛加重者用溫白酒調）。

【解秘】川黃連、大黃、冰片清熱消腫、瀉火解毒而止

痛；薄荷冰祛風鎮痛，芳香調味。四藥研細末，混勻，加熱開水調成極稠的糊狀敷患牙，清熱，消腫，止痛。可治各種牙痛。

方 15

【方名】白玉湯

【來源】《特效偏方秘方隨身查》

【組成】生地黃、麥冬、天花粉各 15 克，知母、牛膝各 10 克，石膏（先煎）30 克，玄參 18 克，大黃 9 克，甘草 6 克。

【用法】將以上各藥以水煎煮，取藥汁。每天 1 劑，分 2 次服用。

【解秘】石膏、生地黃、牛膝、麥冬、知母（玉女煎中生地易熟地），配天花粉、玄參清胃火，養胃陰，治胃火上炎的牙痛；大黃苦降，通腑瀉火，治火邪上炎所致的牙齦腫痛；甘草清熱解毒，調和諸藥。諸藥配伍，清胃瀉火，消腫止痛。適用於治療胃火上攻

的牙痛。

方 16

【方名】白酒沖雞蛋

【來源】《百病偏方新解》

【組成】雞蛋 1 個，白酒 50 克。

【用法】將酒沖雞蛋，1 次服完。

【解秘】雞蛋滋陰降火；白酒促進血液循環，有助於藥效的吸收。白酒沖雞蛋，一次服完，能緩解虛火所致的牙痛。

方 17

【方名】黑豆煮酒

【來源】《百病偏方新解》

【組成】黑豆、酒各適量。

【用法】黑豆煮酒，頻頻漱之。

【解秘】黑豆甘寒，具有滋腎陰，降虛火之功能；酒能促進血循，有助於藥效的吸收。黑豆煮酒，具有滋陰益腎，降火止痛之功。頻頻漱之，適宜於治療虛火牙痛。

方 18

【方名】萊菔子核桃貼

【來源】《百病偏方新解》

【組成】萊菔子 50 克，核桃 2 個。

【用法】將萊菔子、核桃搗爛，敷貼於患側的腮上。

【解秘】萊菔子入脾、胃、肺經，能消食除脹，功效顯著，有「沖牆倒壁」之稱。核桃溫補腎陽，引火歸原。二藥搗爛貼敷患側腮部，消脹止痛，扶助正氣，鼓邪外出。適宜於治療虛火牙痛。

方 19

【方名】核桃殼散

【來源】《百病偏方新解》

【組成】核桃殼 4～5 個，花椒、食鹽均少許。

【用法】將核桃殼粉碎，加花椒、食鹽少許，煎成濃汁，攤冷，含漱之。

【解秘】核桃殼具有良好的固腎、吸附、收澀作用；花椒麻醉止痛；少許食鹽補腎，清退虛熱。

三藥配伍，滋腎陰，退虛火。煎成濃汁，攤冷漱齒，對於虛火所致的牙痛有顯效。

二、牙癰

牙癰是指發生於牙齦處腫痛溢膿的癰腫。多發生在齲齒周圍的牙齦。

初期齒齦紅腫，堅硬，焮熱疼痛，遇冷則疼痛稍減，咀嚼時疼痛較甚，逐漸形成膿腫，有牙齒高起的感覺，膿腫潰破後疼痛減輕。

疼痛嚴重時紅腫連及腮頰、下頜等處，全身伴有寒熱往來，頭痛，口苦，舌紅苔黃膩，脈洪數。

方01
【方名】食鹽漱口液
【來源】《百病偏方新解》
【組成】食鹽適量。
【用法】食鹽加水製作成2%的漱口液。
【解秘】食鹽具有清熱解毒之功，食鹽漱口，是預防並治療牙癰的根本方法。

方02
【方名】蘿蔔方
【來源】《百病偏方新解》
【組成】蘿蔔適量。
【用法】咀嚼蘿蔔，熱則再換，另嚼。
【解秘】蘿蔔具有吸附作用，咀嚼蘿蔔，蘿蔔吸附了牙齦處的熱毒，緩解牙癰疼痛，並且能夠預防化膿。

方03
【方名】黃豆渣方
【來源】《百病偏方新解》
【組成】黃豆渣適量。
【用法】將黃豆渣塗敷於患處。
【解秘】黃豆渣味甘，性平，能健脾利濕、解毒、養血補虛。將黃豆渣塗敷於牙齦部，適用於膿末形成期，能消散熱毒；適用於膿腫形成期，能鼓舞正氣，托毒排膿。

方04
【方名】甘蔗渣方
【來源】《百病偏方新解》
【組成】甘蔗渣、蜂蜜適

量。

【用法】將甘蔗渣（乾的），燒灰存性，調蜂蜜塗患處。

【解秘】甘蔗清熱解毒、生津，燒灰存性，能斂瘡生肌；蜂蜜解毒緩急。

二藥混合，調塗患處，適用於牙癰，膿末成能消散，膿潰後能斂瘡生肌。

方 05

【方名】明礬散

【來源】《百病偏方新解》

【組成】明礬 15 克。

【用法】將明礬研末，開水含漱，或用明礬粉和棉花捲塞患處。

【解秘】明礬解毒，斂瘡生肌。明礬液漱口，或明礬粉和棉花捲塞患處，能消散牙癰腫痛，亦能收濕斂瘡生肌。

方 06

【方名】血餘炭散

【來源】《百病偏方新解》

【組成】頭髮適量。

【用法】將頭髮燒存性，研細備用。

【解秘】頭髮燒存性，名曰血餘炭，能化瘀、收濕、止血、斂瘡。研細摻患處，用於牙癰膿末成時，能化瘀止痛；用於膿已潰時，能斂瘡生肌。

方 07

【方名】金銀花甘草飲

【來源】《特效偏方秘方隨身查》

【組成】金銀花 15 克，甘草 10 克。

【用法】將以上各藥以水煎煮，取藥汁。每天 1 劑，分 2 次服用，連服 3 天。

【解秘】金銀花、甘草配伍，有清熱解毒，散癰消腫之功。對於治療牙齦腫痛有明顯療效。

方 08

【方名】天胡荽醋方

【來源】《奇效偏方掌中查》

【組成】鮮天胡荽 60 克，醋適量。

【用法】先將鮮天胡荽用

冷開水洗淨，搗爛浸醋，備用。將醋浸天胡荽含在口中，5 分鐘後吐出，每天含 3～4 次。

【解秘】鮮天胡荽味苦性寒，清熱利尿，消腫解毒；醋味酸性澀，斂陰潤養，解毒止痛。二藥配伍，開闔並施，清熱消腫，解毒止痛。適用於治療牙齦出血、腫痛。

方 09

【方名】菊花湯

【來源】《奇效偏方掌中查》

【組成】菊花、生甘草、烏賊骨各 30 克。

【用法】上藥加水煎煮，取藥汁。每天 1 劑，於早、晚飯前 1 小時服用，每次服 1/2。

【解秘】菊花、生甘草（甘菊湯）清熱解毒；烏賊骨鹹澀微溫，斂瘡燥膿，消腫止痛；四藥配伍，清熱解毒，消腫止痛。適用於治療陽明濕熱型牙周炎、牙周膿腫。

方 10

【方名】石膏黃連湯

【來源】《特效偏方秘方隨身查》

【組成】石膏 30 克，黃連、赤芍、馬勃各 15 克。

【用法】將以上各藥以水煎煮，取藥汁。每天 1 劑，分 3 次服用。

【解秘】生石膏、黃連清瀉胃火，可治胃火上攻之牙齦腫痛；赤芍、馬勃清熱涼血，消腫止血。

四藥配伍，清降胃火，消腫止血。適用於胃火上蒸，牙齦出血、化膿者。

方 11

【方名】疏風消腫方

【來源】《特效偏方秘方隨身查》

【組成】金銀花、蒲公英各 10 克，野菊花、紫花地丁、紫背天葵、連翹、蟬花各 9 克。

【用法】將以上各藥以水煎煮，取藥汁。每天 1 劑，分

早、晚 2 次服用。

【解秘】金銀花、蒲公英、野菊花、紫花地丁、紫背天葵（**五味消毒飲**）清熱解毒，加連翹、蟬花既可疏風清熱，又可散結消腫。適用於治療風熱外襲所致的牙齦腫痛。症見牙齦紅腫，堅硬，焮熱疼痛，惡寒發熱，頭痛，脈浮數，舌紅苔薄黃。

方12

【方名】消腫排膿方

【來源】《奇效偏方掌中查》

【組成】人參、升麻、當歸、生黃蓍各 10 克，炒白朮、穿山甲（**人工飼養**）、白芷、皂角刺各 9 克，甘草 12 克，青皮 6 克。

【用法】將上藥以水煎煮，取藥汁。每天 1 劑，分 2 次服用。

【解秘】人參、升麻、當歸、黃蓍、白朮、甘草、青皮（**補中益氣湯去柴胡，陳皮易青皮**）補中益氣生血；配穿山甲、白芷、皂角刺消腫排膿。

適用於治療氣血虛弱所致的牙齦腫痛。症見牙齦腫痛潰破、久不收口、瘡口不易癒合、經常溢膿。

三、牙 疳

牙疳是指發於牙齦的癰腫，病初牙齦紅腫疼痛，繼之腐爛，流腐臭血水。多是由於齲齒感受風熱邪毒，脾胃積熱，循經上衝，風熱與胃火交蒸於牙齦，腐血敗肉，而成膿毒癰腫。

根據病情的表現不同可以分為走馬牙疳和青腿牙疳。

走馬牙疳發病迅速，勢如走馬。多因伴有疫毒之邪而成，多發於小兒，病勢險惡，發展迅速。病初牙齦及頰部堅硬，紅腫疼痛，繼之腐爛，流腐臭血水。潰爛較深，影響到鼻、唇周圍，出現青褐色，甚至潰爛。

青腿牙疳兼見下肢青腫，多因寒濕之邪凝滯經脈，氣血

不暢，瘀滯於下，加之胃腸鬱熱，熱毒上衝，灼傷齒齦而成。

病初牙齦及頰部堅硬，紅腫疼痛，繼之腐爛，流腐臭血水。甚則可穿腮破唇，兩腿青腫，色如茄黑，筋肉頑硬，步履艱難，兼見肢體疼痛，四肢水腫。

方01

【方名】新棗黃柏膏

【來源】《百病偏方新解》

【組成】新棗肉 1 枚，黃柏、油適量，砒霜少許。

【用法】將新棗肉同黃柏燒焦為末，油和敷面頰，若加砒霜少許更妙。

【解秘】新棗肉扶助正氣，托膿外出。黃柏清熱燥濕、瀉火解毒。燒焦為末，增加了斂瘡生肌之功。油能解毒，又可作為賦型之劑。能緩解並治療走馬牙疳，若加砒霜少許，拔毒提膿，對於走馬牙疳之潰爛漸深者，可祛腐、斂瘡、生肌。

方02

【方名】馬乳汁

【來源】《百病偏方新解》

【組成】馬乳汁適量。

【用法】溫服馬乳汁。

【解秘】馬乳養血潤燥，清熱止渴，主治血虛煩熱、虛勞骨蒸、消渴、牙疳。

正如《隨息居飲食譜》記載馬乳：「功同牛乳，而性涼不膩。補血潤燥之外，善清膽、胃之熱，療咽喉口齒諸病，利頭目，止消渴，專治青腿牙疳。」

四、口　瘡

口瘡是指口腔的內舌、口腔黏膜、唇上潰爛生瘡的疾患。表現為口腔黏膜上發生豆大的小潰瘍點。又稱為「口疳」。臨床上分為實證、虛證兩大類，西醫學將實證稱為阿弗他口炎，將虛證稱為復發性口腔潰瘍。

心脾積熱型主要表現為生於唇、頰、齒齦、舌面等處，

如黃豆大小呈圓形的黃白色潰爛點。

中央凹陷，周圍黏膜鮮紅、微腫、潰點數目較多，甚至融合成小片，有灼熱疼痛感。說話或進食時疼痛加重，兼有發熱，口渴口臭，溲赤，舌紅苔黃，脈數。

陰虛火旺型主要表現為口腔肌膜潰爛成點，潰點數量較少，一般 1～2 個，潰面呈灰白色，周圍肌膜顏色淡紅或不紅。潰點不融合成片，但易於反覆發作，或此起彼癒，纏綿不斷。微有疼痛，飲食時疼痛較明顯，口不欲飲，舌紅，無津，少苔。

方 01

【方名】白花蛇舌草

【來源】《百病偏方新解》

【組成】白花蛇舌草 30 克。

【用法】水煎服。

【解秘】白花蛇舌草具有顯著的清熱解毒、消腫止痛之功。水煎服，適用於治療心脾積熱型口瘡。

方 02

【方名】冰硼散

【來源】《百病偏方新解》

【組成】冰片、硼砂各少許。

【用法】外塗患處。

【解秘】方中冰片、硼砂，具有清熱解毒、消腫防腐之功，由此二藥組成的方劑名曰「冰硼散」，是臨床治療實證口瘡的常用中成藥。少許外塗，適用於治療心脾積熱型口瘡。

方 03

【方名】蚯蚓骨頭散

【來源】《百病偏方新解》

【組成】蚯蚓 50 克，骨頭若干。

【用法】將上兩藥煅炭研末，塗患處。

【解秘】蚯蚓清熱降火，養陰生津。骨頭煅炭研末，斂瘡生肌。

二藥配伍，塗患處，適用於治療陰虛火旺型口瘡。

方 04

【方名】柳絮散

【來源】《百病偏方新解》

【組成】柳絮散（由黃柏、青黛、冰片、肉桂組成）

【用法】搽患處，每天5～6次。

【解秘】黃柏、青黛，二藥清熱滋陰、解毒消腫；冰片避穢除腐，肉桂引火歸原。共奏養陰血、降虛火的作用。故使用柳絮散搽患處。每天5～6次，適用於治療陰虛火旺型口瘡。

方 05

【方名】大棗白礬散

【來源】《百病偏方新解》

【組成】大棗、生白礬、冰片各適量。

【用法】白礬為碎末，填棗肉內，用線紮住，火煅成炭，加冰片少許，共研細末，每次少許搽患處，數次即癒。

【解秘】大棗補益氣血，生白礬斂瘡生肌，二藥混合火煅成炭，使得生肌斂瘡作用增強；冰片避穢除腐。共為細末，每次少許搽患處，對於陰虛火旺型的口瘡效果好，數次即癒。

方 06

【方名】西瓜皮

【來源】《百病偏方新解》

【組成】西瓜皮（厚者）適量。

【用法】燒研西瓜皮，嚼之。

【解秘】西瓜皮具有清熱養陰生津的功效，將其燒研，則增加了斂瘡生肌的作用。皮之厚者，其藥力較強，嚼之適用於治療真陰虧損、陰虛火旺型的口瘡。

方 07

【方名】黑木耳山楂飲

【來源】《特效偏方秘方隨身查》

【組成】黑木耳、山楂各10克。

【用法】將黑木耳和山楂水煎，取藥汁。每天1劑，1～2次服完。

【解秘】黑木耳有益氣強身、滋腎養胃、活血之功；山楂有行氣散結止痛之能。

二藥配伍，滋腎養胃，行氣活血，消腫止痛。對口瘡有較好的療效。

方 08

【方名】吳茱萸散

【來源】《特效偏方秘方隨身查》

【組成】吳茱萸 50 克，陳醋適量。

【用法】將吳茱萸烘乾研成細末，加陳醋調成膏狀，分為 10 等份。每天取 2 份，分別敷於左右腳心的湧泉穴，然後用紗布包紮好，24 小時換 1 次藥，2 天見效，再鞏固用藥 2 天，共敷 5 次。

【解秘】吳茱萸研末，加陳醋調膏，分別敷於左右腳心的湧泉穴，有開鬱化滯，散寒止痛之效，對治療口瘡有很好的療效。

方 09

【方名】吹口散

【來源】《名醫偏方秘方大全》

【組成】硝芽 24 克，月石 40 克，冰片 16 克，殭蠶 9 克，青黛 24 克，山茶 24 克。

【用法】共研末裝瓶備用。酌情用藥，塗患處。

【解秘】硝芽、月石、冰片（冰硼散《外科正宗》去硃砂）清熱消腫；殭蠶祛外風、散風熱、止痛止癢；青黛、山茶清熱解毒，涼血消腫。諸藥配伍，疏散風熱，涼血消腫，止痛止癢。適用於治療紅白口瘡，咽喉腫痛，瘡癤初起，奶癬潰爛。

方 10

【方名】冰柿散

【來源】《名醫偏方秘方大全》

【組成】柿霜、五倍子、冰片各適量。

【用法】水煎服，每天 1 劑。

【解秘】柿霜味甘性涼，生津利咽，潤肺止咳；五倍子

酸澀微寒，清肺降火，消腫斂瘡；冰片辛苦微寒，清熱止痛，瀉火解毒。

三藥配伍，清熱解毒，斂瘡止痛。適用於治療虛火口瘡。

五、口 臭

口臭是指口中散發出來的令別人厭煩、使自己尷尬的難聞的氣味。口臭雖然是個小毛病，但它會影響正常的人際、情感交流，令人十分苦惱。

中醫認為，「脾開竅於口」，口臭病位於脾胃，氣蒸於口；食滯胃腸，化腐化臭。緩解此症應該以清瀉脾胃實火，消積導滯通腑為法。

方 01

【方名】大黃冰片散

【來源】《中華偏方大全》

【組成】大黃、冰片各適量。

【用法】大黃炒炭為末，每天清晨起用大黃炭末適量酌加少許冰片，刷牙漱口。

【解秘】大黃炒炭為末，味苦性降，能使上炎之火下洩，又具清熱瀉火，涼血止血之功；冰片味苦性寒，清熱瀉火解毒。二藥配伍，刷牙漱口，清熱瀉火。可治療口臭。

方 02

【方名】三香湯

【來源】《特效偏方秘方隨身查》

【組成】木香 10 克，公丁香 6 克，藿香 11 克，葛根 30 克，白芷 12 克。

【用法】將以上各藥以水煎煮，取藥汁。每天 1 劑，多次漱口。

【解秘】木香、公丁香、藿香芳香化濕，生津除臭；葛根清熱之中，鼓舞脾胃清陽之氣上升而生津；白芷善入陽明胃經而燥濕。諸藥配伍，芳香化濕、生津除臭。適用於治療濕濁內蘊所致的口臭。

口腔及牙齦有破損者須待藥液冷卻後再漱口。口腔潰瘍者不宜採用此方。

方 03

【方名】養陰清胃散

【來源】《特效偏方秘方隨身查》

【組成】玄參、麥冬、生地黃、牡丹皮、升麻各 10 克，蘆根 30 克。

【用法】將以上各藥以水煎煮，取藥汁。每天 1 劑，分 2 次服用。4 天為 1 個療程。

【解秘】玄參、生地黃、牡丹皮清熱涼血；麥冬、蘆根清胃熱，養胃陰，生津止渴；升麻味甘性寒，善清解陽明熱毒。諸藥配伍，清胃熱，養胃陰，瀉火毒。適用於口臭。

方 04

【方名】雄黃漱口液

【來源】《中華偏方大全》

【組成】青黛、雄黃、甘草、冰片各 6 克，牛黃、黃柏、龍膽草各 3 克。

【用法】先將各藥研極細，取 10 克，加白開水 100 毫升，漱口，每天 4 次。

【解秘】青黛、雄黃、生草、牛黃、冰片清熱解毒；黃柏、龍膽草清熱燥濕，瀉火解毒。

諸藥研極細末，加白開水漱口，清熱燥濕，瀉火解毒。可治療內火上攻之口臭。

方 05

【方名】煅石膏漱口液

【來源】《中華偏方大全》

【組成】煅石膏、硼砂各 1.5 克，黃柏、甘草各 0.9 克，青黛 0.6 克，牛黃、冰片各 0.3 克，板藍根、金銀花各 10 克。

【用法】將前 7 味藥共研極細末。先將板藍根、金銀花浸水漱口，再含藥末少許，每天 3～6 次。

【解秘】板藍根、金銀花浸水漱口，既可疏散外感風熱；又能瀉火清解心、胃實熱火毒。煅石膏有斂瘡生肌，收濕、止血之功；硼砂、黃柏、甘草、青黛、牛黃、冰片清熱解毒。七味研極細末，口含少許，可進一步發揮清熱解毒，

收濕斂瘡之效。故可治療慢性
口腔乾燥和口臭。

六、舌 腫

舌腫，又名舌脹，舌脹
大。是因七情鬱結，心火暴
甚，以致痰濁瘀血滯於舌間所
致。臨床表現為舌漸脹大滿
口，堅硬疼痛，影響呼吸及語
言。

方 01

【方名】酒和鍋底墨

【來源】《百病偏方新解》

【組成】酒、鍋底墨適
量。

【用法】將酒與鍋底墨和
之，塗於患處。

【解秘】鍋底墨指柴草燒
過後留下的黑灰，具有清熱解
毒、涼血、消腫止痛之功，適
用於治療舌腫；白酒活血消
腫、止痛。二藥配伍起到加強
治療的作用。

方 02

【方名】蒲公英湯

【來源】《百病偏方新解》

【組成】蒲公英 25 克。

【用法】將藥煎濃汁，去
渣，入口內含之，小兒用末塗
舌上。

【解秘】蒲公英清熱解
毒，將藥煎濃汁，去渣，入口
內含之，適用於治療舌腫。

方 03

【方名】糖醋方

【來源】《百病偏方新解》

【組成】糖醋適量。

【用法】滿口含糖醋。

【解秘】糖醋酸甘化陰，
和緩止痛，解毒消腫。滿口含
糖醋食，能緩解並治療舌腫。

方 04

【方名】鯽魚貼

【來源】《百病偏方新解》

【組成】鮮鯽魚 1 條。

【用法】鮮鯽魚切片，貼
之，頻換。

【解秘】鯽魚具有祛濕消
腫，扶正以鼓邪外出的特點。
鮮鯽魚切片，貼之，頻換，能
清熱解毒、涼血、消腫、止
痛。適用於治療小兒舌腫。

方05

【方名】四末散

【來源】《百病偏方新解》

【組成】皂礬末、黃連末、蒲黃末或牛黃末。

【用法】先將皂礬煅炭為末，再撬開牙關，用二棱針刺去惡血，淡鹽水漱口，再將皂礬末擦上，或擦黃連末或蒲黃末，或擦牛黃末。

【解秘】皂礬煅炭能收濕消腫；淡鹽水、黃連末、牛黃末均能清熱解毒；蒲黃末，生用能活血化瘀、祛瘀生新。

用炒炭者，能收斂止血。共達清熱解毒、涼血、消腫止痛之目的。外用適用於治療舌頭腫脹。

七、重　舌

重舌，又名子舌、重舌風、蓮花舌。由心脾濕熱，復感風邪，邪氣相搏，循經上結於舌而成。

臨床常見舌體下多出一條肉芽如舌一樣，或紅或紫，或聯貫而生，猶如蓮花，身發潮熱，頭痛項強，飲食難進，言語不利，口流清涎，天久潰腐。未出現前頸喉略痛，出現後痛更甚，脈洪大有力。

方01

【方名】雞冠血方

【來源】《百病偏方新解》

【組成】重冠公雞1隻。

【用法】取雞冠血適量，點塗患處。

【解秘】雞冠血具有祛風、活血、通絡、消腫之功，重冠公雞的雞冠血效果更強。

適量點塗患處，治療重舌腫大，舌下血脈紅紫者，有特效。

方02

【方名】醋百草霜

【來源】《百病偏方新解》

【組成】百草霜、醋均適量。

【用法】百草霜攪醋敷患處。

【解秘】百草霜，又名鍋底墨，具有清熱解毒、涼血消

腫、止痛之功；醋，具有解毒
消腫、止痛之功。

二藥配伍，則清熱解毒、
涼血消腫、止痛作用增強。敷
患處，適用於治療重舌。

方 03

【方名】青礬紅棗散

【來源】《百病偏方新解》

【組成】青礬、紅棗均適
量。

【用法】將紅棗去核、破
開，納入青礬，焙乾後，研成
粉末，撒敷重舌上，可癒。

【解秘】紅棗，能扶正而
鼓邪外出；青礬，即綠礬、皂
礬，燥濕瀉火，消腫，補血殺
蟲。二藥配伍，祛濕消腫，瀉
火解毒；焙乾研粉，撒敷重舌
上，重舌可癒。

方 04

【方名】苦酒灶心土

【來源】《百病偏方新解》

【組成】苦酒、灶心土均
適量。

【用法】將苦酒與灶心土
調和，塗患處。

【解秘】灶心土，歸脾胃
經，具有溫中暖脾之功；苦
酒，即醋，具有清熱解毒之
功。二藥配伍，寒溫並用，既
照顧了小兒脾胃虛寒之特點，
又兼顧了重舌乃脾胃有熱之病
因，使脾胃之熱邪得以清解。
混合塗患處，適用於治療小兒
重舌。

第十章　腫瘤科病證

一、鼻咽癌

鼻咽癌是發生於鼻咽黏膜的惡性腫瘤。臨床主要症狀有鼻塞、鼻腔出血，常以頸部淋巴結轉移而就診。

本病的發生與遺傳、病毒、環境等因素有關。

中醫學認為，七情損傷、正氣不足是患鼻咽癌的內因，正虛之體，再遇風邪毒的侵襲，沉積於鼻腔，氣血運行受阻，瘀積而成腫塊。

方 01

【方名】山苦瓜滴鼻液

【來源】《偏方秘方大全》

【組成】山苦瓜 10 克，甘油 20 克，75%乙醇 25 克。

【用法】先將山苦瓜切碎，浸泡於乙醇中，添蒸餾水 50 毫升，攪勻後用紗布濾除藥渣，加入甘油製成滴鼻液，每天滴鼻 3～6 次。

【解秘】山苦瓜清熱解毒，抗癌防癌；甘油保濕潤燥；乙醇行氣活血。三藥製成滴鼻液，清熱解毒，活血散結。適用於治療鼻咽癌患者。

方 02

【方名】陳葫蘆麝香散

【來源】《偏方秘方大全》

【組成】陳葫蘆 250 克，麝香 30 克，冰片 30 克。

【用法】將葫蘆炒灰存性，研末，再加入麝香，冰片混勻，把少許藥粉吹入鼻咽部，每天數次。

【解秘】陳葫蘆味甘性寒，清熱利尿，消腫散結；麝香、冰片開竅，消腫止痛。

三藥研末，製藥粉吹入鼻咽部，清熱散結，消腫止痛。適用於治療鼻咽癌患者。

方 03

【方名】地黃巴豆丸

【來源】《偏方秘方大全》

【組成】地黃 18 克，鬱金 9 克，巴豆 7.5 克。

【用法】各藥共研細末，以醋注丸，如綠豆大小，每次 2 丸，2 小時 1 次，濃茶送下，服至吐瀉停止。

【解秘】地黃甘寒質潤，清熱養陰，洩伏熱；鬱金辛寒能散，活血行氣，消瘀滯；巴豆辛熱有大毒，逐痰利咽，利呼吸。

三藥研細末，以酸收、清熱解毒的醋注丸，攻補兼施，逐痰消瘀，攻毒抗癌。適用於治療鼻咽癌患者。

方 04

【方名】黃柏瘦肉湯

【來源】《偏方秘方大全》

【組成】豬瘦肉、山楂、黃柏各 50 克。

【用法】加水 1500 毫升，煮熟後吃肉喝湯，每天 1 劑，連用 7 天，為 1 療程，休息 3 天後再用，可服用 10 療程。

【解秘】豬瘦肉味甘性平，補腎養血，解熱毒，扶正以鼓邪外出；山楂酸甘微溫，行氣活血以散結；黃柏苦寒沉降，既能清熱燥濕，又能瀉火解毒。三藥作湯，活血解毒，扶正抗癌，適用於治療鼻咽癌患者。

方 05

【方名】白半湯

【來源】《偏方秘方大全》

【組成】白花蛇舌草 60 克，半枝蓮 30 克，金果欖 9～12 克。

【用法】水煎服，每天 1 劑。

【解秘】白花蛇舌草、半枝蓮、金果欖清熱解毒，利咽消腫。三藥水煎服，能解毒抑癌。適用於防治鼻咽癌肺轉移。

方 06

【方名】蔥白皂角滴耳液

【來源】《偏方秘方大全》

【組成】蔥白、皂角各 3 個，鮮鵝不食草 6～9 克，麝香 0.15～0.2 克。

【用法】將蔥白、皂角、鮮鵝不食草搗爛絞汁，加入麝香，以棉花蘸藥汁塞耳，亦可將藥汁滴耳用。

【解秘】蔥白、鮮鵝不食草解毒散結通竅；皂角、麝香通竅開閉，活血散結。

四藥製成藥汁塞（滴）耳，活血散結，解毒通竅。適用於治療鼻咽癌患者。

方 07

【方名】壁虎散

【來源】《名醫偏方秘方大全》

【組成】壁虎散（炙黃）90 克，水蛭（炙）50 克，桃仁（炒）30 克，蟾酥 3 克。

【用法】上藥共研細末，每次服 6 克，天服 2 次。

【解秘】壁虎散有解毒消腫，化腐生肌，斂瘡收口之功；水蛭、桃仁破血逐瘀；蟾酥解毒消腫，麻醉止痛。

四藥配伍，解毒化瘀散結。適用於治療鼻咽癌淋巴轉移患者。

方 08

【方名】止血粉

【來源】《偏方秘方大全》

【組成】五倍子粉、冰片粉、田三七粉、枯礬粉各等份。

【用法】共研細末，以凡士林紗條或花生油紗條蘸藥粉，塞入出血鼻孔內。

【解秘】五倍子配田三七止血而不留瘀；冰片配枯礬瀉火解毒。四藥配伍，瀉火解毒，抗癌止血。適用於治療鼻咽癌出血患者。

方 09

【方名】馬勃射干湯

【來源】《偏方秘方大全》

【組成】馬勃 9 克（包煎），射干 15 克，開金鎖、七葉一枝花各 30 克。

【用法】水煎服，每天 1 劑。

【解秘】馬勃、射干、開金鎖解毒利咽；七葉一枝花清熱解毒，消腫止痛。四藥配伍，解毒利咽，抗癌止痛。適

用於治療鼻咽癌患者。

方 10

【方名】蜈蚣口服液

【來源】《偏方秘方大全》

【組成】蜈蚣 3 條，炮山甲、土元、地龍、田三七各 3 克，米醋適量。

【用法】將藥焙乾，共研細末，用米醋調成懸濁液，每天 1 劑。

【解秘】蜈蚣、地龍攻毒散結，通絡止痛；炮山甲、土元、田三七活血逐瘀，消積通經。

五藥配伍，活血消積，解毒抗癌。適用於鼻咽癌患者。

方 11

【方名】二參麥地湯

【來源】《偏方秘方大全》

【組成】太子參 30 克，玄參、麥冬、生地、女貞子 15 克，石斛 10 克，天花粉 20 克。

【用法】水煎服，每天 1 劑，開始放療即服中藥。

【解秘】太子參補脾肺之氣，兼養陰生津之功；玄參、麥冬、女貞子、石斛、天花粉養陰清熱。諸藥配伍，益氣養陰。適用於治療鼻咽癌放療患者。

方 12

【方名】白山桃花湯

【來源】《奇效偏方掌中查》

【組成】當歸、赤芍、川芎、桃仁、白芷各 5 克，蚤休、山豆根各 10 克，生薑 3 片，紅棗 5 枚。

【用法】將上藥以水煎煮 2 次，取藥汁。每天 1 劑，分 2 次服用。

【解秘】當歸、赤芍、川芎、桃仁活血化瘀；白芷、生薑宣利肺氣，升陽明清氣，通鼻竅而止疼痛；蚤休、山豆根清熱解毒，利咽消腫；大棗益氣補中。

諸藥配伍，活血化瘀，解毒消腫。適用於治療鼻咽癌患者，症見頭痛鼻塞、舌紫黯、脈沉澀。

二、肺 癌

肺癌又稱原發性支氣管癌，是最常見的肺部原發性惡性腫瘤。按其解剖部位，有中央型肺癌與周圍型肺癌的不同；按其組織學分類，有鱗癌、小細胞癌、大細胞未分化癌、腺癌、肺泡癌的區別。中醫亦稱該病為「肺癌」，其病機有內因與外因兩方面，外因與感受外邪，諸種毒氣有關；內因與七情、飲食、肺臟本身病變及其他臟腑稟賦薄弱等有關，為正虛邪實之證。

肺癌的主要症狀是咳嗽、咯血或血痰，胸痛，發熱，胸悶，氣急，甚至全身疲乏、消瘦、貧血、食慾不振等。

方 01

【方名】槐木並頭草湯
【來源】《偏方驗方大全》
【組成】槐木、並頭草各30克。
【用法】水煎服，每天1劑，每方連服7天後交替使用。

【解秘】槐木散瘀止血；清熱燥濕；祛風殺蟲；並頭草具清熱解毒、活血祛瘀、消腫止痛、抗癌之功。二藥配伍，清熱解毒，活血化瘀，對肺癌治療有一定療效。

方 02

【方名】白英垂盆草方
【來源】《千家妙方》
【組成】垂盆草、白英各30克。
【用法】水煎服，每天1劑。

【解秘】垂盆草甘淡微酸，清熱解毒，消癰散腫；白英味苦性平，清熱利濕，解毒消腫，抗癌；二藥煎服，清熱解毒，抗癌消腫。對肺癌治療有效。

方 03

【方名】大蒜艾葉湯
【來源】《中華偏方大全》
【組成】大蒜20瓣，百部、木瓜各9克，艾葉18克，陳皮、生薑、甘草各9

克。

【用法】用水煎服，每天1劑。

【解秘】大蒜有良好的解毒、殺蟲、消腫作用；百部甘潤苦降，潤肺止咳；木瓜、生薑化濕和胃止咳；陳皮、甘草祛痰止咳；諸藥配伍，和胃止嘔，祛痰止咳。

適用於治療肺癌劇烈咳嗽，胸疼氣短，咳膿樣痰者。

方 04

【方名】泡參飲

【來源】《奇效偏方掌中查》

【組成】泡參 25 克，仙鶴草 50 克，麥冬 10 克，白芍、百部、白及各 15 克，甘草 6 克，白糖 30 克。

【用法】將泡參洗淨切薄片；白芍洗淨切片；仙鶴草、麥冬、百部、白及洗淨切碎；甘草切片。將這些藥物放入砂鍋內，加水適量，置大火上燒沸，再用小火煎煮 25 分鐘，過濾去渣，留藥汁，在汁液內加入白糖攪勻即成。每次飲 150 毫升，每天 3 次。

【解秘】泡參、麥冬、百部、白糖清熱養陰，潤肺止咳；仙鶴草、白及收斂止血，消腫解毒；白芍、甘草斂陰止咳。諸藥配伍，清熱，潤肺，止血，解毒。適用於治療肺癌咯血者。

方 05

【方名】三棱桃核飲

【來源】《奇效偏方掌中查》

【組成】三棱、莪朮、王不留行、丹參、澤蘭各 25 克，鬱金、桃核各 20 克，海藻、石見穿各 50 克，大黃 9 克，白糖 30 克。

【用法】將前 10 位藥物放入砂鍋內，加水適量，置大火上燒沸，再用小火煎煮 25 分鐘，取藥汁，在汁液內加入白糖攪勻即成。每次飲 150 毫升，每天 3 次。

【解秘】三棱、莪朮、王不留行、丹參、澤蘭、鬱金、

桃核活血化瘀消積；海藻軟堅消痰散結；石見穿活血化瘀，清熱利濕，散結消腫；大黃清熱解毒，並借其瀉下通便作用，使熱毒下洩；諸藥與益氣養陰的白糖作飲，活血化瘀，消痰散結，解毒抗癌。適用於肺癌患者飲用。

方 06

【方名】米醋海帶飲

【來源】《偏方秘方大全》

【組成】海帶 50 克，米醋 200 毫升。

【用法】海帶切成絲，或研成粉末，浸泡在米醋中，密閉貯存備用，每天服用 10 毫升，或此醋調製菜餚用。

【解秘】海帶鹹寒，消痰軟堅，利水消腫；米醋有殺菌，解毒之功。海帶浸泡米醋液，有消痰軟堅、殺菌解毒之功。慢性支氣管炎、肺癌久咳、痰中帶血者可常服，有一定療效。

方 07

【方名】五味子燉肉

【來源】《民間祛病偏方驗方》

【組成】五味子 10 克，鴨肉或豬瘦肉適量。

【用法】五味子與肉一起蒸食或燉食，並酌情加入調料。肉、藥、湯俱服。每天 1 次。

【解秘】五味子味酸收斂，甘溫而潤，上斂肺氣，下滋腎陰，為治療久咳虛喘之要藥；鴨肉有清熱解熱，滋陰補血，解毒，消水腫之功。

五味子燉鴨肉，可補肺益腎，止咳平喘。適用於治療肺癌腎虛型患者。

方 08

【方名】老母雞蟾蜍方

【來源】《中華偏方大全》

【組成】老母雞 1 隻，蟾蜍 4 隻。

【用法】首先把蟾蜍切碎然後餵雞，如雞不吃就用手往雞嘴裏填食。4～5 天後雞呈嗜睡狀即殺雞，去五臟加入食鹽燉熟，吃肉喝湯。

【解秘】老母雞具有溫中益氣、補虛勞、健脾益胃之功；蟾蜍解毒消腫，麻醉止痛。老母雞食蟾蜍後，殺之，去五臟加入食鹽燉熟，吃肉喝湯，有扶正解毒之功，適用於治療肺癌。

方09

【方名】冰糖杏仁粥

【來源】《民間祛病偏方驗方》

【組成】甜杏仁 10 克，粳米 50 克，冰糖適量。

【用法】將甜杏仁用清水泡軟去皮，搗爛，加粳米、清水及冰糖煮成稠粥，隔天 1 次。

【解秘】甜杏仁、粳米、冰糖煮粥，具有潤肺祛痰、止咳平喘、潤腸等功效。適用於肺癌患者。

方10

【方名】甘草雪梨煲豬肺

【來源】《民間祛病偏方驗方》

【組成】甘草 5 克，雪梨 2 各，豬肺約 250 克，冰糖適量。

【用法】將雪梨削皮切成塊，豬肺洗淨切成片，擠去泡沫，與甘草同放砂鍋內。加冰糖少許，清水適量，小火熬煮 3 小時後服用。每天 1 次。

【解秘】甘草止咳祛痰，長於解毒；雪梨生津潤燥，清熱化痰；豬肺、冰糖清熱潤肺，「以肺補肺。」諸藥煲湯，具有清熱生津，潤肺除痰的作用。適用於治療肺癌陰虛燥熱，咳嗽不止者。

方11

【方名】薏米赤豆粥

【來源】《民間祛病偏方驗方》

【組成】薏苡仁 100 克，赤小豆 50 克，大棗 20 枚，白糖適量。

【用法】將薏苡仁、赤小豆浸泡 5 小時，將赤小豆放入鍋內，加水煮爛，下入薏苡仁、大棗，用慢火煮至米熟，放入白糖調勻，繼用慢火煮至

米爛成稀粥即成。每天數次隨意服食，連服 10 ～ 15 天。

【解秘】薏米仁、赤小豆利水消腫，解毒排膿；大棗、白糖益氣補中，以健脾利濕。四藥配伍作粥，攻補兼施，清熱解毒，益氣健脾。

適用於治療肺癌咳嗽痰少，色黃難咳、胸痛痰血、心煩口渴、食慾不佳者。

方 12

【方名】燕窩銀耳瘦肉粥

【來源】《民間祛病偏方驗方》

【組成】燕窩 5 克，銀耳 15 克，豬瘦肉 60 克，大米 60 克。

【用法】將燕窩、銀耳先浸泡洗淨，豬瘦肉切碎。加適量清水，與米共煮成粥，調味服用。

【解秘】燕窩養陰潤燥，益氣補中；銀耳具有強精補腎，潤腸益胃，補氣和血；豬瘦肉補腎養血，解熱毒。

三藥與大米煮粥，培土生

金，補腎益肺，滋陰潤肺。適用於治療肺癌患者。

方 13

【方名】蟲草燉老鴨

【來源】《民間祛病偏方驗方》

【組成】老鴨 1 隻，冬蟲夏草 10 克，杏仁 10 克，蔥、薑少許，調料適量。

【用法】冬蟲夏草先用溫水洗兩遍，用少許水泡脹，撈出；杏仁用開水泡 15 分鐘，去皮；鴨洗淨。將杏仁、冬蟲夏草、老鴨、蔥、薑、料酒、鹽、上湯和泡蟲草的水一塊下入鍋內，先用大火燒沸，小火煨至熟爛，後淋上香油即可。

【解秘】老鴨有清熱解熱，滋陰補血，解毒，消水腫之功；冬蟲夏草補腎益肺，止咳化痰；杏仁降洩，肅降肺氣而止咳平喘。

三藥與蔥、薑燉煮食用，補肺益腎，祛痰止咳。適用於治療肺癌有咳嗽咳痰，自汗盜汗，腰膝痠軟者。

方14

【方名】固金抗癌方

【來源】《名醫偏方秘方大全》

【組成】紫河車 20 克，瓜蔞 20 克，夏枯草 30 克，陳皮 20 克，薏苡仁 20 克，莪朮 20 克，山豆根 15 克，百合 15 克。

【用法】水煎服，每天 1 劑。

【解秘】紫河車補肺氣，益精血，納氣平喘；瓜蔞、夏枯草、陳皮化痰散結；薏苡仁、百合清利濕熱不傷陰；莪朮破血散瘀，消積止痛；山豆根清肺火，解熱毒，利咽消腫。諸藥配伍，攻補兼施，培補肺金，化痰散結，活血解毒。有抑制原發性肺癌病灶的作用，並使絕大多數患者帶癌生存時間延長。

三、食道癌

食道癌是常見的一種惡性腫瘤。多發生在 50 歲以上男性身上，北方比南方多，臨床表現：早期吞嚥食物時感到不適，有食物停滯和溢塞於食管中的感覺，當病情發展至食道受損明顯持續較久時，患者常常吐出泡沫狀黏液，梗塞感加重，並可伴有前胸和後背持續性隱痛，全身情況逐漸惡化，出現脫水，體重下降等現象，嚴重者可有全身衰竭。

方01

【方名】鵝血湯

【來源】《中華偏方大全》

【組成】鵝血 250 克。

【用法】清水 400 毫升，燒開以後，將鵝血切成小塊和薑絲一起放入。煮至熟透，放入蔥末、精鹽、麻油、胡椒粉、味精、調勻，分 1～2 次趁熱服下。

【解秘】《本經逢原》說：「鵝血能湧吐胃中瘀結，開血膈吐逆，食不得入，趁熱恣飲……」將鵝血切成小塊和薑絲一起放入，煮至熟透，加蔥末、精鹽、麻油、胡椒粉、味

精、調勻，趁熱服下。有解毒、抗癌、降逆作用。

適用於治療食道癌、食道痙攣患者。

方02

【方名】黃魚鰾散

【來源】《偏方秘方大全》

【組成】大黃魚鰾 100 克。

【用法】將黃魚鰾洗淨，瀝乾，用香油炸至香脆，取出，壓成粉末，等冷裝瓶備用。每次 5 克，每天 3 次，溫水送服。

【解秘】大黃魚鰾味甘性平，有補腎益精，滋養筋脈，止血，散瘀，消腫之功，能解毒抗癌。常用於食道癌等症的治療。

方03

【方名】壁虎酒

【來源】《偏方驗方大全》

【組成】活壁虎 5 條，白酒 500 毫升。

【用法】以錫壺盛酒，將壁虎放入，兩天後即可服用。每次 10 毫升，早、中、晚飯前半小時服。

【解秘】壁虎性寒味鹹，有小毒。祛風、定驚、散結、解毒，用行氣活血的白酒浸泡，祛瘀消腫，解毒散結之功。適用於治療食道癌全梗阻者。

方04

【方名】大梨巴豆湯

【來源】《偏方大全》

【組成】大梨 1 個，巴豆 40 粒，紅糖 30 克。

【用法】將大梨挖去核心，納入巴豆，封好，連同剩餘的巴豆同放碗中，蒸約 1 小時，去淨巴豆不用。加紅糖，吃梨喝湯。

【解秘】大梨有生津止咳、潤燥化痰、潤腸通便的功效；巴豆陽剛雄猛，破堅積，祛痰利咽；紅糖有活血化瘀之功。大梨去核，納入巴豆，封好蒸後，去淨巴豆，加紅糖，吃梨喝湯。

能破積、化痰、散瘀。適用於治療食道癌患者。

方 05

【方名】半夏龍葵飲

【來源】《奇效偏方掌中查》

【組成】半夏 15 克，龍葵 10 克，白糖 20 克。

【用法】將上藥加水燒沸，再用小火煎煮 25 分鐘，濾去渣，在藥液內加入白糖即成。每天 3 次，每次飲 100 毫升。

【解秘】半夏味苦，降逆和胃，辛開散結，化痰消痞；龍葵味苦性寒，清熱解毒，活血消腫。

二藥與益氣養陰的白糖作飲，解毒散結，和胃止嘔。適用於治療食道癌患者。

方 06

【方名】水蛭散

【來源】《奇效偏方掌中查》

【組成】海藻 50 克，水蛭 10 克，白糖 20 克。

【用法】將海藻、水蛭洗淨，烘乾，隨後將這 2 味藥共研細末，裝入瓶內待用。每天 2 次，每次 10 克，用白糖兌開水沖服。

【解秘】海藻味鹹性寒，軟堅消痰散結；水蛭味鹹苦，破血逐瘀消積，二藥研細末，用白糖開水沖服，消癌腫、散瘀結。對食道癌患者治療有效果。

方 07

【方名】半夏附子飲

【來源】《奇效偏方掌中查》

【組成】半夏 30 克，附子 5 克，梔子 15 克，白糖 20 克。

【用法】先將半夏、附子、梔子洗淨。附子放入沙鍋內先煮 30 分鐘，將半夏、附子、梔子同放沙鍋內加水燒沸，再用小火煎煮 30 分鐘，取汁液，加入白糖攪勻即成。每天 3 次，每次飲 150 毫升。

【解秘】半夏味苦，降逆和胃，辛開散結，化痰消痞；附子氣雄性悍，溫經通絡，消

咳逆邪氣；梔子清熱瀉火，涼血解毒。

三藥與益氣養陰的白糖作飲，寒熱互制，降逆和胃，瀉火解毒，化痰散結。食道癌患者飲用尤佳。

方08

【方名】麝香夜牛酒

【來源】《奇效偏方掌中查》

【組成】麝香9克，夜明砂60克，牛黃3克，白酒150毫升。

【用法】將前3味藥置於容器中，加入白酒浸泡即成。適量飲用。

【解秘】麝香辛香行散，有良好的活血散結、消腫止痛作用；夜明砂味辛性寒，散血消腫；牛黃味甘性涼，清熱解毒，化痰開竅。三藥與行氣活血的白酒浸泡飲用，活血散結，清熱解毒，化痰開竅。適用於治療食道癌患者。

方09

【方名】二砂冰片散

【來源】《偏方驗方大全》

【組成】硼砂80克，硇砂、三七各20克，馬錢子6克，仙鶴草30克。

【用法】共研細粉，每天4次，每次10克，10天為1療程，後改為每天2次，每次10克，以鞏固療效。

【解秘】硼砂、硇砂消積軟堅，破瘀散結；三七、仙鶴草、馬錢子止血不留瘀，活血散結，攻毒止痛。諸藥配伍，活血開膈，解毒散結。適用於治療食道癌患者。

方10

【方名】硼硝散

【來源】《偏方驗方大全》

【組成】硼砂60克，火硝30克，硇砂6克，礞石15克。沉香、冰片各9克。

【用法】共研細末，製成散劑，口服，每次1克，含化後緩緩吞嚥，每隔半小時至1小時1次，待黏沫吐盡，能進食時可改為3小時1次，連服2天停藥。

【解秘】硼砂、火硝、硇砂消積軟堅，破瘀散結；礞石味鹹軟堅，善消痰化積；沉香溫胃降氣而止嘔；冰片清熱解毒，防腐生肌。

諸藥研細末，製成散劑，口服，有解毒化痰散結之功。適用於治療食道癌患者。

方11

【方名】利膈消炎散

【來源】《名醫偏方秘方大全》

【組成】全蠍 30 克，蜈蚣 30 克，蜂房 60 克，殭蠶 60 克，守宮 60 克。

【用法】共研細末，每服 5 克，每天 3 次，食前服用。

【解秘】全蠍、蜈蚣、蜂房、殭蠶、守宮攻毒散結，通絡止痛，能抗癌消瘤。治療晚期食道癌有很好的療效。

方12

【方名】硇砂海藻昆布湯

【來源】《偏方秘方大全》

【組成】硇砂 2.7 克，海藻、昆布各 15 克，草荳蔻 9 克，烏梅 3 個，白花蛇舌草 120 克，半枝蓮 60 克。

【用法】每天 1 劑，水煎 2 次分服。

【解秘】硇砂、海藻、昆布消積軟堅；草荳蔻溫中下氣止嘔；烏梅斂肺氣，止咳嗽；白花蛇舌草、半枝蓮清熱解毒。

諸藥配伍，解毒軟堅散結。適用於治療食道癌患者。

方13

【方名】八角蓮八月札湯

【來源】《偏方驗方大全》

【組成】八角蓮 10 克，八月札 30 克，急性子、半枝蓮各 15 克，丹參 12 克，青木香 10 克，生山楂 12 克。

【用法】每天 1 劑，水煎服。

【解秘】八角蓮、八月札、急性子、半枝蓮清熱解毒、活血祛瘀、消腫止痛；丹參、青木香、生山楂行氣活血止痛。諸藥配伍，清熱解毒，活血化瘀。

適用於治療食道癌患者。

四、胃　癌

胃癌是發生於胃任何部位黏膜的癌症，是最常見的惡性腫瘤之一，其發病居消化道腫瘤的首位。

臨床以進行性胃痛、食少、消瘦、便血為主要症狀。中醫亦稱本病為「胃癌」，其病機可能與生活環境、飲食因素、胃的慢性病變刺激有關，痰濁邪毒瘀血結聚胃脘，日久惡變而成。

方01

【方名】全瓜蔞湯

【來源】《偏方驗方大全》

【組成】全瓜蔞 15～30克。

【用法】每天 1 劑，水煎服。

【解秘】全瓜蔞味甘性寒，有清熱化痰，散結消腫之功。

水煎服，適用於治療胃癌痰熱蘊毒型患者。

方02

【方名】菱粉粳米粥

【來源】《偏方驗方大全》

【組成】菱粉 30 克，粳米 50 克。

【用法】粳米淘洗乾淨，如常法煮粥，待米熟時調入菱粉，用小火燒至粥成，每天 2 次。

【解秘】《綱目拾遺》記載菱粉：「補脾胃，強腳膝，健力益氣，行水，去暑，解毒。」菱粉與益氣健脾的粳米煮粥，有益腸胃，解內毒，防癌腫的作用。

適用於老年體虛，慢性泄瀉，胃腸道癌者食用。

方03

【方名】大皂莢大棗湯

【來源】《中華偏方大全》

【組成】大皂莢 1 條（去皮炙酥），大棗 30 克。

【用法】每次 1 劑，水煎，分早、晚兩次服。

【解秘】大皂莢辛鹹微溫，能軟化膠結之痰；大棗味

甘性溫，益氣補中；二藥配伍，益氣扶正，化痰散結。適用於治療胃癌患者。

方04

【方名】醋炒黃豆芽

【來源】《中華偏方大全》

【組成】醋適量，黃豆芽50克。

【用法】先將黃豆芽洗淨，然後用醋熘熟。佐餐食用。

【解秘】黃豆芽味甘性涼，入脾、大腸經，有清熱利濕，消腫除痺，祛黑痣，治疣贅的功效；醋味酸澀，散瘀止血，解毒殺蟲。醋熘黃豆芽，佐餐食用。清熱利濕，解毒散瘀。適用於抵抗胃癌患者化療期間副反應。

方05

【方名】半白茶

【來源】《偏方驗方大全》

【組成】半枝蓮、白茅根各30克。

【用法】水煎代茶飲，每天1劑。

【解秘】半枝蓮有清熱解毒、活血祛瘀、消腫止痛、抗癌等作用；白茅根味甘性寒，清胃熱而止嘔。

二藥水煎代茶飲，清熱解毒，活血化瘀。適用於治療胃癌作嘔者。

方06

【方名】枯礬湯

【來源】《偏方驗方大全》

【組成】枯礬（捶爛）9克，白醋180克。

【用法】煎煮5分鐘，澄清一口吸盡。

【解秘】枯礬酸澀性寒，解毒，化痰；白醋味酸澀，散瘀止血，解毒殺蟲。

二藥配伍，解毒，化痰散瘀，滌胃消腫，適用於治療胃癌患者。

方07

【方名】良椒豬肚湯

【來源】《民間祛病偏方驗方》

【組成】高良薑（切細片）9克，胡椒（研碎）9克，豬

肚1個（約500克）。

【用法】將豬肚洗淨除脂，納高良薑及胡椒入豬肚內，紮緊兩端，以清水適量，燉至豬肚熟爛止。

【解秘】高良薑、胡椒味辛性熱，溫中散寒，和胃止嘔；豬肚《別錄》記載：「補中益氣，止渴、利。」高良薑及胡椒入豬肚內，燉爛食，益氣補中，散寒止嘔。

適用於治療虛寒型胃癌，症見腹痛，噁心、嘔吐者。

方08

【方名】沉香散

【來源】《偏方秘方大全》

【組成】沉香、白荳蔻、紫蘇各3克。

【用法】共研為末，每服2克，柿蒂湯下。

【解秘】沉香辛苦微溫，善溫胃降氣而止嘔；白豆蔻芳香行散，升中有降，行氣化濕，溫中止嘔；紫蘇味辛性溫寬中除脹，和胃止嘔；三藥研末，以降氣止呃的柿蒂湯下，

溫中化濕，降逆止呃。適用於治療胃癌久呃者。

方09

【方名】澤漆大黃湯

【來源】《偏方秘方大全》

【組成】澤漆120克，葶藶子（熬）、大黃各60克。

【用法】各為細末，混勻，煉蜜為丸梧子大，每服2丸，1天3次。

【解秘】澤漆辛苦微寒，化痰散結，解毒消腫；葶藶子苦辛大寒，《神農本草經》謂其：「主癥瘕積聚結氣，飲食寒熱，破堅逐邪，通利水道。」大黃味苦性寒，瀉下通便而清熱解毒。

三藥相須配伍，化痰散結，解毒行瘀之功倍增。適用於治療胃癌患者。

方10

【方名】蟹蛇散

【來源】《中華偏方大全》

【組成】螃蟹、鹿角霜、烏蛇各60克。

【用法】將以上3味藥曬

乾研細末。每次 5 克，1 天 3 次，開水沖服。

【解秘】螃蟹味鹹性寒，清熱解毒，活血祛痰，且有補肝陰，利關節作用；鹿角霜味鹹性溫，補腎助陽，止血斂瘡；烏蛇味甘性平，通絡活血，可治瘰癧惡瘡。

四藥研末，沖服，清補結合，解毒消積，通絡止痛。適用於治療胃癌晚期。

方 11

【方名】金銀花湯

【來源】《中華偏方大全》

【組成】甘草 15 克，金銀花 100 克，綠茶 10 克，半枝蓮 18 克。

【用法】水煎服，每天 1 次。

【解秘】甘草、金銀花、半枝蓮清熱解毒；綠茶清熱解毒，消食化痰。

二藥水煎服，清熱解毒，消食化痰。

適用於治療胃癌，胃脘灼痛，口乾溲黃者。

方 12

【方名】花生米鮮藕飲

【來源】《中華偏方大全》

【組成】花生米、鮮藕根各 50 克，鮮牛奶 200 毫升，蜂蜜 30 毫升。

【用法】搗爛共同煮，每晚 50 毫升。

【解秘】花生米味甘微寒，和胃止咳且能止血；生藕根味甘性寒，清熱生津，涼血散瘀，補脾開胃；牛奶乃牛之血液所化，味甘微寒，補虛損，益肺胃，生津潤腸；蜂蜜味甘性平，補中，潤燥，解毒。四藥作飲，益氣養陰，清熱解毒。適用於治療胃癌陰虛患者。

方 13

【方名】竹葉湯

【來源】《奇效偏方掌中查》

【組成】竹葉 250 克，白茯苓（銼）50 克，小半夏 30 克，生薑（切）120 克。

【用法】將上藥以水煎

煮，取藥汁。每天 1 劑，分 2 次服用。

【解秘】竹葉、白茯苓清利濕熱；半夏配生薑，既可燥濕化痰散結，降逆止嘔，又可解半夏之毒。四藥配伍，清胃降逆，化痰散結。

適用於治療胃癌的反胃患者，症見食入即吐、口乾、胃脘煩熱，或大便偏乾，數天一行，舌質紅，舌苔少或薄黃。

方 14

【方名】海蒿子昆布湯

【來源】《中華偏方大全》

【組成】海蒿子、昆布、牡蠣、紫菜、蛤粉各 15 克。

【用法】每天 1 劑，水煎服。

【解秘】海蒿子、昆布、牡蠣、紫菜、蛤粉五藥煎服，軟堅散結，清熱化濁。適用於治療胃癌患者。

方 15

【方名】虎杖烏骨藤湯

【來源】《偏方驗方大全》

【組成】烏骨藤 60 克，虎杖 45 克，海藻、昆布、陳皮、枳殼各 15 克。

【用法】每天 1 劑，水煎服。

【解秘】烏骨藤通經絡，祛風活血，有抗腫瘤作用；虎杖清熱解毒，散瘀止痛；海藻、昆布、陳皮、枳實化痰軟堅。諸藥配伍，活血散結，解毒化濁。適用於治療胃癌患者。

方 16

【方名】蚤休黃藥子丸

【來源】《偏方驗方大全》

【組成】三七、蚤休、黃藥子、冰片、川烏、元胡、蘆根各 100 克，麝香 30 克，大蒜汁適量。

【用法】共研細末，煉蜜為丸，每丸 6 克，每服 1 丸，1 天 2 次。

【解秘】三七、元胡活血化瘀，行氣止痛；蚤休、黃藥子、麝香、冰片、川烏解毒消腫，化痰散結；蘆根清胃熱，止嘔逆；大蒜液健脾溫胃，解

毒消腫。諸藥配伍，化瘀散結，解毒止嘔。適用於治療胃癌患者。

方17

【方名】胃癌方

【來源】《名醫偏方秘方大全》

【組成】黨參 15 克，生白朮 10 克，仙鶴草 30 克，生苡仁 30 克，白花蛇舌草 30 克，白英 30 克，七葉一枝花 15 克，石見穿 18 克，炙甘草 5 克。

【用法】水煎服，每天 1 劑。

【解秘】黨參、白朮、生苡仁、炙甘草益氣健脾；仙鶴草收斂止血且補虛；白花蛇舌草、白英、七葉一枝花、石見穿清熱解毒，利濕消腫。諸藥配伍，益氣健脾，解毒抗癌。適用於治療胃癌患者。

五、肝 癌

肝癌是發生於肝臟的一種惡性腫瘤。臨床主要表現為肝區痛、納差腹脹、上腹部有腫塊、黃疸、腹水腫脹，以及脾腫大等。其病機多因情志鬱結，酒食所傷，或感受濕熱邪毒，或黃疸、肝癰等病久治不癒，邪毒滯留，瘀血內結日久惡變而成。

方01

【方名】外用肝癌止痛方

【來源】《偏方大全》

【組成】活癩蛤蟆 1 隻，雄黃 30 克。

【用法】癩蛤蟆去除內臟，將雄黃放入腹內，加溫水少許調成糊狀。將癩蛤蟆腹部貼至肝區疼痛明顯處，然後用紗布包紮緊，固定之。冬天 24 小時換藥 1 次，夏天 6～8 小時換藥 1 次。

【解秘】癩蛤蟆去除內臟，將雄黃放入腹內，加溫水少許調成糊狀。有解毒、散結、止痛之功。用於肝癌止痛、退熱。一般敷 15～20 分鐘後可產生鎮痛作用，並可持續 12～24 小時。

方 02

【方名】十大功能湯

【來源】《偏方秘方大全》

【組成】龍葵 60 克，十大功勞 30 克。

【用法】每天 1 劑，水煎服。

【解秘】龍葵味苦性寒，清熱解毒，活血消腫；十大功勞味苦性寒，清熱解毒。二藥相須為用，清熱解毒，活血消癌。適用於治療肝癌患者。

方 03

【方名】大蒜蟾蜍貼

【來源】《偏方秘方大全》

【組成】活蟾蜍 3 隻，大蒜 1 枚。

【用法】將其剝去皮，把大蒜搗爛塗在蟾蜍皮上，外敷於痛處。

【解秘】活蟾蜍皮清熱解毒，利水消腫；大蒜解毒消腫。把大蒜搗爛塗在蟾蜍皮上，外敷於痛處，有解毒消腫止痛之功。適用於治療肝癌疼痛。

方 04

【方名】田螺雞骨草

【來源】《偏方秘方大全》

【組成】雞骨草 30 克，田螺 250 克。

【用法】先用清水養田螺 24～48 小時，勤換水以去除污泥，取田螺肉洗淨，與雞骨草一起做湯，佐餐食用。

【解秘】雞骨草甘苦而涼，清熱利濕而退黃，且有解毒之功；田螺味鹹性寒，清熱利水，除濕解毒。二藥相須為用，清熱解毒，利濕退黃。

民間常用於黃疸型肝炎、慢性肝炎、脂肪肝、肝硬化和早期肝癌的防治。

方 05

【方名】白花蛇舌草飲

【來源】《偏方大全》

【組成】白花蛇舌草、白茅根各 200 克，白糖 30 克。

【用法】將白花蛇舌草、白茅根洗淨去泥沙雜質放入鋁鍋內，加水適量，置大火上燒沸，再用小火煎煮 25 分鐘，

過濾，去渣，留汁液，在汁液內加入白糖攪勻即成。每天 3 次，每次飲 100 克。

【解秘】白花蛇舌草味苦性寒，有較強的清熱解毒作用；白茅根味甘性寒，清熱利尿而消腫；白糖益氣生津。三藥配伍，利不傷陰，解毒、消腫。適用於治療肝癌患者。

方 06

【方名】八月札湯

【來源】《偏方秘方大全》

【組成】八月札、石燕、馬鞭草各 30 克。

【用法】每天 1 劑，水煎服。

【解秘】八月札味甘性寒，疏肝理氣，活血止痛，除煩利尿；石燕味鹹性涼，除濕熱，利小便；馬鞭草清熱解毒，活血散瘀，利水消腫。

三藥水煎服，疏肝理氣，活血解毒，利水消腫。適用於治療肝癌患者。

方 07

【方名】木鱉子雄黃膏

【來源】《偏方秘方大全》

【組成】木鱉子去殼 3 克，獨頭蒜、雄黃各 1.5 克。

【用法】杵為膏，入醋少許，蠟紙貼患處。

【解秘】木鱉子消腫散結；解毒；追風止痛；獨頭蒜解毒消腫；雄黃解毒殺蟲。諸藥配伍，解毒散結，消腫止痛。適用於肝癌疼痛。

方 08

【方名】斑蝥糯米粉

【來源】《偏方秘方大全》

【組成】斑蝥 500 個，陳皮 500 克，糯米 5000 克。

【用法】將糯米洗淨，瀝乾，加入斑蝥後置鍋內用微火炒至焦黃，揀去斑蝥，將糯米研碎，另將陳皮研粉，混合均勻。

口服首用量每次 10～15 克，每天 3 次，維持量每次 5～6 克，每天 3 次，於飯後溫開水沖服。

【解秘】斑蝥辛熱有毒，破血逐瘀，消癥散結；陳皮辛

行溫通，理氣健脾，燥濕化痰；糯米味甘性溫，補中益氣，暖脾胃。三藥配伍，扶正益氣，活血散結。適用於治療肝癌患者。

方 09

【**方名**】雄黃散

【**來源**】《偏方秘方大全》

【**組成**】雄黃、硃砂、五倍子、山慈姑各等份。

【**用法**】共研極細末。吸入療法，每次少量。

【**解秘**】雄黃、硃砂、山慈菇清熱解毒，消癥散結；五倍子收濕斂瘡，且有解毒消腫之功。四藥配伍，解毒化瘀，消癥散結。適用於治療肝癌患者。

方 10

【**方名**】玳瑁龜板散

【**來源**】《中國民間名醫偏方》

【**組成**】玳瑁、龜板、海藻各 15 克，露蜂房、鴉膽子各 9 克，蟾酥 2 克。

【**用法**】將上藥共研細末。每次 1 克，每天早、晚各服 1 次。

【**解秘**】玳瑁、鴉膽子、蟾酥清熱解毒；龜板滋陰潛陽；海藻消痰軟堅；露蜂房祛痰散結，消腫止痛。

諸藥配伍，清熱解毒、軟堅消結，消腫止痛。適用於治療原發性肝癌。

方 11

【**方名**】麝香丸

【**來源**】《偏方秘方大全》

【**組成**】麝香、牛黃各 3 克，乳香、沒藥各 30 克，熊膽 3 克，三七粉、人參各 30 克。

【**用法**】共研細末，黃米漿為丸，綠豆大，每次 1 克，每天 3 次。

【**解秘**】麝香活血散結，消腫止痛；牛黃、熊膽清熱解毒；乳香、沒藥、三七粉活血止痛；人參大補元氣；諸藥配伍，攻補兼施，活血散結，清熱解毒。

適用於治療肝癌患者。

方12

【方名】全蠍蜈蚣散

【來源】《偏方秘方大全》

【組成】全蠍、蜈蚣、水蛭、殭蠶、蜣螂、守宮、五靈脂各等份。

【用法】共研細末，每次3克，每天2次。

【解秘】全蠍、蜈蚣、水蛭攻毒散結；殭蠶、蜣螂、守宮定驚，破瘀，攻毒；五靈脂活血化瘀止痛。諸藥配伍，活血化瘀，攻毒散結。適用於治療肝癌患者。

方13

【方名】退黃消脹湯

【來源】《名醫偏方秘方大全》

【組成】石見穿30克，白花蛇舌草30克，丹參15克，八月札15克，平地木15克，廣鬱金9克，小金錢草15克，半枝蓮30克。

【用法】水煎服，每天1劑。

【解秘】石見穿、白花蛇舌草、半枝蓮清熱解毒；丹參、平地木、八月札、廣鬱金活血止痛；小金錢草《百草鏡》謂其：「利濕熱。治黃疸，臌脹。」諸藥配伍，清熱解毒，活血止痛，利濕退黃。

用於治療肝癌出現黃疸，肝區疼痛者。

六、膀胱癌

膀胱癌系膀胱移行上皮細胞的惡性腫瘤，多發生於膀胱底部或側壁，經常無病尿血、尿頻，以致血塊堵塞，劇痛難忍，此症多見於40～60歲的中、老年人，男性多於女性，病因不明。中醫認為其病機可能因結石長期刺激，或長期接觸有毒物質，氣滯血瘀，日久惡變而成。

方01

【方名】乾蜀葵湯

【來源】《偏方秘方大全》

【組成】乾蜀葵40克。

【用法】水煎服，每天1劑，分2次服。

【解秘】乾蜀葵有利尿通淋，解毒抗癌的作用。水煎服適用於治療膀胱癌患者。

方 02

【方名】無花果木通湯

【來源】《偏方秘方大全》

【組成】無花果 30 克，木通 15 克。

【用法】水煎服，每天 1 劑。

【解秘】無花果健胃清腸，清熱解毒；木通利水消腫，下利濕熱。

二藥配伍，解毒利濕。適用於治療膀胱癌患者。

方 03

【方名】元胡荽汁

【來源】《偏方秘方大全》

【組成】元胡荽、瞿麥、扁蓄各 12 克。

【用法】搗爛取汁兌白糖服。

【解秘】元胡荽，《醫林纂要》謂之：「升散陰氣，辟邪氣，發汗，托疹。」瞿麥、扁蓄利濕熱，通小便；三藥配

伍，利尿通淋，托毒外出。

適用於治療膀胱癌尿血、疼痛患者。

方 04

【方名】貝母慈菇散

【來源】《偏方秘方大全》

【組成】土貝母、山慈姑、海浮石、昆布各等分。

【用法】共研細末，每服 6 克，每天 2 次。

【解秘】土貝母、山慈菇清熱解毒，消癰散結；海浮石消痰軟堅，利水消腫。四藥配伍，清熱解毒，軟堅散結。適用於治療膀胱癌患者。

方 05

【方名】天葵石韋湯

【來源】《偏方秘方大全》

【組成】天葵、小石韋各 15 克，過路黃、土茯苓各 30 克。

【用法】水煎服，每天 1 劑。

【解秘】天葵清熱解毒，消腫散結；小石韋、過路黃、土茯苓解毒利濕。四藥配伍，

解毒利濕，消腫散結。適用於
治療膀胱癌患者。

方06

【方名】蜣螂蛇草湯

【來源】《偏方秘方大全》

【組成】蜣螂9克，白花
蛇舌草、半枝蓮、野葡萄各
30克。

【用法】水煎服，每天1
劑。

【解秘】蜣螂鹹寒有毒，
破瘀攻毒；白花蛇舌草、半枝
蓮清熱解毒，利濕通淋；野葡
萄清熱消腫、利尿祛濕。四藥
配伍，清熱解毒，利濕通淋。
適用於治療膀胱癌患者。

方07

【方名】冬葵子飲

【來源】《奇效偏方掌中
查》

【組成】冬葵子、牛膝、
石韋、澤蘭、當歸尾各12
克，桃仁9克，大黃5克，金
錢草20克，重樓10克，白糖
30克。

【用法】將上藥洗淨放入

沙鍋內，加水適量，將沙鍋至
大火上燒沸，再用小火煎煮
25分鐘，取汁液，放入白
糖，攪勻即成。每天3次，每
次飲150克。

【解秘】冬葵子、石韋、
金錢草利尿通淋；牛膝、澤
蘭、當歸尾、桃仁活血祛瘀；
大黃、重樓清熱解毒；白糖矯
味。諸藥配伍，解毒散結，利
尿通淋。

適用於治療膀胱癌患者。

七、白血病

白血病應視為血液系統的
惡性腫瘤，其特點是白細胞某
一系統的過度增生，並浸潤到
體內的各種組織和臟器，尤其
是肝、脾和淋巴結，且周圍血
液中經常出現各種幼稚的白細
胞，白細胞的總數經常增多，
常有嚴重的貧血與明顯的出血
傾向，並可危及病人的生命。

本病的發生多與環境因素
及機體的遺傳、代謝、免疫等
有關。中醫認為多因七情內

傷，肝脾受損而成虛勞，天久氣滯血瘀結成痰核而為本虛標實之症。

急性白血病以兒童為多見，其發病急，病程短，發熱，口腔潰爛，有嚴重貧血，普遍出血現象，而慢性白血病發病緩慢，起初多無特殊不適，後期表現逆較複雜，多為疲乏無力，飲食減少、消瘦、頭暈、頭痛、面色蒼白無華，或發熱出汗，或腹脹腹疼，或頸腋、腹股溝等部位出現包塊等。

方 01

【方名】鰻魚酒

【來源】《中華偏方大全》

【組成】黃酒 500 毫升，鰻魚 500 克，食醋適量。

【用法】首先將鰻魚剖腹去內臟，洗淨置鍋中，然後加入黃酒和醋，用文火燉至熟爛，加鹽少許，每天食用。

【解秘】黃酒活血通經活絡；鰻魚補虛，祛風解毒；食醋有防癌抗癌，散瘀解毒之功。黃酒、醋燉鰻魚，補虛損，散瘀解毒，防癌抗癌。

適用於治療白血病，便血兼消瘦低熱等。

方 02

【方名】蜈蚣全蠍散

【來源】《偏方秘方大全》

【組成】蜈蚣、全蠍、殭蠶、土鱉各等分。

【用法】將上藥共研細末，每服 0.3～1 克，一般用量為 0.7 克，每天 3 次。

【解秘】蜈蚣、全蠍、殭蠶、土鱉均有攻毒散結的作用。四藥研細末作散劑，適用於治療白血病。

方 03

【方名】馬黃湯

【來源】《奇效偏方掌中查》

【組成】馬錢子 0.6 克，大黃、豬秧秧、半枝蓮、天南星、白花蛇舌草各 30 克。

【用法】將以上藥水煎服，取藥汁，每天 1 劑，分 2 次服用。

【解秘】馬錢子苦洩有毒，能散結消腫，以毒攻毒；大黃味苦性寒，瀉下通便而清熱解毒；豬秧秧、半枝蓮、天南星、白花蛇舌草解毒抗癌消腫。諸藥配伍，清熱散結，解毒抗癌。適用於治療白血病。馬錢子有毒，本方應在醫師指導下服用。

方04

【方名】馬鞭草飲

【來源】《奇效偏方掌中查》

【組成】馬鞭草、葵樹子、白花丹根各10克，白花蛇舌草、夏枯草各15克，白糖30克。

【用法】將上藥洗淨放入砂鍋內，加水適量，將砂鍋置大火上燒沸，再用小火煎煮25分鐘，停火，過濾去渣，留汁液，在汁液內放入白糖攪勻即成。每次飲150克，每天3次。

【解秘】馬鞭草、白花蛇舌草清熱解毒，利濕消腫；葵樹子敗毒抗癌、消瘀止血；白花丹根祛風，散瘀，解毒；夏枯草清熱瀉火，散結消腫；白糖矯味。諸藥配伍，解毒散結，瀉火抗癌。適用於治療白血病患者。

方05

【方名】板藍根大青葉湯

【來源】《偏方秘方大全》

【組成】大青葉、板藍根、紫草、赤芍、丹皮、犀角、蜈蚣、雄黃各90克。

【用法】水煎服，每天1劑。

【解秘】大青葉、板藍根清熱解毒；紫草、赤芍、丹皮、犀角清熱涼血，活血解毒；蜈蚣、雄黃攻毒散結。

諸藥配伍，清熱散結，涼血解毒。適用於治療急性白血病。

方06

【方名】消白散

【來源】《名醫偏方秘方大全》

【組成】壁虎30克，蜈

蚣 30 條，硃砂 15 克，雄黃 15 克，殭蠶 20 克，青黛 20 克，漢三七 30 克，枯礬 20 克，皂角 15 克。

【用法】上藥共為細麵，每次服 1.5 克，每天 2 次口服。

【解秘】壁虎、蜈蚣、殭蠶祛風解毒散結；硃砂、雄黃、青黛、枯礬清熱解毒；漢三七、皂角消腫定痛。諸藥配伍，祛風解毒，消腫散結。用於治療慢性粒細胞性白血病。

八、大腸癌

大腸癌是發生於直腸和結腸的惡性腫瘤。其臨床症狀因癌瘤的類型及部位而不同，除腹部不適及腹痛外，右側結腸癌以全身症狀，貧血及腹部腫塊為主症；左側結腸癌則以腸腔梗阻、排便紊亂為顯著症狀；直腸癌則以排便習慣改變，糞便帶血及黏液為突出表現，中醫稱本病為「腸癌」，其病機可能與過食肥甘、黴變食物，或因大腸慢性病變的長期刺激，日久惡變而成。

方 01

【方名】瞿麥根湯

【來源】《偏方秘方大全》

【組成】鮮瞿麥根 30～60 克（乾品 24～30 克）。

【用法】用米泔水洗淨，水煎服，每天 1 劑。

【解秘】瞿麥根味苦性寒，能導熱下行而有清熱利濕，且有破血通經作用。水煎服，對腸癌患者治療有效。

方 02

【方名】龍葵飲

【來源】《奇效偏方掌中查》

【組成】龍葵 15 克，白糖 30 克。

【用法】將龍葵洗淨，放入砂鍋內，加水適量；隨後將砂鍋置大火上燒沸，再用小火煎煮 25 分鐘，過濾去渣，留汁液，在汁液內加入白糖攪勻即成。每天 3 次，每次 100～150 毫升。

【解秘】龍葵味苦性寒，清熱，解毒，活血，消腫；佐以白糖矯味，對直腸癌患者治療有效。

方03

【方名】二白飲

【來源】《奇效偏方掌中查》

【組成】白花蛇舌草、白茅根各200克，白糖30克。

【用法】將上2味藥洗淨放入鍋中，加水適量置大火上燒沸，再用小火煎煮25分鐘，停火，取汁液內加入白糖攪勻即成。每天3次，每次150毫升。

【解秘】白花蛇舌草味苦性寒，清熱解毒；白茅根味甘性寒，清血分之熱而涼血止血，且有利尿之功；白糖益氣養陰。三藥配伍，利濕不傷陰，養陰能清熱，共奏清熱、利濕、解毒、止血之功。適用於治療直腸癌患者。

方04

【方名】海藻水蛭散

【來源】《中華偏方大全》

【組成】海藻30克，壁虎、水蛭各15克。

【用法】將以上3味焙乾研細末。分為10包，每天1～2包，黃酒沖服。

【解秘】海藻味鹹性寒，軟堅消痰散結；壁虎鹹寒有毒，祛風解毒散結；水蛭鹹苦性平，破血通經，逐瘀消癥。諸藥配伍，軟堅消痰，解毒散結。適用於治療腸癌。

方05

【方名】海藻黃藥子散

【來源】《中國民間名醫偏方》

【組成】海藻、黃藥子各30克，水蛭6克。

【用法】共研細末。每次6克，1天2次，黃酒沖服。

【解秘】海藻味鹹性寒，軟堅消痰散結；黃藥子味苦性寒，化痰軟堅，清熱解毒；水蛭鹹苦性平，破血通經，逐瘀消癥。諸藥配伍，清熱解毒，軟堅散結。適用於治療直腸癌

患者。

方06

【方名】青蒿口服液

【來源】《偏方秘方大全》

【組成】青蒿、鮮野葡萄根、地榆各 60 克，鮮蛇莓 30 克。

【用法】各藥洗淨後瀝乾，置熱水瓶內，倒入沸開水浸過藥面，浸泡 12 小時，濾出藥液即可，每天 1 劑口服，15 天為 1 療程。

【解秘】青蒿苦辛性寒，《醫林纂要》謂之：「清血中濕熱，治黃疸及鬱火之證。」野葡萄根、鮮蛇莓清熱解毒，散瘀消腫；地榆苦寒能瀉火解毒，且能涼血止血。諸藥配伍，瀉火解毒，抗癌止血。適用於治療直腸癌患者。

方07

【方名】火硝丸

【來源】《中華偏方大全》

【組成】製馬錢子、火硝、白礬、鬱金各 15 克，生甘草 3 克。

【用法】共同研為細粉，水注為丸，如綠豆大小，每次 0.3 ～ 0.9 克，每天 3 次，黃蓍煎水服或者用水送下。

【解秘】馬錢子苦洩有毒，能散結消腫，以毒攻毒；火硝、白礬潤燥軟堅，化痰消腫；生甘草清熱瀉火，可降低馬錢子的毒性。

諸藥配伍，化痰解毒，消腫散結。適用於治療腸癌腫塊堅硬疼痛患者。

方08

【方名】紅藤湯

【來源】《中華偏方大全》

【組成】白頭翁 9 克，紅藤 15 克，半枝蓮 30 克，白槿花、苦參、草河車各 9 克。

【用法】水煎服，每天 1 劑。

【解秘】白頭翁、草河車清熱解毒，涼血消腫；紅藤、半枝蓮清熱解毒，活血消腫；苦參清熱燥濕。諸藥配伍，清熱解毒，活血消腫。適用於治療大腸癌患者。

方09

【方名】馬錢子丸

【來源】《偏方秘方大全》

【組成】製馬錢子120克，製乳香、製沒藥、藏紅花各15克，麻黃60克，鬱金15克。

【用法】共為細粉，麵糊或米飯為丸，如綠豆大，每服1～5粒，開水送下，疼痛劇烈時服，痛止停服。

【解秘】馬錢子苦洩有毒，能散結消腫，以毒攻毒；乳香、沒藥、藏紅花、鬱金活血行氣止痛；麻黃散寒通滯；諸藥配伍，活血散結，通絡止痛。適用於治療腸癌劇烈疼痛患者。

方10

【方名】黃蓍黃精湯

【來源】《中華偏方大全》

【組成】黃蓍30克，枸杞子、黃精、雞血藤各15克，槐花12克，敗醬草、仙鶴草、馬齒莧、白英各15克。

【用法】水煎服，每天1劑。

【解秘】黃蓍、枸杞子、黃精、雞血藤益氣補血；槐花、仙鶴草涼血止血；馬齒莧清熱解毒，涼血消腫；白英清熱利濕，解毒消腫，抗癌。

諸藥配伍，益氣補血，清熱解毒，涼血止血。適用於治療大腸癌患者。

方11

【方名】槐花直腸飲

【來源】《奇效偏方掌中查》

【組成】豬直腸30公分，槐花20克，料酒6毫升，鹽、味精各3克，薑、蔥各6克。

【用法】將豬直腸用鹽揉洗乾淨，槐花洗乾淨，薑拍破，蔥切段；槐花、料酒、鹽、味精拌勻，裝入豬直腸內，紮緊兩頭口；把豬直腸放入燉鍋內，加入薑、蔥、料酒、水適量，置大火上燒沸，再用小火煎煮40分鐘，停火，撈出直腸，切2公分長的

段，再放入湯內燒沸，加少許鹽、味精、拌勻即成。每天 1 次，每次吃豬直腸 30～40 克，喝湯，佐餐食用。

【解秘】豬直腸有補虛、潤燥、止血之功；槐花苦降下行，清洩大腸之火熱而止血。二藥與調料製作的槐花直腸飲，有補虛，瀉熱、止血之功。治療直腸癌患者有效。

九、乳腺癌

乳腺癌是多發生於絕經期前後婦女乳腺部位的惡性腫瘤，尤以獨身，婚後未生育，或生育後未哺乳者較多見，也可由乳房的良性病變轉化而成。臨床以乳房部結塊，質地堅硬，高低不平，病久腫塊潰爛，膿血污穢惡臭，疼痛天增為主要表現。

中醫稱本病為「乳岩」，其病機主要因情志內傷，衝任失調，氣滯痰瘀互結而成。

方 01

【方名】板子蟹殼散

【來源】《中華偏方大全》

【組成】板子蟹殼適量。

【用法】將蟹殼焙焦研成末。每次 6 克，1 天 2 次，用黃酒沖服，不可間斷。

【解秘】板子蟹殼有清熱解毒，破瘀消積，通絡止痛之功。蟹殼焙焦研末，用行氣活血的黃酒沖服，適用於治療乳腺癌。孕婦忌用。

方 02

【方名】南瓜蒂散

【來源】《偏方大全》

【組成】南瓜蒂（即瓜把）

【用法】將已熟的南瓜長時期陰乾（時間愈長愈佳，一般 2 年即可用），然後將蒂採下，用時入炭火中煅燒至紅，立即取出，疾速以瓷碗蓋其上（為使其存性），15 分鐘後晾涼，研為細末即成。每次服 2 個蒂，清晨空腹以燒酒沖服（不能飲酒者可酌飲，若用水服則無效），共服 2 或 3 次。

【解秘】南瓜蒂味苦甘性

平，有利水排痰，洩熱解毒之功。南瓜蒂炭火中煅燒至紅，研末，清晨空腹以燒酒沖服，適用於治療乳腺癌。

方03

【方名】紫花茄散

【來源】《偏方大全》

【組成】紫花茄鮮葉。

【用法】將茄葉曬乾或者烘乾，研成細末，過篩裝瓶高壓消毒備用。用時將藥末撒在癌的潰瘍面上，覆蓋兩層消毒紗布。每天用藥1或2次。換藥時用淡茶水或生理鹽水洗去創面污物，再上藥。

上藥時須將藥末撒於腐肉最多的創面，不可撒在新鮮肉芽或正常皮膚黏膜上，以免引起濕疹或皮炎。當惡臭已除，滲液停止，創口腐肉脫落或清除乾淨即停止上藥，否則易使創面擴大，發生疼痛及充血水腫。

【解秘】紫花茄葉，味甘辛性平，有散血消腫之功。研末撒在癌的潰瘍面上。治療乳

房癌創面潰爛有效。

方04

【方名】青橘核湯

【來源】《偏方大全》

【組成】青橘核20克。

【用法】用水一碗半，煎至一碗。每天1次，或以溫酒送下。

【解秘】青橘核味苦性平，有理氣散結止痛之功。水煎以溫酒送下，適用於治療乳腺癌初起。

方05

【方名】河豚魚卵子貼加豬殃殃湯

【來源】《中華偏方大全》

【組成】河豚魚卵子適量，豬殃殃30克。

【用法】先將河豚魚卵子搗爛，然後將豬殃殃煎煮，取汁去渣。將搗碎的河豚魚卵子外敷乳房患處（切勿內服，有劇毒）。另配合內服豬殃殃煎汁。

【解秘】河豚魚卵子甘溫有毒，《本草蒙筌》謂之：「去

疳匿，消腫。」豬秧秧辛苦性涼，清熱解毒，利水消腫，活血通絡。

將河豚魚卵子搗爛，然後將豬秧秧煎煮，取汁去渣。將搗碎的河豚魚卵子外敷乳房患處，內服豬秧秧煎汁。有解毒，消腫，散結的功效。適用於治療乳腺癌。

方 06

【方名】慈桃丸

【來源】《名醫偏方秘方大全》

【組成】山慈姑（打細末）250 克，核桃仁（砸成粗末）500 克。

【用法】將上藥和勻後煉蜜為丸，每丸 6 克重。每天早、晚各服 1 丸。

【解秘】山慈姑甘辛性涼，清熱解毒，散結消腫；核桃仁味甘性溫，補腎固精，防癌抗癌。

二藥研末，煉蜜為丸，解毒散結，抗癌防癌。適用於治療乳腺癌。

方 07

【方名】鯽魚肉貼

【來源】《偏方大全》

【組成】大活鯽魚、食鹽各適量。

【用法】鯽魚去頭尾及內臟雜物，只取魚肉，加食鹽少許，搗爛。敷於患處，每天更換 3～4 次。

【解秘】大活鯽魚有益氣健脾、清熱解毒、通脈下乳、利水消腫之功；鯽魚魚肉與食鹽搗爛敷於患處，有解毒、涼血、消腫、止痛之功。適用於治療乳腺癌。

方 08

【方名】花椒蛤蟆膏

【來源】《中華偏方大全》

【組成】花椒 200 克，癩蛤蟆 1 隻，醋 1000 毫升。

【用法】將以上三味共熬成膏，取膏敷於患處，中間留出乳頭。

【解秘】花椒味麻辛散，有小毒，溫中燥濕，散寒止痛；癩蛤蟆解毒散結，消積利

水;醋斂陰解毒,三藥配伍,解毒散結,止痛消腫。適用於治療乳腺癌。

方 09

【方名】石花菜湯

【來源】《中華偏方大全》

【組成】石花菜、海藻、海帶各 15 克。

【用法】將上藥加水煎煮,連煎 2 次,將 2 次藥汁混合。每天 1 劑,分 2 次服。

【解秘】石花菜甘鹹性寒,消痰,清熱解毒;海藻、海帶味鹹性寒消痰軟堅,利水消腫。三藥配伍,清熱解毒,化痰散結。適用於治療乳腺癌。

方 10

【方名】海馬山甲散

【來源】《中華偏方大全》

【組成】大海馬 1 隻,炮山甲 45 克,蜈蚣 6 隻。

【用法】將上藥焙乾研成細末。每次 1 克,每天 3 次,用黃酒沖服。

【解秘】大海馬味甘性溫,助陽活血,調氣止痛;炮山甲味鹹性寒,活血消癥,通經下乳;蜈蚣辛溫有毒,攻毒散結,通絡止痛。

三藥配伍,攻毒散結,活血消癥。適用於治療乳腺癌。

方 11

【方名】忍冬花飲

【來源】《奇效偏方掌中查》

【組成】忍冬花、夏枯草、蒲公英各 15 克,白糖 30 克。

【用法】將上藥加水燒沸,再用小火煎煮 25 分鐘,去汁液,加入白糖攪勻即成。代茶飲用。

【解秘】忍冬花、蒲公英清熱解毒,消腫散結;配伍夏枯草清熱瀉火,散結消腫;白糖矯味。諸藥作飲,清熱解毒,散結消腫。適用於治療乳腺癌患者。

方 12

【方名】青橘葉皮核湯

【來源】《偏方大全》

【組成】青橘葉、青橘皮、橘核各 25 克，黃酒適量。

【用法】以黃酒與水各半合煎。每天 2 次溫服。

【解秘】青橘葉、青橘皮、橘核散結消腫，行氣止痛，配行氣活血的黃酒煎，功效優顯。適用於乳腺癌初起的治療。

方 13

【方名】螃蟹枸杞湯

【來源】《偏方大全》

【組成】螃蟹 2 個，枸杞、柑橘、李子各 4 個。

【用法】將螃蟹煮熟佐餐，每天分食。其他三味加水煎湯代茶飲。可連續服食，治癒為止。

【解秘】螃蟹味鹹性寒，清熱解毒，活血祛痰；枸杞味甘性平，補腎經，益肝血；柑橘甘酸性涼，開胃理氣，預防癌症；李子甘酸性平，《醫林纂要》謂之：「養肝，瀉肝，破瘀。」諸藥煎湯，清補結

合，清熱解毒，消結散瘀。適用於治療乳腺癌。

方 14

【方名】蜂穿不留湯

【來源】《名醫偏方秘方大全》

【組成】露蜂房 9 克，穿山甲 9 克，石見穿 15 克，王不留行 15 克，莪朮 15 克，黃蓍 15 克，當歸 15 克，三七粉（分 2 次吞服）3 克。

【用法】水煎服，每天 1 劑。

【解秘】露蜂房攻毒破堅，祛風止痛；石見穿苦辛性平，活血化瘀、清熱解毒、消腫止痛；炮山甲、王不留行、莪朮、三七活血消癥，通絡止痛，黃蓍、當歸益氣補血。

諸藥配伍，破血逐瘀，扶正祛邪，解毒活絡，軟堅散結。適用於治療乳腺癌。

十、宮頸癌

宮頸癌是女性生殖器官最常見的惡性腫瘤，病理上有糜

爛型、結節型、菜花型、空洞型的不同。臨床以陰道分泌物增多、出血、疼痛為主要特徵。

本病中醫歸屬於「癥瘕」範疇，其病機可能與早婚、早育、慢性宮頸疾病，病毒感染等致胞脈及衝任脈等部位氣滯血瘀或痰濕阻滯而使腹中結塊，日久惡變而成。

方01

【方名】紅莧菜湯

【來源】《偏方大全》

【組成】紅莧菜 200 克。

【用法】用四碗水煎至一碗。溫服。每天 2～3 次。

【解秘】紅莧菜有清熱解毒之功。溫服紅莧菜煎湯，治療宮頸癌有一定輔助作用。

方02

【方名】醋製莪朮三棱湯

【來源】《中華偏方大全》

【組成】醋製莪朮、醋製三棱各 15 克。

【用法】首先將 2 味加水 300 毫升，煎成 200 毫升，然後去渣取汁。每天服 1 劑，早飯前、晚飯後各服 100 毫升。

【解秘】醋製莪朮、三棱有破血行氣，消積止痛，抗癌之功。二藥煎湯，適用於治療子宮頸癌。

方03

【方名】醋調烏頭粉

【來源】《中華偏方大全》

【組成】烏頭 30 克，醋適量。

【用法】首先將烏頭研細末，然後用醋調成糊狀，敷於兩側湧泉穴。

【解秘】烏頭辛苦性熱，有大毒，祛風除濕，溫經止痛，用斂陰解毒的醋調成糊狀，敷於兩側湧泉穴。治療子宮頸癌腹痛者有效。

方04

【方名】宮頸癌局部組織壞死方

【來源】《偏方大全》

【組成】大田螺數枚，冰片末少許。

【用法】取食用大田螺洗

淨，除去螺蓋，倒伏清潔容器內一夜，即可得淺綠色水液。加冰片細末，調成糊狀備用。用前沖洗陰道，拭去宮頸局部壞死組織後即將田螺冰片糊劑敷於壞死面，再用帶線棉球塞入陰道內。每天 1 次，10 次為 1 療程。一般需要 3 療程以上。

【解秘】大田螺甘鹹性寒，清熱利水；冰片味苦性寒，清熱解毒，防腐生肌；大田螺加冰片細末調成糊狀，敷於宮頸壞死面，有清熱、利濕、解毒、生肌之功。

適用於治療宮頸癌放療後局部組織壞死。

方 05

【方名】當歸阿膠珠湯

【來源】《中華偏方大全》

【組成】全當歸 30 克，冬瓜仁 24 克，阿膠珠 30 克，紅花 24 克。

【用法】水煎服，每天 1 劑。

【解秘】全當歸、阿膠珠補血調經；冬瓜仁清熱利水而消腫；紅花活血通經，祛瘀消癥；四藥配伍，扶正與祛邪並施，補血調經，活血止痛，散瘀消腫。適用於治療老年婦女宮頸癌患者。

參考書目

1. 雷燕.《偏方驗方大全》.中醫古籍出版社.2008 年 10 月第 2 版

2. 竭寶峰.江磊.《中華偏方大全》.黑龍江科學技術出版社.2013 年 1 月第 1 版

3. 楊揚.焦文錦.《百病偏方新解》.軍事醫學科學出版社.2013 年 1 月第 1 版

4. 崔曉麗.《特效偏方秘方隨身查》.化學工業出版社.2013 年 1 月第 1 版

5. 龔僕.《奇效偏方掌中查》.福建科學技術出版社.2013 年 1 月第 1 版

6. 于宇.由能力.《民間祛病偏方驗方 1600 例》.人民軍醫出版社.2007 年 8 月第 1 版

7. 李偉.龔小燕.《秘方偏方一本通》.內蒙古大學出版社.2007 年 5 月第 1 版

8. 張糊德.《偏方秘方大全》.中醫古籍出版社.2002 年 2 月第 1 版

9. 何清湖.《名醫偏方秘方大全》.海南出版社.2002 年 10 月第 1 版

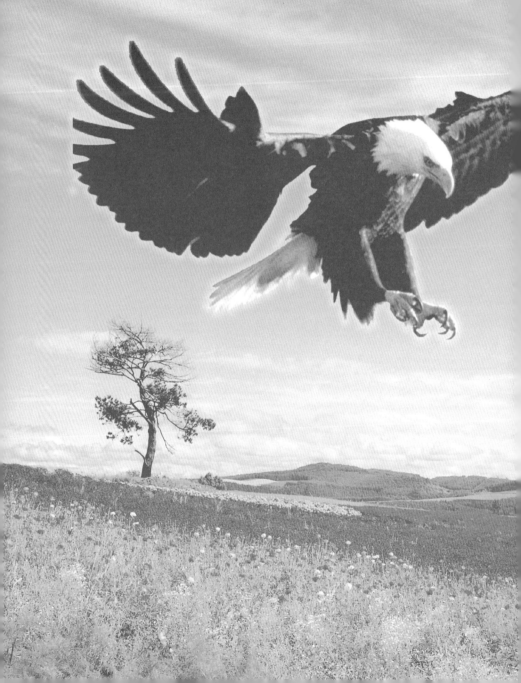

大展好書　好書大展
品嘗好書　冠群可期

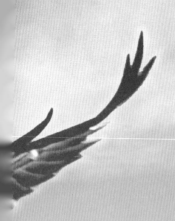

大展好書　好書大展
品嘗好書・冠群可期